Angewandte Ethik im Spannungsfeld von Begründung und Anwendung

T0326520

Praktische Philosophie
kontrovers

Herausgegeben von Rudolf Rehn
und Christina Schües

Band 2

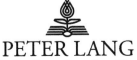

PETER LANG
Frankfurt am Main · Berlin · Bern · Bruxelles · New York · Oxford · Wien

Hans Friesen/Karsten Berr (Hrsg.)

Angewandte Ethik im Spannungsfeld von Begründung und Anwendung

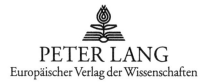

PETER LANG
Europäischer Verlag der Wissenschaften

Bibliografische Information Der Deutschen Bibliothek
Die Deutsche Bibliothek verzeichnet diese Publikation in der
Deutschen Nationalbibliografie; detaillierte bibliografische
Daten sind im Internet über <http://dnb.ddb.de> abrufbar.

Gedruckt auf alterungsbeständigem,
säurefreiem Papier.

ISSN 1610-157X
ISBN 3-631-50733-X

© Peter Lang GmbH
Europäischer Verlag der Wissenschaften
Frankfurt am Main 2004
Alle Rechte vorbehalten.

Printed in Germany 1 2   4 5 6 7

www.peterlang.de

„Es kann also niemand sich für praktisch bewandert in einer Wissenschaft ausgeben und doch die Theorie verachten, ohne sich bloß zu geben, daß er in seinem Fache ein Ignorant sei: indem er glaubt, durch Herumtappen in Versuchen und Erfahrungen, ohne sich gewisse Prinzipien (die eigentlich das ausmachen, was man Theorie nennt) zu sammeln, und ohne sich ein Ganzes (welches, wenn dabei methodisch verfahren wird, System heißt) über sein Geschäft gedacht zu haben, weiter kommen zu können, als ihn die Theorie zu bringen vermag."

(Immanuel Kant, Über den Gemeinspruch: Das mag in der Theorie richtig sein, taugt aber nicht für die Praxis, 1793)

INHALTSVERZEICHNIS

Inhaltsverzeichnis

Inhaltsverzeichnis

6. Zur Problematik der „Lebenskunst"

VORWORT

Die in dem vorliegenden Band versammelten Aufsätze markieren mit ihren Überlegungen die einzelnen Felder, die in ihrer Summe das gesamte Spektrum der aktuellen Diskussionen über Fragen der Begründung und Anwendung von Moral und Ethik reflektieren können. Die Unterscheidung von „theoretischer" Ethik und „angewandter" Ethik ist als Antwort auf völlig neue Handlungsoptionen und Entscheidungsdilemmata zu betrachten, die im Zuge des wissenschaftlich-technischen Fortschritts seit der zweiten Hälfte des 20. Jahrhunderts entstanden. Die im Zusammenhang mit dieser Entwicklung auftretenden ethischen Fragen bzw. Probleme erfordern neuartige Lösungsstrategien. Diese können nicht mehr ohne weiteres aus den überlieferten moralischen Prinzipien der traditionellen Moralphilosophie abgeleitet werden. Aus diesem Grunde entstehen neue Herausforderungen für die Philosophie, denen sich die Autoren dieses Sammelbandes gestellt haben. In den Aufsätzen wird zum einen gezeigt, dass sich dem berechtigten „Praktischwerden" der Ethik als praktischer Philosophie auch andere Formen „Praktizierender Philosophie" zuordnen, wie etwa der Bereich der „Lebenskunst" oder der einer „Philosophischen Praxis", zum anderen zeigen die verschiedenen Arbeiten aber auch, dass bei all dem nicht übersehen werden darf, dass angewandte Ethik keine „Sonderethik" ist, die unabhängig von der allgemeinen philosophischen Ethik betrieben werden kann. Ein Abschied vom Prinzipiellen, wie er in postmodernen Theorien propagiert wurde, führt daher in die falsche Richtung. Die Herausforderung an die Philosophie besteht heute vielmehr darin, Kriterien oder Verfahren zu benennen, die das komplizierte Wechselspiel zwischen allgemeinem Prinzip und konkreter Norm in regionalen Handlungsfeldern steuern und rechtfertigen können.

Die Herausgeber möchten an dieser Stelle die Gelegenheit nutzen und darauf hinweisen, dass dieser Band ohne die Hilfe und die Ratschläge einer ganzen Reihe von Personen nicht die Form hätte finden können, in der er hiermit vorgelegt wird. Von sehr großem Wert waren für uns die Rückmeldungen von A. Gethmann-Siefert, C. F. Gethmann und K. Kornwachs. Sie haben sich die Mühe gemacht, uns die Unzulänglichkeiten der ersten Konzeption des geplanten Bandes deutlich zu machen und uns damit die Anregungen vermittelt, die wir als Ausgangspunkt für neue Überlegungen benutzen konnten. Wichtige Hinweise erhielten wir auch von einigen anderen Mitautoren dieses Bandes sowie von den Kollegen an der BTU Cottbus und der Hochschule Vechta. Nicht zuletzt gilt unser Dank Herrn Prof. R. Rehn und Frau Dr. Chr. Schües, den beiden Herausgebern der Reihe „Praktische Philosophie Kontrovers", mit denen wir in vielen Gesprächen sowohl die fachlichen als auch die organisatorischen Fragen bei der Erstellung dieses Bandes klären konnten. Sie haben uns mit ihrer großen Geduld und sachlichen Ratschlägen immer wieder die Unterstützung gegeben, mit der das umfangreiche Werk zu einem guten Abschluss gebracht werden konnte.

Hans Friesen und Karsten Berr, in Vechta, im Juni 2004

EINLEITUNG

ÜBER EINIGE KONTROVERSEN IN PHILOSOPHIE UND ETHIK UND DIE PROBLEMATIK VON BEGRÜNDUNG UND ANWENDUNG

Hans Friesen, Karsten Berr

Philosophische Kontroversen, Streit, einander entgegengesetzte Positionen bzw. Denkrichtungen haben oft den Anschein eines zu überwindenden Übels, einer Kalamität, die es zu überwinden gilt, will man nicht in Aporien, d.h. in Ausweglosigkeiten verfallen. Das, was in einer Kontroverse als gegeneinander gerichtet, als gegenwendig auftritt, soll möglichst in eine Richtung gewendet werden. Da diese eine Richtung in der philosophischen Tradition überwiegend auf Eines gerichtet war, lässt sich dieser Denkschritt durchaus in der bekannten Formel „ad unum vertere" fassen. Das Denken, wenn es denn eindeutige Sachverhalte erfassen und eindeutige Begriffe, Urteile und Schlüsse aussagen will, muss eindeutig operieren, das heißt, auf nur eine Sache deuten. Nur ein solches eindeutig auf nur eine Sache gerichtetes Denken ist ein richtiges Denken. Präsentiert sich ein Sachverhalt als zweideutig, so ist er nicht wahrheitsfähig. Ein Reich letzter fester Bestimmtheiten (Aristoteles), ein Reich real existierender, alle Wirklichkeit fundierender, garantierender und legitimierender Ideen (Platon) wird denknotwendig. Von hier aus leiten sich alle monistischen Positionen in der Philosophie ab. Dualistische Positionen, sofern sie einen Substanzendualismus vertreten, verdoppeln das Eine in Urbild und Abbild, in Wesen und Erscheinung oder verdoppeln die eine Wirklichkeit in zwei durch eine ontologische Kluft (χωρισμός) irreduzibel unterschiedene Welten. Metaphysischer Monismus und Dualismus sind insofern zwei Seiten des auf das Eine gerichteten Denkens.

Dieses Denken wurde bekanntlich im 20. Jahrhundert im Ausgang von Nietzsche, Heidegger und der „strukturalistischen", „poststrukturalistischen" oder auch „neostrukturalistischen", insbesondere französischen „postmodernen" Philosophie der 70er und 80er Jahre einer Fundamentalkritik unterzogen. Das Denken soll sich dieser Philosophieströmung zufolge nicht mehr auf das „Eine", nicht mehr auf „Identität", sondern auf „Differenzen", auf „Diskontinuitäten", auf Vielfalt, auf „Zerstreuung", auf „Bahnen", „Netze" und „Rhizome", auf ein „unendliches Spiel der Differenzen", auf „Brüche" und „Verflechtungen" richten. Gedacht werden soll die „Differenz als Differenz"[1], das „Andere der Vernunft"[2], die „différance"[3], der „Widerstreit"[4], die „Pluralität"[5]. Das, was in einer Kontroverse als gegeneinander gerichtet, als gegenwendig auftritt, soll nun nicht mehr in eine Richtung auf Eines gewendet, sondern entweder als „Widerstreit" einer melancholischen Verzweiflung des Denkens anheim gegeben oder aber in die Vielfalt der Meinungen zerstreut werden. Welche Konsequenzen mit einem solchen Verständnis verbunden sind, kann im Hinblick auf die Situation der Gegenwartsphilosophie ansatzweise erahnt werden.

Die Gegenwartsphilosophie ist von zahlreichen Entgegensetzungen[6], von Positionen, die gegeneinander gerichtet, gegenwendig zueinander sind, gekennzeichnet. Günter Abel[7] spricht in diesem Zusammenhang von „Dichotomien", von denen er einige auflistet: Absolutheitsanspruch versus Relativismus, Internalismus versus Externalismus, Materialismus versus Mentalismus, Kognitivismus versus Praktizismus und schließlich – für die Moralphilosophie: Letztbegründung versus Partikularismus. Solche Dichotomien seien „beide, geradezu nach Art siamesischer Zwillinge, miteinander verknüpft" (Abel, 21); es komme aber darauf an, solche Dichotomien „zurückzulassen und jenseits ihrer Fuß zu fassen" (ebd.). Wie dieses „jenseits" allerdings zu erreichen und wie es beschaffen sein könnte, bleibt bei Abel aber letztlich unklar.

---

1   Martin Heidegger, Identität und Differenz, Pfullingen 1990, 63.

2   So der gleichlautende Titel von Hartmut und Gernot Böhme, Das Andere der Vernunft. Zur Entwicklung von Rationalitätsstrukturen am Beispiel Kants, Frankfurt am Main 1983.

3   Jacques Derrida, Die Différance, in: ders., Randgänge der Philosophie, Wien 1988, 29-52.

4   Jean-François Lyotard, Der Widerstreit, München 1987.

5   Vgl. hierzu Wolfgang Welsch, Unsere postmoderne Moderne, Berlin 1993, insbesondere 327f.

6   Für die *Naturwissenschaften*, insbesondere die Physik, listet Erich A. Röhrle, Komplementarität und Erkenntnis. Von der Physik zur Philosophie, Münster 2000, zahlreiche solcher Entgegensetzungen bzw. Gegensätze auf.

7   Günter Abel, Probleme und Perspektiven der Gegenwartsphilosophie, in: Allgemeine Zeitschrift für Philosophie, Jg. 25/2000, 19-44.

Der entgegengesetzte Weg, das Entgegengesetzte, also das Kontroverse „zurückzulassen", würde nun für die so genannten „Differenzphilosophen", die die so genannte „Identitätsphilosophie" überwinden, mindestens aber „verwinden"[8] wollen, in dem Versuch bestehen, aus der philosophischen Not der „Zerschneidung" (Dichotomie) des einen Sachverhaltes die Tugend des „Widerstreites" zu machen; in der Ethik heißt dies dann – contra Habermas' Diskurstheorie mit ihrem begründeten Konsens – eine „Theorie des Dissenses" zu entwickeln. Das in jedem Gespräch, in jeder Diskussion, in jedem Diskurs Kontroverse wird in den Status des Unbegreiflich-Unentscheidbaren, des Paradoxen, ja Irrationalen gehoben und als ein solches bejaht. Jeder Konsens würde dem einzelnen Anderen in seiner Andersheit Gewalt antun, die Konsensgesellschaft zerfällt bei Lyotard in atomisierte Individuen, die in einem toleranten Dissens verharren. Es geht nun darum, „vom Widerstreit Zeugnis abzulegen", „die Differenzen zu aktivieren" und den „Krieg dem Ganzen" zu erklären. Statt das gegeneinander Gerichtete in eine Richtung auf Eines zu wenden, geht es nun darum, das einander Entgegengesetzte *als* einander Entgegengesetztes auf sich beruhen zu lassen bzw. wie gebannt auf die Irreduzibilität und Inkommensurabilität von Sprachspielen, Kulturen, Diskursarten und Sätzen zu starren. Eine ähnliche Strategie innerhalb dieses Denkansatzes setzt radikal auf Vielheit, auf Pluralität, auf das „unendliche Spiel der Differenzen" und – in der Ethik – auf eine „Ethik der Differenz" oder „Ethik des Anderen".

Was nun nach diesen eher allgemeinen Überlegungen, die die Struktur der Denkmöglichkeiten angesichts philosophischer Kontroversen betreffen, die Situation der Ethik als akademische Disziplin der Praktischen Philosophie anbelangt, so bedurfte es Anfang der 1970er Jahre einer Kontroverse in Gestalt einer „Rehabilitierung der Praktischen Philosophie"[9], um auch der Ethik im universitären Bereich neue Geltung und Wirksamkeit zurückzugeben: Praktische Philosophie hatte sich aus dem Schatten der Theoretischen Philosophie zu begeben. Eingespannt in die philosophische Fundamentalkontroverse zwischen Theorie und Praxis, zwischen Denken bzw. Erkennen einerseits und Handeln andererseits hatte die mit ontologischen und Erkenntnisfragen befasste Theoretische Philosophie gegenüber der mit dem menschlichen Handeln befassten Praktischen Philosophie ein unplausibles

---

8   Martin Heidegger, Überwindung der Metaphysik, in: ders., Vorträge und Aufsätze, Stuttgart 1994, 67-95.
9   Vgl. z.B. Manfred Riedel (Hg.), Rehabilitierung der praktischen Philosophie, 2 Bde., Freiburg 1972 und 1974.

Übergewicht erhalten, das es rückgängig zu machen galt. Auch hier ließe
sich eine fast unendliche Geschichte der Versuche schreiben, dieses Spannungsverhältnis zwischen Theorie und Praxis auf Eines oder Vieles hin zu
wenden – was wir aber an dieser Stelle weder wollen noch können.
    Auch in der Ethik selbst – an dieser Stelle vorläufig in der engeren Be-
deutung von „Moralphilosophie" verstanden – erhält sich die Spannung und
damit die Kontroverse zwischen Theorie und Praxis in der Gestalt einer
anderen Ungleichgewichtigkeit, nämlich als das Verhältnis von „theoretischer" Begründung moralischer Prinzipien zur „praktisch relevanten" Anwendungsdimension der Ethik. Im Zuge der neuzeitlichen Aufklärung mit
ihrer „vernunftfordernden Vernunft" (Hegel), die sich nicht länger mit
Heilsgewissheiten oder unausgewiesenen metaphysischen Setzungen abspei-
sen ließ, war es in der Ethik zu einer „Radikalisierung des Begründungsge-
dankens"[10] gekommen, der letztlich zu einer „Abwertung des Anwendungsproblems"[11] geführt hatte. Insofern lässt sich zutreffend ein zwar historisch
nachvollziehbares und sachlich durchaus notwendiges, in der historisch
entkoppelten und mit den Gegenwartsproblemen unvermittelten Folge aber
unnötiges und nicht mehr gerechtfertigtes Übergewicht der Begründungs-
problematik gegenüber Anwendungsfragen konstatieren. Gegen eine solche
so genannte „Prinzipienethik" wurde nunmehr der „Abschied vom Prinzipiellen" (Marquard) und die Hinwendung zu einer „Klugheitsmoral"
und/oder „Kasuistik" gefordert. Anstatt sich aber daran zu erinnern, dass
klassische Moralphilosophie sich keineswegs in theoretischen Begründungsfragen erschöpfte, sondern stets auch praktische Fälle oder Probleme erör-
terte und es daher eher darum hätte gehen müssen, ein bestehendes Ungleichgewicht in ein erneuertes Gleichgewicht auszutarieren, führte die neue
Diskussion nur dazu, das Übergewicht der einen Seite der Spannung zwischen „Theorie" und „Praxis" bzw. zwischen Begründungs- und Anwendungsfragen auf die andere Seite zu verlagern. Diese Kontroverse in der
Ethik führte demnach zuerst – im Sinne einer gegenwendigen Bewegung –
nur dazu, die Diskussion auf die Eine, diesmal andere, angeblich entscheidende und überhaupt nur relevante Spannungsseite zu wenden. So konnotiert der Begriff einer angewandten Ethik vor diesem Hintergrund auch
häufig eine polemische Spitze gegen jene in Abgrenzung dazu „theoretische

---

10 Ernst Tugendhat, Antike und moderne Ethik, in: Probleme der Ethik, Stuttgart 1984, 33-
    56; 41.
11 Kurt Bayertz, Praktische Philosophie als angewandte Ethik, in: ders. (Hg.), Praktische
    Philosophie. Grundorientierungen angewandter Ethik, Reinbek 1991, 7-47; 13.

Ethik" genannte Ethik – so als ob angewandte Ethik keiner Theorie mehr bedürfte. Auf der anderen Seite hingegen schlug der angewandten Ethik von Anfang an der Argwohn derjenigen entgegen, die eine Trivialisierung und letztlich das Scheitern ethischer Grundlagenreflexion fürchten, wenn Ethik sich als angewandte in die Niederungen der Probleme der Lebenswirklichkeit begibt. Auch wurde und wird kritisiert, alle Themen angewandter Ethik seien abhängig von den klassischen Grundfragen der Ethik – was richtig ist, aber nur dann Anlass zur berechtigten Sorge gibt, wenn angewandte Ethik – wie beispielsweise tendenziell in den USA – sich institutionell und professionell von der philosophischen Ethik abkoppelt. Kontrovers war vom Beginn der neuen Diskussionen an aber auch die grundsätzlichere Frage, ob es überhaupt sachlich gerechtfertigt oder sinnvoll sei, die beiden Dimensionen der Begründung und Anwendung von Normen auf diese Weise zu trennen und gegenüberzustellen. Denn eine Theorie ohne ihre potentielle Anwendung sei sinnlos und eine Anwendung ohne vorgängige Theorie undenkbar (Bayertz, 8).

Inzwischen erlebt Angewandte Ethik aber einen solchen „boom" und eine solche Nachfrage in vielen Praxisbereichen, dass es nunmehr erneut darauf ankommt, die Schwierigkeiten anzusprechen, in die Ethik bei ihrer „Anwendung" unweigerlich gerät. Nimmt man die Mahnung von Otfried Höffe ernst, nämlich „daß die charakteristischen Schwierigkeiten der heutigen Lebenswelt nur dann von der Philosophie sachgerecht diagnostiziert werden, wenn man die schlichte Alternative ‚Aristoteles oder Kant' überwindet"[12], also nicht die „theoretische" Begründungs- gegen die „praktische" Anwendungsdimension und umgekehrt auszuspielen versucht, dann wird angewandte Ethik ihren Ort im breiten Spektrum der Ethik in einer spezifischen Stellung zwischen Theorie und Praxis finden müssen. Diese spezifische Verortung ist aber bereits mit grundsätzlichen Problemen der – Kantisch gesprochen – „praktischen Vernunft" und daneben mit spezifischen „Strukturproblemen" oder „Dilemmata" der Ethik in ihrer Anwendung verbunden.

Wolfgang Wieland zufolge verstrickt sich „praktische Vernunft" in interne Probleme. Wieland nennt drei solcher „Aporien"[13], wobei unter „Aporie" nicht die wörtliche Bedeutung der Ausweglosigkeit, sondern der „Inbegriff der Schwierigkeiten" (Wieland, S. 13) gemeint ist, vor die praktische

---

12   Otfried Höffe, Universalistische Ethik und Urteilskraft: ein aristotelischer Blick auf Kant, in: Zeitschrift für philosophische Forschung 44 (1990), 537-563; 538.
13   Wolfgang Wieland, Aporien der praktischen Vernunft, Frankfurt am Main 1989.

Vernunft sich gestellt sieht. Die Applikationsaporie stellt den Inbegriff der
Schwierigkeiten dar, die sich aus der Anwendung genereller Normen auf
konkrete Situationen ergeben. Die Motivationsaporie gerät angesichts der
Frage, warum man denn überhaupt eine Norm anwenden soll, in ausweglose
Schwierigkeiten. Die Institutionsaporie benennt die Abhängigkeit von Insti-
tutionen. Unschwer erkennt man in dieser Auflistung zugleich bekannte
Hauptschwierigkeiten angewandter Ethik.

     Matthias Kettner nennt drei „Dilemmata angewandter Ethik"[14]: Zum ei-
nen ein theoriearchitektonisches Dilemma zwischen Autonomie und Dependenz; hier geht es um die Anwendungskonzeption und um deren Verhältnis zur Grundtheorie. Als zweites Dilemma nennt er ein begründungstheoretisches Dilemma zwischen Relativismus und Zynismus und konsta-
tiert ein „begründungstheoretisches Band" zwischen Grundtheorie und
Angewandter Ethik. Das dritte wird bezeichnet als ideologisches Dilemma
zwischen Resignation und Grandiosität, wobei überzogene Erwartungen an
die philosophische Moraltheorie einer falschen Selbstbescheidenheit, d. h.
einer Resignation der Angewandten Ethik angesichts der Probleme bei der
Umsetzung der abstrakten Moraltheorie gegenüberstehen.

     Konrad Ott hat sieben „Strukturprobleme angewandter Ethik" aufge-
listet[15], zugleich aber darauf hingewiesen, dass mehr als diese von ihm diskutierten Strukturprobleme anzunehmen sind. Als „Herzstück der gesamten
Anwendungsproblematik" lässt sich Ott zufolge die Frage begreifen, „wie
Moralprinzipien oder Grundkonzeptionen von Ethik auf spezifische Sekto-
ren sozialer Praxis bezogen werden können, die ihrerseits bereits geregelt
sind" (Ott, 70). Analysiert man genauer die Schwierigkeiten einer „Anwendung von Moralprinzipien oder ethischen Theorien auf Praxissektoren"
(Ott, 71), so gerät man unweigerlich vor die unangenehme Alternative zwischen einer unhaltbaren Einzelfallethik und einer Vielzahl konkurrierender
Ethiktheorien mit dazugehörigem Moralprinzip, wobei dies – von uns salopp und zugespitzt ausgedrückt – auf eine Art ‚Einzeltheorieethik' hinaus-
laufen könnte. Diese merkwürdige Situation der Angewandten Ethik, anscheinend ausweglos zwischen die Mühlen begründungslastiger bzw. rechtfertigungsbedürftiger Theorien einerseits und kontextgebundenen, situativen

---

14   Matthias Kettner, Einleitung: Über einige Dilemmata angewandter Ethik – Die Beiträge
     im Kontext, in: Karl-Otto Apel/Matthias Kettner (Hg.), Zur Anwendung der Diskurs-
     ethik in Politik, Recht und Wissenschaft, Frankfurt am Main 1992, 9-28.
15   Konrad Ott, Strukturprobleme angewandter Ethik, in: ders., Vom Begründen zum Han-
     deln. Aufsätze zur angewandten Ethik, Tübingen 1996, 51-85.

Einleitung 19

und fallbezogenen Praxen andererseits zu geraten, zeigt sich denn auch in ihrer „Zwischenstellung" (Ott), ihrer Stellung auf einer „Zwischenebene" (Schmid) oder „mittleren Ebene" (Höffe), die mit genau dieser Spannung zwischen rechtfertigungsbedürftiger Theorie und der ethischen Stellungnahme in Praxen, also der „Anwendung" der Ethik, zusammenhängt. Dementsprechend haben viele Ethiker bereits in früheren Schriften ein Stufen- oder Ebenenmodell in die Diskussion gebracht, das jeweils zwischen den beiden Polen dessen, was in diesem Band „Begründung" und was „Anwendung" genannt wird, zu vermitteln hat.

So hat Otfried Höffe[16] schon früh insistiert, innerhalb philosophischer Ethik seien drei Ebenen zu unterscheiden: auf der allgemeinsten Stufe das zeit- und situationsunabhängige Moralprinzip als „letzter Maßstab der Sittlichkeit", auf der zweiten Stufe „mittlere und sachbezogene Prinzipien", auf der dritten Stufe „zeitgerechte und situationsbezogene Beurteilungskriterien". Um sowohl dem naturalistischen als auch dem normativistischen Fehlschluss zu entgehen, bedarf es einer „zweiteiligen Vermittlung" zwischen den drei Ebenen. Dadurch entgeht man der Gefahr, entweder zu einer „abstrakten Theorie jenseits der tatsächlichen Wirklichkeit" oder zu einer „Ideologie des Bestehenden" zu werden. Angewandte Ethik besteht darin, allgemeine sachbezogene Grundsätze (mittlere Ebene), die sich der vorherigen Vermittlung mit dem Moralprinzip (erste Ebene) verdanken, auf bestimmte Lebensbereiche und konkrete Situationen (dritte Ebene) anzuwenden.

Kurt Bayertz[17] hat in einem der ersten Sammelbände zur Praktischen Philosophie qua angewandter Ethik daran erinnert, warum es überhaupt einer „Rehabilitierung der Praktischen Philosophie" in den 1970er Jahren bedurfte. Die „neuzeitliche Prinzipienethik" führte zu einer „Abwertung des Anwendungsproblems". Theoretisch problematisch ist ihr Anspruch auf universelle Gültigkeit, praktisch problematisch ihre Schwierigkeit, konkrete moralische Probleme allein durch Rekurs auf allgemeine Regeln und Prinzipien zu lösen. Angewandte Ethik kann aber nicht auf Kasuistik reduziert werden, und die Bewertung konkreter Fälle setzt immer schon ethisch Allgemeines voraus. „Angewandte" Ethik wird definiert als „Anwendung ethischer Prinzipien auf konkrete Probleme" sowie als „problembezogene" Ethik, die sich in der Regel „mit öffentlichen Institutionen und politischen

---

16 Otfried Höffe, Sittlich-politische Diskurse. Philosophische Grundlagen. Politische Ethik. Biomedizinische Ethik, Frankfurt am Main 1981.
17 Kurt Bayertz, Praktische Philosophie als angewandte Ethik, a.a.O.

Handlungsoptionen" der gegenwärtigen Gesellschaft befasst. Weil aber die Anwendung ethischer Prinzipien auf neue Problemlagen zugleich auf den „Inhalt und Begründungszusammenhang" dieser Prinzipien zurückwirkt, ist die übliche strikte Trennung zwischen „theoretischer" und „angewandter" Ethik philosophisch fragwürdig. Angesichts der „Wechselwirkung" zwischen Begründungsfragen und Anwendungsfragen versteht Bayertz „ethische Grundlagenforschung und angewandte Ethik" nicht „als zwei eindeutig getrennte Unternehmungen (...), die jeweils verschiedene Kontinente erforschen. Eher handelt es sich um Expeditionen, die denselben Kontinent aus verschiedenen Richtungen zu erkunden suchen und deren Befunde gleichermaßen notwendig sind, um ihn zu kartographieren. Dies schließt freilich nicht aus, daß die Reisewege der beiden Expeditionen verschieden sind und daß sie topographisch unterscheidbare Regionen desselben Kontinents erforschen" (Bayertz, 8f.).

Urs Thurnherr[18] zufolge sind zwei „Fragenkomplexe" zu unterscheiden: allgemeine und angewandte Ethik. Allgemeine Ethik hat ein „Begriffs- und Methodeninstrumentarium" bereitzustellen, das grundsätzlich fundamentale Probleme der Moral erörtern kann. Angewandte Ethik soll dieses Instrumentarium auf besondere Probleme anwenden, die von gesamtgesellschaftlichem Interesse sind. Dabei sollen Normenkataloge erarbeitet werden, die auf die speziellen Lebensbereiche abgestimmt sind. Angewandte Ethik ist im weitesten Sinne eine Bewegung der Reflexion von einem problematisierten „Handlungsbedarf" aus über eine „normativ-ethisch begründete Supernorm" hin zur Anwendung des Moralprinzips auf problematisierte Fälle des alltäglichen Lebens und ist insofern „spezielle normative Ethik". Für eine adäquate Anwendung benötigt man reflektierende Urteilskraft als das Vermögen, zu einem gegebenen Fall eine entsprechende Regel zu finden.

Wilhelm Schmid[19] siedelt Angewandte Ethik auf einer „Zwischenebene" an zwischen einer „Metaebene" mit letztbegründenden Prinzipien und einer „pragmatischen" Ebene der „klugen Lebensführung" bzw. zwischen einer „Prinzipienethik" und einer „Individualethik". Diese so verstandene Angewandte Ethik arbeitet mit „Prinzipien mittlerer Reichweite", über die ohne „Letztbegründung" ein Einverständnis erzielt werden kann. Sie fächert sich

---

18	Urs Thurnherr, Philosophische Praxis, in: A. Pieper/U. Thurnherr, Angewandte Ethik. Eine Einführung, München 1998, S. 360-381; ders., Angewandte Ethik, in: Annemarie Pieper (Hg.), Philosophische Disziplinen. Ein Handbuch, Leipzig 1998, 92-114.

19	Wilhelm Schmid, Moral, Moralistik, Ethik und Lebenskunst, in: ders., Philosophie der Lebenskunst. Eine Grundlegung, Frankfurt am Main 1998, 60-71.

in die nach ihren spezifischen Gegenstandsbereichen unterschiedenen „Bereichsethiken" auf. Angestrebt sind konkrete Lösungsvorschläge für spezifische Handlungskonflikte in den entsprechenden Handlungsbereichen. Viele konkrete Entscheidungen im Rahmen angewandter Ethik hängen trotz der „Suche nach allgemeinen Regelungen" stark von der „Ethik des Einzelnen" ab.

Jan P. Beckmann[20] hat am Beispiel medizinischer Ethik darauf hingewiesen, dass angewandte Ethiken keine „Sonderethiken" sind. So ist medizinische Ethik *als* angewandte Ethik in die allgemeine philosophische Ethik eingebettet und unterscheidet sich von dieser nur durch ihren vorrangigen Anwendungsbereich. Allgemeine und angewandte Ethik unterscheiden sich aber nicht in der Art ihres wissenschaftlichen Vorgehens. Jeweils muss unterschieden werden zwischen Moral, Moralität und Ethik. Eine situativ einzelfallorientierte, auf Erfahrung, Intuition, Habitualisierung und Praxis bauende persönliche oder Standes*moral* reicht nicht hin, intersubjektiv nachprüfbar und beurteilbar die Gründe seines Tuns und Lassens anzugeben, d.h. Rechenschaft abzulegen. Dies gelingt nur auf der Basis *ethischer* reflexiver Kompetenz, die auf Theorie, Kognition und die Möglichkeit notwendiger Verallgemeinerung baut.

Diese hier *beispielhaft* referierten Autoren betonen, ungeachtet der Unterschiede im Detail, eine Differenz zwischen dem Allgemeinen, der theoretischen Begründung eines Moralprinzips, und dem Besonderen, der Anwendung ethisch prinzipiierter Einsichten in konkreten Praxen. Es gilt, zwischen den differenzierten Ebenen wie auch immer zu vermitteln – das simple und irreführende Modell einer bloßen Subsumtion konkreter besonderer Fälle unter allgemeine ethische Regeln wird allerdings zurückgewiesen. Ebenso zurückzuweisen ist das logische Gegenstück zur Deduktion, die Induktion ethischer Prinzipien aus den Problemen angewandter Ethik.

Anwendung ist also nach allem bislang Gesagten etwas *Anderes* als Begründung – diese ebenso schlichte wie fundamentale Auskunft garantiert die *Differenz* von Begründung und Anwendung und damit eine „Zweistufenkonzeption"[21], die zum einen den Zwang zur Rechtfertigung und damit Begründung aufrechterhält und gegen einen begründungsblinden Pragmatis-

---

[20] J.P. Beckmann, Einleitung zu Kurs 3380 der FernUniversität in Hagen: Fragen und Probleme einer medizinischen Ethik, 5-34.

[21] Diesen Begriff entnehmen wir W. Reese-Schäfer, Grenzgötter der Moral. Der neuere europäisch-amerikanische Diskurs zur politischen Ethik, Frankfurt am Main 1997, 86 u.ö.

mus verteidigt, so lästig das Begründungsgeschäft auch sein mag. Es hält aber auch den Blick offen für die konkrete Praxis, die nicht unendlich lange auf definitive Begründungen ihrer Handlungsorientierungen warten kann, sondern unter Entscheidungsdruck handeln muss. Damit bleibt der Blick offen für die Nöte und Zwänge lebensweltlicher Praxisfelder, für die begründungswütige Ethiker weder Zeit aufzubringen bereit noch Interesse zu entwickeln fähig sind[22]. Ohne diese Differenz fiele man zurück in einen Rechtfertigungsmonismus fundamentalistischer, paradigmatisch: religiöser Art; oder man müsste ein Gesellschaftsmodell zu reinstallieren in der Lage sein, das, wie in der antiken Welt, die Trennung zwischen Individuum und Gesellschaft in der Form, wie wir sie heute kennen, noch nicht kannte; nach der „Tragödie im Sittlichen" (Hegel)[23] kann dies niemand ernsthaft erwarten noch wollen. Um es etwas drastischer zu formulieren: Ohne die Differenz von Begründung und Anwendung könnte es sein, dass Ethik sich entweder nur noch mit prinzipiellen Fragen begründungstheoretischer Natur beschäftigt und dabei jede Relevanz für die Lebenswirklichkeit verspielt. Oder es könnte sein, dass die Rechtfertigung oder Begründung bestimmter Handlungsorientierungen, Normen, Gesetze als überflüssig erscheint und eine Gesellschaft sich im status quo gelebter Sittlichkeit einrichtet; diese Gefahr erscheint zwar als äußerst unwahrscheinlich, wer aber die Geschichte kennt und dieselbe für offen hält, wird auch in dieser Hinsicht womöglich dann kleinlaut, wenn er nur auf die aktuelle Verwechslung von reflexiv erworbener und anzuwendender Bildung mit einem reproduktiv erworbenem und anzuwendendem Wissen, womöglich in Gestalt so genannter „Informationen", achtet. Es bedarf ja nicht erst eines Dietrich Schwanitz, um an die Theorie- und Bildungsfeindlichkeit weiter und entscheidender Kreise der Bevölkerung, aber auch der politischen und wirtschaftlichen Eliten zu erinnern.

Die Differenz zwischen Begründung und Anwendung, so wie wir sie verstehen, ist aber auch keine Differenz im Sinne eines metaphysischen

---

22 Detlef Horster erwähnt in seinem Buch „Postchristliche Moral" Wolfgang Kuhlmann, der 1992 auf einer Ethik-Tagung in Würzburg von einem Zuhörer gefragt wurde, „wie er mit Hilfe der Diskursmoral den derzeit in der Öffentlichkeit heiß diskutierten Fall des Erlanger Babys entscheiden würde. Das sei nicht Aufgabe des Philosophen, dem es um die Begründung des Prinzips gehe, beschied Wolfgang Kuhlmann diese Anfrage" (Detlef Horster, Postchristliche Moral. Eine sozialphilosophische Begründung, Hamburg 1999, 520).

23 Vgl. hierzu auch Christoph Menke, Tragödie im Sittlichen. Gerechtigkeit und Freiheit nach Hegel, Frankfurt am Main 1996.

(Substanzen)Dualismus; denn dann müsste man von einer schier unüber-
brückbaren Kluft, einem „garstigen Graben" (Hegel) zwischen diesen beiden Polen angewandter Ethik ausgehen. „Begründung" kann nicht heißen,
auf ein intelligibles Reich geistiger moralischer oder argumentationslogischer
Bedeutungen zurück zu verweisen; und „Anwendung" kann nicht heißen,
auf die Begründung bzw. Rechtfertigung moralischer Normen zu verzichten
und lediglich auf Kontexte, Situationen, auf die „Natur" sozialer Praxen zu
schielen und deren faktisches Moralverhalten moralsoziologisch und quasi
„naturwissenschaftlich" auf Gesetzmäßigkeiten zu erforschen, um diese
dann im Rahmen von Sozialtechnologien naturalistisch zu applizieren; auch
der metaethische Rekurs auf das faktische Sprachspiel der Moral(en) und
dessen bedeutungstheoretische Analyse bringt Ethik nicht zur Anwendung.
Weil *angewandte* Ethik angewandte *Ethik* ist, kann es hier keine ontologische
oder wie auch immer zu bestimmende Kluft zwischen Begründung und
Anwendung geben. Anwendung ist etwas *Anderes* als Begründung, Anwendung ist aber nicht etwas *schlechthin* Anderes, weil sie qua Ethik immer an
Begründungs- und Rechtfertigungsfragen gebunden bleibt. Geht man nämlich von einer solchen Kluft tatsächlich aus, dann handelt man sich all die
Schwierigkeiten ein, die alle bislang bekannten Grabenmodelle mit sich
bringen; der Übergang über diesen Graben bleibt unerklärlich, die irgendwie
geheimnisvoll funktionierende Verbindung zwischen beiden Bereichen kann
nur mittels starker, zumeist religiös oder metaphysisch fundierter Annahmen
erklärt werden. Die Palette reicht hier von einem starken Gottesgedanken
über eine „als-ob-Metaphysik" bis hin zu einer Wertehierarchie in einem
Wertekosmos, deren Realität nicht einzusehen nur „Wertblindheit" verraten
kann.
    Diese Kontroverse, dieses Spannungsverhältnis zwischen Begründung
und Anwendung kann daher unserer Auffassung nach nicht anders gefasst
werden denn als eine *differenzierte Einheit*, die mit Begriffen wie „Komplementarität" oder „polarer Dualismus"[24] zu beschreiben wäre. Eine solche

---

[24]   Franz von Kutschera hat diesen Begriff in die Diskussion um das so genannte „Leib-
       Seele-Problem" eingebracht. Angesichts des Scheiterns aller Identitäts- wie auch Reduk-
       tionstheorien sowie des Materialismus in all seinen Spielarten, aber auch des Idealismus
       und des Substanzendualismus, die Irreduzibilität von Psychischem und Physischem und
       zugleich ihre wechselseitige Bezogenheit aufeinander zu erklären, plädiert von Kutschera
       schließlich für einen „polaren Dualismus". Er selbst gesteht, „lange gezögert" zu haben,
       diesen Begriff zu verwenden, „da man mit dem Dualismus in der Regel die Konzeption
       der Wesensfremdheit und Unabhängigkeit der beiden Bereiche in einem mehr oder min-
       der starken Sinn verbindet, aber schließlich ist eine nichtmonistische und nichtpluralisti-

Betrachtungsweise macht es aber erforderlich, alle Versuche aufzugeben, die eine Seite des Spannungsverhältnisses gegen die andere auszuspielen oder beide Seiten auf eine Seite zu reduzieren oder das gesamte Modell nach Art einer „goldenen Mitte" in Scheinharmonie zu wiegen. Im Gegenteil macht diese Betrachtungsweise es erforderlich, ungeachtet des zugestandermaßen theoretischen Primats der Rechtfertigungs- bzw. Begründungsseite beide Seiten genau zu analysieren und ihre Beziehung zueinander sowohl in ihrem Unterschied als auch in ihren Berührungspunkten und Abhängigkeitsverhältnissen herauszuarbeiten. Erforderlich hierzu wäre eine „doppelte Betrachtung" des Spannungsverhältnisses als „Gegensatz", so dass dieser als positives Resultat akzeptiert werden kann; was dies heißen könnte, skizzieren wir am Ende unseres eigenen Beitrages in diesem Band. Das Gesagte bedeutet aber auch: Weitere Differenzierungen sind nötig.

So ergab sich im vorliegenden Band erstens die Notwendigkeit, ein Kapitel über *Grundsätzliche Probleme der angewandten Ethik* einzurichten – sozusagen mit einem Übergewicht auf der Seite der nochmaligen Reflexion. Diese nochmalige Reflexion kann das Verhältnis von Theorie und Praxis bei der ethischen Urteilsbildung betreffen (U. Thurnherr); sie kann zu einer Selbstaufklärung angewandter Ethik führen (K. Bayertz); sie kann Überlegungen zum Verhältnis von Wissenschaft und Gesellschaft anstellen (J.P. Beckmann); oder aber sie wendet sich der moralischen Einsicht überhaupt zu (Ch. Schües).

Zweitens beschäftigen sich im umfangreichsten Teil des Bandes mehrere Kapitel mit den gegenwärtig einschlägigen Fragestellungen und Themen angewandter Ethik.

Die *Ethik des technischen Handelns* befasst sich mit den Problemen, die sich aus den rasant wachsenden neuen Handlungsmöglichkeiten der Natur- und Ingenieurwissenschaften sowie den neuen technischen bzw. technologischen Handlungsoptionen ergeben; in diesen Themenkomplex gehören insbesondere auch die inzwischen zahlreichen Projekte der eher sozialwissenschaftlich geprägten „Technikfolgenabschätzung" und der eher philosophisch, sprich ethisch fundierten „rationalen Technikfolgenbeurteilung"[25].

---

sche Position notgedrungen eine dualistische" (Franz von Kutschera, Jenseits des Materialismus, Paderborn 2003, 163).

25 Vgl. hierzu Armin Grunwald, Rationale Technikfolgenbeurteilung. Konzeption und methodische Grundlagen, Heidelberg 1999 sowie Carl Friedrich Gethmann, Die Ethik technischen Handelns im Rahmen der Technikfolgenbeurteilung: am Beispiel der bemannten Raumfahrt. In: A. Grundwald/H. Sax (Hg.), Technikbeurteilung in der Raumfahrt: Anforderungen, Methoden, Wirkungen, Berlin 1994, 146-159

Als universelle Handlungsrationalität kann im Anschluss an Kant die Zweck-Mittel-Rationalität rekonstruiert, innerhalb dieser die methodische Basis von Rechtfertigungsdiskursen untersucht und ein diskursiver Ansatz zur Bewältigung technischer Konflikte vorgeschlagen werden (C.F. Gethmann/Th. Sander). Welche Rolle Verantwortung als moralisches Prinzip für eine „reflexive Legitimation" von Wissenschaft und Technik und den Folgen ihrer Anwendung und Verbreitung spielen kann, untersucht ein weiterer Beitrag (A. Kiepas). Weil *Umweltethik* sich zwar auf den Umgang des Menschen mit der Natur bezieht, dieser Umgang aber gerade durch neue Techniken der Natur- und Umweltbearbeitung zu den Risiken und Schäden geführt hatte, die vorrangig eine erneute und verschärfte ethische Reflexion auf das Verhältnis des Menschen zur Natur herausforderten, haben sich die Herausgeber dieses Bandes dazu entschlossen, den diesem Thema gewidmeten Aufsatz entgegen anderer üblicher Klassifikationen hier dem Bereich der Ethik technischen Handelns zuzuordnen. In dem Beitrag zur Umweltethik kann gezeigt werden, dass diese, wie angewandte Ethik überhaupt, eingespannt ist zwischen Grundlagenreflexion und Positionierungen in Kontexten der Politikberatung (K. Ott).

Politische Ethik hat zum Gegenstand die Bedingungen des freien, demokratisch geschützten Lebens der „Gemeinschaft" bzw. der „Gesellschaft". Dazu gehören Fragen wie diejenige nach dem Verhältnis von Individuum und Gemeinschaft hinsichtlich der Konzeption von Gerechtigkeits-, Staats- und Verfassungstheorien (K.-H. Nusser) sowie die Frage nach den staatlichen Maßnahmen zur Sicherung menschenwürdiger individueller Lebensbedingungen im Rahmen der so genannten „Daseinsvorsorge" (B. Biella), aber auch die sozialphilosophisch orientierte Frage nach der Rolle und der Bedeutung praktischer politischer Diskurse und einer institutionalisierten Gesprächskultur, wie etwa das „Sokratische Gespräch", für die Sicherung demokratischer Verhältnisse und für die Stärkung moralischer wie ethischer, d.h. hier: auf das individuelle Wohl gerichteter Urteilskraft des Individuums (H. Friesen/K. Berr).

Wirtschaftsethik untersucht die Strukturen der Marktwirtschaft, des Marktes, der Unternehmen und Unternehmer, der wirtschaftlichen Akteure daraufhin, inwieweit sie moralisch, d.h. der Idee der Freiheit und Gerechtigkeit verpflichtet, handeln bzw. ein solches Handeln zulassen. Entgegen dem sozialwissenschaftlichen Verständnis eines nach sozialen Gesetzen handelnden „homo oeconomicus", wobei diese sozialen Gesetze analog den Naturgesetzen jede menschliche Freiheit unterlaufen, ist es die vornehmste Aufgabe der Wirtschaftsethik, diesem naturalistischen Missverständnis gegenüber daran zu erinnern, dass wirtschaftliches Handeln menschliches Handeln ist und insofern ein kulturelles Werk ist, das letztlich in der Selbstverantwortung der rationalen Akteure steht. Dementsprechend kann das Programm einer „kulturalistischen Unternehmensethik" zwischen Begründungs- und Anwendungsfragen skizziert werden (G. Hanekamp).

Der hier als *Bio-medizinische Ethik* bezeichnete Themenkomplex angewandter Ethik stellt sich den Problemen, die sich aus den erweiterten Handlungsmöglichkeiten der modernen Medizin und Medizinwissenschaften sowie der Biotechnologien und der diesen zugeordneten Naturwissenschaften ergeben. Sie umfasst Fragen einer Kritik der „Biotechnik" (N. Rath); der „Bioethik", beispielsweise der logischen Struktur von „Dammbruchargumenten" (Th. Zoglauer); der „Medizinethik", für die etwa der Beitrag Kantischer Moraltheorie untersucht werden kann (N. Biller-Andorno); sie stellt sich den besonderen Problemen und Schwierigkeiten, mit denen „Ärztliche Ethik" konfrontiert ist (M.W. Schnell); und hier insbesondere dem prekären Verhältnis von Arzt und Patient, das entgegen den gängigen paternalistischen Modellen dieser Beziehung auch nach dem Modell diskursiver Interaktion mündiger Personen gestaltet werden kann (A. Gethmann-Siefert).

Drittens ist es notwendig, auch die Lebenswirklichkeit, in der Ethik als angewandte Ethik Relevanz beanspruchen will, weiter zu differenzieren. Diese Differenzierung gewinnt ihren Sinn und ihre Berechtigung aus einer anderen Differenzierung, nämlich aus dem Gegensatz von Individuum und Gesellschaft, der zur Folge hat, für die Moral genau diesen Gegensatz zu berücksichtigen und dementsprechend eine individuelle Wahl moralischer Präferenzen, Wertvorstellungen, Normen von der gesellschaftlichen Sphäre, in der es um überindividuelle Verbindlichkeiten geht, die mindestens den normativen Rahmen einer „wechselseitigen Anerkennung" benötigen, zu unterscheiden. Die gegenwärtigen westlichen Gesellschaften zeigen eine zunehmende Tendenz zur Individualisierung, in der keine fraglos selbstverständliche Identität des Einzelnen mit dem „Ganzen" der gesellschaftlichen Totalität besteht. Genau das ist ja ein entscheidender Grund für die unaufhebbare Rechtfertigungsbedürftigkeit jeder moralischen Zumutung. Das Individuum strebt nach Glück, das radikal subjektiv und nicht verallgemeinerungsfähig ist. Es geht hier um Fragen eines „guten", „schönen", „geglückten" oder „bejahenswerten" Lebens. Im Zentrum steht der einzelne Mensch, der danach fragt, was für ihn als einzelnen gut ist. Und in diesem Rahmen fällt der einzelne sowohl Entscheidungen darüber, was für seinen ausschließlich individuellen Lebensplan gut und nützlich ist, als auch darüber, welche den zwischenmenschlichen Bereich berührende Norm, welche soziale Regel für ihn wichtiger ist als andere – womit aber nicht so etwas wie eine „Individualmoral" gemeint sein kann, die wohl ebenso unmöglich wäre wie analog in der Sprachphilosophie eine „Privatsprache". Die Gesellschaft bzw. soziale Großgruppen oder soziale Institutionen hingegen verlangen nach Verbindlichkeiten und damit Verlässlichkeiten erwartbaren Verhaltens, um zwischenmenschliche Beziehungen, um soziale Kontakte überhaupt gegen die völlige Unberechenbarkeit der Antizipation des erwartbaren Verhaltens des Anderen zu ermöglichen. Dies ist denn auch der Rahmen, aus dem das Individuum bei Strafe von Sanktionen und sozialer Missbilligung nicht herausfallen kann und darf.

Die Beachtung der Differenziertheit der Lebenswirklichkeit führt somit in eine weitere Kontroverse, die nicht nur die „moralische Urteilskraft" des Einzelnen betrifft, sondern auch die alte philosophische Frage nach dem Glück berührt und in der aktuellen Diskussion mit Begriffen wie „Strebensethik", „Individualethik", „eudämonistische Ethik" oder auch „Lebenskunst" thematisiert wird. Bekanntlich werden von Ethikern, die Moralphilosophie und Ethik gleichsetzen, oftmals „Pflicht" und „Glück" oder „Gerechtigkeit" und „Glück", „Moralphilosophie" und „Ethik", „Sollensethik" und „Strebensethik", „Prinzipienethik" und „Individualethik" oder „Sozialethik" und „Individualethik" gegeneinander ausgespielt. Philosophische Ethik ist für diese Theoretiker ausschließlich die Reflexions- bzw. Metaebene zur Moral und nicht – wie inzwischen für andere Theoretiker – eine Ebene, auf der auch die Frage nach dem „guten Leben" gestellt werden kann. Allzu schnell geriet und gerät die Frage nach dem guten Leben in den Verdacht, sich lediglich in Spielarten des Hedonismus zu erschöpfen, wie überhaupt die Frage nach dem Glück für manche Philosophen und Ethiker etwas eher Anrüchiges darstellt. Allerdings ist noch Kants Kritik an einer Glücksethik als angeblicher Widerspruch zur Sittlichkeit an das Missverständnis geknüpft, Glück erschöpfe sich in der Erfüllung bzw. Befriedigung aller persönlichen Wünsche, Hoffnungen und Neigungen des Individuums, das keinerlei Bezug zur Sittlichkeit habe. Glück wird so verstanden als direkt anvisierbares und erreichbares Ziel eines Tuns oder Unterlassens, also als unmittelbares Resultat menschlichen Strebens nach bestimmten Gütern. Demgegenüber kann Glück auch als eine *Qualität* des Handelns verstanden werden, die sich in Handlungs-*Vollzügen* manifestiert, die Bestandteil einer reflektierten aktiven Lebensform sind, die ihr Glück zwar an persönlichen

Neigungen orientiert, dieses aber gerade erst und nur in einer bewussten Auseinandersetzung mit den eigenen persönlichen Voraussetzungen wie mit den materiellen wie sittlichen Bedingungen der vorfindbaren Wirklichkeit findet. Hierfür muss man weder das polis-Modell des Aristoteles noch ü-berhaupt die antike Einheit von Sittlichkeit und Individualität kritiklos adap-tieren. Es ist weder möglich noch sinnvoll, die Trennung oder Differenz von Sozialität und Individualität in der Neuzeit aufzuheben; es ist aber auch nicht richtig, diese Trennung so zu verstehen, als ob das Glück ohne jede Rücksichtnahme auf sittliche Bestimmungen gedacht, geschweige denn ge-lebt werden kann. Hans Krämer, einer der ersten, der die erneuerte Diskus-sion um das Verhältnis von Sozialität und Individualität in der Ethik mit entfacht hat, hat genau hiervor gewarnt, da ein solches Verständnis „die soziale Verfasstheit des Menschen und den damit gegebenen Interessenkon-flikt ignoriert und dadurch illusionär wirkt"[26]. Auch ist es fraglich, ob umge-kehrt Moralphilosophie überhaupt ohne jede Berücksichtigung des „Motiva-tionsproblems" und ohne jede inhaltliche Bestimmung eines guten Lebens auskommen kann.[27] Sehr weit geht in dieser Frage Malte Hossenfelder, der vor einigen Jahren den Versuch vorlegte, allgemein geltende Normen aus-schließlich „auf das eigene Wollen" zu gründen[28].

Analog zu der Trennung von Begründung und Anwendung und zu der von Individuum und Gesellschaft kann es demnach nicht darum gehen, die Trennung von Glück und Moral bzw. diejenige des guten Lebens vom ge-rechten Leben als Aufforderung misszuverstehen, das eine durch das andere ersetzen zu wollen. Auch hier wäre dafür zu plädieren, dieses Verhältnis als Spannungsverhältnis im Sinne eines Komplementaritäts- bzw. Ergänzungs-verhältnisses zu denken. Ähnlich lautende Vorschläge sind denn auch inzwi-schen von einigen Autoren gemacht worden. So hat Wilhelm Kamlah be-reits vor 30 Jahren[29] die Unterscheidung zwischen „eudämonistischer Ethik" und „normativer Ethik" vorgenommen, wobei er diese mit „Moralphiloso-phie" und der Frage, „wie wir leben sollen", identifiziert (Kamlah, 93-144),

---

[26] Hans Krämer, Integrative Ethik, in: Joachim Schummer (Hg.), Glück und Ethik, Würz-burg 1998, 93-107; 94.

[27] Vgl. hierzu die Einführung von Joachim Schummer in den von ihm herausgegebenen Sammelband *Glück und Ethik*, insbesondere den Punkt „1. Einleitung: Für eine Rehabili-tierung der Glücksphilosophie", a.a.O., 7ff.

[28] Malte Hossenfelder, Der Wille zum Recht und das Streben nach Glück. Grundlegung einer Ethik des Wollens, München 2000.

[29] Wilhelm Kamlah, Philosophische Anthropologie. Sprachkritische Grundlegung und Ethik, Mannheim, Wien, Zürich 1972.

wohingegen jene eine „Philosophie als Lebenskunst" darstellt und der Frage
nachforscht, „wie wir leben können" (Kamlah, 145-182). Letztlich begreift
auch Kamlah die „eudämonistische Ethik" als „notwendige Ergänzung der
normativen Ethik" (Kamlah, 144). Hans Krämer hat 1992 eine „Integrative
Ethik"[30] vorgelegt, in der er die beiden idealtypisch konzipierten Begriffe
der „Sollensethik" und „Strebensethik" einführt, die die seines Erachtens
missverständlichen Begriffe der „Sozialethik" und „Individualethik" ersetzen sollen. „Sollensethik" repräsentiert in etwa das, was andernorts als „Moralphilosophie" bezeichnet wird und betont die Vorrangstellung des „Ich
soll"; „Strebensethik" thematisiert den Bereich der „Lebenskunst" und beginnt ihre Reflexion beim „Ich will" des einzelnen Individuums und wird
von Krämer daher auch als „Ethik der ersten Person" (Krämer, 84) bezeichnet. Krämer kommt zu dem Befund: „Die beiden Perspektiven der
Moral und des guten Lebens verhalten sich komplementär zueinander und
können einander darum auch nicht gegenseitig aufheben und ersetzen (...),
sie können aber auch nicht beide in einem künstlichen und widerspruchsvol-
len mixtum compositum harmonistisch zusammengedacht werden. (...)
Eine vollständige Integrative Ethik muß daher (...) zweigleisig operieren
und Moralphilosophie und Strebensethik als zwei heterogene und autonome
Zweige der Ethik in einem teils konkurrierenden, teils kooperativen Neben-
einander belassen" (Krämer, 119f). Es sei „auf der Anerkennung der Irreduzibilität der dualen Struktur der Ethik zu insistieren. (...) Die Ethik ist darum notwendig bizentrisch angelegt" (Krämer, 122). Gegenseitige Redukti-
onsversuche scheiden aus, denn ebensowenig „wie die Moralphilosophie auf
die Strebensethik läßt sich die Strebensethik auf die Moralphilosophie zurückführen". Dementsprechend kann es auch keine monistische Einheits-
ethik geben, denn der „Hiat zwischen Gemeinwohl und Eigeninteresse ist
prinzipiell nicht überbrückbar, und wenn, dann nur tendenziell in unendlicher Annäherung" (a.a.O., 40). Etwas später hat dann Martin Seel von einer
„Spannung von Glück und Moral"[31] gesprochen: „Glück und Moral, dieses
seltsame Paar, können nur miteinander auskommen, solange sie in Scheidung voneinander leben" (Seel, 48).

    Was den Begriff der „Lebenskunst" anbelangt, der also dem Bereich des-
sen, was im Vorigen als „Strebensethik", „Glück" oder „eudämonistische
Ethik" benannt wurde, angehört, so hat Wilhelm Schmid eine von zahlreichen Autoren erneuerte Reflexion auf „Lebenskunst" zum Anlass genom-

---

30 Hans Krämer, Integrative Ethik, Frankfurt am Main 1992.
31 Martin Seel, Versuch über die Form des Glücks, Frankfurt am Main 1995, 13-48.

men, seine anfängliche „Suche"[32] in einer „Grundlegung" einer „Philosophie der Lebenskunst"[33] zum vorläufigen Ziel zu führen, um eine „Grundlage zu schaffen für die weitere Erörterung" (Schmid, 10). Gemäß der von
ihm vorgenommenen Unterscheidung von „Ethik I" („Prinzipienethik"),
„Ethik II" („Angewandte Ethik") und „Ethik III" („Individualethik",
„Klugheitsethik" oder auch „Ethik des guten Lebens")[34] verortet er Lebenskunst in „Ethik III". Im Rahmen einer „erneuerten Moralistik" (Schmid, 68)
können außeruniversitäre „freie Philosophen" die Fachphilosophie um ein
„öffentliches Denken" ergänzen; hierzu gehören die „freie Publizistik" und
die „Philosophische Praxis". Letztere beruht auf einer Idee von Gerd A-
chenbach[35], der 1981 in einem eher unnötigen Affekt gegen die Universi-
tätsphilosophie die erste Philosophische Praxis in Deutschland eröffnet
hatte; inzwischen hat sie sich zu einer durchaus – auch von Universitätsphi-
losophen – anerkannten Institution angewandter Ethik[36] bzw. „Praktizierender Philosophie"[37] entwickelt. Andere Philosophische Praktiker haben in
Monographien, Sammelbänden oder Aufsätzen ihre jeweilige Theorie der
bzw. Position zur Philosophischen Praxis vorgelegt.[38]

Zur Problematik der „Lebenskunst" gehört die grundsätzliche Frage, ob es
(überhaupt) eine Lebenskunst „gibt" (M. Hossenfelder); und wenn es sie
gibt, gehört dazu auch der Versuch einer „Grundlegung" einer Philosophie
der Lebenskunst (W. Schmid). Da die Frage nach einem guten Leben auch
mit dem Thema „Lust" verbunden ist, kann eine Analyse und Differenzierung unterschiedlicher Formen, Ebenen und Strategien des Luststrebens
dazu führen, dem „Streben nach Lust" einen philosophisch differenzierten
Sinn innerhalb der „Strebensethik" beizumessen (J. Schummer). Weil Le-

---

32   Wilhelm Schmid, Auf der Suche nach einer neuen Lebenskunst. Die Frage nach dem
     Grund und die Neubegründung der Ethik bei Foucault, Frankfurt am Main 1991.
33   Wilhelm Schmid, Philosophie der Lebenskunst. Eine Grundlegung, Frankfurt am Main
     1998.
34   A.a.O., 62-71.
35   Vgl. Gerd Achenbach, Philosophische Praxis. Vorträge und Ausätze, 2. Aufl. Köln 1987.
36   Vgl. hierzu Urs Thurnherr, Philosophische Praxis, a.a.O. sowie ders., Angewandte Ethik,
     a.a.O.
37   Vgl. hierzu Hans Friesen/Karsten Berr, Dimensionen Praktizierender Philosophie. Le-
     benskunst, Philosophische Praxis, Angewandte Ethik, Essen 2003.
38   Um einige zu nennen: Alexander Dill, Philosophische Praxis. Eine Einführung, Frankfurt
     am Main 1990; Günther Witzany, Zur Theorie der Philosophischen Praxis, Essen 1991;
     Eckart Ruschmann, Philosophische Beratung, Stuttgart 1999; Christiane Pohl, Die Praxis
     des Philosophischen Praktikers. Ein Erfahrungsbericht, in: Information Philosophie
     2/2002, 54-58.

benskunst u.a. an Foucaults Reaktivierung antiker geistiger und körperlicher Übungen bzw. Techniken der Selbstformung anknüpft, kann eine Untersuchung des Zusammenhangs solcher „Selbsttechnologien" mit einer „Technik der Macht" den philosophischen und ethischen Wert dieser Übungen zu Selbstsorge und Selbsterkenntnis ungeachtet der Möglichkeit ihrer Instrumentalisierung herausstellen (K. Kornwachs). Wie ein Besucher einer philosophischen Praxis den selbstbestimmten Weg zu einem besser gelingenden Leben finden kann, zeigt schließlich der Erfahrungsbericht einer philosophischen Praktikerin (Ch. Pohl).

Für den gesamten Bereich der „Lebenskunst" im allgemeinen wie für die „Philosophische Praxis" im besonderen bleibt jedoch jeweils abzuwarten, ob das wachsende Interesse für diese Praxformen mehr ist als ein akademisches Strohfeuer und ob die Hoffnungen und Erwartungen, die mit diesen Projekten angewandter Ethik verknüpft sind, auf Dauer erfüllt werden können.

1.
Grundsätzliche Probleme der Angewandten Ethik

ZUM VERHÄLTNIS VON THEORIE UND PRAXIS BEI DER ETHISCHEN URTEILSBILDUNG

Urs Thurnherr

1. DIE FRAGESTELLUNG

Der Zeitgeist verwendet das Wort „theoretisch" gelegentlich als Denunziations- oder Diskreditierungsvokabel – im Verbund mit Ausdrücken wie „abgehoben", „abstrakt", „kopflastig" und „lebensfremd". Die Einschätzung des Theoretischen und vor allem des Theoretikers, die sich hinter jenem Wortgebrauch verbirgt, hat eine lange Tradition, die bis in die Zeiten eines Thales zurückreicht. In dem Aufsatz „Über den Gemeinspruch: Das mag in der Theorie richtig sein, taugt aber nicht für die Praxis" definiert Immanuel Kant „Theorie" als eine Gesamtheit „praktischer Regeln", die „als Principien in einer gewissen Allgemeinheit gedacht werden", wobei „von einer Menge Bedingungen abstrahirt wird, die doch auf ihre Ausübung nothwendig Einfluß haben" (VIII, 275). An dieser Definition sind zwei Momente besonders hervorzuheben: einerseits die Distanz der Theorie zum eigenen Anwendungsbereich und andererseits der Anspruch, das konkrete Tätigsein nach Maßgabe von Prinzipien und damit der Vernunft zu bestimmen. Weit weniger Skepsis begegnet dagegen heute demjenigen, der sich selbst als Praktiker bzw. als aus der Praxis kommend versteht. Unter „Praxis" versteht Kant „nicht jede Hantirung, sondern nur diejenige Bewirkung eines Zwecks [...], welche als Befolgung gewisser im Allgemeinen vorgestellten Principien des Verfahrens gedacht wird" (VIII, 275). Praxis beschreibt ein Tätigsein, das sich an planvollen Maßstäben und vernünftigen Prinzipien orientiert und keinen bloßen Aktionismus darstellt.

Von den Begriffen her scheinen Theorie und Praxis von vornherein in einer kooperierenden Relation zueinander zu stehen. Dabei stößt einerseits die Theorie bei dem Unternehmen, das Handeln zu bestimmen und zu kontrollieren, auf ihre Grenzen; andererseits muss die Praxis ihr eigenes Interesse an der Theorie immer wieder von neuem entdecken. Dass das Verhältnis zwischen Theorie und Praxis jedoch kein unproblematisches ist, spiegelt sich mitunter in der Beziehung zwischen „Theoretikern" und „Praktikern" wider. Während der Theoretiker im Stolz auf seine wissenschaftlichen Leistungen zu gewissen Anmaßungen und Kolonialisierungen neigt, pflegt der Praktiker im Reflex gegen diese Anmaßungen spezifische Idiosynkrasien und entwickelt entsprechende Immunisierungsstrategien gegenüber dem Theoretischen. Letztere schlagen sich beispielsweise in jenem Spruch nieder: „Das mag in der Theorie richtig sein, taugt aber nicht für die Praxis."

In den folgenden Ausführungen möchte ich nun versuchen, die Berührungspunkte der beiden Sphären etwas genauer zu beleuchten – und zwar im Zusammenhang mit dem Prozess der ethischen Urteilsbildung. Mein Interesse an dieser Thematik hängt mit der eigenen Beratungstätigkeit als Ethiker in medizinethischen Bereichen zusammen. Im medizinischen Alltag stehen Ärztinnen, Ärzte, Pflegende u.a. immer wieder vor der Aufgabe, sich gemeinsam mit den Patientinnen und Patienten und im Team über ihre Vorgehensweise zu verständigen und dabei zu einem moralisch verantwortbaren Entscheid zu gelangen. Mit ethischer Urteilsbildung ist in der Folge jenes Verfahren gemeint, mit dessen Hilfe versucht wird, angesichts spezifischer moralischer Probleme, die sich im Bereich der Praxis zeigen, ethische Theorien systematisch zur Lösung dieser Probleme zu nutzen. Im Speziellen geht es mir darum, zu klären, worin der Beitrag ethischer Theorien an die Praxis genau besteht bzw. was die zur Beratung herangezogenen Ethiker sozusagen als ethische Theoretiker zum Prozess der Urteilsbildung überhaupt beizusteuern vermögen.

2. DAS ZENTRALE „VERMÖGEN"

Aus dem Blickwinkel einer gesicherten Theorie muss das Ziel in einem konstruktiven Sinne darin gesehen werden, das eigene Orientierungspotential zu nutzen und auf diesem Weg die Ideen der Vernunft umzusetzen. Dies geschieht dadurch, dass in der Praxis festgestellt wird, ob ein Sachverhalt unter eine bestimmte, gegebene Regel subsumiert werden kann (vgl. VIII, 275). Aus der Perspektive der Praxis kann sich ferner die Aufgabe ergeben, die eigenen Erfahrungen dazu zu gebrauchen, um eine Theorie, soweit sie Defizite aufweist, über ein Verfahren der Abstraktion zu korrigieren und zu ergänzen (vgl. ebd.). Mit Blick auf die Anwendung philosophisch-ethischer Theoreme auf die Praxis sind von daher beispielsweise nach Kurt Bayertz zwei Weisen „angewandter Ethik" zu unterscheiden (1991, 36): Zum einen die Betrachtung eines Sachverhaltes vom Standpunkt eines bestimmten Prinzips, was Bayertz als „kasuistische Anwendung" (ebd.) bezeichnet, und zum anderen eine Anwendung von Ethik, bei der die ethische Theorie ihrerseits von der Praxis her revidiert wird. „Er [der Begriff der angewandten Ethik] kann aber auch die inhaltliche Fortschreibung genereller Normen im Hinblick auf die Bewertung ganzer Klassen von Handlungen bezeichnen; wir haben es dann mit einer normbildenden Anwendung zu tun." (Ebd.) Der Praxis kommt dabei gegenüber der Theorie insofern eine Vorrangstellung zu, als die Anstrengungen ethischer Theorie insgesamt auf die Verbesserung der Praxis ausgerichtet sind.

Die Aufgabe, zwischen Theorie und Praxis zu vermitteln, wird in beide Richtungen allgemein der Urteilskraft übertragen, die entsprechend eine Art Doppelfunktion innehat (vgl. Kant VIII, 275). Besonders prägnant wird dieser Umstand auch in jener viel zitierten Definition der Urteilskraft aus Kants dritter „Kritik" erfasst. „Urtheilskraft überhaupt ist das Vermögen, das Besondere als enthalten unter dem Allgemeinen zu denken. Ist das Allgemeine (die Regel, das Princip, das Gesetz) gegeben, so ist die Urtheilskraft, welche das Besondere darunter subsumirt, [...] bestimmend. Ist aber nur das Besondere gegeben, wozu sie das Allgemeine finden soll, so ist die Urtheilskraft bloß reflectirend." (V, 179) Entweder liegt die betreffende Vermittlung zwischen Theorie und Praxis darin, dass eine in der Theorie entworfene Regel ihre Anwendung in der Praxis finden kann, oder sie besteht darin, dass eine Regel von den besonderen Gegebenheiten und Interessen ihrer möglichen Anwendung her allererst entworfen werden muss. Die Unfähigkeit, Theorie und Praxis aufeinander zu beziehen, bzw. das Unvermögen, die Theorie praktisch nutzbar zu machen (vgl. VII, 210), und damit das Nichtvorhandensein von Urteilskraft definiert Kant schließlich als Dummheit (vgl. III, 132). Einem entsprechenden Defizit kann man nach Kant durch keinen noch so ausgeklügelten Unterricht Abhilfe verschaffen (vgl. III, 132), während vorhandene Urteilskraft sich durch Übung optimieren lässt und durch Erfahrung reifen kann (vgl. VII, 199).

An einigen Stellen setzt Kant die Urteilskraft schließlich mit dem gesunden Menschenverstand gleich (vgl. u. a. V, 169; VII, 199; XV/2, 712 [1486]; XVI, 14-16 [1575-1578]): „Urtheilskraft, jugement, gesunder Verstand sind einerley und die Verstandesfähigkeit in der Anwendung" (XVI, 139 [1861]). Analog zur Definition der reflektierenden Urteilskraft bestimmt Kant den gesunden Menschenverstand im Weiteren als „das Vermögen, [...] vom be-

sonderen zum allgemeinen zu steigen" (XVI, 14 [1575]). Der gesunde Menschenverstand erweist sich mithin als eine Form der reflektierenden Urteilskraft und repräsentiert das Erkenntnisvermögen im Bereich des Praktischen
(vgl. VII, 140).

3. VON DER THEORIE ZUR PRAXIS

Wie schon die eingangs zitierte Definition von „Praxis" bei Kant nahe legt,
kann vernünftige Praxis nur als solche verstanden werden, wenn sie sich an
theoretisch eingesehenen und abgesicherten Zielen orientiert (vgl. Wieland
1989, 11). Eine fundamentale Schwierigkeit, mit der die Praxis hierbei konfrontiert wird, erörtert Wolfgang Wieland unter dem Rubrum der Applikationsaporie: „Der Name der Applikationsaporie soll hier den Inbegriff der
Schwierigkeiten bezeichnen, die sich aus der Notwendigkeit ergeben, generelle Normen auf individuelle, konkrete Situationen anzuwenden." (13) Bei
der Erfüllung der angesprochenen Aufgabe wird nach Wieland vor allem
auch „die kategoriale Heterogenität" (14) zwischen dem Inventar allgemeiner Regeln als Gegenstände der Theorie und den vieldeutigen, spezifischen
Sachlagen als Wirkungsfelder der Praxis manifest.

Regeln und Prinzipien beziehen sich explizit auf eine überschaubare Anzahl von Aspekten und materialen Momenten. Wenn wir dagegen eine Situation oder eine Sachlage beschreiben, begegnen wir einer unüberschaubaren
Mannigfaltigkeit von Aspekten und Momenten. Die Aufgabe der bestimmenden Urteilskraft besteht nun darin, festzustellen, ob jene durch die Regel erfassten Momente durch die Momente der Situation abgedeckt werden,
so dass der betreffende Fall unter die Regel subsumiert werden kann (vgl.
15f.). Tatsächlich könnte sich unter den verbleibenden Eigentümlichkeiten
einer Sachlage jedoch eine bestimmte Kombination von Spezifika finden,
welche die Möglichkeit eröffnen würde, die Situation ebenso gut unter eine
andere Regel zu subsumieren (vgl. 16). „Wo es um Normierungen in der
Welt des Handelns geht, lassen sich stets nur Näherungslösungen finden,
nicht dagegen Resultate, für die man unbezweifelbare Sicherheit in Anspruch nehmen könnte." (18)

Die Konzentration auf die bestimmende Urteilskraft im Kontext der
Subsumierung unterschlägt ferner, dass die Urteilskraft in gewisser Weise
immer schon in ihren beiden Funktionen der Bestimmung und der Reflexion am Werk ist. Die Bestimmung, ob ein Fall unter eine Regel passt, könnte

nicht statthaben, wenn zuvor die Reflexion nicht vorgearbeitet und das Besondere des Falles auf das mögliche Allgemeine hin abstrahiert hätte (vgl. Wieland 2001, 143). Von daher und mit Blick auf die Applikationsaporie wird deutlich, dass die Bestimmung des Falles keinen mechanischen Vorgang darstellt, sondern bereits eine kreative Leistung voraussetzt, die – würde sie anders ausfallen – gegebenenfalls zu einem anderen Ergebnis führte.

4. VON DER PRAXIS ZUR THEORIE

Aus der Perspektive der Praxis gilt es, dem zuletzt Gesagten insofern Rechnung zu tragen, als damit der zu beurteilende Fall bzw. das moralische Problem zunächst – um es in den Worten von Hans-Georg Gadamer auszudrücken – als ein „Sonderfall" (1990, 45) zu betrachten ist. „Das besagt nichts anderes, als daß die Beurteilung eines Falles den Maßstab des Allgemeinen, nach dem sie geschieht, nicht einfach anwendet, sondern selbst mitbestimmt, ergänzt und berichtigt." (Ebd.) Von der Praxis aus betrachtet, stellt sich somit die Frage, wie die Praxis ihre adäquate Theorie zu finden vermag. Meine eingangs entfaltete Fragestellung kann deshalb nun noch etwas präzisiert werden. Vor dem Hintergrund einer Klärung dessen, was die Urteilskraft im Kontext der ethischen Urteilsbildung zu leisten hat, gilt es der Frage nachzugehen, welches der Ort einer Ethik-Beratung bzw. einer philosophischen Beratung insgesamt sein kann. Was im Zusammenhang jener Leistung der Urteilskraft, die nicht geschult werden kann, lässt sich aus ethischer Sicht beratend unterstützen? Was kann und soll der Ethiker hierzu beitragen? Ab welchem Punkt müssten die Einmischungen des ethischen Theoretikers tatsächlich als kolonialisierende Anmaßungen zurückgewiesen werden?

Der Frage nach einer „Topik" sinnvoller Ethik-Beratung werde ich zum einen in der Auseinandersetzung mit Kants Beiträgen zur Urteilskraft und zum anderen am Leitfaden eines Entscheidfindungsmodells für den medizinischen Bereich nachgehen. Das Modell ethischer Entscheidfindung, das dabei für die Urteilsbildung in medizinischen Teams entfaltet wird, kann auf eine Vielzahl von Vorarbeiten zurückgreifen (vgl. Großklaus-Seidel 2002; Baumann-Hölzle 1999; Arndt 1996; Fry 1995; Illhardt 1995; Nüchtern 1992; Schmidt 1992; Tödt 1990; Bender 1988).

4. 1.   DIE WAHRNEHMUNG EINES MORALISCHEN PROBLEMS

Moralische Probleme können sich uns zum einen beispielsweise dann stellen, wenn wir vor neuen Aufgaben oder Möglichkeiten stehen. So resultiert auch eine Anzahl von gewissermaßen neuartigen, bisher nicht vertrauten moralischen Problemen aus der Nutzung wissenschaftlicher und technologischer Errungenschaften. Eine Vielzahl moralischer Probleme ist dagegen zum anderen mit Handlungen verknüpft, die uns lange Zeit mehr oder weniger selbstverständlich erschienen und plötzlich fragwürdig geworden sind. Der Verlust moralischer Sicherheit kann dabei unterschiedliche Ursachen haben. Unsere selbstverständlichen Moralvorstellungen werden in Frage gestellt, wo immer wir anderen moralischen Überzeugungen begegnen. Des Weiteren mögen sich alte Gewohnheiten auch aus dem Blickwinkel einer vielleicht geänderten Lebens- oder Weltanschauung als moralisch problematisch erweisen.

Die Wahrnehmung moralischer Probleme scheint mit einer „Spannungserfahrung" (Amelung 1992, 7) einherzugehen, die uns in eine gewisse Distanz zu den „Selbstverständlichkeiten" (ebd.), zu unseren Gewohnheiten oder zu den „Traditionen" (Bender 1988, 179) versetzt. Den Auftakt in der Wahrnehmung bilden entsprechende „Irritationen" (Amelung 1992, 10), die eine „moralische Verletzung" (94) signalisieren und auf einen Gewissenskonflikt verweisen mögen (vgl. Tödt 1990, 310). Solche Situationen sind nach Hans Thomae durch zwei Momente geprägt. Das betreffende Problem verlangt zum einen „Aufmerksamkeit und Stellungnahme", und es führt zu einer „existentiellen Unorientiertheit" (Thomae 1960, 120). „Existentiell unorientiert ist der Mensch allen Situationen gegenüber, die er zwar intellektuell einordnen und auch beantworten kann, von denen aber unbekannt ist, ob sie auch gelebt und ertragen werden können, ob sie innerlich möglich sind." (Ebd.) Wer ein Problem als ein moralisches Problem wahrnimmt, steht vor einer Situation, die weder durch eine rein intellektuelle Anstrengung noch durch eine optimierte Technik zu bewältigen ist: Zur Wahrnehmung eines moralischen Problems gehört, dass das Subjekt sich damit schon als ganzer Mensch in ein Verhältnis zur Situation gebracht hat, deren Problematik er für sich als Menschen auflösen muss (vgl. auch Tödt 1990, 305).

Während die Beschreibung der Problemwahrnehmung soweit den Eindruck erwecken könnte, als würde es sich dabei um einen weitgehend passiven Vorgang handeln, gibt es daneben auch eine spezielle Technik, moralische Probleme wahrzunehmen. Gewohnheiten und Entscheide werden gegebenenfalls dadurch problematisiert, dass das Subjekt willentlich einen Perspektivenwechsel bzw. einen „Rollenwechsel" vornimmt (Amelung 1992, 7). Gewiss kann dies auch mehr oder weniger zufällig geschehen, wie beispielsweise bei einer Gynäkologin, die nach einigen Jahren der Berufsausübung selbst in der Rolle der Mutter anfangen könnte, bestimmte Weisen, werdenden Müttern zu begegnen, in Frage zu stellen.

Die Bereitschaft, einen Rollenwechsel vorzunehmen und die Perspektive zu wechseln, beschreibt denn nach Kant eine spezifische Denkungsart. Dieser Denkungsart, die für Kant eine Eigentümlichkeit der Urteilskraft darstellt, liegt das Prinzip zugrunde: „An der Stelle jedes andern [zu] denken" (V, 294) bzw. „sich in Anderer Gesichtspunkte im Denken zu versetzen" (IX, 57). In der Denkungsart wird jene Weise begriffen, auf die ein intellektuelles Vermögen am zweckmäßigsten zu verwenden ist (vgl. V, 295), um „dem Intellektuellen und den Vernunftideen über die Sinnlichkeit Obermacht zu verschaffen" (V, 274). Die Denkungsart der Urteilskraft besteht also in der steten Bereitschaft zum Perspektivenwechsel, durch den der Mensch „sich über die subjectiven Privatbedingungen des Urtheils, wozwischen so viele andere wie eingeklammert sind, wegsetzt und aus einem allgemeinen Standpunkte (den er dadurch nur bestimmen kann, daß er sich in den Standpunkt anderer versetzt) über sein eigenes Urtheil reflectirt" (V, 295). Aus diesem Grunde bezeichnet Kant die Denkungsart der Urteilskraft als erweitert (294f.) oder als liberal (VII, 228). Ihr Grundsatz gehört zum Inventar jener Empfehlungen, deren Einhaltung zur Weisheit hinzuführen vermögen (vgl. 200), oder beschreibt eine der Regeln, die dem Menschen helfen, Irrtümer zu vermeiden (vgl. IX, 57). Im letzteren Sinne ist „[d]ie Unvereinbarkeit Anderer Urtheile mit den unsrigen [...] als ein äußeres Merkmal des Irrthums und als ein Wink anzusehen, unser Verfahren im Urtheilen zu untersuchen" (ebd.).

Jene Denkungsart nun, die der Urteilskraft den Perspektivenwechsel anempfiehlt, um die moralischen Fragen und Subtilitäten erkennen zu können, ist nichts anderes als die moralische Grundhaltung, wie sie etwa John Leslie Mackie durch die ethischen Prinzipien auf einer „zweiten Stufe der Universalisierung" begriffen sieht: „Sich selbst in die Lage des anderen versetzen" (Mackie 1983, 114ff.). In dieser extensiven Denkbewegung der Urteilskraft manifestiert sich somit die Grundausrichtung, nach Handlungsentwürfen zu suchen, welche die anderen Menschen berücksichtigen und damit moraltauglich sind. Als Charakteristikum der Urteilskraft bezeichnet eine solche Ausgerichtetheit keinen Gegenstand ethischer Bildung, sondern ist vielmehr unter einem gewissen Aspekt zu vergleichen mit dem Charakter, moralisch handeln zu wollen. Aus diesem Umstand erschließt sich auch der Gehalt jener Feststellung von Gadamer, der davon spricht, dass die Urteilskraft weniger ein Vermögen darstellt „als eine Forderung, die an alle zu stellen ist" (Gadamer 1990, 37).

4.2. Die Beschreibung des moralischen Problems

Dass jemand ein Problem als ein moralisches Problem wahrnimmt, heißt noch nicht, dass er auch begriffen hat, worin dieses moralische Problem besteht. Um ein Problem allerdings lösen zu können, muss ich ganz genau wissen, was an der Situation, in der ich mich befinde, das Problematische ausmacht. Drei Aspekte muss die Urteilskraft bei der Beurteilung einer betreffenden Situation im Auge behalten: erstens die Bedürfnislage und die außermoralischen Interessen der Beteiligten, zweitens die situativen Gegebenheiten und Erfordernisse der Außenwelt sowie drittens die Forderungen der Moral. Darum sind aus der Sicht der Moral auch drei Gestalten von Problemen denkbar. Die Forderungen der Moral, vermittelt gegebenenfalls durch das Gewissen, können im Widerstreit stehen mit den Neigungen oder den rein egoistischen Interessen, ferner können sie in Konflikt geraten mit den Erfordernissen, die durch die Realität gegeben sind, und schließlich können unterschiedliche moralische Forderungen miteinander konfligieren. Während in den ersten beiden Fällen das Problem jeweils darin liegt, die Forderungen der Moral durchzusetzen, kann erst im letzten Fall von einem moralischen Problem im engeren Sinne gesprochen werden.

Analog zu dieser Skizze der Ausgangslage der Urteilskraft bei der ethischen Urteilsbildung beschreibt Sigmund Freud in seinem metapsychologischen Seelenmodell die Situation des Ichs. Nach Freud lässt sich das Ich als die Instanz der „Vernunft und Besonnenheit" (Freud 1999, XIII, 253) charakterisieren. Das Ich steht vor der Aufgabe, die Bedürfnisse des Es, die Anforderungen der Außenwelt und die moralischen Vorgaben des Überichs aufeinander abzustimmen und zwischen diesen zu vermitteln. „Eine Handlung des Ichs ist dann korrekt, wenn sie gleichzeitig den Anforderungen des Es, des Überichs und der Realität genügt, also deren Ansprüche miteinander zu versöhnen weiß." (Ebd., XVII, 69) Mit dem Stichwort der Versöhnung ist zugleich der Auftrag an das Ich bzw. an die Urteilskraft genannt: Auch die Urteilskraft soll die betreffenden Ansprüche nach Möglichkeit zu einer einheitlichen Ausrichtung amalgamieren, um dem Vernunftinteresse nach Einheit insgesamt zu genügen (vgl. Kant, III, 440; XVII, 714 [4761]). Zur Einheit, die vom praktischen Verstand zu leisten ist, gehört – wie Kant es in einem anderen Zusammenhang nennt – „durchgängige Einhelligkeit, Vollständigkeit und synthetische Einheit" (IV, 349). Die Vorstellung von Einheit, die hier begriffen wird, könnte auch als eine integrative Einheit bezeichnet werden. Um ein Problem am Ende in integrativer Weise lösen und um dafür in der Beurteilung eine gewisse Vollständigkeit erlangen zu können, muss die problematische Situation im Ganzen beschrieben und erfasst, müssen alle relevanten Informationen zusammengetragen, das verfügbare Wissen aufbereitet werden.

Das entsprechende Zusammentragen derjenigen Informationen, die für eine ethische Urteilsbildung erforderlich sind, beginnt mit der Beantwortung der Fragen, inwiefern überhaupt ein Handlungsspielraum besteht und welche möglichen Verhaltensoptionen zur Verfügung stehen. Sodann gilt es der Frage nachzugehen, welche Konsequenzen die betreffenden Verhaltensoptionen nach sich ziehen. Dabei müssen unter anderem auch „[d]ie Grenzen des Machbaren und der Manipulation" (Bender 1988, 179) thematisiert werden. Insgesamt geht es darum, auszuloten, welches die Bedingungen sind, auf die sich moralisches Handeln beziehen muss. Ferner gehört zur vollständigen Erfassung einer problematischen Situation auch eine Prognose der wahrscheinlichen Entwicklung dieser Situation. Im Ganzen bilden jedoch Vollständigkeit und auch Objektivität ideale Richtmaße, die bei der Problembeschreibung jedoch höchstens annäherungsweise zu realisieren sind. „Einen Kontext ‚vollständig' zu erfassen wäre eine unendliche Aufgabe, ihn ‚objektiv' zu erfassen wäre schon deswegen unmöglich, weil der, der ein ihn betreffendes Problem im Kontext wahrnimmt, bereits selbst in ihn verflochten ist." (Tödt 1990, 305)

Ein weiterer Fragekomplex betrifft den Kreis der Personen, die an der Situation beteiligt bzw. vom Problem betroffen sind. „Es ist [...] lohnenswert, ein Diagramm der beteiligten Personen zu erstellen." (Baumann-Hölzle 1999, 323) In dem Zusammenhang gilt es unter anderem, den Interessen der Beteiligten nachzugehen und die „Grundbedürfnisse" der Menschen zu berücksichtigen, aber auch dem Umstand Rechnung zu tragen, dass der Mensch „ein soziales Wesen" ist (Bender 1988, 178).

Neben der Berücksichtigung der Sach- und der Bedürfnislage gehört zur Erfassung eines moralischen Problems vor allem auch das Wissen um die je nachdem unterschiedlichen moralischen Vorstellungen und Perspektiven der beteiligten Menschen. Zur Vorbereitung einer kompetenten Beurteilung braucht es Informationen über die Normen und Werte, an denen die betroffenen Personen sich in ihrem Leben orientieren. „Es ist wichtig, daß wirklich alle beteiligten Personen ihre Einstellungen und Ansichten über das Problem zum Ausdruck bringen können [...]." (Fry 1995, 64) Hierbei muss am Ende geklärt werden, ob beim vorliegenden Problem moralische Normen oder Werte aufeinanderprallen oder ob es sich um ein Dilemma zwischen außermoralischen und moralischen Werten bzw. Normen und Vorgaben handelt.

4.3. DIE KLÄRUNG DER MORALVORSTELLUNGEN

Bei den moralischen Urteilen im Alltag haben wir unsere Moralvorstellungen in aller Regel lediglich in einer vagen und gefühlsmäßigen Form präsent. Demgemäß sprechen wir gerne davon, dass wir das Gefühl haben, wir sollten dies oder jenes tun bzw. nicht tun. Da unser moralisches Gefühl aufgrund seiner eigentümlichen Undeutlichkeit uns gelegentlich auch täuscht, ist es in einem weiteren Schritt nötig, die geltend gemachten moralischen Vorstellungen auf ihre Ursprünge und ihre Berechtigung hin zu überprüfen. In diesem Sinne ist zu klären, worauf sich das moralische Gefühl bezieht bzw. worauf das Gewissen seinen Einspruch gründet. Im Horizont dieser Phase ethischer Urteilsfindung gerät das eigentliche Hauptarbeitsfeld des ethischen Theoretikers in den Blick.

Das Ziel der Ethik, verstanden als Philosophie der Moral bzw. als Theorie der Moral, besteht darin, denjenigen, der moralisch handeln will, darin zu unterstützen, das Moralische tatsächlich zu treffen. Nach der Auffassung Kants rekurriert der gesunde Menschenverstand bei seinem Urteil in der Praxis auf intuitiv eingesehene Regeln und Prinzipien. In den meisten Fällen kann er sich auch darauf verlassen, hierbei richtig zu liegen. Nicht umsonst bezeichnet sich Kant selber als einen „enthusiastischen Vertheidiger des gesunden Menschenverstandes" (XXIII, 59). Während sich nun jedoch das Urteil des gesunden Verstandes auf „verworrene" (V, 228) oder „dunkel vorgestellte Principien" (V, 238) abstützt, geht es der Philosophie darum, diese Prinzipien in begriffliche Deutlichkeit zu überführen. Ihr Ziel ist es dabei unter anderem, dem gesunden Verstand in Bezug auf moralische Fragen „jenen Leitfaden und oberste Norm ihrer richtigen Beurtheilung" (IV, 389f.) zur Verfügung zu stellen, damit der Mensch sein Urteil einer Qualitätskontrolle unterziehen kann. In einem übertragenen Sinne obliegt es der Philosophie sozusagen, darauf zu schauen, dass der gesunde Verstand zu keiner Zeit seine Gesundheit verliert (vgl. XV/1, 174 [430]). Von daher versucht die philosophisch-ethische Beratung, den praktischen Verstand zu klaren und deutlichen Begriffen sowie zu einem deutlichen Verständnis jener fundamentalen Anschauungen und Überzeugungen zu führen, auf die seine moralischen Intuitionen gründen. Indem die ethische Theorie auf diese Weise das Subjekt darin unterstützt, zu einem vernünftigen Selbstverhältnis zu gelangen, vertritt sie die Sache der moralischen Freiheit.

In einer pluralistischen Gesellschaft, in der sich verschiedene Moralvorstellungen zunächst unvermittelt begegnen, muss philosophisch-ethische Beratung dabei in der Lage sein, ihre Beratungstätigkeit in den unterschiedlichen Anschauungs- und Lebensformhorizonten leisten zu können.

Was nun das medizinische Berufsfeld anbelangt, so sind bei der Urteilsbildung auch hier im Einzelnen die moralischen Positionen der Beteiligten bewusst zu machen. Auf Seiten der Patientinnen und Patienten muss unter gewissen Umständen auf eine Patientenverfügung zurückgegriffen werden können, andernfalls müsste die moralische Sichtweise der Patientinnen oder Patienten zumindest durch das Pflegepersonal oder andere beteiligte Personen advokatorisch vertreten werden. „Sie [die professionelle Krankenschwester] muß dazu beitragen, daß die wichtigsten Wertvorstellungen im Entscheidungsprozeß erhalten bleiben [...]." (Fry 1995, 65) Mit Blick auf den Umstand, dass individuelle Verantwortung zunehmend hinter institutionelle Verantwortung zurücktritt, müssen nicht nur die moralischen Positionen der beteiligten Individuen geklärt werden, sondern auch jener moralische Rahmen, den die Institution vorgibt. Darüber hinaus drängt sich die Frage nach den ethischen Orientierungshilfen oder den spezifischen „Bezugsrahmen" (67) der Bereichsmoral oder der Berufsmoral auf. Dabei darf zum vornherein nicht übersehen werden, dass weder das jeweilige moralische Problem noch die vertretene moralische Position für alle Beteiligten – ob Individuum oder Institution – dasselbe Gewicht haben müssen. Von daher stellen sich die Fragen: „Welche Bedeutung haben die Konflikte für die Beteiligten?" (65) sowie „Welche Bedeutung haben die Werte für die Beteiligten?" (64).

4.4. Das Sich-Beraten und der Entscheid

In einer Lage, wie sie soweit beschrieben worden ist, muss als nächstes mit entsprechender Urteilskraft versucht werden, die disparaten Interessen, die diversen Ansprüche der Realität und die Forderungen der unterschiedlichen Moralvorstellungen in integrativer Weise auf eine gemeinsame Richtung hin zu organisieren. Das Verfahren, das die Urteilskraft dabei anwendet, nennt Kant Reflexion. In der Reflexion, bei der es darum geht, „die Regeln zu finden" (XV/2, 661 [1482]), werden die einzelnen Vorstellungen, die in irgendeiner Weise präsent sein müssen, zueinander in ein Verhältnis gebracht, dabei miteinander verglichen und schließlich verbunden (vgl. XV/2, 710f. [1486]). Diese Form des Denkens besteht also zum einen darin, „sich nach und nach der Vorstellungen bewußt [zu] werden" (XVI, 556 [2877]), und zum anderen in der „Überlegung, wie verschiedene Vorstellungen in Einem Bewusstsein begriffen sein können" (IX, 94). Der angesprochene Denkvorgang repräsentiert eine eminent kreative Leistung. Das durch die Urteilskraft angestrebte Ergebnis der Reflexion ist eine Regel, durch die alle Ansprüche zu einer zweckmäßigen Einheit geformt werden (vgl. Höffe 1992, 262). „Überall dort, wo etwas als zweckmäßig behauptet wird, spricht man gewisse Phänomene als ein Ganzes an und unterstellt dem Ganzen einen Zweck. Während sich die Phänomene empirisch feststellen lassen (sie bilden das gegebene Besondere), entstammt die Unterstellung einer zweckmäßigen Ganzheit nicht der Erfahrung. Die zweckmäßige Ganzheit ist das nichtgegebene Allgemeine, das die Urteilskraft aus eigener Spontaneität entdeckt." (Ebd.)

Das Verfahren ethischer Entscheidfindung, das die notwendige Vermittlung der Interessen und Überzeugungen in einer Handlungsgemeinschaft anstrebt, kann gewissermaßen als das Unternehmen aufgefasst werden, eine gemeinsame reflektierende Urteilskraft zu bilden. In diesem Verfahren verfügt niemand über das Beratungsmonopol, alle beraten alle vor dem Hintergrund ihrer spezifischen Kompetenzen. Das Ziel einer integrativen Theorie kann nur erreicht werden, wenn die Kompetenzen der Beteiligten bei diesem gegenseitigen Sich-Beraten zusammengelegt werden und kein Aspekt unterdrückt wird. Da in einer Vielzahl von Fällen am Ende nicht einfach jene Lösung gefunden werden kann, die allen Interessen und Vorstellungen gerecht zu werden vermag, gilt es darüber hinaus, tragbare Kompromisse zu entwickeln sowie die mit diesen Kompromissen korrespondierenden Räume und Grenzen der Toleranz zu bestimmen. Hierbei ist die Überlegung nicht ohne Belang, welche Tragweite eine Handlungsweise gegebenenfalls für die einzelnen Beteiligten hat.

Am Ende des Sich-Beratens steht indessen nicht nur eine in Richtung auf die Theorie hin gefundene Regel, sondern das Verfahren der Urteilsbildung macht überhaupt nur insofern Sinn, als dass diese Regel nun durch einen betreffenden Entscheid auch praktisch wird. „An irgendeinem Punkt muß der Hauptentscheidungsträger eine Handlungsweise wählen, je nachdem, was er oder sie als das beste Vorgehen ansieht." (Fry 1995, 66) Hier ist die Frage nach dem oder den Entscheidungsträgern zu stellen. Die Meinungsdifferenz zwischen Entscheidungsträgern und Ausführenden darf des Weiteren nicht einfach zugunsten der Entscheidungsträger entschieden werden; so ist im medizinischen Bereich auch beispielsweise der Autonomie der Pflegenden Rechnung zu tragen. „Aus ethischer Perspektive stellt sich [...] die Frage, bis zu welchem Punkt es Pflegende verantworten können, dass ihr berufliches Handeln von anderen bestimmt wird." (Großklaus-Seidel 2002, 127) Denn niemand kann seine Verantwortung delegieren, ohne dabei seine moralische Freiheit aufzugeben und in den Stand moralischer Unmündigkeit zu geraten. Letztlich lautet die entscheidende Frage, ob die wichtigsten Beteiligten den Handlungsvorschlag vor dem Hintergrund ihrer eigenen Überzeugungen verantworten können und diese Verantwortung durch einen entsprechenden Entscheid (oder durch die Unterstützung des Entscheids) wahrnehmen wollen.

Die Aufgabe des Ethikers bei diesem Sich-Beraten erweist sich als eine eher mittelbare und nicht wenig komplexe. Philosophische Ethik versteht sich als diejenige Disziplin, die sich um die Prinzipien und Maßstäbe für den Gebrauch der moralischen Freiheit bemüht. Weil sich der mitberatende Ethiker nicht in der Situation befindet, unmittelbar selbst entscheiden und zuvorderst seine eigene Freiheit gebrauchen zu müssen, kann er im Verlaufe des Sich-Beratens lediglich die Funktion einer Art ethischer Support- und Kontrollinstanz übernehmen. Diese Rolle darf aber nicht in der Weise missinterpretiert werden, als wäre es die Aufgabe des Ethikers, seine eigenen ethischen Anschauungen in den Vordergrund zu rücken und durchzusetzen. Vielmehr muss der Ethiker dazu fähig sein, als absoluter Mitdenker in einem mehrfachen Perspektivenwechsel die unterschiedlichen vertretenen Moralauffassungen ethisch fundiert präsent zu halten und gegebenenfalls darauf zu achten, dass die Beteiligten ihre moralische Verantwortung wahrnehmen und ihre moralische Freiheit gebrauchen, d. h. dass der Entscheid am Ende ein moralischer bzw. ein „angewandt-ethischer" ist.

4.5. Die Evaluation

Die gemeinsam erarbeitete Leitlinie, wie mit einem spezifischen Typus von Fällen moralisch umzugehen ist, und die Umsetzung eines betreffenden Entscheids sind zuletzt in zweierlei Hinsicht zu evaluieren. Zunächst könnte sich zeigen, dass die Folgen des Entscheids nicht mit den Erwartungen korrespondieren, auf denen der Entscheid basiert. „Einmal gefällte Entscheide müssen immer wieder überprüft werden, zum einen ändern sich Situationen ständig, und zum anderen garantiert keine noch so sorgfältig ausgeführte Urteilsbildung die Richtigkeit eines gefassten Entscheides." (Baumann-Hölzle 1999, 329) Ferner könnten sich durch den Entscheid auch zuvor unabsehbare Folgeprobleme ergeben, die dessen Stimmigkeit und Adäquatheit von neuem fragwürdig erscheinen lassen. Aus diesen Gesichtspunkten drängt sich für die Evaluation die Frage auf, ob die gewonnene praktische Regel für die absehbare Zukunft zur maßgeblichen Richtschnur taugt. „Können wir Regeln oder bestimmte Vorgehensweisen / Verhaltensweisen ableiten und festhalten für die Zukunft?" (Arndt 1996, 83) Ganz am Ende mögen „neue Selbstverständlichkeiten" (Nüchtern 1992, 100) stehen, die ihrerseits gelegentlich wieder in Frage gestellt werden.

Mit Nachdruck gilt es in Bezug auf das ganze Verfahren ethischer Urteilsbildung am Ende anzumerken, dass in jedem Lebensbereich entsprechende ethische Verantwortung nicht wahrgenommen werden kann, ohne den Verantwortlichen die Zeit (d. h. auch die Arbeitszeit!) und den Raum zur Verfügung zu stellen, die dazu erforderlich sind. „Entscheidungen brauchen Zeit, strukturierte, nicht endlose Zeit: [...] für Transparenz der kognitiven und affektiven Schritte, für Abwägung und Bewertung der möglichen Konsequenzen, für Sich-Beraten [...]." (Illhardt 1995, 114) Demgemäß sind etwa im medizinischen Bereich Möglichkeiten der gemeinsamen ethischen Urteilsbildung zu institutionalisieren – zum Beispiel in Form von regelmäßigen „Ethikbesprechungen" bis hin zu „Ethikvisiten" (Arndt 1996, 84f.).

Literatur:

Eberhard Amelung (Hg.), Ethisches Denken in der Medizin. Ein Lehrbuch, Berlin et al. 1992.
Marianne Arndt, Ethik denken. Maßstäbe zum Handeln in der Pflege, Stuttgart

1996, S. 80-84.

Ruth Baumann-Hölzle, Sieben Schritte ethischer Urteilsbildung, in: Autonomie und Freiheit in der Medizin-Ethik. Immanuel Kant und Karl Barth, Freiburg / München 1999, S. 320-330.

Kurt Bayertz, Praktische Philosophie als angewandte Ethik, in: ders. (Hg.), Praktische Philosophie. Grundorientierungen angewandter Ethik, Reinbek 1991, S. 7-47.

Wolfgang Bender, Ethische Urteilsbildung, Stuttgart et al. 1988, S. 174-185.

Sigmund Freud, Das Ich und das Es, in: Gesammelte Werke, Band XIII, Frankfurt/M. 1999, S. 235-289.

Ders., Abriss der Psychoanalyse, in: Gesammelte Werke, Band XVII, Frankfurt/M. 1999, S. 63-138.

Sara T. Fry, Ethik in der Pflegepraxis. Anleitung für ethische Entscheidungsfindungen, Eschborn 1995, S. 64-67.

Hans-Georg Gadamer, Wahrheit und Methode. Grundzüge einer philosophischen Hermeneutik, Band 1, 6. Aufl., Tübingen 1990.

Marion Großklaus-Seidel, Ethik im Pflegealltag. Wie Pflegende ihr Handeln reflektieren und begründen können, Stuttgart 2002, S.118-139.

Otfried Höffe, Immanuel Kant, 3. Aufl., München 1992.

Franz Josef Illhardt, Entscheidungsfindung, in: Winfried Kahlke / Stella Reiter-Theil (Hg.), Ethik in der Medizin, Stuttgart 1995, S. 111-119.

Immanuel Kant, Gesammelte Werke, Akademie-Ausgabe, Berlin / Leipzig 1923ff. u. Berlin 1968.

John Leslie Mackie, Ethik. Auf der Suche nach dem Richtigen und Falschen, Stuttgart 1983.

Michael Nüchtern, Schritte verantworteter Urteilsbildung, in: Amelung 1992, S. 93-102.

Helmut Schmidt, Artikel „Entscheidungsfindung, ärztliche", in: Lexikon Medizin, Ethik, Recht, hg. v. Albin Eser, Markus von Lutterotti u. Paul Sporken, Freiburg et al. 1992, Sp. 303-314.

Heinz Eduard Tödt, Versuch einer ethischen Theorie sittlicher Urteilsfindung, in: Hans G. Ulrich (Hg.), Evangelische Ethik. Diskussionsbeiträge zu ihrer Grundlegung und ihren Aufgaben, München 1990, S. 303-316.

Wolfgang Wieland, Urteil und Gefühl. Kants Theorie der Urteilskraft, Göttingen 2001.

Wolfgang Wieland, Aporien der praktischen Vernunft, Frankfurt/M. 1989.

ZUR SELBSTAUFKLÄRUNG
DER ANGEWANDTEN ETHIK

Kurt Bayertz

1. - Im Verlauf einer bemerkenswert kurzen Zeit hat sich die angewandte Ethik als Subdisziplin der Moralphilosophie in der akademischen Lehre und Forschung etabliert; die Zahl und die Vielfalt der einschlägigen Publikationen expandiert ebenso rasch wie die der Zeitschriften und Kongresse. Gleichzeitig ist zu beobachten, dass die angewandte Ethik (a) immer stärker in die Ausbildungsgänge verschiedener Professionen integriert und (b) auf verschiedenen Ebenen praktischer Entscheidungsfindung – sei es in Ethikkommissionen oder in Gremien der Politikberatung – zunehmend in Anspruch genommen wird. Damit ist sie über die Grenzen der akademischen Moralphilosophie hinaus- und in eine *öffentliche Rolle* hineingewachsen. Angewandte Ethik hat Folgen nicht mehr nur in Gestalt von Büchern und Aufsätzen, sondern auch von praktischen Entscheidungen und damit auch von Handlungen; und sie hat diese Folgen nicht mehr nur gelegentlich und zufällig, sondern regelmäßig und systematisch.

Dieser Erfolg ist von den angewandten Ethikern mit Befriedigung registriert, aber nicht als ein Anlass zur Selbstreflexion wahrgenommen worden. Vor allem ist die Frage nach den (möglichen) Konsequenzen, die sich aus ihrer institutionellen Rolle für die Funktion und die Struktur des moralischen Denkens selbst ergeben, bislang kaum gestellt worden. Der essentielle Selbstbezug, der die Philosophie seit jeher auszeichnet, scheint bei der angewandten Ethik vollständig von ihrem Problem- und Gegenstandsbezug aufgesogen zu sein. Dabei wäre gerade ihr ‚politischer' Erfolg und die mit ihrer öffentlichen Rolle verbundene *Verantwortung* (für die nicht zuletzt auch das ihr gelegentlich entgegengebrachte Misstrauen als Indiz gewertet werden kann) ein würdiger Anlass zur Selbstreflexion und Selbstaufklärung der angewandten Ethik. Die in dem hier vorliegenden Beitrag entwickelten Überlegungen verstehe ich als einen Schritt in diese Richtung. Ich werde *zunächst* eine Bestimmung dessen zu geben versuchen, was als ‚angewandte Ethik' angesehen wird und worin ihre soziale Funktion besteht. *Dann* werde ich

einige Veränderungen im sozialen Status von Moral skizzieren, die mit dem
Projekt einer angewandten Ethik in Beziehung stehen. Es folgen *schließlich*
einige Beobachtungen zum Denk- und Argumentationstypus der angewandten Ethik.

I.

2. - Die Selbstreflexion der angewandten Ethik beginnt zweckmäßigerweise
mit einem Blick auf den sozialen Kontext, in dem sie entstanden ist und auf
die Funktion, die sie in ihm ausübt. Die Gesellschaft der Gegenwart ist gekennzeichnet durch eine ungeheure Beschleunigung des sozialen Wandels;
dieser führt zu vielfältigen ‚Verwerfungen‘, die durch die Omnipräsenz der
Kommunikationsmedien meist sehr rasch allgemein bekannt und in der
Öffentlichkeit als *Probleme* wahrgenommen und diskutiert werden. Unter den
Bedingungen demokratischer Strukturen ist es schwer, Lösungen dieser
Probleme ‚von oben‘ durchzusetzen; in den öffentlichen Diskursen kommt
es nicht auf Macht und Autorität allein an, sondern (zumindest *auch*) auf
Argumente. Allgemeiner formuliert: Moderne Gesellschaften sind reflektie-
rende und darum reflektierte Gesellschaften; nahezu alles in ihnen wird zum
Gegenstand der Kommunikation und Reflexion. Die angewandte Ethik
kann in einer ersten Annäherung als ein Teil dieses Kommunikations- und
Reflexionsprozesses begriffen werden; sie ist der Versuch, auf den wachsenden Problemdruck mit philosophischen Mitteln zu reagieren. Zwar hat die
Ethik (wie die Philosophie allgemein) von jeher auf soziale Probleme rea-
giert, doch war dieser Problembezug meist vermittelt und ihre Reaktion
abstrakt. Von der traditionellen Ethik unterscheidet sich die angewandte
durch die Direktheit ihres Problembezuges und ihrer inhaltlichen Reaktion.

  Aus dieser Perspektive betrachtet, verliert der erstaunliche Erfolg der angewandten Ethik den Anschein einer bloßen Mode und fügt sich in eine
übergreifende gesellschafts- und geschichtstheoretische Tendenz ein. Auch
ihre oft belächelte Aufgliederung in eine Vielzahl von Subdisziplinen (Bio-,
Wirtschafts-, Umwelt-, Computer- bis hin zur Museums und Konkurs-
Ethik[1]) wird damit verständlich. Wenn sie als Teil der Selbstreflexion der

---

[1] Dies ist kein Witz, wie das Buch von Kilpi (1998) zeigt. In der Werbung des Verlages
    heißt es treuherzig: "The fundamental ethical problem in bancruptcy is that insolvents

modernen Gesellschaft angesehen werden muss und wenn diese Gesellschaft sich in zahlreiche Subsysteme und Institutionen gliedert, dann muss
sich diese Differenzierung in einer analogen Differenzierung der ethischen
Reflexion niederschlagen. Es gibt daher keinen Grund für die Hoffnung
oder Befürchtung, dass die angewandte Ethik ebenso spurlos verschwinden
wird wie philosophische Modeströmungen; sie wird auch weiterhin aus jenen Problemen erwachsen, die vom Fortschreiten der Gesellschaft hervorgebracht werden.

Um welche Art von Problemen handelt es sich dabei? Es sind vor allem
vier Charakteristika, die den Problemtypus der angewandten Ethik auszeichnen. (a) Offensichtlich sind sie normativer Natur, resultieren also aus
der Verunsicherung der Handlungsorientierung. (b) Charakteristisch ist
dabei, dass sie – wenn man so sagen darf – vom ‚Leben selbst‘ aufgeworfen
werden. (cf. Bayertz 1994, 22f) Es handelt sich also nicht um hypothetische
Probleme, die von Philosophen zur Ankurbelung ihrer Intuition oder zur
Illustration ihrer Lehren ersonnen werden, sondern um ‚reale‘ Probleme, die
auch von Nichtphilosophen als solche erkennbar sind und für lösungsbe-
dürftig gehalten werden. (c) Wenngleich es sich um normative Probleme
handelt, sind diese auf eine nicht-triviale und oft vertrackte Weise mit empirischen Fragen verknüpft; erforderlich für ihre Lösung sind daher in der
Regel genaue Kenntnisse der jeweils vorliegenden faktischen Zusammenhänge; in vielen Fällen ist eine interdisziplinäre Kooperation unumgänglich.
(d) Der direkte Realitätsbezug bringt es mit sich, dass es oft um relativ klein-
räumige, bisweilen auch recht spezielle Probleme geht; angewandte Ethik
fragt nicht nach dem „Problem des Todes in der technisierten Gesellschaft",
sondern nach der „Legitimität des Behandlungsabbruchs bei terminal Kranken"; und sie fragt nicht nach dem „Wesen der Frau und ihrer Beziehung
zum Mann", sondern nach der „Zulässigkeit der Frauenquote im öffentlichen Dienst".

3. - Ein weiteres Spezifikum der angewandten Ethik besteht in dem Anspruch, diese Probleme nicht einfach nur theoretisch zu reflektieren, sondern praktisch zu *lösen* oder zumindest zu ihrer Lösung beizutragen. Wenn
Martin Heidegger Forschungen auf dem Gebiet der Reproduktionsbiologie
und -medizin thematisiert, so unterscheidet sich seine Perspektive grundsätzlich von den Überlegungen, die im Rahmen der angewandten Ethik zur
In-vitro-Fertilisation und anderen einschlägigen Techniken angestellt wer-

---

have promised to pay their debts but cannot keep their promise. *The Ethics of Bancruptcy*
examines the morality of bancruptcy."

den. Für ihn ist „die künstliche Schwängerungsführung" (1954, 91) ein Zeichen für „die Leere der Seinsverlassenheit, innerhalb deren der Verbrauch des Seienden für das Machen der Technik, zu der auch die Kultur gehört, der einzige Ausweg ist, auf dem der auf sich selbst erpichte Mensch noch die Subjektivität in das Übermenschentum retten kann" (1954, 87). Für Heidegger ist das Projekt einer künstlichen Zeugung von Menschen ein Anlass, seine philosophische Verfallsdiagnose zu illustrieren; sie ist ‚Thema' der Reflexion, aber kein ‚Problem', zu dessen (praktischer) Lösung seine Überlegungen etwas beizutragen beabsichtigen. – Genau diesen Anspruch aber erhebt die angewandte Ethik programmatisch und er ist von erheblicher Bedeutung, weil er sie über die Grenzen des akademischen Faches ‚Philosophie' hinaustreibt. Aus leicht einsehbaren Gründen sind die Chancen, zur Lösung von sozialen Problemen des skizzierten Typs beizutragen, größer, wenn angewandte Ethiker sich in Ethikkommissionen und Gremien der Politikberatung engagieren, anstatt ihr Arbeitsfeld auf Universitätsseminare, Fachzeitschriften und -kongresse zu beschränken. Das ‚transakademische' Engagement der angewandten Ethik ist eine Konsequenz aus ihrem praktischen Anspruch.

Dabei entspringt diese Tendenz zum transakademischen Engagement nicht nur einem Interesse der angewandten Ethiker; die verstärkte institutionelle Inanspruchnahme der angewandten Ethik zeugt von der Tatsache, dass dieses Engagement gesellschaftlich willkommen ist und von den entsprechenden Subsystemen der Gesellschaft angenommen wird. Wenn die Diagnose zutrifft, dass sich moderne Gesellschaften durch eine intensivierte Selbstbeobachtung und Selbstreflexion auszeichnen und dass die angewandte Ethik als Teil dieser Selbstbeobachtung und Selbstreflexion begriffen werden muss, dann kann es nicht überraschen, dass der Prozess normativer Orientierungsgewinnung heute nicht mehr der Privatinitiative leidenschaftlicher Denker überlassen bleibt, sondern institutionell auf Dauer gestellt wird. Moderne Gesellschaften bilden *spezielle Organe* der Selbstbeobachtung aus: vor allem die Wissenschaft und die Medien – und neuerdings scheint die angewandte Ethik hinzuzukommen.

Am weitesten fortgeschritten ist die Institutionalisierung der angewandten Ethik im Bereich der Biowissenschaften und Medizin. Nachdem in den USA schon seit längerem eine Fülle von Ethik-Kommissionen in Krankenhäusern, in Laboratorien und sonstigen Institutionen des Gesundheitswesens existiert, haben verschiedene europäische Länder in der jüngeren Vergangenheit ähnliche Gremien aufgebaut. Einschlägige institutionalisierte

Aktivitäten lassen sich heute auf vier Ebenen nachweisen: (a) Auf der *lokalen* Ebene sind die Ethik-Kommissionen einzelner Krankenhäuser oder Forschungsinstitutionen zu nennen; (b) daneben bestehen *nationale* Ethik-Kommissionen, in Deutschland z.b. bei der Bundesärztekammer und beim Bundesgesundheitsministerium; (c) auf der *transnationalen* Ebene operieren verschiedene Arbeitsgruppen der EU und des Europarates; (d) und auf der globalen Ebene schließlich sind einschlägige Gremien der UNESCO tätig. Kurzum: Die Bioethik ist die institutionell avancierteste Subdisziplin der angewandten Ethik.

Gewiss repräsentieren solche institutionellen Aktivitäten nicht das gesamte Spektrum angewandter Ethik. Wir haben es nach wie vor mit einer Subdisziplin des akademischen Faches Philosophie und seinen traditionellen Aktivitäten in Forschung und Lehre zu tun; und als eine solche Subdisziplin ist sie von der ethischen Grundlagenforschung und der allgemeinen philosophischen Reflexion nicht scharf zu trennen. Zugleich aber ist nicht zu übersehen, dass der angewandten Ethik auch die Tendenz innewohnt, über die Grenzen der philosophischen Reflexion hinauszugreifen und sich institutionell zu engagieren. Auf diese Bestrebungen zur unmittelbaren praktischen Wirksamkeit sind die in dem hier vorliegenden Beitrag entwickelten Überlegungen fokussiert. Denn in einem relevanten Sinne repräsentiert die institutionelle Form der angewandten Ethik ihren *Inbegriff*: Hier hat Ethik tatsächlich jenen direkten Bezug zur Praxis, der sie in die Lage versetzt, zur praktischen Lösung der entsprechenden Probleme beizutragen. Dies führt mich zu meiner ersten These: *Die institutionalisierte Rolle der angewandten Ethik deutet auf einen Funktionswandel der ethischen Reflexion in modernen Gesellschaften hin, den ich – pointiert – als einen Prozess der 'Politisierung' beschreiben möchte. Angewandte Ethik reflektiert nicht einfach nur Probleme der modernen Gesellschaft und setzt sich mit ihnen theoretisch auseinander, sondern versteht sich als Moment des gesellschaftlichen Problemlösungsprozesses. Aufgrund dieses unmittelbar praktischen Anspruchs gibt sie ihre distanzierte Position zur sozialen Realität auf: Sie verlässt die philosophischen Institute und lässt sich in praktisch-institutionelle Verfahren der gesellschaftlichen Problembearbeitung einbinden.*

4. - Es liegt auf der Hand, dass sich mit der Institutionalisierung sowohl der Kontext als auch die ‚Form' der ethischen Reflexion beträchtlich verändert. Ohne Anspruch auf Vollständigkeit zu erheben, möchte ich fünf Aspekte dieses Wandels hervorheben. (1) Das paradigmatische *Subjekt* der angewandten Ethik ist kein Sokrates, der auf dem Marktplatz interessierte Mitbürger zur gemeinsamen Reflexion anstiftet; kein Gelehrter, der sich auf

eigene Initiative hin Gedanken über ein Problem macht; und auch kein Volkstribun[2], der öffentlich gegen die Autoritäten rebelliert. Das Subjekt ist vielmehr ein Professor (d.h. ein Beamter), der in eine Kommission berufen wird, die einen bestimmten Auftrag zu erfüllen hat. (2) Das *Ziel* der Kommissionsarbeit ist in der Regel nicht die Erweiterung unseres Wissens oder Vertiefung des Verständnisses *per se*, sondern eine praktisch verwertbare Empfehlung, eine Richtlinie oder eine Entscheidung. (3) Der Arbeits- und Reflexions*prozess* selbst erfolgt nicht in Einsamkeit und Freiheit, sondern im Rahmen eines Gremiums, an dem Vertreter anderer Professionen beteiligt sind und das bestimmten Verfahrensregeln unterliegt; die Philosophie ist nicht Herrin des Verfahrens, sondern nur eine Stimme unter mehreren anderen. (4) Als *Produkt* steht am Ende dieses Prozesses kein Text, der nach den Regeln und Gepflogenheiten wissenschaftlicher Publikationen verfasst ist, sondern ein Protokoll, ein Gutachten, eine Empfehlung, eine Richtlinie, die anderen Maßstäben (z.B. dem der praktischen Relevanz, der Machbarkeit, der rechtlichen Abgesichertheit etc.) verpflichtet ist. (5) Die *Adressaten* dieses Produkts sind nicht Fachkollegen, sondern ein außerwissenschaftliches Publikum, das in erster Linie nicht an einer Erweiterung seiner Einsichten, sondern an irgendeiner Form praktischer Verwertung interessiert sein dürfte. Dieses Interesse an praktischer Verwertung war bereits bei der Formulierung des Auftrages maßgeblich.

Ich möchte an dieser Stelle nur einen Aspekt dieser Entwicklung hervorheben. Philosophen werden in entsprechende Kommissionen und Gremien berufen, weil man ihnen aufgrund ihrer fachlichen Ausbildung und Erfahrung zutraut, in normativen Fragen kompetent zu urteilen und zu entscheiden. Anders ausgedrückt: weil man ihnen eine besonders elaborierte moralische Reflexions- und Urteilsfähigkeit zutraut. Und man wird kaum fehlgehen in der Annahme, dass auch sie selbst sich dies zutrauen, denn anderenfalls würden sie solche Aufgaben nicht übernehmen. Damit aber bekleiden die entsprechenden Philosophen die Rolle von *Experten* in Fragen der Mo-

---

2   Paul Ricoeur (1998) hat kürzlich in einem Interview auf die gewandelten Zeitbedingungen und den daraus resultierenden Wandel in den Aufgaben der Philosophie hingewiesen: „Der moderne oder postmoderne Philosoph, wie auch immer Sie ihn gerne nennen wollen, kann jedenfalls kein Volkstribun wie Sartre mehr sein. Er ist eher jemand, der im Team arbeitet, und zwar auch mit Leuten aus anderen Bereichen - mit Naturwissenschaftlern, Juristen, Medizinern, Ökonomen und Politikern. Was wir als Intellektuelle beizutragen haben, sind Argumente und rational gerechtfertigte moralische Überzeugungen."

ral.[3] – Nun ist in der Geschichte des ethischen Denkens eine solche Spezial-
kompetenz zumeist abgelehnt worden. Bereits in dem berühmten Mythos,
den Protagoras in dem gleichnamigen Platon-Dialog erzählt, werden die
politischen und moralischen Tugenden zum gemeinsamen Besitz aller Menschen erklärt. (Prot. 322a-323a) Auch nach Kant kann sich der „gemeine
Verstand" im Hinblick auf das moralische Urteil „eben so gut Hoffnung
machen, es recht zu treffen, als es sich immer ein Philosoph versprechen
mag" (1785, 404). Theorien und Positionen, die einer bestimmten Elite die
Verfügungsgewalt in Sachen der Moral geben wollten, sind stets eine Ausnahme geblieben.[4] Es kann schon daher nicht überraschen, dass ein Moral-
expertentum, wie es in den Kommissionen und Gremien der skizzierten Art
institutionalisiert ist, auf Vorbehalte und Misstrauen stößt.

Auf die Argumente, die *gegen* eine solche Professionalisierung (nicht des
ethischen, sondern) des moralischen Diskurses erhoben werden, kann ich an
dieser Stelle nicht näher eingehen; sie sind zum Teil metaethischer und zum
Teil politischer Natur. Es dürfte andererseits schwer sein, sich dem Argument zu entziehen, dass die im Rahmen der angewandten Ethik zur Diskussion stehenden Probleme sowohl in normativer wie auch in empirischer
Hinsicht meist sehr komplex und daher mit dem common sense *allein* nicht
entscheidbar sind. Ihre Lösung erfordert daher eine intensive Beschäftigung
und eine gründliche Vorbildung; und das heißt: kompetente Fachleute.
Wenn meine Deutung des Kontextes, aus dem die angewandte Ethik heraus
entstanden ist und der sie zur Institutionalisierung und Professionalisierung
vorangetrieben hat, zutreffend ist, dann handelt es sich dabei um einen unvermeidlichen sozialen Prozess. Gewiss wird durch ihn der *öffentliche Diskurs*
in keiner Weise überflüssig. Aus einer Vielzahl von praktischen Gründen
sind öffentliche Diskurse jedoch in der Regel nicht der geeignete Rahmen,

---

3   Ich lasse an dieser Stelle offen, ob nicht – genau genommen – die einschlägigen Kom-
    missionen und Gremien *als Ganze* diese Rolle einnehmen. Solche Kommissionen und
    Gremien sind in der Regel aus Vertretern verschiedener Professionen und Disziplinen
    zusammengesetzt; die beteiligten Philosophen vertreten daher nur eine Perspektive unter
    zahlreichen anderen. Auf der anderen Seite aber vertreten die Philosophen (möglicher-
    weise gemeinsam mit den Theologen) gerade die moralisch-normative Perspektive, wäh-
    rend die beteiligten Natur- und Sozialwissenschaftler eher als Experten für die involvier-
    ten empirischen Fragen gelten. Sicher sind in der Praxis die Rollen nicht immer so klar
    verteilt. In jedem Fall konzentriere ich mich in diesem Beitrag auf die Rolle der Philoso-
    phie und der Philosophen.
4   Zu diesen Ausnahmen gehören Platon, der in der *Politeia* (471c-474b) das berüchtigte
    Modell einer Philosophenherrschaft entwickelt; und Nietzsche, der den Philosophen als
    „Gesetzgeber der Wertschätzungen" inthronisieren wollte (1882-85, 258f).

um die schließlich notwendigen Entscheidungen zu treffen; dies zeigt sich schon an der Tatsache, dass solche Diskurse prinzipiell nicht abschließbar sind. Analog zur Politik, die in einer demokratischen Gesellschaft nicht der öffentlichen Debatte entzogen sein darf, deshalb aber nicht auf professionelle Experten verzichten kann, wird man auch bei der Entscheidung bestimmter moralischer Fragen nach Möglichkeiten sinnvoller Kooperation zwischen öffentlichem Diskurs und moralischer Expertise suchen müssen.[5]

II.

5. - Mit der Institutionalisierung ist ein Merkmal der angewandten Ethik angesprochen, das sie vielleicht am deutlichsten von der herkömmlichen Ethik unterscheidet, das zugleich aber die geringste Aufmerksamkeit bei ihren Vertretern gefunden hat. Der Grund dafür besteht vermutlich darin, dass die Institutionalisierung als ein bloß äußerliches Merkmal betrachtet wird, dessen Analyse bestenfalls für Moralsoziologen interessant, für Moralphilosophen aber bedeutungslos ist. Eine solche Trennung der (soziologischen) Form vom (ethischen) Inhalt ist aber voreilig und oberflächlich. Die Institutionalisierung hat, wie ich im Folgenden zeigen möchte, Implikationen, die auch unter philosophischen Gesichtspunkten relevant sind.

Wir haben gesehen, dass sich der Gegenstand der angewandten Ethik vor allem in Gestalt von ‚realen' Problemen präsentiert und dass diese Prob-

---

[5]   Wie heikel diese Frage ist, zeigt die gewundene Stellungnahme eines sonst eher geradlinigen Ethikers wie Bernard Gert, der einerseits die Idee eines 'Moralexpertentums' strikt ablehnt, andererseits aber einräumen muss, dass die Qualität moralischer Entscheidungen auch von Kompetenzen anhängt, die nicht bei jedem Bürger gleichermaßen vorausgesetzt werden können: „Of course, some people are better at dealing with moral problems than others, partly due to their training and experience, and partly due to their intelligence and good judgement. But skill in making moral decisions is not an academic speciality, and no one can legitimately claim to be a moral expert. Unfortunately, some people, including some philosophers, have taken the title of 'ethicist' as if they were experts concerning moral decisions in fields such as business or medicine in the same way that chemists are experts in chemistry. The primary task of all philosophers, including moral philosophers, is to clarify. They can also sometimes show wheather a commonly held view is justified. Moral philosophers clarify the nature of morality and try to show that it is justified, but those who have a better knowledge of the relevant facts and more experience in the relevant field are more likely to make better moral decisions in that field." (Gert 1998, 11)

leme normativer Art sind. Zu einem beträchtlichen Teil ergeben sich diese als Folge des wissenschaftlich-technischen Fortschritts, der beständig neue Handlungsmöglichkeiten erzeugt, für die der herkömmliche Kanon moralischer Normen und Werte keine hinreichenden Bewertungskriterien bereitstellt. Es genügt, an die zahlreichen Techniken zu erinnern, mit deren Hilfe heute oder in nicht allzu ferner Zukunft Menschen gezeugt (oder ‚hergestellt‘?) werden können – künstliche Befruchtung, In-vitro-Fertilisation, Embryotransfer, Leihmutterschaft, Klonierung – um sofort eine Reihe eindrucksvoller Beispiele für solche direkten Probleme zu evozieren. Nun wirft aber nicht *jede* technische Innovation Probleme dieser Art auf. Der Mikrowellenherd zum Beispiel verkörpert ohne Zweifel ein revolutionär neues Verfahren zur Erhitzung wasserhaltiger Substanzen. Trotzdem hat die Entwicklung und Implementierung dieser Technologie weder kontroverse Debatten in der Öffentlichkeit noch nennenswerte Bemühungen auf Seiten der angewandten Ethik provoziert. Der Grund dafür ist einfach: So revolutionär dieses Verfahren in *technischer* Hinsicht sein mag, so harmlos ist es in ethischer Hinsicht; es ist nicht sichtbar, gegen welche moralischen Normen der Gebrauch eines Mikrowellenherdes verstoßen könnte. – Wie aber verhielte es sich bei einer technischen Innovation, die in *offensichtlichem* und *eklatantem* Widerspruch zu den moralischen Normen und Werten unserer Gesellschaft stünde? Denken wir uns beispielsweise die Erfindung eines Computermoduls, mit dessen Hilfe man über das Internet jeden beliebigen User an jedem beliebigen Ort der Welt und zu jedem beliebigen Zeitpunkt töten könnte, ohne dass der elektronische Mordbefehl zu seinem Absender zurückverfolgbar wäre. Vermutlich würde ein solches ‚Modul des Gyges‘ ebenso wenig zu einer Generalmobilmachung der angewandten Ethik führen wie der Mikrowellenherd. Die Bösartigkeit eines solchen Moduls wäre zu offensichtlich; es wäre ein Problem für die Polizei, nicht für die angewandte Ethik.

Dies macht uns auf eine charakteristische Eigenschaft von Problemen der angewandten Ethik aufmerksam, die oben noch nicht erwähnt wurde. Zum ‚Problem‘ werden für sie in der Regel Handlungsoptionen, die weder eindeutig und unzweifelhaft als ‚moralisch zulässig‘ klassifiziert werden können, noch als ‚moralisch verwerflich‘. Ihre normative Problematizität äußert sich darin, dass sie in Termini von ‚einerseits - andererseits‘ diskutiert werden, ohne dass sich *von vornherein* ein klares Übergewicht der einen oder anderen Seite abzeichnet. Es gibt sowohl gute Argumente für die eine, als auch für die andere Seite. (Dies schließt freilich nicht aus, dass es Individuen oder Gruppen gibt, die sich von Beginn an für das ‚einerseits‘ entschieden haben und für die daher – sozusagen *a priori* – klar ist, dass die betreffende Handlungsoption erlaubt bzw. verwerflich ist. Wenn es sich trotzdem um ein ‚Problem' in dem von mir bestimmten Sinne handelt, dann liegt das daran, dass gleichzeitig *andere* Individuen oder Gruppen existieren, die sich von Beginn an genauso entschieden auf die Seite des ‚andererseits' geschlagen haben.) Die angewandte Ethik wächst somit in einer Art von moralischem Zwischenreich. Ihr Feld ist ein evaluatives oder normatives *Clair-obscur*, in dem Licht und Schatten nicht schon geschieden sind, sondern allererst geschieden werden müssen. Weniger blumig ausgedrückt: Sie setzt die Existenz *ungelöster moralischer Probleme* voraus und unterstellt die Notwendigkeit, für sie eine Lösung zu finden.

6. – Doch was heißt in diesem Zusammenhang ‚eine Lösung *finden*'? Gemeint sein kann mit dieser Formulierung zum einen, dass die gesuchte Lösung bereits vorab besteht, dass sie uns aber noch nicht bekannt ist. Überzeugender und der Sache angemessener als eine solche Annahme einer platonischen Präexistenz von Problemlösungen ist die zweite Interpretationsmöglichkeit, die das ‚Finden' als ein ‚Er-finden' deutet. Die adäquate Problemlösung wird demnach unter Verwendung geeigneter ‚Instrumente' (moralische Prinzipien, Wertorientierungen, Intuitionen etc.) nicht gefunden, sondern *konstruiert*. Nun unterliegt der Begriff der ‚Konstruktion' seit einiger Zeit einem inflationären und undifferenzierten Gebrauch. Ich habe daher gezögert, diese Modevokabel zu verwenden. Da die zur Verfügung stehenden Alternativen mit anderen, kaum weniger hohen Hypotheken belastet sind, schien mir ‚Konstruktion' das kleinere Übel zu sein. Zumal dieser Begriff bei näherem Zusehen wichtige Elemente dessen plastisch zum Ausdruck bringt, worum es geht. Man muss sich dazu vergegenwärtigen, was im technischen Kontext ‚Konstruktion' bedeutet. Einige wichtige Bedeutungskomponenten seien genannt: (1) Konstruktionen sind nicht beliebig, sondern unterliegen harten naturgesetzlichen Randbedingungen. (2) Gleichwohl lassen diese Randbedingungen Spielraum für alternative Lösungen. (3) Die Entscheidung für eine bestimmte Lösung erfolgt auf der Basis außertechnischer Kriterien. (4) Das Konstruieren erfordert Sorgfalt und Kenntnis. Auf zwei weitere Bedeutungskomponenten, die für den hier vorliegenden Zusammenhang von besonderer Bedeutung sind, möchte ich etwas ausführlicher eingehen. (5) Etwas, das bereits existiert, kann man nicht mehr ‚konstruieren', sondern höchstens ‚rekonstruieren'. Konstruktionen zielen eben auf etwas Neues, sei es eine Lösung für ein neues Problem, oder sei es eine neue Lösung für ein altes Problem. Bei der angewandten Ethik geht es

offensichtlich um den erstgenannten Fall: Hier werden neue Lösungen für neue (bisweilen aber auch für alte) Probleme angestrebt. Und da es sich um moralische Probleme handelt, zielt die angewandte Ethik auf etwas, das man als *neue Moral* bezeichnen kann. Dieses Ziel ergibt sich bereits aus der oben skizzierten Konstellation, die zur Entstehung der angewandten Ethik geführt hat: Wenn die geltende Moral keinen für die heutigen Bedingungen hinreichenden Kanon von Kriterien der Handlungsorientierung und Handlungsbewertung bereitstellt, so muss sie diesen Bedingungen angepasst werden. Dass die geltende Moral ein historisch gewachsenes Gebilde ist, das vom Fortschritt der Handlungsmöglichkeiten überholt werden kann und das mithin revisions- und ergänzungsbedürftig ist: In dieser These liegt der eine Ausgangspunkt der angewandten Ethik. Der andere liegt in der Zuversicht, dass solche Unzulänglichkeiten durch ethische Reflexion korrigiert werden können, dass es also nicht nur notwendig, sondern auch möglich ist, eine ‚neue Moral‘ zu schaffen.

Bevor ich auf diesen Punkt zurückkomme, möchte ich ihn allerdings relativieren. Die Rede von einer ‚neuen Moral‘ ist überzogen, wenn sie im Sinne einer Totalrevision der alten interpretiert wird. Worum es bei der angewandten Ethik geht, ist sicher nicht die Ersetzung der ‚alten‘ Moral durch eine ‚neue‘, sondern eine jeweils lokale Präzisierung, Korrektur oder Erweiterung der gegebenen Moral. Dies ergibt sich schon dann, wenn man die Analogie zur technischen Konstruktion ernst nimmt und die letzte Bedeutungskomponente dieses Begriffs in Rechnung stellt. (6) Jede technische Konstruktion ist ja immer auch ‚konservativ‘, indem sie vorgefundene Materialien verwendet und sich auf ‚alte‘ Konstruktionslösungen stützt; darüber hinaus lässt sie die Mehrheit der übrigen Konstruktionen, die gemeinsam ‚die Technik‘ ausmachen, unberührt. Ähnlich verhält es sich auch bei den neuen Problemlösungen der angewandten Ethik. Auch sie sind niemals ‚revolutionär‘ in dem Sinne, dass sie die Gesamtheit der ‚alten‘ moralischen Überzeugungen außer Kraft setzen. Auch sie entstehen unter Verwendung von allgemein akzeptierten Normen oder Werten; orientieren sich an allgemein akzeptierten moralischen Orientierungen; und lassen die Mehrheit der moralischen Überzeugungen unberührt. Vor allem der Kernbereich der Moral (das Schädigungsverbot) steht für die angewandte Ethik natürlich nicht zur Disposition. Dass die Innovationen der angewandten Ethik niemals grundstürzend sein können, geht auch schon daraus hervor, dass sie sich in dem oben angedeuteten ‚Zwischenreich‘ bewegen: Was im Sinne der geltenden Moral eindeutig unzulässig ist, wird in der Regel gar nicht erst zu ihrem Problem.

Ungeachtet dieser Relativierung bleibt aber die Tatsache, dass der angewandten Ethik ein ‚revisionistisches' Element innewohnt. Die etablierten moralischen Überzeugungen gelten ihr nicht länger als sakrosankt. Und in dieser Tatsache hat das Unbehagen an ihr seine tiefsten Wurzeln. Offensichtlich können Revisionen auch dann als sehr einschneidend empfunden werden, wenn sie lokal begrenzt bleiben und nicht ‚das Ganze' der Moral umfassen. Das bekannteste Beispiel dafür bieten die öffentlichen Reaktionen (in den deutschsprachigen Ländern) auf die von einigen Autoren vertretene Ansicht, dass die Euthanasie von Neugeborenen unter bestimmten Bedingungen legitim sein könne. Was von diesen Autoren als eine partielle Reform der Moral intendiert war, wurde von Teilen der Öffentlichkeit als ihre Abschaffung interpretiert, zumindest als die Spitze eines Eisberges von Bemühungen um die nahtlose Anpassung der Moral an das technisch Machbare und ökonomisch Profitable. Diese Kontroverse ist sicher ein Extremfall. Doch als solcher deutet sie darauf hin, dass die ‚Konstruktion' von Moral immer auch ein Problem darstellt – und bisweilen auch eine Provokation. Die in der Öffentlichkeit bestehenden Vorbehalte gegenüber der angewandten Ethik gehen zu einem großen Teil auf dieses ‚revisionistische' Element zurück; sie speisen sich aus der Befürchtung, dass am Ende ‚alles erlaubt' sein könnte, wenn die Menschen erst einmal damit beginnen, ihre Moral zu ‚machen'.

Damit bin ich bei meiner zweiten These. *Das Projekt einer angewandten Ethik deutet nicht nur auf einen Funktionswandel der ethischen Reflexion in der modernen Gesellschaft hin, sondern auf einen Funktions- und Statuswandel der Moral selbst. Moral kann nicht mehr als eine unabhängige Variable angesehen werden, die (zumindest scheinbar) außerhalb des gesellschaftlichen Handelns erwächst und als überzeitlicher Maßstab der Bewertung dieses Handelns dient. Sie wird zum Gegenstand einer sie modifizierenden Reflexion und damit zu einer gestaltbaren gesellschaftlichen Institution. Indem die angewandte Ethik zum Instrument direkter Problemlösung wird, wird die Moral positiviert, d.h. zum Resultat menschlicher Setzung oder ‚Konstruktion'.*

7. - Aber ist dieser Befund, dass die angewandte Ethik einen konstruktiven Aspekt hat, tatsächlich so bemerkenswert, wie ich es nahegelegt habe? Oder so bestürzend wie einige Zeitgenossen ihn empfinden? Ist die Moral denn seit den Anfängen der Menschheit gleich geblieben? Und wenn sie heute eine andere ist, als sie in der Steinzeit war (was wir hoffen wollen!), wer hat diese Änderung denn bewirkt? Offensichtlich müssen es doch die

Menschen gewesen sein, die im Verlauf der Geschichte die Moral verändert haben! Dann aber wäre das ‚Machen‘ von Moral der historische Normalfall! Und weiter: Auch die Einsicht in den Konstrukt-Charakter der Moral ist alles andere als neu. Bereits die Sophisten haben – vor immerhin zweieinhalbtausend Jahren – erklärt, dass moralische Normen und Werte keineswegs ‚von Natur aus‘ bestehen, sondern menschliche Konventionen sind (cf. Platon, Gorgias 482e-483d). In der Gegenwart hat John Mackie in seinem einflussreichen Buch *Ethics. Inventing Right and Wrong* die Überzeugung vertreten, dass Moral nicht entdeckt, sondern gemacht wird und dass es sich – dem Untertitel entsprechend – bei ‚gut‘ und ‚böse‘ um „Erfindungen“ handelt. „Die Moral gilt es nicht zu entdecken, sondern zu entwickeln oder auszuarbeiten: Wir müssen entscheiden, welche moralischen Regeln wir annehmen, auf welchen Standpunkt wir uns festlegen wollen... Es geht vielmehr darum, zu entscheiden, was wir tun sollen, was wir billigen oder verurteilen sollen, welche Verhaltensprinzipien wir als Richtschnur für unsere und vielleicht auch anderer Menschen Handlungswahlen wir annehmen und fördern sollen.“ (1983, 132) Und schließlich: Ebenso wenig neu wie die Konstruktions-These selbst ist die Kritik an ihr; die Abfertigung der Sophisten durch Platon ist das bekannteste, aber nicht das einzige Beispiel dafür. Und schließlich ist es auch in der Vergangenheit nicht immer bei philosophischer Kritik geblieben: Nur allzu oft haben ‚radikale‘ (oder als radikal empfundene) philosophische Ansätze heftige Reaktionen auf Seiten der Herrschenden und/oder der Öffentlichkeit provoziert. Es genügt an die Hinrichtung Sokrates' oder an die Vertreibung Christian Wolffs durch die Hallenser Pietisten zu erinnern. Die angebliche Gefährdung von Religion und Moral durch philosophische Reflexion ist kein Spezifikum unserer Tage.

Als Antwort auf diese Einwände sind drei Punkte hervorzuheben. (1) Zunächst ist es richtig, dass das moralische Denken ebenso einem historischen Wandel unterliegt wie jedes andere Denken. Die Unveränderlichkeit der Moral ist eine Illusion, die ihre Ursache teilweise in einem Wunsch nach Stabilität hat, teilweise aber auch in zu geringer historischer Distanz. Und wenn wir Gott als Quelle dieser Veränderung außer Acht lassen, dann bleibt nur der Schluss, dass es die Menschen selbst waren, die ihre Moral geändert haben. Das ‚Machen‘ der Moral ist daher der Normalfall und nicht die Ausnahme. Gleichwohl dürfen zwei Punkte nicht übersehen werden. (a) In der Vergangenheit vollzog sich der moralische Wandel meist in relativ langen historischen Zeitperioden; heute hingegen geschieht er schnell genug, um

von den Individuen in ihrer Lebenszeit wahrgenommen zu werden und
Verunsicherungen auslösen zu können. (b) In der Vergangenheit vollzog
sich dieser Wandel in der Regel als eine nichtintendierte Folge des Handelns
der Menschen, d.h. hinter ihrem Rücken. Heute geschieht er nicht mehr
spontan, sondern wird gezielt und bewusst betrieben; er wird, wie wir gesehen haben, sogar institutionalisiert. Dies impliziert, dass er – als ein bewuss-
ter und intendierter Prozess – *verantwortet* werden muss. Die angewandte
Ethik wirft daher durchaus die Frage nach einer ‚Metaverantwortung' auf,
nach einer Verantwortung nicht nur für die Folgen unseres Tuns, sondern
auch für die Folgen der von uns gestalteten Moral.

(2) Zutreffend ist auch, dass in der Geschichte des ethischen Denkens
bereits sehr früh auf diesen menschlichen Ursprung der Moral hingewiesen
wurde. Es darf aber auch nicht vergessen werden, dass die Sophisten keineswegs den Hauptstrom des ethischen Denkens repräsentieren und dass
Mackies Thesen heftig umstritten sind. Für den Hauptstrom der Ethik war
die Moral ein vorgegebenes Faktum, das es zu interpretieren, zu systemati-
sieren und vor allem zu begründen galt – aber eben nicht zu konstruieren
oder zu revidieren.[6] Einen *praktischen* Anspruch verfolgte die neuere Ethik in
der Regel bestenfalls im Hinblick auf Fragen der moralischen Erziehung.
Anders ausgedrückt: Als praktisches Ziel kam nur die Verbesserung der
Individuen in Betracht, nicht die Verbesserung der Moral selbst.

(3) Und schließlich unterscheidet sich die angewandte Ethik von dem
sophistischen Ansatz in einer doppelten Hinsicht. Wenn die Sophisten den
konventionellen oder Konstrukt-Charakter der Moral hervorhoben, formulierten sie damit (a) eine metaethische und (b) eine skeptische Position. E-
ben dies aber trifft auf die angewandte Ethik nicht zu. Es geht nicht darum,
dass die angewandte Ethik *behauptet*, dass moralische Normen Konstrukte
seien; vielmehr ‚konstruiert' sie moralische Normen. Sie *tut* also, was die
Sophisten oder Mackie nur metaethisch feststellen. Wichtiger ist der zweite

---

6   Kant macht dies in einer berühmten Anmerkung seiner Vorrede zur *Kritik der praktischen*
    Vernunft unmissverständlich deutlich: „Wer wollte aber auch einen neuen Grundsatz aller
    Sittlichkeit einführen und diese gleichsam zuerst erfinden? gleich als ob vor ihm die Welt
    in dem, was Pflicht sei, unwissend oder in durchgängigem Irrthume gewesen wäre."
    (1788, 8) Ähnlich argumentiert – ausdrücklich an Kant anschließend – Jürgen Habermas:
    „Trivialerweise müssen sich die Subjekte diejenigen Maximen, die sie im Lichte des kate-
    gorischen Imperativs beurteilen wollen, *geben* lassen. In gleicher Weise verstehe ich den
    praktischen Diskurs als ein Verfahren, das nicht der Erzeugung von gerechtfertigten
    Normen dient, sondern der Prüfung der Gültigkeit vorgefundener, aber problematisch
    gewordener und hypothetisch erwogener Normen." (1984, 220f)

Punkt. Für die Sophisten war der Konstrukt-Charakter der Moral ein Argument für ihre Relativität und Subjektivität. Sie waren Skeptizisten ,erster Ordnung', die die Auffassung vertraten: Da es keine objektiven Werte gebe, sei jeder legitimiert, das zu tun, was er für richtig halte.[7] Die angewandte Ethik ist auf eine solche Position *nicht* festgelegt und die Mehrheit ihrer Protagonisten geht definitiv *nicht* von der Relativität oder Subjektivität aller Moral aus. Im Gegenteil: Das Projekt der angewandten Ethik beruht auf der Annahme, dass die moralischen Probleme adäquat und objektiv lösbar sind. Der damit erhobene Objektivitätsanspruch kann metaethisch sehr unterschiedlich interpretiert werden; doch hinter einen schwachen Anspruch auf Adäquatheit und Objektivität (im Sinne von Unparteilichkeit und Fairness) kann die angewandte Ethik nicht zurückgehen, ohne ihren eigenen Sinn in Frage zu stellen. Ein relativistisches oder subjektivistisches Selbstverständnis der angewandten Ethik würde den von ihr entwickelten Problemlösungen von vornherein jegliche moralische Autorität nehmen; es würde sie auf *bloße* Politik reduzieren.

III.

8. - Nach einer weit verbreiteten Vorstellung, die schon durch den Terminus ,angewandte Ethik' nahegelegt wird, handelt es sich bei ihr um ein Unternehmen, das von allgemeinen moralischen Normen oder Prinzipien ausgeht und aus ihnen Schlussfolgerungen im Hinblick auf spezielle Fälle oder Fallgruppen ableitet. ,Angewandte Ethik' zielt demnach nicht auf die Begründung von Normen, sondern setzt deren Geltung voraus und wendet sie lediglich an. – In Abgrenzung von dieser übermäßig vereinfachten und irreführenden Vorstellung ist von verschiedenen Autoren hervorgehoben worden, (a) dass angewandte Ethik durchaus auch auf die Begründung von Normen zielt und als ein innovatives Unternehmen aufgefasst werden muss; und (b) dass sich die Argumentations- und Denkweise der angewandten Ethik nicht auf einer Einbahnstraße bewegt, die von gegebenen allgemeinen Prinzipien zu konkreten Fällen oder Fallgruppen führt.[8] Tatsächlich erhalten

---

7   Zur Differenz von Skeptizismus erster und zweiter Ordnung cf. Mackie 1983, 14f.
8   Cf. Bayertz 1994, 34ff, sowie die neuerdings gesammelt verfügbaren Arbeiten von N. Daniels, wo es u.a. heißt: „Nearly all disputants agree that the term 'applied ethics' is terribly misleading. It suggests that there is a supply of ready-at-hand, general moral theories

die Resultate, zu denen die angewandte Ethik kommt, ihre Rechtfertigung in der Regel nicht allein von normativen Prinzipien höherer Allgemeinheitsstufe, sondern auch durch Bezugnahme auf analoge Fälle, auf weithin akzeptierte partikulare Urteile (‚Intuitionen‘) und auf Hintergrundtheorien teils deskriptiver, teils normativer Natur. Die Rechtfertigung kommt daher nicht allein ‚von oben‘, sondern auch aus horizontaler Richtung und ‚von unten‘. Die bevorzugte Begründungsstrategie der angewandten Ethik kommt daher dem sehr nahe, was John Rawls (1979, 38f und 68ff) als „reflective equilibrium" bezeichnet und Norman Daniels weiter elaboriert und speziell für die angewandte Ethik fruchtbar zu machen versucht hat. „The key idea underlying the method of reflective equilibrium is that we 'test' various parts of our system of moral beliefs against other beliefs we hold, seeking coherence among the widest set of moral and nonmoral beliefs by revising and refining them at all levels." (Daniels 1996, 2) Ausgangspunkt dieser Methode ist also – im Gegensatz zu der Vorstellung von angewandter Ethik als einem auf die deduktive Ableitung spezifischer Schlussfolgerungen aus allgemeinen Prinzipien festgelegten Unternehmen – gerade der Verzicht auf die *Privilegierung* einer bestimmten Art von moralischen Überzeugungen.

Fragen wir nach den Motiven für diese Bevorzugung einer kohärenzorientierten Begründungsstrategie, so stoßen wir auf zwei Argumente. Zum einen haben die Bemühungen der neuzeitlichen Philosophie zur Identifikation eines ‚Fundaments‘ der Ethik bisher nicht zu Resultaten geführt, die von allen gleichermaßen anerkannt werden. Da nicht davon ausgegangen werden kann, dass ein solches Fundament in absehbarer Zeit identifiziert werden kann, muss sich die angewandte Ethik nach Alternativen zum begründungstheoretischen Fundamentismus[9] umsehen. Rechtfertigung durch „reflective equilibrium" bedeutet demnach: Aufbau eines möglichst weiträumigen Geflechts von sich gegenseitig stützenden Überzeugungen, ohne dass einer bestimmten Art von Überzeugung von vornherein eine privilegierte Stellung in diesem Geflecht eingeräumt wird. Dieses Modell eröffnet

---

or principles and that the task of finding out what to do in particular cases consists of specifying the 'facts' that would connect the general principles to a specific case." (Daniels 1996, 344)

[9] Mit dem – nicht sehr wohlklingenden – Wort „Fundamentismus" übersetze ich den englischen Terminus „foundationalism", um Äquivokationen mit dem politischen Begriff des „Fundamentalismus" zu vermeiden. Als „Fundamentismus" wäre demnach jede Theorie anzusehen, die eine Klasse epistemisch privilegierter Überzeugungen voraussetzt, aus der sich Rechtfertigungen für alle übrigen Überzeugungen ableiten lassen.

mithin einen Weg der Moralbegründung unter der Bedingung, dass ein allgemein akzeptiertes Fundament nicht zur Verfügung steht.

Abgesehen von diesem philosophischen Argument hat das Verfahren des „reflective equilibrium" für die angewandte Ethik aber noch einen ‚strategischen' Vorzug, dessen Bedeutung kaum unterschätzt werden kann. Angewandte Ethik will ja nicht nur ethische Theorien konstruieren, sondern Lösungen für tatsächliche und gesellschaftlich relevante normative Probleme zur Verfügung stellen; sie hat daher – in einem viel direkteren Sinne als dies bei der allgemeinen Ethik der Fall ist – *praktische* Ziele. Um diese praktischen Ziele erreichen zu können, müssen die von ihr erarbeiteten Lösungsvorschläge nicht in erster Linie philosophisch akzeptabel sein, sondern überzeugend vor allem für die entsprechenden Teile der Öffentlichkeit bzw. für die entsprechenden Institutionen (denn diese sind es ja, die sich in ihrem Handeln an den Resultaten der angewandten Ethik orientieren sollen). Überzeugend für die einschlägige Öffentlichkeit werden die Lösungsvorschläge der angewandten Ethik um so eher sein, je enger sie an die von ihr ohnehin vertretenen Überzeugungen anknüpfen. Mit einem Wort: Die Chancen der angewandten Ethik, praktisch wirksam zu werden, hängen stark von der *Anschlussfähigkeit* ihrer Lösungsvorschläge ab.[10] Diese Anschlussfähigkeit wird ermöglicht durch die Berufung auf allgemein akzeptierte Normen, seien es moralische Regeln und Prinzipien, oder seien es moralisch relevante Rechtsnormen, vor allem die Grund- und Menschenrechte, sowie das Menschenwürdeprinzip; und auf allgemein anerkannte Werte (z.B. Gesundheit) und Interessen. Obgleich diese allgemein anerkannten Normen, Werte und Interessen durchaus nicht die Rolle eines *fundamentum inconcussum* der angewandten Ethik spielen, kommt ihnen begründungsstrategisch doch eine relative Vorrangstellung zu.

Der gegen die angewandte Ethik bisweilen erhobene Vorwurf der philosophischen Dünnbrettbohrerei hat hier seinen Ursprung. Doch andere Bezugspunkte – und mögen sie noch so ‚tief' und darum reizvoll sein – kommen für die angewandte Ethik kaum in Frage. Dies wird deutlich, wenn wir jene Ansätze angewandter Ethik betrachten, die *nicht* dem antifundamentistischen Denk- und Argumentationsstil folgen. Besonders ausgeprägt finden wir sie in der ökologischen Ethik. Wer dem Programm einer Re-Validierung der außermenschlichen Natur folgt und die Anerkennung ihres inhärenten Wertes fordert, der steht vor zwei Problemen. Einerseits muss er sich auf

---

10 Auch deshalb sind ihrem ‚Revisionismus' Grenzen gesetzt.

begründende Annahmen stützen, die nicht konsensfähig sind und daher
auch keine allgemeinverbindlichen Handlungsorientierungen begründen
können. Dies heißt zwar nicht, dass solche Ansätze in jeder Hinsicht zur
Unwirksamkeit verdammt wären; sie können auf das gesellschaftliche Bewusstsein einwirken und damit (zumindest langfristig) konsensfähig werden.
Doch dies wäre eine indirekte Wirkung, wie wir sie aus der Geschichte der
Philosophie kennen; es wäre kein *direkter* Beitrag zur Problemlösung, wie ihn
die angewandte Ethik typischerweise anstrebt. Andererseits ist eine solche
Positionen *zu* grundsätzlich, als dass sich aus ihr praktische Handlungsan-
weisungen ergeben könnten. Wer Hans Jonas darin zustimmt, dass es einen
„metaphysischen Grund des Sollens" (1979, 93) gibt und dass die Natur ein
sittliches Eigenrecht hat, ist damit noch nicht gut gerüstet, um ethisch überzeugende und praktisch umsetzbare Antworten auf spezifischere Fragen –
wie die nach der Struktur einer ökologischen Steuerreform oder nach angemessenen Grenzwerten für die Umweltbelastung – geben zu können. Die
unmittelbare praktische Relevanz, auf die die angewandte Ethik zielt, muss
also durch einen Verzicht auf das Bohren dicker philosophischer Bretter
und durch die Bevorzugung einer ‚pragmatischen' Denk- und Argumentationsweise erkauft werden.

    9. - Die in der angewandten Ethik dominierende Denk- und Argumenta-
tionsweise wird von einer weiteren Randbedingung nachhaltig geprägt, deren Tragweite für die Ethik bis heute nur selten ernst genug genommen
wird: die Existenz einer Vielzahl divergierender moralischer Überzeugungen. In der heutigen Gesellschaft, d.h. unter den Bedingungen eines dramatischen Rückgangs religiöser Bindungen, weltanschaulicher und politischer
Freiheit, raschen Wandels der Lebensbedingungen und multikultureller Verflechtungen, könnte ein einheitliches und moralisch gehaltvolles Wert- und
Normensystem nur noch durch Unterdrückung und Gewalt durchgesetzt
werden (und auch dies schwerlich auf Dauer). Rawls hat daher in Analogie
zu Kants „Faktum der Vernunft" vom „Faktum des Pluralismus" gesprochen. „Diese Verschiedenheit der Lehren – das Faktum des Pluralismus –
ist keine bald vorübergehende historische Erscheinung, sondern ein, wie ich
glaube, dauerhaftes Merkmal der politischen Kultur moderner Demokratien.
Unter den politischen und historischen Bedingungen, wie sie durch die historisch mit dieser Staatsform verbundenen Grundrechte und Grundfreihei-
ten gesichert werden, wird die Verschiedenheit der Auffassungen bestehen
bleiben und möglicherweise zunehmen. Eine öffentliche und praktikable
Übereinstimmung über eine einzelne allgemeine und umfassende Lehre

könnte nur noch durch den repressiven Gebrauch staatlicher Macht aufrecht erhalten werden." (Rawls 1987, 299)

Bei der Konstruktion allgemeiner ethischer Theorien kann man diesem
Faktum des Pluralismus relativ leicht ausweichen und sich darauf konzentrieren, seine jeweils eigene evaluative bzw. normative Konzeption zu begründen und gegenüber konkurrierenden Konzeptionen stark zu machen.
Ob eine solche Vorgehensweise sinnvoll ist oder auf eine Vogel-Strauß-
Politik hinausläuft, muss an dieser Stelle nicht entschieden werden; der angewandten Ethik steht sie jedenfalls nicht zur Verfügung. Sie kann die Tatsache der existierenden Pluralität evaluativer und normativer Überzeugungen nur um den Preis einer von vornherein in Kauf genommen praktischen Irrelevanz ausblenden. Aussicht auf Anerkennung und Praktikabilität
haben nur solche Problemlösungen, die aus der Perspektive möglichst vieler
solcher Überzeugungen akzeptabel sind. Konsequenterweise folgt die Denk-
und Argumentationsweise der angewandten Ethik daher weitgehend einem
Stil, der bei der Behandlung konkreter Probleme die Vielzahl der konkurrierenden Wertungen und konfligierenden Prinzipien zu berücksichtigen sucht
und Lösungen anstrebt, mit denen möglichst viele Beteiligte ‚leben können'.
Vor allem *prozedurale Lösungen* bieten sich unter diesen Bedingungen für die
Bewältigung moralischer Konfliktsituationen an. Solche Lösungen vermeiden ja die Festlegung auf bestimmte partikulare Wertpositionen und überlassen die Entscheidung über die Handlungsweise im konkreten Fall den
betreffenden Individuen und ihrer freien Zustimmung. (Ein Beispiel für
diese Strategie bietet die Diskussion um die ‚passive Sterbehilfe', die sich
weitgehend auf die Rahmenbedingungen bezieht, unter denen Ärzte legitim-
erweise zu der Entscheidung kommen können, die weitere medizinische
Behandlung eines terminal kranken Menschen abzubrechen. Kernstück
dieser Rahmenbedingungen ist der tatsächlich geäußerte oder vermutete
Wille des betreffenden Patienten.) Wo solche verfahrensethischen Lösungen
nicht möglich sind, werden *Güterabwägungen* notwendig, die dem Ziel dienen,
die Interessen der von einer Handlungsweise tangierten Personen in möglichst großem Umfang zu wahren und unvermeidliche Beeinträchtigungen
solcher Interessen einerseits möglichst gering zu halten und andererseits
möglichst gerecht zu verteilen.

Ich komme damit zu meiner dritten These. *Das für die angewandte Ethik
charakteristische Streben nach unmittelbarer praktischer Relevanz führt zur Bevorzugung
einer ‚pragmatischen' Denk- und Argumentationsweise. An die Stelle der Berufung auf
letzte Fundamente – der Wille Gottes, das Wesen der Dinge, die Natur des Menschen,*

die Gesetze der Vernunft – tritt das Anknüpfen an bestehende Konsense und die Bezug-
nahme auf menschliche Interessen, einschließlich ihrer legitimen Verschiedenheit. Das
moralische Denken büßt seinen kategorischen Charakter ein und wird zu einem Medium
des Abgleichs verschiedener Interessen; die ,Wahrheit' bzw. Richtigkeit seiner Resultate
bemisst sich zunehmend an ihrer ,Angemessenheit', ,Durchsetzbarkeit' oder ,Zumutbar-
keit'.

10. - Es ist mithin nicht zu übersehen, dass die angewandte Ethik für ihren Zugewinn an praktischer Relevanz einen Preis entrichtet, über den sie
sich bislang nur unzureichend Rechenschaft abgelegt hat. Obgleich es gute
Gründe gibt, diesen Preis zu akzeptieren, sollte es nicht überraschen, dass er
von manchen als ein Ausverkauf der Philosophie und (schlimmer noch) der
Moral angesehen wird. Das Unbehagen richtet sich sowohl gegen die Tendenz zu ,pragmatischen' Problemlösungen auf der Ebene materialer Entscheidungen als auch gegen Begründungsstrategien, die nicht mehr von
unerschütterlichen Fundamenten ausgehen, sondern auf bestehende Konsense und Interessen Bezug nehmen.

Zunächst liegt auf der Hand, dass prozedurale Regelungen und Güterabwägungen zu Problemlösungen führen, die aus der Perspektive starker
Wertpositionen bestenfalls Kompromisscharakter haben. Wer vom Ideal
einer ,moralischen Weltanschauung' ausgeht, die ein universal verbindliches
Wertsystem einschließt und den Spielraum für divergierende normative
Urteile und Entscheidungen minimisiert, kann das „Faktum des Pluralismus" höchstens als eine kontingente Tatsache hinnehmen; eher wird er sie
mit Bedauern zur Kenntnis nehmen oder als Resultat einer Verwahrlosung
des moralischen Bewusstseins in der Moderne beklagen. Der (pejorativ verstandene) ,Pragmatismus' oder ,Utilitarismus' der angewandten Ethik, ihre
Bevorzugung von prozeduralen Lösungen und Güterabwägungen erscheint
als Ausdruck einer Kapitulation vor dem Zeitgeist, in dem für ,echte Moral'
kein Raum bleibt. – Allerdings ist diese Einschätzung nicht die einzig mögliche. Der moralische Pluralismus ist nämlich weder eine bloße kontingente
Tatsache, noch der Ausdruck eines generellen Verzichts auf starke Wertungen. Er kann und sollte vielmehr gerade als Resultat einer starken Wertung
interpretiert werden; einer Wertung im Übrigen, für deren Durchsetzung
viele Generationen unserer Vorfahren politisch hart kämpfen mussten.
Denn dieser Pluralismus ist das Resultat einer Anerkennung der moralischen
Autonomie der Individuen und ihres rechtlichen und politischen Schutzes in
der liberalen Demokratie. Es ist daher ein fundamentalistischer Irrtum, in
der Bevorzugung prozeduraler Lösungen ausschließlich eine Kapitulation

oder einen Kompromiss zu sehen, und nicht eine moralische und politische *Errungenschaft*.

Nicht weniger tief ist das Misstrauen, das den Wandel der Begründungsstrategien begleitet. Wenn es zutrifft, dass die Moral zu einer gestaltbaren sozialen Institution wird und dass sich das moralische dem politischen Denken annähert – ‚politisch‘ sicher nicht im Sinne von Partei- oder Tagespolitik; aber doch im Sinne einer Gestaltung und Umgestaltung der gegebenen Verhältnisse in Richtung auf eine möglichst umfassende Befriedigung menschlicher Interessen, bei gleichzeitiger Rücksicht auf das tatsächlich Mach- und Durchsetzbare – dann scheint dies doch einschneidende Konsequenzen für die Zuverlässigkeit und Sicherheit der in diesem Rahmen zustande kommenden Resultate zu haben. Wenn es keine festen Fundamente des moralischen Denkens mehr gibt, wenn das Beste, das wir erreichen können, ein kohärentes, sich selbst stützendes System unserer normativen und faktischen Überzeugungen ist, wie können wir dann jemals unserer Sache sicher sein? Wenn uns das moralisch Richtige nicht mehr gegeben ist, sondern ‚konstruiert‘ werden muss, und wenn dies im Hinblick auf menschliche Interessen geschieht, welche Garantie haben wir dann noch, dass am Ende dieses Prozesses nicht „alles erlaubt" sein wird?

Man wird die Besorgnis, die in solchen Fragen zum Ausdruck kommt, nur schwer ausräumen können. Zwei Argumente möchte ich jedoch nennen. (1) Es wurde bereits hervorgehoben, dass ‚Konstruktion‘ von Moral nicht mit Willkür oder Beliebigkeit gleichzusetzen ist; und dass die angewandte Ethik an einem Objektivitätsanspruch ihrer Resultate festhält, den die Politik in dieser Weise nicht behaupten kann. Die totale ‚Politisierung‘ des moralischen Denkens findet daher nicht statt. In mancher Hinsicht gleicht die angewandte Ethik eher dem *Recht* als der Politik. Auch rechtliche Normsetzungen können sich nicht mehr auf unerschütterliche Fundamente berufen, ohne deshalb die Idee einer Unterscheidbarkeit von „richtigem Recht" und willkürlichem Recht aufzugeben. (2) Man sollte nicht vergessen, dass die Berufung auf unerschütterliche Fundamente stets nur eine scheinbare Gewissheit gegeben hat und dass ‚Garantien‘ auf das moralisch Richtige daher niemals existiert haben. Der bewusste Verzicht auf solche Fundamente und Garantien ist daher keine Innovation der angewandten Ethik, sondern entspricht einer Tendenz, die der modernen Ethik von Beginn an innewohnte: Bereits an ihrem Anfang steht (in Gestalt des Hobbesschen Kontraktualismus) eine Theorie, in der metaphysische Begründungsstrategien durch die Bezugnahme auf menschliche Interessen ersetzt sind. Freilich

macht es einen Unterschied, ob die ‚Konstruktion' von Moral lediglich
hypothetisch (im Rahmen einer Theorie der Begründung) erfolgt oder ‚wirklich' (mit materiellen Wirkungen also).

Die angewandte Ethik befindet sich in einer Situation, die Otto Neurath
(1932/33, 206) vor einem halben Jahrhundert beschrieben hat: Das Schiff
unserer Moral befindet sich auf hoher See. Wenn wir vor Problemen stehen,
die Reparaturen und Umbauten an diesem Schiff erfordern, dann können
wir keinen sicheren Hafen anlaufen und unser Schiff auf ein Trockendock
legen. Wir müssen alle Arbeiten auf hoher See erledigen. – Diese Situation
mag unkomfortabel sein und vielleicht sogar gefährlich. Doch wir haben
offensichtlich keine Alternative zu ihr.

Literatur:

Bayertz, K. (1994), "Praktische Philosophie als angewandte Ethik", in K. Bayertz
    (Hg.) *Praktische Philosophie. Grundorientierungen angewandter Ethik.* [2]Reinbek: Ro-
    wohlt, 7-47.
Daniels, N. (1996), *Justice and Justification. Reflective Equilibrium in Theory and Practice.*
    Cambridge: Cambridge UP.
Gert, B. (1998), *Morality. Its Nature and Justification.* New York/ Oxford: Oxford UP.
Habermas, J. (1984), "Über Moralität und Sittlichkeit - Was macht eine Lebensform
    'rational'?", in H. Schnädelbach (Hg.) *Rationalität. Philosophische Beiträge.* Frank-
    furt: Suhrkamp, 218-235
Heidegger, M. (1954), "Überwindung der Metaphysik", in *Vorträge und Aufsätze.*
    Pfullingen: Neske, 67-95.
Jonas, H. (1979), *Das Prinzip Verantwortung. Versuch einer Ethik für die technologische
    Zivilisation.* Frankfurt: Insel.
Kant, I. (1785), "Grundlegung zur Metaphysik der Sitten", in *Akademie Textausgabe*
    Bd. IV. Berlin: de Gruyter 1968.
Kant, I. (1788), "Kritik der praktischen Vernunft", in *Akademie Textausgabe* Bd. V.
    Berlin: de Gruyter 1968.
Kilpi, J. (1998), *The Ethics of Bancruptcy.* London: Routledge.
Mackie, J. (1983), *Ethik. Auf der Suche nach dem Richtigen und Falschen.* Stuttgart: Rec-
    lam.
Neurath, O. (1932/33), "Protokollsätze", in *Erkenntnis* Bd. 3, 204-214.
Nietzsche, F. (1882-85), "Nachgelassene Fragmente. Juli 1882 bis Herbst 1885", in
    Sämtliche Werke. Kritische Studienausgabe in 15 Bänden, hrsg. von Giogio Colli und
    Mazzino Montinari. Bd. 11. München: dtv und Berlin etc.: de Gruyter 1980.

Platon, *Gorgias*.

Platon, *Protagoras*.

Platon, *Politeia*.

Rawls, J. (1979), *Eine Theorie der Gerechtigkeit*. Frankfurt: Suhrkamp.

Rawls, J. (1987), "The Idea of an Overlapping Consensus", deutsch in *Die Idee des politischen Liberalismus* (hg. von Wilfried Hinsch). Frankfurt: Suhrkamp 1992.

Ricoeur, P. (1998), "Die Geschichte ist kein Friedhof", Interview in *Die Zeit* Nr. 42 (8. Oktober), 68-69.

ÜBERLEGUNGEN ZUM VERHÄLTNIS VON WISSENSCHAFT UND GESELLSCHAFT

Jan P. Beckmann

EINFÜHRUNG

Ethische Fragen, d.h. solche nach der Begründung von Handlungen, die als moralisch legitim gelten, treten gelegentlich – infolge bahnbrechender Entwicklungen in den sog. Biowissenschaften seit geraumer Zeit jedoch immer häufiger – unerwartet und in großer Dringlichkeit auf. Aktuelle Beispiele hierfür bilden die Diskussionen um die ethische Legitimität des Klonens, der Keimbahnintervention, der Präimplantationsdiagnostik und – in Deutschland besonders intensiv – der Forschung an humanen Embryonalen Stammzellen (hES). Will man Debatten dieser Art verstehen, muss man sich erstens erneut der grundsätzlichen Frage nach dem Verhältnis von Wissenschaft und Gesellschaft, insbesondere im Hinblick auf Aspekte der herkömmlichen Sicht auf ethische Fragestellungen und ihre Behandlung, annehmen und zweitens nach den anthropologischen Hintergründen solcher Debatten fragen. Im Folgenden sollen 1. bestimmte Veränderungen im gegenwärtigen Verhältnis von Wissenschaft und Gesellschaft in den Blick genommen, 2. drei Paradigmen der Sicht des Verhältnisses von Wissenschaft und Ethik kritisch beleuchtet und 3. zwei problematische anthropologische Hintergründe thematisiert werden.[1]

---

[1] Im Folgenden wird im 1. und 2. Abschnitt auf Ausführungen zurückgegriffen, die der Vf. mit Bezug auf die deutsche Debatte um die humane embryonale Stammzellforschung auf einer Tagung der Ev. Akademie der Pfalz in Klingenmünster vorgetragen hat (vgl. den entsprechenden Dokumentationsband).

1. AUF DEM WEG ZUR SOG. WISSENSGESELLSCHAFT

Es sind vor allem drei Veränderungen, die das Verhältnis von Wissenschaft und Gesellschaft heute deutlich kennzeichnen: Erstens die zunehmende Verlagerung der Bedeutung des Trägers von Wissenschaft vom individuellen Subjekt auf anonyme Kollektive, zweitens die Gefahr eines Zurückbleibens der Anthropologie und drittens die Problematik der zunehmenden Kluft zwischen Können und Dürfen.

1.1 Wie folgenreich sich das Verhältnis zwischen Wissenschaft und Gesellschaft über die Jahrhunderte hinweg geändert hat, zeigt ein kurzer Blick in die Geschichte. Nach Aristoteles ist der Mensch bekanntlich „ein Wesen, das von Natur aus wissen will".[2] Obwohl dies von *allen* Menschen gilt, wird damit nicht automatisch auch die Gemeinschaft der Menschen zum Träger von Wissen und Wissenschaft: Es ist und bleibt *der Einzelne*, der als das eigentliche Subjekt von Wissen und Wissenschaft angesehen wird. Dies hat sich in den nachfolgenden Zeiten Schritt für Schritt geändert: Die Platonische Akademie, welche über 1000 Jahre bestanden hat, stellt ebenso eine Vergemeinschaftung von Wissen dar wie die scholastischen Dom- und Klosterschulen des 9. bis 12. Jahrhunderts und anschließend die mittelalterlichen Universitäten als „Gemeinschaft von Lehrenden und Lernenden". Gleichzeitig werden Wissen und Wissenschaft zunehmend komplexer und differenzierter und damit nicht mehr jedermann zugänglich. Dies zeigt sich besonders deutlich im Zusammenhang mit der Entwicklung der Einzelwissenschaften seit Beginn der Neuzeit: Das Wissen eines Galilei, eines Kepler oder eines Newton erscheint zwar als solches immer noch ganz im Aristotelischen Sinne als Ausdruck des Wissenwollens des Einzelnen. Doch es sind nur wenige Individuen, denen dieses Wissen zugänglich ist, der Gesellschaft als ganzer bleibt es zunehmend verborgen. Was sich seit Beginn der Neuzeit herausbildet, ist der *Experte*. Verständlich ist der Experte mehr und mehr nur den anderen Experten, und so bilden sich mit zunehmender Ausdifferenzierung der Disziplinen in der Neuzeit Gruppen von Individuen, die über ein gemeinsames Expertenwissen verfügen, sog. *Scientific Communities*.[3] Bezogen auf die Gesellschaft bilden dieselben Substrukturen, welche sich

---

2   Aristoteles, Metaphysik I.1; 980a21.
3   Die altehrwürdige „Royal Society" des 17. Jahrhunderts in England oder die Akademien der Wissenschaften des ausgehenden 18. Jahrhunderts sind wichtige Belege für dieses Paradigma.

zwischen dem individuellen Laien auf der einen und der Gesellschaft auf der anderen Seite etablieren. Ziel ist die Etablierung der sog. *Wissens-* bzw. *Wissenschaftsgesellschaft.* Mehr und mehr tritt an die Stelle des einzelnen wissenwollenden Subjekts des Aristoteles heute die Wissenschaftsgesellschaft, gleichsam als eine Art kollektives Subjekt. Folge: Der Einzelne weiß sich immer weniger einbezogen in den Prozess der Wissensproduktion und sieht sich stattdessen immer häufiger vor vollendete Tatsachen gestellt. Er erfährt die sog. Wissensgesellschaft als eine solche, bei der individuelles Wissenwollen zunehmend von kollektivem Wissenmüssen verdrängt zu werden droht.

1.2 Parallel hierzu verändert sich eine Entwicklung, die immer schon mit Wissen und Wissenschaft verbunden gewesen ist: die des entsprechenden Handelns. Im Griechenland der klassischen Antike eines Sokrates, Platon und Aristoteles war das Wissen entsprechenden Handlungsoptionen in der Regel weit voraus. So wusste man – der sog. Hippokratische Eid belegt es – schon manches über die menschliche Natur und über Prozesse pathologischer Art, genannt „Krankheit", doch blieben die entsprechenden Handlungsoptionen weit hinter diesem Wissen zurück. Dies steht in deutlichem Kontrast zur heutigen Situation, wo manche Handlungsoption etabliert ist, ohne dass man bereits über das entsprechende Folgenwissen verfügt. Dies hat gewichtige anthropologische Implikationen: Während die Wissenschaften, allen voran die Biowissenschaften, rasant voranschreiten, wird das Bild vom Menschen, das sich bei kritikloser Übernahme der neuen Handlungsoptionen ergibt, zunehmend rätselhaft. Der Mensch findet sich in seinen Erkenntnissen vielfach kaum noch wieder, seit er begonnen hat, nicht mehr nur die ihn umgebende Natur und Umwelt seinen Zwecksetzungen zu unterwerfen, sondern sich selbst zu manipulieren. So sind etwa die Möglichkeiten des Eingreifens in das Werden menschlichen Lebens derart akzeleriert, die Möglichkeiten einer neuen Eugenik und des Enhancements des Menschen so drastisch vor Augen, dass das herkömmliche Bild vom Menschen als eines *Defektwesens* dem Anschein der Antiquiertheit ausgesetzt ist. Erstmals steht der Mensch vor der Möglichkeit, die Bedingungen seiner eigenen biologischen Existenz nach Maßgabe von ihm selbst oder von Anderen bestimmter Zwecksetzungen zu manipulieren; zwar hat er dies immer schon versucht, doch besteht das eigentlich Neue darin, dass diese Manipulationen zunehmend der freien, autonomen Entscheidung Anderer entzogen werden. Die Anthropologie, so scheint es, droht hinter der Wissenschaftsentwicklung zurückzubleiben, das Verständnis vom Menschen als eines endlichen defektbehafteten Wesens scheint durch die Vorstellung vom Menschen als eines – vermeintlich – unendlich perfektiblen Wesens ersetzbar.

1.3 Was sich schließlich über die Jahrhunderte allmählich, inzwischen jedoch radikal verändert hat, ist der Umgang mit der Frage, ob der Mensch darf, was er kann. Zu den Zeiten des Aristoteles überwog das moralische Dürfen vielfach das technische Können. So waren die Möglichkeiten eines Eingreifens in das Leben im Allgemeinen und in das des Menschen im Besonderen derart unentwickelt, dass sich die Frage, die sich uns heute beständig stellt, ob nämlich ethische Analyse und moralische Reflexion hinter der Wissensentwicklung zurückbleiben, naturgemäß kaum stellte. Das ist heute anders: Täglich erfährt man aufs Neue, dass die Wissenschaft Handlungsoptionen etabliert, die ein technisches Können eröffnen, das weit über das moralische Dürfen hinausgeht. Normative Konsequenz: beständige Grenzziehung tut not. Diesbezüglich sind jedoch drei herkömmliche Vorstellungen kritisch in den Blick zu nehmen.

2.   DREI „PARADIGMS LOST"

Das erste kritisch in den Blick zu nehmende Paradigma ist das der Annahme des Nacheinanders von Wissenschaft und ethischer Reflexion, das zweite dasjenige des oft fehlenden Miteinanders von ethischer Reflexion und Anthropologie und das dritte dasjenige des Ausblendens der Frage nach dem epistemischen Hintergrund ethischer Fragestellungen.

2.1 Die Notwendigkeit einer Verabschiedung vom ersten „paradigm lost" besteht darin zu erkennen, dass die traditionelle konsekutive Weise des Verständnisses des Verhältnisses von Wissenschaft und Gesellschaft, wonach zunächst die Wissenschaft erforscht und etabliert und die Gesellschaft die Resultate erst anschließend analysiert und bewertet, heutigen Erfordernissen nicht mehr entspricht. Dies deswegen nicht, weil die Wissenschaften keinen wertfreien Raum bilden, sondern an die Gesellschaft und ihre Wertvorstellungen rückgebunden sind. An die Stelle des Nacheinanders von wissenschaftlicher Erkenntnis und gesellschaftlicher ethischer Reflexion muss das Miteinander beider treten; ggf. muss – das Beispiel der humanen embryonalen Stammzellforschung zeigt es[4] – die gesellschaftlich-ethische Reflexion der wissenschaftlichen Entwicklung vorangehen.

2.2 Überholt ist sodann die Vorstellung, ethische Reflexion sei ohne vorherige Vergewisserung des zugrunde liegenden Bildes vom Menschen sinnvoll. Ob eine solche Vorschaltung der Anthropologie vor die Ethik die Gefahr naturalistischer Fehlschlüsse mit sich bringt, muss im Einzelfall geprüft werden. Nicht adäquat jedenfalls ist die Vorstellung, über ethische Normen könne man weitgehend unabhängig vom dahinter stehenden Menschenbild angemessen diskutieren. Die Frage, was der Mensch tun darf, tun muss und nicht tun darf, steht unter den Bedingungen dessen, was der Mensch ist und als was er sich begreift. Dies freilich nicht dergestalt, dass aus des Menschen Sein automatisch ein Sollen folgte, wohl aber so, dass die Art und Weise, wie sich der Mensch selbst entwirft, normative Implikationen enthält, die u.U. weit reichende Konsequenzen für sein Dürfen, Müssen und Nicht-Dürfen besitzen.

2.3 Das dritte einer kritischen Sicht zu unterziehende herkömmliche Paradigma besteht darin, dass gemeinhin immer noch zu wenig beachtet zu werden scheint, dass ethische Fragestellungen eine vorherige Vergewisserung über den epistemischen Status des Fragegegenstandes voraussetzen. Um ein Beispiel zu nennen: In der Diskussion um Zulässigkeit und Grenzen humangenetischer Diagnostik ist von nicht unerheblicher Bedeutung, ob und wenn ja in welcher Weise man sich zuvor mit dem Wissensstatus genetischen Wissens auseinandergesetzt hat. Betrachtet man z.B. – und dies ist die derzeit überwiegende Ansicht – genetisches Wissen von Krankheitsdispositionen als seiner Struktur nach durchaus mit dem traditionellen, an Symptomen orientierten ärztlichen Diagnosewissen vergleichbar[5], so wird

---

[4] Vgl. die Stellungnahmen zur Stammzellforschung seitens der DFG („Empfehlungen der Deutschen Forschungsgemeinschaft zur Forschung mit menschlichen Stammzellen (2001)", wieder abgedr. in: Jahrbuch für Wissenschaft und Ethik 6, 349-385, Berlin 2001), seitens der Enquetekommission des Deutschen Bundestages „Recht u. Ethik der modernen Medizin" („Allgemeine ethische und rechtliche Probleme der Stammzellforschung"), seitens des Nationalen Ethikrates („Stellungnahme zum Import menschlicher embryonaler Stammzellen" (2001)) und seitens der Zentralen Ethikkommission bei der Bundesärztekammer („Stellungnahme zur Stammzellforschung. Zusammenfassende Thesen"); die drei letztgenannten Texte finden sich wieder abgedr. in: Jahrbuch für Wissenschaft und Ethik 7, 419-456, 457-478 bzw. 479-481. Berlin 2002.

[5] Vgl. die ausführliche Diskussion in C. R. Bartram / J. P. Beckmann / F. Breyer / G. Fey / C. Fonatsch / B. Irrgang / J. Taupitz / K.-M. Seel / F. Thiele: Humangenetische Diagnostik. Wissenschaftliche Grundlagen und gesellschaftliche Konsequenzen. Berlin-Heidelberg-New York 2000 sowie die Pro- und Contra-Diskussion bei J. Taupitz: Die

man die Frage der Zulässigkeit und der Grenzen der Etablierung gentestbasierten Wissens durchaus anders angehen, als wenn man der derzeitigen
Minderheitsmeinung folgt, wonach das genetische Wissen einen vom traditionellen symptombezogenen Diagnosewissen zu unterscheidenden Status
besitzt.[6] Für Letzteres spricht, dass gentestbasiertes Wissen auf der einen
Seite dem traditionellen symptombezogenen Wissen insofern *unterlegen* ist,
als letzteres eine konkrete manifestierte Erkrankung betrifft und somit eine
gesicherte Basis für die Therapie bietet; dass gentestbasiertes Wissen jedoch
andererseits dem traditionellen ärztlichen Diagnosewissen insofern *überlegen*
ist, als es die genetischen Voraussetzungen für Erkrankungsmöglichkeiten
weit vor ihrer Manifestation erkennbar machen kann. Während sich das
traditionelle Diagnosewissen an Symptomen und damit an empirisch zugänglichen Manifestationen von Krankheit orientiert, hebt das gentestbasier-
te Diagnosewissen auf zwar nur wahrscheinliches, unter Umständen jedoch
vorausschaubares Wissen ab. Diese Differenz ist nicht unerheblich: Sie dürfte das herkömmliche Verständnis von Gesundheit und Krankheit deutlich
verändern. Denn nach Maßgabe des traditionellen symptombezogenen Wissens ist der Mensch dann krank, wenn sich Symptome zeigen und die
Krankheit sich zu manifestieren beginnt. Für den gentestbasierten Ansatz
hingegen ist auch der Gesunde u.U. ein Kranker: Er ist ein Gesunder *at a
known risk.*

Was die hier skizzierte Sicht auf das Verhältnis zwischen Ethik und Wissenschaftstheorie angeht, so gilt es diesbezüglich, die Gefahr naturalistischer
Fehlschlüsse frühzeitig zu erkennen: Keineswegs folgt aus dem epistemischen Status von Wissen automatisch eine Handlungsnorm. Eine solche
lässt sich vielmehr, wie sonst auch, nur aus normativen Zusatzannahmen
herleiten. Solche Zusatzannahmen lassen sich nicht aus dem wissenschaftstheoretischen noch näherhin aus dem epistemischen Bereich ableiten, sie
können und müssen aus dem anthropologischen Bereich, aus dem des Bildes vom Menschen, stammen. Hier gilt es, zwei anthropologischen Unklarheiten erhöhte Aufmerksamkeit zu widmen.

Biomedizin-Konvention und das Verbot der Verwendung genetischer Information für
Versicherungszwecke, in: Jahrbuch für Wissenschaft und Ethik 6, 123-177, insbes. 141ff
u. 154ff.

6   Vgl. J. P. Beckmann in: C. R. Bartram et al. (vgl. Anm. 5), 126-146.

3. ENDLICHKEIT UND NATÜRLICHKEIT: ZWEI ANTHROPO-LOGISCHE UNKLARHEITEN

Eine Frage, die sich im Hinblick auf das Verhältnis zwischen Wissenschaft und Gesellschaft in besonders eindringlicher Weise stellt, ist diejenige, wie es eigentlich zu erklären ist, dass Teile der Gesellschaft auch solche wissenschaftlichen Entwicklungen unterstützen, deren moralische Implikationen sie für ethisch nicht rechtfertigungsfähig, zumindest aber für fragwürdig halten. Auf der Individualebene entspricht dieser Sachverhalt der Frage, warum Menschen etwa Organtransplantationen, somatische Gentherapie, Keimbahnintervention, therapeutisches Klonen oder Stammzellforschung intuitiv ablehnen, in dem Augenblick aber, in dem sie selbst derartiges benötigen, von diesen neuen Handlungsmöglichkeiten der Wissenschaften Gebrauch machen wollen. Auf der Individualebene könnte man dies dahingehend beantworten, dass der Mensch eben ein prinzipiell egoistisches Wesen ist, das sich in der intuitiven moralischen Ablehnung von Handlungsmöglichkeiten *für andere* gefällt, die es hingegen *für sich selbst* im Notfall beansprucht. Hinsichtlich der Kollektivebene könnte man die Erklärung abgeben, dass sich die Gesellschaft gegenüber den Wissenschaften in einer von diesen *abhängigen* Position sieht, von der sie sich durch nachträgliche Kritik an den durch die Wissenschaften etablierten Handlungsmöglichkeiten *zu emanzipieren* sucht.

Beide Erklärungsversuche erscheinen aus den im Folgenden angegebenen Gründen nicht überzeugend, weil zu kurz gegriffen. Sie sind zu kurz gegriffen, weil sie nur die heutige Situation in den Blick nehmen und die Gründe, die dazu geführt haben, nicht mitberücksichtigen; und sie überzeugen nicht, weil sie von einem unreflektierten Verhältnis von Faktizität und Normativität ausgehen. Zu beidem im Einzelnen wie folgt:

3.1 ENDLICHKEITS-KONTINGENZ

Der Mensch ist bekanntlich ein endliches Wesen; im Unterschied jedoch zu allen anderen Lebewesen weiß er von Anfang an um seine Endlichkeit. D.h., er weiß, dass Endlichkeit nicht nur bedeutet, dass er irgendwann – *hora incerta* – ein Ende finden wird, sondern dass er von vornherein und sein ganzes Leben hindurch sich dessen bewusst ist, dieser Endlichkeit ausgesetzt zu sein (vgl. Heideggers Analyse des „Seins zum Tode")[7]. Was sich freilich über die Jahrhunderte deutlich verändert hat, ist die Deutung dieser anthropologischen Konstante menschlicher Endlichkeit.[8] Für die klassische Antike war der Mensch Teil eines in sich gefügten vollkommenen *Kosmos*, in welchem alles seinen bestimmten Platz hat; der Einzelne war damit Teil eines Notwendigkeitszusammenhanges, seine Endlichkeit eine notwendige.[9] Einen derartigen *Nezessitarismus der Endlichkeit* vermochten das christliche, jüdische und islamische Denken des Mittelalters schon deswegen nicht zu akzeptieren, weil dies bedeutet hätte, dass Gott nicht die Freiheit gehabt hätte, die Welt und den Menschen aufgrund freier Entscheidung zu erschaffen. Denn wenn der Mensch in seiner Endlichkeit etwas Notwendiges darstellt, dann konnte Gott ihn nicht aus Freiheit erschaffen, ohne seine Allmacht zu verlieren. Nach dem christlichen, jüdischen und islamischen Schöpfungsglauben gibt es jedoch nur eine einzige Notwendigkeit, diejenige Gottes. Alles andere und damit die Welt und alles in ihr, den Menschen eingeschlossen, muss als *kontingent* gedacht werden, das heißt als ein solches, das so ist, wie es ist, das widerspruchsfrei aber auch anders hätte geschaffen werden können. „Nihil praeter Deum est infinitum actu, nec potest esse, etiam per potentiam Dei" – nichts außer Gott ist aktual unendlich, noch kann es dies sein, auch nicht durch Gottes Allmacht, so Thomas von Aquin.[10] Unendlichkeit ist ausschließlich göttliches Attribut, alles Geschaffene hingegen ist endlich – „omne creatum est finitum".[11] Endlichkeit ist mithin nicht mehr Vollendung, sondern Durchgangsstadium, welches seine Vollendung nicht, wie etwa bei Aristoteles, aus sich selbst erreichen kann, sondern einzig Dank eines Anderen: Gott. An die Stelle des Nezessitarismus der Endlichkeit tritt die *Kontingenz der Endlichkeit.*

Die Neuzeit hat diesen Übergang übernommen. Sobald sich jedoch Philosophen wie z.B. Thomas Hobbes[12] vom religiös-transzendenten Ver-

---

7   M. Heidegger: Sein und Zeit. 2. Abschn., Kap.1, bes. §§ 51-53. Tübingen 1960, 235ff (9.Aufl.).

8   Vgl. zu Folgendem J. P. Beckmann: Sterben und Tod aus der Sicht der Philosophie, in: Jahrbuch für Wissenschaft und Ethik 2, 181-196. Berlin 1997.

9   Vgl. Plato, Timaios 48a; Aristoteles, Metaphysik I,3.

10   Thomas von Aquin, Summa de Theologia I, qu. 7, 2 ad 3; Opera Omnia IX. Rom 1896. Dt. Übers. von J. Bernhart, München 1954.

11   Thomas von Aquin, Summa de Theologia III, qu.7, 11. Radikaler Wilhelm von Ockham: „Deus nullius est debitor" – Gott ist niemandes Schuldner. Opera Theologica Bd. VII, S. 45. St. Bonaventure, N.Y. 1986.

12   Vgl. Thomas Hobbes: Vom Menschen, Kap. 1; hrsg. von G. Gawlick. Hamburg 1959 (Philos. Bibl. Meiner Bd. 158).

ständnis der *Kontingenz* der Endlichkeit trennen, scheint Endlichkeit als etwas dem Zugriff des Menschen Zugängliches. Die kosmologische Notwendigkeit des Endlichen der Antike, welche von der schöpfungstheologischen Kontingenz des Endlichen in Christentum, Judentum und Islam abgelöst worden war, wird nunmehr zur *offenen* Endlichkeit in einer als *Universum* verstandenen Welt. Dachte die Antike das Endliche als das Vollkommene *gegen* das Unendliche als das Defizitäre und sahen Christentum, Judentum und Islam das Endliche als das Temporäre *im Unterschied* zum Unendlichen als dem Ewigen, so sucht die Neuzeit das Endliche *im Horizont* des Unendlichen zu denken.

Wir Heutigen sind Erben zweier Vorstellungen: derjenigen, welche Unendlichkeit in der nur dem Glauben und Hoffen, nicht aber dem Wissen zugänglichen *jenseitigen* Unsterblichkeit sieht, und derjenigen, welche Unendlichkeit in der nur dem Erkennen und Wissen zugänglichen Unabzählbarkeit im mathematisch-naturwissenschaftlichen Denken begreift. Die religiöse Tradition ist infolge der weitgehenden Säkularisierung gebrochen; es mehren sich die Anzeichen dafür, dass aus der jenseitigen Unsterblichkeit diesseitige Unendlichkeit in dem Sinne wird, dass der heutige Mensch meinen könnte, die abzählbaren Tage seines Lebens seien durch steigende Lebenserwartung infolge der Fortschritte der Medizin, vor allem im Hinblick auf die Möglichkeiten bioartifizieller Genese neuer Gewebe und Organe und der Implantierbarkeit von technischen Hilfsmitteln in den menschlichen Körper, im Prinzip um eine Zahl n erweiterbar. Erfährt man aus der Molekulargenetik, dass der Alterungsprozess, welcher letztendlich zum Tod führt, genetisch bedingt ist und gesteuert wird, so stellt sich leicht die Erwartung ein, das von Natur aus Gesteuerte könne auch künstlich steuerbar sein. Natürlich ist bekannt, dass die Verlängerbarkeit menschlichen Lebens über die Grenzen des bisher Bekannten hinaus nicht Unendlichkeit und diese nicht Unsterblichkeit bedeutet. Doch aus dem Umstand, dass sich die durchschnittliche Lebenserwartung innerhalb eines Jahrhunderts um mehr als zehn Jahre und innerhalb des letzten Jahrzehnts erneut um zwei Jahre erhöht hat, ist mancher die Erwartung abzuleiten versucht, dieser Trend werde sich – vor allem unter dem Einfluss moderner Gentechnologien – auch in Zukunft fortsetzen. Dabei ist schon seit Zenons Paradoxien[13] bekannt, dass unendliche Teilbarkeit nicht ein Unendliches voraussetzt, das teilbar wäre. Endliches kann nicht aus Unendlichem bestehen. Teilbarkeit ist eine mathematisch-logische Norm, aus-Teilen-Bestehen hingegen ein empirisches Faktum. Aus

---

[13] Texte in: Diels, H. / Kranz, W. (Hrsg): Die Fragmente der Vorsokratiker. Berlin 1951/2.

dem Sein (der empirisch gegebenen Verlängerung der Lebenserwartung) auf eine Norm (Nicht-Endlichkeit) zu schließen, wäre ein naturalistischer Fehlschluss, wie umgekehrt der Schluss von Nicht-Endlichkeit als logischer Norm auf Nicht-Endlichkeit als Faktum ein normativistischer Fehlschluss wäre. Die „offene" Endlichkeit muss mithin als dasjenige erkannt werden, was sie anthropologisch ist: als eine Fiktion, eine mit der Wirklichkeit nicht übereinstimmende Vorstellung, mögen etwa die humanen embryonalen Stammzellen bei sachgemäßer Kultivierung noch so „zeitlos" sein.

3.2 MENSCHLICHE NATUR UND NATÜRLICHKEIT

Das Dargelegte hat noch einen weiteren Hintergrund, den der Unsicherheit hinsichtlich des Verständnisses von menschlicher ‚Natur' und ‚Natürlichkeit' inkl. der moralischen Implikationen beider. Gehört es zur menschlichen Natur und ist es „natürlich", in den menschlichen Körper fremde Organe zu transplantieren oder technische Hilfsmittel wie Herzschrittmacher und andere Produkte der Chiptechnologie zu implantieren?[14] Gesetzt, es gelingt eines Tages, die Zellen und Organe eines alternden, natürlicherweise hinfälligen Körpers eines Menschen durch Produkte der *in-vitro*-Zell- und Organentwicklung auszutauschen und so Zug um Zug eine Art „Rekonstruktion" des Körpers herbeizuführen: wäre dies „natürlich"? Die Intuition vieler geht dahin, dass es sich bei alledem um eine zumindest tendenziell „unnatürliche" Veränderung des Menschen und damit um eine möglicherweise moralisch fragwürdige Manipulation seiner ‚Natur' handelt. Zwar ist allgemein akzeptiert, dass man ein Menschenleben durch Transplantation eines lebenswichtigen Organs wie des Herzens retten kann und soll; auch ist es die Überzeugung vieler, dass die gleichzeitige Transplantation von Herz und Lunge, so dies zur Lebensrettung erforderlich ist, moralisch zulässig, u.U. sogar geboten ist. Doch stellt sich Zögern ein, wenn man sich vorstellt, dass es eines Tages möglich sein könnte, gleichzeitig oder in relativ kurzem Abstand sämtliche Organe eines Menschen auszutauschen und möglicherweise durch Manipulation der genetischen Bedingungen den natürlichen Alte-

---

14   Vgl. Jan P. Beckmann: Menschliche Identität und die Transplantation von Zellen, Geweben und Organen tierischer Herkunft. In: L. Honnefelder / C. Streffer (Hrsg.): Jahrbuch für Wissenschaft und Ethik 5 (2000), 169-182.

rungsprozess der menschlichen Natur durch Biotechnologie auf längere Dauer aufzuhalten oder zu kompensieren.

Doch wie lassen sich derartige moralische Intuitionen in einer rational begründeten, verallgemeinerungsfähigen Weise argumentativ stützen? Dies ist nur dann möglich, wenn man sich aufs Neue verständigt, was man als „natürlich" am Menschen ansieht. Traditionell gilt als „natürlich", was sich in der Natur findet, und als „unnatürlich", was im Widerspruch hierzu steht. Doch die Natur ist kein statisches Etwas, sie ist, das ist spätestens durch die Theorie der Evolution bekannt, etwas Dynamisches, sich Veränderndes, so dass als „natürlich" nicht notwendig das angesehen werden kann, was in der Natur sichtbar ist, sondern dasjenige angesehen werden muss, was sich nach den Gesetzmäßigkeiten der Evolution innerhalb der Natur entwickelt. In der evolutionären Natur finden sich freilich keine technischen Einrichtungen wie Herzschrittmacher, und es findet sich auch nicht so etwas wie der Austausch von Organen. Dieses und ähnliches jedoch deswegen als „unnatürlich" zu bezeichnen, hieße behaupten, der Mensch sei im Wesentlichen durch seine körperliche Natur konstituiert. Dies entspricht weder dem herkömmlichen noch einem modernen Selbstverständnis vom Menschen. Der Mensch ist ein Wesen, das im Unterschied zum Tier nicht nur ein Körper *ist*, sondern als ein Freiheitswesen einen Körper *hat*, zu dem er sich überdies in ein Verhältnis setzen kann. „Natürlich" ist dann alles, was diese Verhältnissetzung zwischen dem Menschen und seinem Körpersein nicht behindert, und „unnatürlich" alles dasjenige, was ihn an einer selbstbestimmten Weise des Umgangs mit seinem Körper hindert. Der Mensch ist nämlich keineswegs nur, wie die übrigen Lebewesen, Ergebnis der Evolution; er ist vielmehr ein Wesen, das *sich selbst* entwickelt, so sehr dies unter den Bedingungen der Evolution steht. Der Mensch ist insoweit gleichsam „von Natur aus künstlich".[15] „Unnatürlich" ist mithin nicht die Änderung der menschlichen Körpernatur als solche, sondern eine Veränderung der Freiheitsbedingungen, unter denen sich der Einzelne als autonomiebasiertes selbstbestimmtes Wesen unter dem Einfluss biotechnologischer Innovationen nicht mehr in ein Verhältnis zu sich selbst zu setzen vermag. Dies ist der Fall, wenn es eines Tages neben dem Menschen, wie man ihn bisher kennt, nämlich als ein für sein Genom nicht verantwortliches Wesen, genmanipulierte

---

15   K. Bayertz: Der moralische Status der menschlichen Natur, in: Moser, P. (Hrsg.): Information Philosophie 4 (2002), 7-20. Englisch in: Journal of Medicine and Philosophy 27 (2003).

Mitmenschen gibt, d.h. solche, deren genetische Ausstattung anders als bisher nicht hingenommen, sondern planmäßig hergestellt worden ist.

Die eigentliche Brisanz menschlicher Endlichkeits-Kontingenz und Natur-Manipulation tritt freilich erst in der Kombination beider zutage: In dem Maße, wie die Möglichkeiten der technisch-wissenschaftlichen Manipulationen des menschlichen Körpers steigen, in dem Maße wächst die Versuchung, die Endlichkeit des Menschen zu relativieren. Schon ist von „posthuman bodies" die Rede, bioartifiziellen Organismen mit fragwürdigem moralischem Status. Wiederum sagt uns unsere moralische Intuition, dass einer derartigen Entwicklung strikt Einhalt zu bieten ist. Doch sobald man dies in allgemeingültiger Form und mit rational jedermann zugänglichen und in der heutigen Gesellschaft konsensfähigen Argumenten zu begründen sucht, gerät man in nicht geringe Verlegenheit: Auf den Gedanken einer unveränderlichen menschlichen Natur kann man sich weder aus religiösen noch aus naturwissenschaftlichen Gründen berufen: ersteres nicht, weil religiöse Begründungen zwar konsensfähig sein können, es aber in einer säkularisierten Gesellschaft nicht notwendig sind; letzteres nicht in Anbetracht des evolutionären Charakters des Menschen als Naturwesen. Wie sonst aber lässt sich die intuitiv als unumgänglich erscheinende moralische Grenzziehung begründen? Indem man sich daran erinnert, dass der Mensch ein personales Handlungs- und Freiheitswesen ist, d.h. ein solches, das in Freiheit und Selbstverantwortung autonomes Subjekt seines Tuns und Lassens ist. Unter dieser Sicht stellt die Natur des Menschen Bedingung und Inbegriff seiner Möglichkeiten, nicht jedoch bereits seiner Wirklichkeit dar; die Bedingungen seiner Wirklichkeit liegen vielmehr in seiner Personalität und Einmaligkeit. Nach diesen Bedingungen hat der Mensch sich schon immer selbst begriffen, sei es religiös bestimmt durch die Anerkenntnis seiner Gotteskindschaft, sei es aufgrund reiner Vernunft als autonomes Freiheitswesen. Wenn der Mensch im 21. Jahrhundert beginnt, sich selbst zu schaffen, so wird er dies, wenn er sich nicht selbst aufgeben will, nur unter der Bedingung als selbstverantwortliches Freiheitswesen tun können und dürfen. Hieraus lässt sich das folgende Kriterium für bioethische Grenzziehungen ableiten: Die Grenzen der Entwicklung und Anwendung von Verfahren der Verbesserung des grundsätzlich unaufhebbaren Defekt-Status des Menschen sind dann erreicht, wenn eine derartige wissenschaftliche Entwicklung ihrer Natur oder ihrer Wirkung nach die freie und verantwortliche Selbstbestimmung des Individuums unmöglich macht.

4. SCHLUSSÜBERLEGUNG

Das Verhältnis zwischen Wissenschaft und Gesellschaft zeigt sich als ein solches von *symmetrischer Asymmetrie*: Im Hinblick auf die Generierung von Wissen gibt es naturgemäß ein Gefälle zwischen dem von Experten produzierten Wissen auf der einen und dem Wissen des Einzelnen und der Gesellschaft als ganzer auf der anderen Seite. In Bezug auf die moralischen Bewertungen der durch die Wissenschaften ermöglichten Handlungsoptionen ergibt sich umgekehrt ein Gefälle von der Moralkompetenz der Individuen resp. der Gesellschaft als ganzer zur speziellen Professionsmoral der Wissenschaftler; diese ist in jene eingebettet. In der Balance gehalten wird dieses asymmetrische Symmetrieverhältnis zwischen Wissensproduktion und gesellschaftlicher Bewertungsanalyse dann, wenn sich beide Seiten erneut und in verstärkter Weise hinsichtlich des Menschenbildes verständigen, mit Hilfe dessen die erforderlichen Grenzziehungen zwischen legitimer und illegitimer Anwendung der von den Wissenschaften etablierten Handlungsoptionen im Konsens gezogen werden können. Hierzu bedarf es einer Intensivierung des Dialogs zwischen Wissenschaft und Gesellschaft. In diesem Zusammenhang spielen das sog. Expertenmodell und das sog. Bürgermodell eine wichtige Rolle: das Expertenmodell, weil mit seiner Hilfe das nötige Sachwissen und die Information an die Öffentlichkeit durch Experten vorgenommen wird und so eine stärker sachgegründete Entscheidung ermöglicht wird; und das Bürgermodell, weil auf diesem Wege die Bürger und Bürgerinnen unmittelbar in die Willensbildung einbezogen werden. Lediglich ergänzend könnte man darüber hinaus auch das sog. Stakeholder-Modell ins Auge fassen, mit Hilfe dessen Gruppen- bzw. Interessenkonflikte auf eine geordnete Weise ausgetragen werden können. Bei alledem ist jedoch zu beachten, dass ethische Fragen anders als politische nicht durch Mehrheitsentscheidungen beantwortet werden können. Nicht die Mehrheit, sondern das argumentative Gewicht ist bei ethischen Entscheidungen maßgebend. Was dagegen einer Mehrheitsentscheidung zugeführt werden kann, ist nicht die ethische Analyse, sondern die Bewertung derselben. Was nottut, ist eine neue Kultur der Ethikdebatten. Unbedingte Voraussetzung hierfür ist die Erinnerung an den Menschen als ein grundsätzlich unverfügbares, selbstbestimmtes Individuum, dessen Endlichkeit keine offene ist, sondern eine solche der Kontingenz, und dessen Natur nicht biologisches Gegebensein, sondern ethisches Aufgegebensein ist, letzteres nicht im Sinne des Abstandnehmens, sondern der Anerkennung der Verpflichtung, sich nicht nur wie bisher der *Außenge-*

fährdung des Menschen anzunehmen, sondern ebenso seiner steigenden *Innengefährdung.*

MORALISCHE EINSICHT

Christina Schües

Den im Folgenden vertretenen ethischen Ansatz ordne ich der Phänomenologie zu. Ein phänomenologisch orientierter ethischer Ansatz hat ein theoretisches Erkenntnisinteresse, das deskriptiv auf eine Analyse des moralischen Wertbewusstseins abzielt. In diesem Zusammenhang geht es mir um Überlegungen zu einem Begriff der moralischen Einsicht und nicht um eine Wertkonstitution oder um einen Begriff von Gerechtigkeit, Freiheit oder Tugend. Somit handelt es sich hier auch nicht um einen Versuch einer Begründung allgemein verbindlicher Gesellschaftsnormen oder um eine Untersuchung über die Wurzeln der Moral, sondern schlicht um das moralische Bewusstsein, das die unmittelbare Erfahrung des Handelnden begleitet oder begleiten könnte. Nach Max Scheler ergibt nicht die Form einer Handlung oder eines Ansinnens den moralischen Wert, sondern die Materie, also der Inhalt und das hervorzubringende Gut einer Handlung. Damit deutet er ein qualitatives Moment einer Handlung, das weder eine Eigenschaft einer Person oder Handlung ist noch einer von einem Dritten abgeleiteten Existenz gleichkommt. In meinem Beitrag möchte ich nicht eine Schelersche Wertethik im Hinblick auf eine Rangordnung der Werte oder eines Idealismus der Werte diskutieren, vielmehr möchte ich dem Wertgefühl nachgehen, das einer moralischen Handlung unterstellt werden könnte. Hierbei wird sofort die allgemeine Frage zu stellen sein, ob überhaupt eine moralische Handlung notwendig von einer moralischen Einsicht begleitet werden muss. Vielleicht gibt es gar keine Korrespondenz zwischen einer moralischen Einsicht und einer moralischen Handlung? Eine Position, die diese Vermutung befürworten würde, ist die eines Konsequenzialisten, der *nachdem* eine Handlung vollbracht ist, die Handlungsergebnisse auf ihren moralischen Wert überprüft. Diese Position klammert somit die Gesinnung und das möglicherweise begleitende Wertbewusstsein einer handelnden Person aus, somit wäre allerdings auch die phänomenologische Analyse eines Wertbewusstseins ihrer Aufgabe beraubt. Wird aber angenommen, dass ein Wertbewusstsein eine moralische Handlung begleitet, kann gefragt werden, welcher Art von Begleitung diese sei: Handelt es sich um ein Korrespondenzverhältnis oder möglicherweise eher um eine Aufforderung oder eine Handlungsmotivation?

Einschränken möchte ich den Beschreibungsbereich mit der Kantischen Frage: Was soll ich tun? Die Beantwortung dieser Frage hängt von der jeweiligen Situation ab, in der der Fragende sich befindet. Der Begriff der Situation wird hier zum einen als zeitliche Dimension und zum anderen als Daseins-Dimension gefasst. Die Daseins-Dimension bezieht sich auf die Frage, inwiefern eine Person selbst beteiligt ist und in welchem Verhältnis sie zum Bezugspunkt, auf den sich die Frage richtet, steht. Ihre Beteiligung und ihr Angesprochensein ist mit dem Stellen der Frage bereits affirmativ entschieden. Eine Ablehnung der Frage mit der Antwort „Ich soll gar nichts tun" setzt bereits ein Angesprochensein voraus. Selbst die beobachtende Person, die sich fragt, ob sie teilnehmen, z.B. helfen soll oder nicht, wird sich der jeweiligen Situation, in die sie hineingeraten ist, stellen müssen und die sich aus der Situation ergebende moralische Aufforderung annehmen oder ablehnen.

Die zeitliche Dimension umfasst die Gegenwart und die Zukunft. Für denjenigen, der die Frage stellt, gilt ausdrücklich, dass die fragliche Handlung noch nicht stattgefunden hat, denn sonst müsste die Frage lauten „Was hätte ich tun sollen?" oder „Was sollte ich tun?". Die Frage „Was soll ich tun?" bezieht sich auf eine Situation, in der sofort oder in der nahen Zukunft gehandelt werden muss. Aufgrund dieser Differenzierung muss die zeitliche Dimension für die Fragenden bzw. Handelnden jeweils mit berücksichtigt werden. Die Person, die diese Frage in Bezug auf eine zukünftige Handlung stellt, tritt in einen moralischen Diskurs ein und versucht, mit sich und mit anderen Gründe für die jeweiligen Entscheidungsmöglichkeiten zu finden. Befindet sich aber die Person bereits in der Situation, die ein moralisches Handeln erforderlich macht, kann es sogar unmoralisch sein, mit der Frage „Was soll ich tun?" in einen Rechtfertigungsdiskurs einzusteigen. Wenn z.B. in einer Wohnung ein Brand ausbricht und die Person, die den Brand bemerkt, erst einmal die Gründe, die für ein Helfen und für ein Löschen des Brandes aufzuzählen wären, durchdeklinieren und womöglich noch mit den anderen Mitbewohnern versuchen würde, einen moralischen Diskurs anzustreben, dann ergäbe das vermutlich eine einstimmige Aufforderung an den diskutierfreudigen ‚Helfer' zum Schweigen und Handeln. Dieses Szenario zeigt, dass es Situationen gibt, in denen ein moralischer Rechtfertigungsdiskurs über Normen und Werte sowie deren Rechtfertigung

völlig verfehlt zu sein scheint. Ich möchte sogar behaupten, dass die meisten
Handlungen, die wir hinterher als moralisch oder unmoralisch qualifizieren,
in dem Handlungsgeschehen von den Akteuren unternommen wurden,
ohne über weitere und einer Handlung zugrunde liegende Normen und
Werte nachzudenken und ohne bewusst und diskursiv ein moralischen Urteil zu fällen. Aber finden sie ohne ein Wertbewusstsein – also ohne das
Bewusstsein ‚Richtiges' und ‚Gutes' zu tun – statt?

AKTIONISMUS

Eine Handlung, die ohne jegliches Denken oder irgendwelche Vernunftein-
sicht unternommen wird, unterliegt dem Aktionismus. Der Begriff des Aktionismus bezeichnet ein betriebsames, unreflektiertes und nicht rationales
Handeln, dessen Orientierung und Ziele unklar bleiben. Die Merkmale der
Gedankenlosigkeit und Unstrukturiertheit, die sich in Planlosigkeit und Betriebsamkeit für kurzfristige Ziele oder Ziellosigkeit niederschlagen, ja sogar
gesteigert werden können zu einem völlig sinnlosen Tun, werden je nach
Situation negativ oder positiv, moralisch oder unmoralisch bewertet. Angenommen eine Person befindet sich als Hilfsperson im brennenden Haus,
dann ist ein wildes und planloses Agieren als Aktionismus gekennzeichnet.
Stört sie darüber hinaus noch die Löscharbeiten, würde ihr aktionistisches
Tun natürlich sehr negativ bewertet.

Ein Aktionismusverdacht liegt auch nahe, wenn eine Person schlicht für
ein Tätigsein selbst oder für externe Gründe, die mit der eigentlichen Sache,
um die es geht oder gehen sollte, nichts zu tun haben, in Aktion tritt, wie
z.B. der wild umherlaufende ‚Helfer' im brennenden Haus, der hier und da
Wasser verschüttet und vor allem darauf bedacht ist, als Helfer bewundert
zu werden.

Auch wird von Aktionismus gesprochen, wenn unter dem Slogan
„Hauptsache irgendetwas wird getan" gehandelt wird. Diese Tätigkeitsweise
wird unternommen, wenn z.B. unklar ist, in welche Richtung gehandelt
werden soll und was am Besten (aus der Sicht des Handelnden) getan werden kann. Eher positiv bewertet werden kann der Aktionismus z.B. im medizinischen Bereich: Eine gewisse Betriebsamkeit um ein Unfallopfer, die
aus der Perspektive des Beobachters möglicherweise eher planlos und wenig
hilfreich erscheint und deshalb unter Aktionismusverdacht gerät, kann aus
der Perspektive des Patienten eher beruhigend wirken, gerade weil ja we-

nigstens „irgendetwas getan" wird. Allerdings ist diese Art des Handelns im medizinischen Bereich wohl eher ein geplanter „Aktionismus", der eine erste Minimal-Versorgung gewährleisten soll.

Ein Aktionismus muss also nicht notwendig negative Konsequenzen haben, kennzeichnend ist vor allem die Gefahr der Diskontinuität, die meistens eine Begleiterscheinung von Planlosigkeit ist und die mangelnde Auseinandersetzung mit der Sache zeigt. Weder eine gedankliche noch eine gefühlsmäßige Auseinandersetzung mit der Sache oder die Einfühlung mit einer anderen Person haben Platz im Aktionismus. Man könnte sagen, dass das ‚Etwas' des ‚Irgendetwas wird getan' einerseits unterbestimmt ist, aber auch andererseits überbestimmt bleibt. Es ist überbestimmt im Sinne eines irgendetwas; Hauptsache ‚was', irgendetwas, das erscheint, das für andere sichtbar ist, wird getan und durch das Handeln sichtbar gemacht. Mit dieser Beschreibung der Überbestimmung wird auch die Kennzeichnung der Unterbestimmung deutlich. Dadurch, dass nicht etwas Bestimmtes getan wird, nämlich etwas zur Sache, Situation oder für einen anderen Menschen praktisch oder moralisch Adäquates getan wird, bleibt die Bestimmung des ‚Etwas' im bedeutungsleeren Raum. Nur ein Konsequenzialist könnte behaupten, dass ein Aktionismus moralisch wertvoll ist, nämlich dann, wenn zufällig die Folgen des aktionistischen Tuns nachträglich als wertvoll klassifiziert werden.

„WAS SOLL ICH TUN?"

Die Frage „Was soll ich tun?" im Kantischen Sinne hat eine moralische Ausrichtung, sie bezieht sich nämlich auf den Verpflichtungscharakter einer Handlung. Wird diese Frage allgemeiner verstanden, dann deutet sie sowohl auf eine praktische Dimension[1] hin, nämlich auf das Problem, was in dieser betreffenden Situation nützlich und hilfreich wäre, also auch auf die moralische Dimension, nämlich die der Normen und Werte sowie deren Erfüllungs- und Rechtfertigungsmöglichkeiten.

---

[1] Eine weitere Dimension, die hier aber nicht weiter berücksichtigt werden soll, ist z.B. auch die rechtliche Dimension. Auf dieser Ebene wird nach der Legalität und Gesetzeskonformität einer jeweiligen Handlung gefragt. Es lassen sich weitere Dimensionen zu dieser Frage herausstellen und bearbeiten, wie eine kulturelle, religiöse etc., deren Ausarbeitung hier nicht vorgenommen werden soll.

Wird die Frage *rein* im praktischen Sinne gestellt, dann fällt sie aus dem hier zu besprechenden Rahmen von moralischen Handlungen heraus. Als moralische Handlungen bezeichne ich diejenigen, die bestimmte gesellschaftliche und kulturelle Normen erfüllen, über die sich wenigstens potentiell in einem Wertediskurs geeinigt werden kann. Viele unserer akzeptierten Normen sind hergeleitet von der Kantischen Intention oder von einem aristotelischen Tugendbegriff, der christlichen Ethik oder auch des utilitaristischen Gedankengangs; einige Handlungsoptionen, wie sie z.B. durch die neueren Reproduktions- und Gentechnologien ermöglicht wurden, sind sehr umstritten und haben eine Normen- und Wertediskussion entzündet, deren Ausgang (zumindest vorerst) ungewiss bleibt. Diese Situation der Gegenwart zeigt umso deutlicher, dass der Werte- und Normenfindungsprozess nicht nur sehr problematisch sein kann, sondern vor allem auch von der subjektiven Ebene der moralischen Einsicht unterschieden werden muss. Die Unterscheidung wird deutlich, wenn man bedenkt, dass die allgemeine Zustimmung zu einem Werte- und Normenkanon nicht notwendig im konkreten Fall tatsächlich zu einem entsprechenden Handeln führt. Die moralische Einsicht, dass bestimmte Werte für mich, in einer bestimmten Situation und für eine bestimmte Handlung gelten, ist nicht notwendig von allgemeinen und für die Gemeinschaft gültigen Werte abzuleiten. Das Ergebnis eines ethischen Diskurses ist es, gute Gründe für eine bestimmte moralische Handlung zu finden. Das Ergebnis solch eines Rechtfertigungsdiskurses, der wie schon erwähnt in bestimmten Situationen sogar höchst unpassend sein kann, ist die Einsicht, man müsse etwas tun. Aber, rhetorisch gefragt, führt dieses „man" zu der Frage: Was soll *ich* tun?

„Was soll ich tun?" – eine Frage, die zumeist mit sowohl praktischem als auch moralischem Impetus gestellt wird, ist eine persönliche Frage und soll zu einer Handlungsentscheidung und ihrer Durchführung hinleiten, die *ich* moralisch als auch praktisch befürworte. Im Folgenden möchte ich die Dimensionen vorstellen, die bei der Beantwortung der Frage angesprochen werden und die die moralische Einsicht umfasst. Die Diskussion dieser Dimensionen soll zeigen, dass das Stellen der Frage, gerade wenn sie in der Gegenwart oder bezüglich der sehr nahen Zukunft gestellt wird, keine Wertdiskussion provoziert bzw. – wie bereits oben erwähnt – provozieren darf. Sie setzt vielmehr die fragende Person in ein Verhältnis zu sich selbst, zu einer anderen Person, zu einer Situation und zur Welt. Dieses Verhältnis, das sich in den Gefühlen äußert, die eine Handlung motiviert und begleitet, ist letztlich normbestimmend.

Wie kommt es nun zu einer moralischen Handlung, die weder einem Aktionismus verfällt noch durch ausschweifende Rechtfertigungsdiskurse blockiert wird? Mit Aristoteles könnte man argumentieren, dass es Gewöhnung durch eine ‚gute' Lebensführung bedarf, um auch ‚gut' zu handeln. Dieser Gedanke ist keinesfalls abwegig, doch muss auch bedacht werden, dass es für bestimmte Situationen kaum eine Routine oder bestimmte Analogieschlüsse, die hilfreich wären, geben kann. Wer nicht Mitglied der Feuerwehr ist, wird einem brennenden Haus oder einem in den Teich gefallenen Kind kaum mit Routine begegnen.

Situationen dieser Art erfordern, dass sofort gehandelt werden *muss*; es *muss* sofort die Einsicht vorhanden sein – *„Da muss ich etwas tun"*. Diese Einsicht beinhaltet verschiedene Elemente: das Gefühl des Persönlichen, Gefühl der Notwendigkeit, eine situative Einschätzung, die Anerkennung mitmenschlicher Bezogenheit und eine Haltung der Weltzugewandtheit.

1. ICHGEFÜHL, GEFÜHL DES PERSÖNLICHEN: „*ICH* MUSS ETWAS TUN"

Die Einsicht, dass *ich* etwas tun muss, bedeutet, dass eine persönliche Dimension angesprochen wird. Einverstanden zu sein, dass ‚man' etwas tun müsse, ist nicht *notwendig* übersetzt in die Einsicht, dass *ich* etwas tun müsste. Wird das anonyme ‚man' nicht in die persönliche Dimension übersetzt, bleibt der Gedanke „‚man' müsse etwas tun", ohne Handlungsfolge. Ein Gefühl des persönlichen Angesprochen-Seins, ein Ichgefühl, das möglicherweise durch einen Schreck, ein Entsetzen oder Mitleid in den Vordergrund getreten ist, lässt eine Person aus dem Bereich der Anonymität heraus in ein Verhältnis zu sich selbst treten, in dem sie sich selbst auffordert. „*Ich* bin entsetzt" oder „*Ich* habe Mitleid" ist ein anderes Sentiment als die Distanznahme im Aufruf: „Das ist ja entsetzlich." Die Dimension des persönlichen Affiziertseins von einer Situation fordert auf, die besagte Frage tatsächlich in der Ich-Form zu stellen und nicht in der Form „Was soll *man* tun?". Denn ‚man' tut eigentlich gar nichts, die Kategorie des Man ist eine, die, wie schon Heidegger richtig bemerkte, im Verfallensein in die Alltäglichkeit und ihre Routine verhaftet bleibt.[2] Sie bindet den Einzelnen in die Gefolgschaft

---

2 Heidegger, Martin: *Sein und Zeit*, (Hg.) F.-W. von Herrmann, Frankfurt a. M. 1977, S. 126ff.

an das Alltägliche und scheinbar Selbstverständliche. In der Haltung des ,man' verharrt der Mensch in der Menge, die gar nicht handelt, also nichts tut oder in Aktionismus ausbricht, gedankenlos und außer sich ist.

Erst das Angesprochensein und die Findung des Ichs ermöglichen den Übertritt in eine persönliche Dimension, auf der *ich* mir Gedanken mache. Indem *ich* mir Gedanken mache und genannte Frage stelle, unterbreche *ich* den Lauf der Dinge, werde handlungsaktiv, schalte mich ein in die Welt und übernehme für mich und für sie Verantwortung. Wenn ich die Frage stelle, dann impliziert das bereits, dass *ich* mich auch zum Handeln auffordere und somit die Initiative ergreife.

Somit beruht das Sentiment ,Da muss *ich* etwas tun' auf Verantwortungsübernahme[3] und einer Initiative, die mit einem Handlungsbeginn und einer Zuwendung zur fraglichen Situation zusammenfällt. Der Begriff der Verantwortungsübernahme stützt sich auf einen so genannten schwachen Verantwortungsbegriff. Dem klassischen Modell der Verantwortung waren im Wesentlichen noch folgende drei Elemente inne: die Kausalität (also der Zuschreibung einer Handlungsfolge in Bezug auf eine Person), subjektive Faktoren (wie Intention und Vorauswissen) sowie Normen und Werte (die über die einzelne Person hinausgehen und die Gemeinschaft betreffen, in der die jeweiligen Subjekte Mitglieder sind). Diese Konzeption der engen Beziehung zwischen einem Subjekt und Verantwortung basiert auf der Exklusion der jeweiligen Situation und ihrer Ansprüche, auf einer Subjekt-Objekt-Dichotomie und demzufolge auf einem starken Aktivitätspotential eines Subjektes gegenüber einem passiven und damit aus den moralischen Handlungsbereichen herausgehaltenen Objekt, dem eine moralische (Be-)Handlung zuteil wird. Im Unterschied hierzu fokussiert der so genannte schwache Verantwortungsbegriff weder auf dem Gedanken der Zurechnung bezüglich nur *einer* Person noch auf einer eindeutigen Zuweisung ihrer Intentionen und ihres Vorauswissens. Die Subjekt-Objekt-Trennung wird zugunsten einer Subjekt-Subjekt-Relation abgelehnt[4], denn auch derjenige, dem eine moralische Handlung ,zuteil' wird, ist

---

3 Ein Handeln im hier beschriebenen Sinne bricht aus Heideggers Beschreibung der Uneigentlichkeit, die er mit dem Hinweis auf das „Man" umschreibt. Der hier eingesetzte Handlungsbegriff ist Hannah Arendt entlehnt, die dem Handeln explizit ein Element des Anfangens und des Eintritts in die Welt einflicht. Siehe dies.: *Vita Activa oder vom tätigen Leben,* München 1981. Zum Verantwortungsbegriff vgl. Bayertz, Kurt: Eine kurze Geschichte der Herkunft der Verantwortung, in: ders., *Verantwortung. Prinzip oder Problem?* Darmstadt: WBG 1995, vgl. S. 3ff.

4 Zum Beispiel hat Jaspers mit seinem Existenzbegriff eine strikte Subjekt-Objekt-Trennung ausgeschlossen. „Was nur objektiv ist, ist so existenzlos wie das, was nur sub-

nicht nur Objekt, sondern ein aktiver Teil dieser Handlung, der als Mit-Subjekt
bei der Konstitution von Situationen und Relationen mitwirkt.

Der neuere Begriff der Verantwortung bedeutet somit nicht eine Bewertung der Schwere einer Situation oder Handlung, sondern ein doppeltes Moment: die Übernahme einer Ich-Aktivität und die Anerkennung eines anderen
Ichs als Subjekt, das z.B. der Hilfe bedarf. Die Übernahme von Verantwortung
kann niemals im Modus eines ‚Man' geschehen, man kann nicht Verantwortung übernehmen, da der Konzeption des ‚man' kein Subjektsein zu Eigen ist.
Wenn jemand für etwas, für jemand oder für eine Handlung Verantwortung
übernimmt, so geschieht dies notwendig im Modus der ersten Person (Singular
oder Plural).

Die Beantwortung der Frage „Was soll ich tun?" im Sinne einer persönlichen Einsicht ‚Ich muss etwas tun' bedeutet nicht nur eine Verantwortungsübernahme, sondern auch die Einsicht im Sinne eines Gefühls der Notwendigkeit.

2. DAS GEFÜHL DER NOTWENDIGKEIT: „ICH *MUSS* ETWAS TUN"

Zuletzt wurde gezeigt, dass eine Verantwortungsübernahme und Hand-
lungsinitiative einer persönlichen Dimension bzw. eines Gefühls der Ich-
Aktivität bedarf. Diese Einsicht ist eine persönliche moralische Einsicht, die,
wie nun im Folgenden beschrieben wird, wie ein persönlicher Zwang wirkt:
„Da *muss* ich etwas tun". Eine moralische Einsicht beinhaltet eine apodikti-
sche Evidenz, die zu einem Zwang zum Handeln führt.

In der Geschichte der Philosophie wurde der Begriff der Einsicht nicht
einheitlich bestimmt. Meistens beschrieb er das Erfassen wesentlicher Notwendigkeiten oder Grundstrukturen in bestimmten Zusammenhängen. Ein-

---

jektiv ist." (Karl Jaspers, *Philosophie, Existenzerhellung, Bd. II*, Berlin 1932, S. 344ff.) Die Balance zwischen Subjektivität und Objektivität sieht Jaspers im Verzicht auf persönliche
Macht und im Mut zur persönlichen Verantwortung. Da es für existentielle Entscheidungen niemals Sicherheit geben kann, greift Jaspers zum Medium der Dichtung, zur Offenheit für das 'Andere der Vernunft', zu Wahrheiten als Chiffre, als Symbol oder Bild. Dieser Weg hat ihm in manchen Kreisen den Ruf eingebracht, ein dunkler Mystiker zu sein.
Aber auch ein Denker wie Emmanuel Levinas versucht, die Verantwortung vom Anderen her zu begründen (*Jenseits des Seins oder anders als Sein geschieht*, Freiburg/München: Alber 1992, S. 37ff.).

sicht ist ein Denken, das dem bloßen Glauben oder dem diskursiven Denken gegenübergestellt ist; einsichtsvoll ist das, was ‚offenbar' für den Fragenden ist, so würde bereits Platon argumentiert haben. Wenn wir Einsicht in diesem Sinne verstehen, dann können wir sie in einem phänomenologischen Sinne verstehen, der beansprucht, „zurück zu den Sachen selbst gehen", um nicht von Vorurteilen, allgemeinen Meinungen oder Gewohnheiten ge- oder verleitet zu sein.

Den Begriff und die Methode der Einsicht gebraucht Edmund Husserl im Hinblick auf die Idee der apodiktischen Evidenz, die eine ursprüngliche Anschauung nicht nur eines faktischen Daseins oder eines Soseins umfasst, sondern diese auch als eidetische Notwendigkeit, also als die Idee, dass das Gegebene als solches sein muss, *einsieht*. „Evidenz und Einsicht werden [...] gleichbedeutend verstanden: als apodiktisches Einsehen. [...] [wobei] dem Wort *Einsicht* die besondere Bezeichnung dieser Apodiktizität zu belassen [sei]."[5]

Durch die phänomenologische Reflexion wird versucht, Gewissheiten zu erreichen, die unbezweifelbar, also apodiktisch sind. Husserls Begriff der Einsicht geht zurück auf den cartesianischen Begriff des *intuitus*, der von der Scholastik geformt wurde. In diesem (cartesianischen) gedanklichen Zusammenhang wird die Intuition oder die Einsicht als reine geistige Anschauung verstanden, die wesentliche Inhalte und einfache notwendige Wahrheiten in einem Blick und mit unerschütterlicher Sicherheit erfasst.

Ich möchte den Begriff der Intuition und den der Einsicht differenzieren, weil sie unterschiedliche Dimensionen der Erkenntnis hervorheben. Intuition ist ein sehr spezifischer Begriff, der ohne größere Variationen, soweit ich sehen kann, das unmittelbare Begreifen eines Wesens in einem Blick bedeutete. Husserl interpretiert den Begriff „Intuition" eher im Sinne der Einsicht und damit im Unterschied zum traditionellen Begriff, da er das „notwendig wesentlich Gegebene" auf der Basis der phänomenologischen Reduktion, also einer besonderen Reflexion, anstrebt. Für Husserl können individuelle eidetische und universale wesentliche Allgemeinheiten und die jeweilige Gegebenheitsweise in der Erfahrung in Evidenz ‚eingesehen', also intuitiv erfasst werden. Max Scheler setzt in einigen Hinsichten den Husserlschen Ansatz fort und beschreibt die Möglichkeit einer Intuition in das We-

---

5 Husserl, Edmund: *Ideen zu einer reinen Phänomenologie und phänomenologischen Philosophie. Erstes Buch. Allgemeine Einführung in die reine Phänomenologie.* (Hg.) W. Biemel, Husserliana Bd. III, Den Haag 1950, §137.

sen eines Wertes. Er schreibt: „Die ethische Einsicht ist auf intuitiver Evidenz begründet und nicht auf Bilder oder Symbolen."[6]

Einsicht ist also ein intentionaler Akt, der auf Intuition als auch auf Beschreibungen begründet werden kann, aber dem diskursiven Denken entgegengesetzt wird. Sie bedeutet ein Erfassen einer Anforderung, eines Geschehens, einer Situation oder eines Bedürfnisses eines Anderen im Bewusstsein einer Notwendigkeit. Dieses Bewusstsein der Notwendigkeit „zwingt" zur Handlung und das Erfassen, das Einsehen einer *bestimmten* Anforderung, Situation, eines *bestimmten* Geschehens oder Bedürfnisses zwingt entsprechend zu einer *bestimmten* Handlung(smotivation).

Diese Einsicht, die hier als ein Wertbewusstsein beschrieben werden kann, besteht aber nur, so wird ein Einwand seitens der Kritiker lauten, aus subjektiver Evidenz, die moralische Relevanz *für mich* hat, aber nicht notwendig allgemeingültig ist. Die Allgemeingültigkeit oder allgemeine Verbindlichkeit von Werten und Normen kann aber nur entweder in einem Rechtfertigungsdiskurs *vor* dem Beginn und der Entscheidung zu einer Handlung oder *nachträglich,* nachdem eine Handlung durchgeführt wurde, festgestellt werden. Ein Rechtfertigungsdiskurs begleitet nicht die jeweilige Handlung *während* sie vollzogen wird. Wem an der Klärung des Normen- und Wertediskurses gelegen ist, kann sich in die Gefolgschaft von Kant begeben und entsprechend des Kategorischen Imperativs entscheiden oder zu Aristoteles Tugendethik tendieren und in der sittlich guten Handlung ein Streben nach Glückseligkeit sehen. Oder ein dritter oder vierter Weg wird versucht; welcher Weg auch gegangen wird und mit welcher Überzeugung und Gewissheit entsprechende Ergebnisse vertreten werden, die allgemeingültigen Prinzipien haben für mich keine subjektive Relevanz und werden mich nicht zum Handeln anleiten, *wenn* ich sie nicht *eingesehen* habe und in mein Wertgefühl *übersetzt* habe. Einzuwenden wäre hier, dass dieses Problem durchaus von Kant gesehen wurde und er deshalb das Sollensgesetz im Sinne einer persönlichen Anrede „Du sollst..." konkretisiert. Aber auch dieser Imperativ bedarf des persönlichen Einsehens in der konkreten Situation, um handlungswirksam zu werden.

Kritiker mögen nun fragen, wo denn ein sittliches Wertgefühl herrührt. Setzt die Annahme eines sittlichen Wertgefühls oder eine moralische Einsicht nicht diese bereits als Anlage voraus? Dietrich von Hildebrand vertritt die These, dass eine Person, der es an entsprechender Einsicht mangelt,

---

6   Scheler, Max: *Der Formalismus in der Ethik und die materiale Wertethik,* Bern: Francke 1980, S. 66, 69.

unter „Wertblindheit" leide, dass also bei dieser Person die Dimension des
Sittlichen schlicht wegfalle, sie also auch nicht moralisch handeln könne und
bestenfalls noch Chancen auf eine „Bekehrung" habe.[7] Die Nennung seiner
Position ist kein Plädoyer für eine „Bekehrung", sondern der Hinweis auf
ein qualitatives Moment des Moralischen, das nicht nur mit dem Intellekt
erschlossen oder erfasst wird, sondern vor allem gefühlt werden kann. Diese
Position, die das subjektive Moment privilegiert und das intuitive Erkennen
als das „prima facie" erfasst, wird mit W.D. Ross Intuitionismus genannt.
Letztlich werden mit dieser Richtung zwei Thesen vertreten: Das in einer
konkreten Situation „Gesollte wird ‚auf den ersten Blick' als ursprüngliche
Sollensforderung erlebt und spontan ohne weitere begriffliche Aufschlüsse-
lung als berechtigter (oder unberechtigter) Anspruch eingesehen."[8] Und
darüber hinaus sei die moralische Intuition selbst, die unmittelbare Erkenntnis, prinzipiell verallgemeinerbar und für jedermann verbindlich. Die
letzte These möchte ich ohne die Einbeziehung einer Diskussion oder einer
Begründung als unhaltbar ablehnen. Bezüglich der ersten These möchte ich
zwei Aspekte ansprechen: Erstens wird eine begriffliche, intellektuelle Dimension von einem intuitiven Erfassen nicht notwendig ausgeschlossen.
Eine Notwendigkeit kann erlebt werden wie ein leiblicher Zwang und auch
wie eine vernunftgemäße Evidenz. Zweitens berührt die These der Existenz
einer moralischen Intuition noch nicht die Frage der Genese derselben.
Auch wenn sie möglicherweise als ursprüngliches Sollen erfahren wird, so
kann dieses Ursprüngliche beschrieben werden, aber die Konstitution der
moralischen Intuition mit ihrem gefühlten Zwang bleibt unbefragt. Der eine
Weg, auf diesen Aspekt einzugehen, wäre z.B. mit R. M. Hare[9] auf Lernprozesse und Erziehung zu verweisen, also letztlich anzunehmen, dass Werte
und Normen, ähnlich wie Höflichkeitsregeln, verinnerlicht werden und man
sich entsprechend nach ihnen richtet. Dieser Weg, so überzeugend er sein
mag, berührt nur zum Teil die angesprochene Thematik: Selbst wenn die
Frage des Analogieschlusses nicht berücksichtigt wird, also die Frage, wie
von einer allgemeinen Erziehung zur Hilfsbereitschaft geschlossen wird,

---

[7]   Vgl. Hildebrand, Dietrich von: *Die Idee der sittlichen Handlung – Sittlichkeit und ethische Wert-
      erkenntnis,* Darmstadt 1969, S. 148.
[8]   Zitiert aus Pieper, Annemarie: *Einführung in die Ethik,* Tübingen/Basel: Francke 2003⁵, S.
      247. Siehe Ross, W.D.: *Foundations of Ethics,* Oxford 1960. We apprehend our *prima facie*
      duties in much the same way that we apprehend the axioms of mathematics or geometry:
      we do so by reflecting on "the self-evident *prima facie* rightness of an individual act of a
      particular type."
[9]   Hare, R.M.: *Sprache der Moral,* Frankfurt a. M. 1972.

dass im konkreten Fall, z.B. bei einem Badeunfall im Meer, tatsächlich auch geholfen wird, dann bleibt immer noch die argumentative Lücke bestehen, wo im konkreten Falle der Notwendigkeitscharakter der moralischen Einsicht herrührt. Eine Antwort könnte zur Behauptung führen, dass eine geglückte Erziehung notwendig zu moralischen Handlungen führt, aber mit dieser Argumentation würde die moralische Einsicht als eigenständiger Akt schlicht übersprungen und die moralische Handlung wäre ein notwendiges Ergebnis einer gelungenen Erziehung. Wenngleich die Erziehung bestimmte Verhaltensregeln befördern und unterstützen kann, so führt sie nicht *notwendig* zu bestimmten Ergebnissen.

Wenn man zugesteht, dass Erziehung und Lernprozesse wichtige Stationen der moralischen Entwicklung eines Menschen sind, so führen sie doch nicht *notwendig* zur moralischen Einsicht bzw. zur moralischen Handlung. Wenn desgleichen Erziehung nicht hinreichend sein mag, so will ich damit nicht sagen, dass sie nicht notwendig ist. Gerade wenn an die Gewissensbildung gedacht wird, dann muss auf Erziehung und gesellschaftliche (Normen-)Einflüsse verwiesen werden. Wird eine Handlung zur Vermeidung eines schlechten Gewissens unternommen, so heißt das, dass sie entweder nicht vom Element der moralischen Einsicht begleitet wurde oder dass eine moralische Einsicht vorliegt, aber unbewusst das Gewissen die Grundlage zum Handeln gebildet hat. In beiden Fällen würde der Handelnde letztlich unter dem Einfluss von Außen[10] gehandelt haben, aber eben nicht aufgrund der subjektiven Einsicht, die einen persönlichen moralischen Zwang zu einer bestimmten Handlung ausübt. Diese bestimmte Handlung beinhaltet auch die Dimension des ‚richtigen‘ Handelns, nämlich eine situative Einschätzung.

## 3.	DAS ‚RICHTIGE‘ HANDELN UND DIE SITUATIVE EINSCHÄTZUNG: „ICH MUSS *ETWAS TUN* "

Die Handlungsdimension des ‚richtigen‘ Handelns, d.h. die richtige Einschätzung einer Situation, erfordert, dass *entsprechend* einer Situation gehan-

---

10	Dieses „Außen", also der gesellschaftliche Bereich, in dem Normen und Werte gebildet werden, unterliegt und leitet den Diskurs (Gesellschaft und Geschichte), in dem die Allgemeinverbindlichkeit und Richtigkeit derselben zur Disposition gestellt werden.

delt wird. Die meisten Handlungen erfolgen aus einer Situation heraus und werden nicht im Vorfeld abstrakt sorgfältig erwogen.

Das situative Handeln, das den Anspruch hat, entsprechend einer Situation ein ‚richtiges' Handeln zu sein, kann entweder *strategisch* oder *moralisch* richtig sein (oder auch beides). Die Einsicht in das strategisch Richtige wird sich am Erfolg erweisen, auch wenn die Handlung nicht notwendig moralisch gerechtfertigt ist. Ein strategisches Denken ist zielorientiert, an einem Kosten-Nutzen-Kalkül ausgerichtet und dient bestimmten Zwecken. Die Kenntnis, worum es in einer betreffenden Situation geht, ist unabdingbar. Erweist sich die strategische Einsicht nachträglich als falsch oder uneinsichtig, kann immer noch aus der Perspektive des Handelnden argumentiert werden, dass er sich auf diese Weise und mit den eingesetzten Mitteln den Erfolg versprochen hat. Somit verfolgt die strategische Einsicht eine bestimmte Intention, deren Ziel und Zielerfüllung nachträglich beurteilt werden können.

Die moralische Einsicht ist ein Wertbewusstsein. Sie ruht in der Mitmenschlichkeit, wie z.B. dem persönlichen Mitgefühl, und in der mitmenschlichen Bezogenheit. Die moralische Einsicht übt, wie schon diskutiert, einen Zwang zu einer bestimmten Handlung aus, ihre Quelle ist aber nicht der Erfolg der Handlung oder ein bestimmter Zweck. Ob die Bedeutung dieser Handlung (vorausgesetzt die Erklärungen über sie sind gültig) gerechtfertigt oder legitim ist, hängt nicht von der moralischen Einsicht oder vom Wertgefühl des Handelnden selbst ab. Die allgemeine Beurteilung der Legitimität der Handlungen ist den gesellschaftlichen und kulturellen Rechtfertigungsdiskursen überlassen. Wenn eine moralische Einsicht nachträglich als nicht gerechtfertig interpretiert wird, ist dennoch der empfundene moralische Zwang nicht zu verleugnen.

Da die strategische Einsicht ein Kosten-Nutzen-Kalkül bzw. eine Mittel-Zweck-Rechnung verfolgt, kann ihr eine gewisse Skrupellosigkeit im Hinblick auf die eingesetzten Mittel angelastet werden, da der Zweck zum alleinigen Maß des Mittels werden könnte. Dass der Zweck die Mittel heilige, glaubt heutzutage wohl kaum jemand. Das Ausbrechen aus diesem Gedankengang bedeutet, dass sich die handelnde Person auf eine moralische Ebene begibt und sich mindestens potentiell für das Wirken einer moralischen Einsicht öffnet.

Aus der bisherigen Diskussion wird geschlossen, dass die moralische Einsicht nicht nur einen möglichen Handlungserfolg im Blick hat, sondern auch die praktisch und moralisch vertretbaren Handlungsweisen. Das heißt, die moralische Einsicht umschließt nicht nur die Notwendigkeit zur Handlung, sondern auch die Art und Weise einer Handlung und die Adäquatheit der Mittel zur Durchführung derselben. Klassische Beispiele für die Verhältnismäßigkeit der Mittel werden häufig im medizinischen Bereich gefunden. Medizinische Experimente, die das Ziel haben ein neues Medikament auf seine Unbedenklichkeit zu testen, sind moralisch nicht vertretbar, wenn die Gesundheit der Versuchsteilnehmer durch die Experimente gefährdet ist.

Wird die moralische Einsicht als situative Einsicht verstanden, an die die Anforderung gestellt wird, zu moralisch und praktisch vertretbaren Handlungsweisen aufzufordern, muss der Begriff der Situation stärker in den Blick kommen. Der Begriff der Situation umfasst nicht ein neutrales Wahrnehmungs- und Betätigungsfeld, sondern umschließt immer schon eine bestimmte Wahrnehmung, die bestimmte Handlungen provoziert. Hans Joas[11] rückt den Begriff der Situation an die Stelle des Zweck/Mittel-Schemas, da er geeignet erscheint, als Grundkategorie einer Handlungstheorie aufzutreten. Er begründet diesen Gedanken mit Verweis auf Dietrich Böhler[12], der darauf aufmerksam macht, dass eine Situation dem Handeln vorausgeht, da sie uns widerfährt, wir in sie geraten und *dann* auf sie antworten und uns von ihr herausfordern lassen. Somit ist Handeln fundiert in „vorreflexiven Situationsbezügen" und als Antwort auf Situationen gedacht.[13] Wird Handeln auch als ein Antworten verstanden, wird es nicht nur aus einem Mittel/Zweck-Schema herausgelöst, sondern auch einem dialogischen Modell überantwortet, zu dem einsichtsvoll und reflexiv Stellung, die sich an Werten und Erfahrungen orientiert, im Hinblick auf eine Kontextualisierung der Situation in der Welt und auf die jeweiligen vorreflexiven Strebungen bezogen wird. Eine situative Einsicht in diese vorreflexiven Situationsbezüge bedeutet eine Konkretisierung des in der Situation befindlichen Aufforderungscharakters an die Person, die in diese Situation gerät und das Geschehnis in der Situation widerfährt. Die moralische Handlung, die von der moralischen Einsicht genötigt wurde, konkretisiert den Aufforderungscharakter der Situation und die in dieser Handlung beinhalteten Werte.

---

11 Joas, Hans: *Die Kreativität des Handelns,* Frankfurt a. M.: Suhrkamp 1992, S. 235f.
12 Böhler, Dietrich: *Rekonstruktive Pragmatik. Von der Bewußtseinsphilosophie zur Kommunikationsreflexion: Neubegründung der praktischen Wissenschaften und Philosophie,* Frankfurt a. M. 1985.
13 Joas, ebd., S. 237.

4. „ICH MUSS ETWAS TUN..." – DIE ANERKENNUNG MIT-
MENSCHLICHER BEZOGENHEIT

Die Frage „Was soll ich tun?" beinhaltet nicht nur den Sollenscharakter, eine Handlung und ein Ich, sondern impliziert ein Ich, das in einer bestimmten Situation etwas für jemanden tut.[14] Eine moralische Einsicht vollzieht sich immer in Bezug auf andere Menschen (und manchmal auch in Bezug auf Tiere oder die Umwelt). Diese These beinhaltet zwei Aspekte: zum einen den Aspekt, dass eine Handlung nicht nur ein zu behandelndes Objekt betrifft, sondern immer ein anderes mindestens potentiell handelndes Subjekt, zum anderen werden moralische Handlung immer in einem mitmenschlichen Beziehungsgefüge unternommen, wobei auch das moralische Bewusstsein den Anderen *mit* im Blick hat. Moral ist ein Bindeglied zwischen Menschen und hat letztlich die Aufgabe die Beziehungen zwischen den Menschen (auch zwischen Menschen und der Umwelt) zu stärken.

Der erstgenannte Aspekt bedeutet, dass ich mich durch eine moralische Einsicht aus einer Situation heraus in eine (andere) Situation einschalten muss. Ich muss z.B. in Beziehung treten mit einer Person, der geholfen werden muss oder mit der ich helfe. Jede moralische Einsicht beinhaltet somit (durch die Einsicht, dass etwas *für* und *mit* jemandem, getan werden muss) eine (neue) Beziehungsaufnahme oder eine Stärkung einer bereits bestehenden Beziehung. Moralische Einsichten und moralische Handlungen erhalten und stiften somit menschliche Beziehungen. Was wäre nun, wenn entweder die Einsicht oder die Handlung wegfallen würde? Angenommen, jemand hat die moralische Einsicht jemandem zu helfen, entzieht sich aber dem moralischen Zwang und verweigert somit die moralische Handlung oder er hat die Einsicht, kommt aber aufgrund äußerer Hindernisse nicht zum Handeln, dann hat er freilich den prinzipiellen Wert des Helfens (entsprechend dieses gewählten Beispiels) bestätigt, ihn aber nicht in eine tatsächliche Handlung umgesetzt und er ist der in der Einsicht angelegten Beziehungsaufnahme nicht nachgegangen. Wurde nun einer Person eine moralische Handlung unterstellt, die diese unternommen hat, ohne eine moralische Einsicht zu haben – eine Variante, die sicherlich häufig vorkommt – , dann kann diese sehr wohl eine mitmenschliche Beziehung eröffnen oder stärken.

---

[14] Im Zusammenhang der Tierethik oder Umweltethik kann dies „jemand" auch ein „etwas" sein.

Zwei Möglichkeiten müssen in diesem Zusammenhang unterschieden
werden: erstens die Möglichkeit, Beziehungen zu knüpfen, die aufgrund des
Miteinander-Handelns und Sprechens entstehen. Dadurch, dass Menschen
sich im Handeln und Sprechen aufeinander beziehen, entsteht ein Bereich
zwischen den Menschen, in dem sie jeweils als Handelnde und Sprechende
zum Vorschein kommen. Dieser Bereich ist der, den Hannah Arendt als den
„Zwischenraum" bezeichnet, in dem Menschen ihren Interessen – ihrem
‚inter-est' – nachgehen.[15] Entscheidend für das Handeln ist die Sprache,
denn sie identifiziert den Handelnden und erklärt die Handlung. „Gäbe es
[...] ein prinzipiell wortloses Handeln, so wäre es, als hätten die aus ihm
resultierenden Taten auch das Subjekt des Handelns, den Handelnden selbst
verloren; nicht handelnde Menschen, sondern Roboter würden vollziehen,
was für Menschen prinzipiell unverständlich bleiben müßte. Wortloses
Handeln gibt es streng genommen überhaupt nicht, weil es ein Handeln
ohne Handelnden wäre."[16] In diesem Arendtschen Zusammenhang scheint
die moralische Dimension ausgespart, doch wenn man bedenkt, wie zer-
brechlich das menschliche Bezugsgewebe ist und wie leicht sich Menschen
in ihren alltäglichen Angelegenheiten miteinander verstricken, dann scheint
die ordnende Kraft der Moral erforderlich. Arendt verweist deshalb auf die
Fähigkeiten des Versprechens und Verzeihens; beides sind Fähigkeiten, die
dem unsteten Handeln und dem dünnmaschigen Beziehungsnetz Solidität
verleihen könn(t)en.

Die andere Möglichkeit betrifft direkt die Frage nach der Notwendigkeit
der moralischen Einsicht für das Handeln in Beziehungen. Da die moralische Einsicht ein intentionaler Akt ist, ist sie ein Wert- und Bedeutungsbe-
wusstsein. Als Intentionalität ist sie gerichtet auf etwas als etwas, das sie
moralisch als wertvoll anerkennt. Somit beinhaltet die moralische Einsicht
immer eine Zuwendung *zur* und Aufforderung *von* der Welt, eine Zuwendung *zum* und Aufforderung *vom* Anderen. Die einsichtsvolle Zuwendung
zur Welt und zum Anderen beinhaltet die Anerkennung der Beziehung mit
dem Anderen und der Welt. Da Moral sich auf die „gute" zwischenmenschliche Beziehung richtet, beinhaltet entsprechend die moralische Einsicht die
Anerkennung der zwischenmenschlichen Beziehungen und deren Erhalt
bzw. Schaffung. Die Handlung, die der moralischen Einsicht folgt, basiert in
gewissem Sinne auf dem Kantischen subjektiven Prinzip des Wollens, das
als Leitgedanke eines guten Willen menschliche Beziehungen anerkennt und

---

15   Arendt, Hannah: *Vita Activa oder Vom tätigen Leben,* München: Piper 1987[5], S. 173.
16   Arendt, op.cit., S. 168.

moralische Werte für die Menschheit will. Deshalb erscheint nicht nur eine Person in einem Handlungszusammenhang, sondern auch moralische Anerkennung einer bestimmten Handlungsweise, z.B. des Helfens, und der Wert, dass *mit* anderen *für* andere gehandelt werden *soll*. Das heißt, durch das Wertbewusstsein, das mindestens dem Handelnden durch die moralische Einsicht zugänglich ist und von dem er nachträglich berichten kann, wird das Sollensgesetz als subjektives Prinzip eines einzelnen, nämlich dessen, der gehandelt hat, in die Welt eingeführt. Der Handelnde erscheint also als jemand, der sein subjektives Prinzip und seine bestimmten moralischen Werte im Handeln konkretisiert und in die Welt bringt.

Der Unterschied, ob jemand mit oder ohne moralische Einsicht gehandelt hat, wird relevant, erstens im Zuge eines Rechtfertigungsdiskurses bezüglich der moralischen Legitimität der Handlung, zweitens im Zusammenhang der moralischen Beurteilung der handelnden Person und drittens bezüglich der moralischen Werte, die als subjektives Prinzip von einem Handelnden in der Welt zur Erscheinung gebracht werden. Wird ohne moralische Einsicht gehandelt, kann einer Handlung und einem Handelnden bestenfalls erst nachträglich ein moralischer Wert aufgrund eines moralisch wertvollen Resultates zugesprochen werden. Das subjektive Prinzip des Moralischen bliebe ohne moralische Einsicht unterbestimmt. Das hieße, dass sich die handelnde Person während ihrer Handlung nicht als moralisch Handelnde erfahren hat und sie der Beziehung zwischen den Menschen keine moralische Anerkennung zugemessen hat. In diesem Falle hätte der Handelnde sich nicht als jemand, der sein persönliches Sollensprinzip einbringt, manifestiert, sondern nur als Teil einer Strategie oder Funktion, die von ,außen' gesteuert wird. Weil sie der mitmenschlichen Beziehung im Handeln keinen Anerkennungswert in einer moralischen Einsicht zugesprochen hat, bindet sie selbst sich nicht moralisch an den Wert mitmenschlicher Beziehung(en).

Eine moralische Handlung und ein Wertfühlen sind ohne ein mitmenschliches Beziehungsgefüge undenkbar. Das bedeutet, dass das Wertgefüge einer Gesellschaft, geradezu der Welt, durch jede moralische Einsicht und Handlung in subjektiver und objektiver Hinsicht gestärkt wird. Die Einsicht verbleibt im subjektiven Dasein, die Handlung wird sichtbar im objektiven Raum und eröffnet für das subjektive Prinzip einer Person den Handlungsraum, in dem die moralischen Werte reiteriert werden und erscheinen können. Die beiden Aspekte der Beziehungsknüpfung als auch der Wertbestätigung implizieren eine Weltzugewandtheit, die im Rahmen einer

Handlung und auch im Vorfeld einer Handlung ihre Berücksichtigung finden muss.

5. Eine Haltung der Weltzugewandtheit

Jede moralische Einsicht im Sinne „Da muss ich etwas tun" bedeutet für die Person eine Aufforderung, sich der Welt handelnd zuzuwenden. Wenn eine Weltzugewandtheit nicht bereits im Hintergrund des Handelnden schlummert, dann begeht eine Person, die mit moralischer Einsicht handelt, einen Neuanfang und verwandelt ihre Weltabgewandtheit in eine Weltzugewandtheit. Die Radikalität dieser Einstellungsänderung bedeutet immer eine Außerordentlichkeit, die Handlungsaufforderung durch eine Situation und die moralische Einsicht dieser nachzugehen, dann gerade den weltabgewandten Menschen wie einen Neuanfang treffen. Neuanfänge sind möglich, wenngleich eine prinzipielle Haltung Weltzugewandtheit dem Aufforderungscharakter einer Situation und der Mitmenschen eher auf „Gehör" stößt. Diese Weltzugewandtheit umfasst die prinzipielle Bereitschaft, sich um die Mitwelt und Umwelt zu kümmern. Dieses Sich-Kümmern, dieses Sich-Sorgen wird von Menschen in unterschiedlichen Schattierungen und Bereichen vertreten, wobei die Balance zwischen völliger Weltzugewandtheit und Weltabgewandtheit gehalten werden muss. Eine völlige Weltzugewandtheit würde mit dem Verlust des Denkens und Selbst einhergehen, während die völlige Weltabgewandtheit die Atomisierung und Isolierung des Selbst bedeuten würde, dem somit ein Handeln und die Beziehungsaufnahme mit anderen Menschen versagt bliebe. Der Totalitarismus wäre ein Beispiel für eine solche Gesellschaft. Radikal gedacht würde in einer totalitär strukturierten Gesellschaft der Versuch einer moralischen Handlung bereits einen Versuch des Neuanfangs bedeuten und, umgekehrt gedacht, ein (gewaltloser) Neuanfang würde nur durch eine moralische Einsicht und ein Handeln für den weltlichen Zusammenhang zwischen den Menschen ermöglicht werden können.

Die Weltzugewandtheit ist nicht nur eine mögliche persönliche Einstellung, sondern sie umfasst auch die Prämisse, dass Menschen auf der Erde zusammenwohnen müssen. Aus dieser Annahme entwickelt Hannah Arendt einerseits die politische Forderung nach dem „Recht, Rechte zu haben" für alle Menschen, also die gegenseitige politische Anerkennung der Menschen, und sie schließt daraus die weitere Forderung nach einem Prinzip der Toleranz, das ihr intersubjektives, radikal demokratisches und nicht konsensorientiertes Denken stützt. Andererseits gründet sie ihre ethische Orientierung in dem Gebot „amor mundi", das übersetzt wird als „Liebe der Welt". Der in diesem Postulat befindliche Genitiv deutet auf ein akkusativisches Moment im Sinne einer Liebe für die Welt und auf ein dativisches Moment im Sinne einer Liebe von der Welt. Beide Momente verweisen auf eine Beziehungsstruktur zwischen der Welt und dem Individuum, aber so gestaltet, dass sich die beiden nicht gegenüberstehen, sondern ineinander gespannt sind. Die Welt befindet sich im Individuum und das Individuum ist die Welt. In jeder Handlung *zur* Welt und *für* die Welt, also in jeder Handlung *für* einen anderen Menschen, findet sowohl die Weltzugewandtheit als auch die Beziehungen in der Welt ihre Bestätigung. Die Welt ist nicht ein Objekt oder ein Raum mit Objekten, sondern ein Raum mit in Beziehung stehenden anderen Subjekten. Das heißt, die Welt ist eine menschliche Welt, eine Welt mit Menschen, die nur in und durch Beziehungen in Erscheinung treten und die wiederum dadurch, dass sie in ihren Beziehungen in Erscheinung treten, auch eine Welt sichtbar machen. Eine Welt ohne Beziehungen ist implodiert und die Menschen fühlen sich verlassen, da sie nur in der Weltzugewandtheit der verschiedenen Menschen in ihren Beziehungsstrukturen und ihrer Pluralität sichtbar sind.

Wenn also ohne moralische Einsicht gehandelt wird, dann kann sicherlich in einem Rechtfertigungsdiskurs eine Handlung als moralisch beurteilt werden, aber die Gefahr bestünde, dass wir das subjektive Prinzip eines jeden Handelnden und die für ein Zusammenleben in der Welt notwendige Mitmenschlichkeit einer Funktionalität oder einem Kosten-Nutzen-Kalkül unterstellen. Die moralische Einsicht als die subjektive Einschleusung von Werten ist eine Wurzel des moralischen Handelns und der mitmenschlichen Welt.

2.

Ethik des technischen Handelns

Rechtfertigungsdiskurse

Carl Friedrich Gethmann, Thorsten Sander

0 Einleitung

Zwischen den Ansätzen der Praktischen Philosophie und den soziologischen Paradigmen besteht ein Schisma hinsichtlich der Rekonstruktion und Explikation von Handlungsorientierungen, das wenigstens und in wirkmächtiger Weise bis auf die wissenschaftstheoretischen und soziologischen Arbeiten von Max Weber zurückgeht. Weder der in den zwanziger Jahren ausgetragene Werturteilsstreit[1] noch der Positivismusstreit[2] der sechziger oder der Begründungsstreit[3] der siebziger Jahre haben bis heute zu einer einvernehmlichen Klärung geführt. So nimmt es nicht Wunder, dass die Auseinandersetzungen sich auch hinsichtlich der Explikation des technischen Handelns in der Ethik der Technik einerseits und der soziologisch dominierten Technikfolgenabschätzung andererseits reproduzieren. Die Diskussionen der letzten Jahre, so zuletzt um einen Aufsatz von Grunwald (1996), zeigen, dass es sich bisher kaum lohnt, die Kontroverse als eine Auseinandersetzung um „die Technik" zu betrachten. Technikphilosophische Spezifizitäten der Debatte können allenfalls erkennbar werden, wenn der Grundsatzstreit noch einmal verdeutlicht (wenn schon nicht gelöst) wird. Die Debatte um Grunwalds Aufsatz hat dabei zumindest gezeigt, dass die Diskussion bisher nur partiell in einem Austausch von Argumenten besteht (am meisten noch unter denen untereinander, die der philosophischen Profession zugerechnet werden), sondern eher aus Reaktionen des Kopfschüttelns oder Achselzuckens (von bloßer Polemik ganz abgesehen). Ein Deutungsversuch dieser Körperbewegungen ist dieser:

---

[1] Vgl. die Dokumentation in Albert 1971.

[2] Die wichtigsten Arbeiten im Umfeld der Debatte finden sich in Adorno et al. 1972.

[3] Im Anschluss an H. Alberts *Traktat über kritische Vernunft* (1968) vor allem zwischen dem Kritischen Rationalismus, der Kritischen Theorie (J. Habermas), der Transzendentalpragmatik (K.-O. Apel) und der Erlanger Schule geführt; vgl. Mittelstraß 1974 und Gethmann u. Hegselmann 1977.

- Soziologen (und andere Sozialwissenschaftler) können sich offenkundig gar nicht vorstellen, dass noch einmal Wissenschaftler ernsthaft mit einem Programm von normativer Ethik auftreten, da doch deren Unmöglichkeit spätestens seit Max Weber als ausgemachte Sache zu gelten hat.[4]

- Philosophen können sich gar nicht vorstellen, dass man auf das Ziel einer normativen Ethik als Ziel wissenschaftlicher Bemühungen verzichten kann, obwohl ihnen nicht erst andemonstriert werden muss, welche Schwierigkeiten in der Erfüllung dieser Zielsetzung liegen.

Für Ethik und Soziologie geht es in diesem „Streit der Fachbereiche" in der Tat ums Ganze, und dies lässt gelegentliche aggressive Unter- und Obertöne verständlich erscheinen. Wenn die Soziologie Recht hat, ist Ethik als wissenschaftliches Unternehmen gescheitert; lediglich ihr Gegenstand, die Moralen (im Sinne von Systemen von Üblichkeiten [ἔθη]), müssen und können noch erforscht werden – damit würde das Thema den Soziologen gehören. Wenn die Philosophie dagegen Recht hat, dann ist soziologische „Wertforschung" zwar nicht unmöglich, aber pragmatisch witzlos, denn was normativ gilt, braucht zumindest im Rahmen einer philosophischen Ethik nicht bezüglich seiner faktischen Anerkennung untersucht zu werden. Diese ist jedenfalls für die Geltungsfrage so uninteressant wie die soziologische Untersuchung von Eigentumsdelikten für die Frage der Geltung des Eigentumsrechts. Soziologie würde so letztlich auf Demoskopie reduziert. Beide Fächer kämpfen also um die Relevanz wichtiger Teile ihres vermeintlichen intellektuellen und institutionellen Kompetenzfeldes.

Im Folgenden wird die philosophische Position hinsichtlich Möglichkeit und Notwendigkeit einer normativen Ethik verteidigt. Für diese Position sprechen – vor allen inhaltlichen Auseinandersetzungen – zunächst zwei gewichtige *methodische* Argumente:

(a) Die soziologische Position beruht auf einer *Unmöglichkeitsbehauptung* (hinsichtlich der normativen Ethik). Unmöglichkeitsbehauptungen aber sind verdeckte Generalisierungen: „Für alle denkbaren Ethiken gilt: sie sind unmöglich". Dies ist allerdings bestenfalls für alle bis zu Max Weber oder heute oder zum Zeitpunkt t_i realisierten Ethiken dargetan. Logisch lässt sich daher allenfalls eine Un*wirklichkeits*behauptung, nicht eine Un*möglichkeits*be-

---

4   Zur Unmöglichkeitserklärung werden hier auch die Irrelevanzthesen gerechnet; vgl. etwa Luhmann 1990 und Beck 1986; speziell zur Konzeption einer Ethik der Technik vgl. Luhmann 1986 und Beck 1988, dazu Bechmann 1993.

hauptung vertreten. Zur Unwirklichkeit eines Instruments, das man braucht, sollte man sich aber verhalten, wie der Feuerwehrhauptmann zur Rettungsleiter: Wenn man einer Sache entbehrt, die man braucht, sollte man sie sich beschaffen. Die philosophischen Ethiker jedenfalls sind nicht unbedingt mit dem Zustand der Ethik zufrieden, sie betrachten diesen Zustand jedoch als Appell, die Situation zu verbessern. Die soziologischen Ansätze stellen demgegenüber eine logisch nicht gerechtfertigte Resignationsposition dar. Für wissenschaftliche Aufgaben, die schwer zu lösen sind (und es gibt nur noch solche!), gilt demgegenüber: Resignieren sollte man erst, wenn es einen Unmöglichkeitsbeweis gibt – und dafür ist immer noch Zeit.

(b) Die soziologische Position stellt einen unhaltbaren *naturalistischen Reduktionismus* dar. Sie reduziert normative Geltung auf eine in bestimmter Weise aggregierte faktische Geltung. Reduktionen sind in den Wissenschaften zwar nicht a priori illegitim. Die entscheidende Frage ist aber, ob pragmatische und semantische Bedeutungen, auf die durch die Reduktion verzichtet wird, zum Kern des Vorhabens gehören oder nicht. Die Reduktion von normativer auf faktische Geltung ist jedoch pragmatisch nicht hinnehmbar. Normative Orientierungssysteme sind nämlich auch nach soziologischer Auffassung lebensnotwendig. Über sie lässt sich eben nur rational (letztlich) nichts Verbindliches sagen. Es wird also über Verbindlichkeiten gesprochen, über die sich nichts Verbindliches sagen lässt, in Bezug auf deren Durchsetzung vielmehr letztlich Kampf auf Leben und Tod herrscht. Dies ist zwar kein logischer Widerspruch – aber eben doch ein nicht wünschenswerter Zustand. Besser: wenn man den Zustand als unerwünscht betrachtet, wird man nicht sehr leicht geneigt sein, an seiner prinzipiellen Überwindbarkeit zu zweifeln.

Diese Kritik an der soziologischen Ethik-Kritik ist in der Vergangenheit in zwei Vorwürfen zusammengefasst worden: dem Vorwurf des normativen Defizits und der naturalistischen Handlungserklärung (vgl. Gethmann 1994). Diese Kritikpunkte sind allerdings in dem Sinne pauschal, als sie sich bezogen auf die verschiedenen Paradigmen der Soziologie (z.B. behavioristische Lerntheorie, empirische Sozialforschung, symbolischer Interaktionismus, marxistische Gesellschaftstheorie, Systemtheorie) jeweils anders darstellen.[5] Grundsätzlich ist jedoch gegenüber allen Ansätze zu vertreten:

(a) Moralische Aussagen erheben Anspruch auf direkte Handlungsregulierung. Dies ist unumstritten. Umstritten ist, ob es für diese Ansprüche

---

[5] Nicht betroffen sind Ansätze wie die Theorie des Kommunikativen Handelns (J. Habermas), die deswegen auch als Sozial*philosophie* zu rubrizieren sind.

Rechtfertigungen geben kann und ob über diese Rechtfertigungen gegebenenfalls nach rationalen Gesichtspunkten befunden werden kann, wie es die großen Paradigmen der Ethik (Tugendethik, Verpflichtungsethik, Nutzenethik) beanspruchen. Gegenüber dieser Zuversicht weist jeder soziologische Zugang ein normatives Defizit auf. Er beansprucht nicht selbst normative Geltung, sondern verhält sich zu ihnen deskriptiv (erforschend, beschreibend, erklärend – wie auch immer).

(b) Der Akteur erfährt sich im Handeln und im Hervorbringen von regulativen Geltungsansprüchen als Initiator seiner Aktion (dies besagt die Metapher des „Willens"). D.h. negativ: er versteht seine Aktion als Ursache, nicht als Wirkung dahinter liegender psychischer oder sozialer Ursachen (einschließlich holistischer Ursachenkomplexe, Systemrationalitäten usw.). Dabei muss nicht bestritten werden, dass Handlungen auch als Wirkungen expliziert werden können – insoweit soll die Möglichkeit von Sozialwissenschaften oder auch Naturwissenschaften vom Menschen nicht bestritten werden. Entscheidend ist, dass derartige Untersuchungen das Selbstverständnis des Akteurs nicht treffen. Nun könnte sein, dass der Akteur sich täuscht, verblendet ist, krank ist oder sein Selbstverständnis aus anderen Gründen nicht für bare Münze zu nehmen ist; in vielen Fällen wird das zutreffen. Einen Naturalismus[6] der Handlungserklärung vertritt jedoch, wer annimmt, dass die Vorstellung des Akteurs, er verfolge in reiner Spontaneität die Realisierung von Zwecken, *a priori* nicht ernst zu nehmen ist, es sich bestenfalls um einen nützlichen Irrtum handelt, auf den der aufgeklärte Sozialwissenschaftler so wenig hereinfällt, wie der Richter auf die Schutzbehauptungen des Angeklagten.

Über der Diskussion zwischen Soziologie und Philosophie hinsichtlich der Grundlagen der Handlungstheorie und Ethik liegt in diesem Jahrhundert ein dichter Nebel, den bislang keine wissenschaftliche Debatte auflösen konnte. Die effektivste Nebelbombe ist in diesem Zusammenhang das Wort „Wert". Es ist den Soziologen gelungen, das Wort „Wert" zum Unternehmen Ethik in ein kaum noch auflösbares pseudo-analytisches Verhältnis zu setzen. Vor allem in Deutschland kann man hohe Wetten darauf setzen, dass, wenn man „Ethik" sagt, der Gesprächspartner im nächsten Satz „Wert" sagt. Dabei ist nicht zu leugnen, dass der Wertbegriff eine philoso-

---

6   Die Bedeutung von „Naturalismus" wird hier auf die seit G.E. Moore geführte Debatte um den „naturalistischen Fehlschluss" bezogen; es geht also nicht direkt um die Frage von Materialismus oder Epiphänomenalismus im Zusammenhang mit der Leib-Seele-Diskussion.

phische Erfindung ist. Nachdem Max Scheler und Nicolai Hartmann in den zwanziger Jahren eine Wertphilosophie konzipiert haben, ist diese allerdings von der professionellen Philosophie sehr schnell verworfen worden, einmal wegen ihres ethischen Rigorismus (eine Werthierarchie lässt kein moralisches Abwägen zu, was grob gegenintuitiv ist – ganz anders verhält es sich übrigens mit der als „formal" denunzierten Kantischen Verpflichtungsethik), vor allem jedoch wegen ihrer überzogenen *ontological commitments* (kurz gesagt: Werte „gibt es" gar nicht). Damit ist die Wertphilosophie untergegangen, und es gibt kaum einen Philosophen, der die Wertphilosophie (im Unterschied zu den drei klassischen Konzeptionen der Tugendethik, Verpflichtungsethik und Nutzenethik) auch nur unter die interessanten Paradigmen rechnet.[7]

Wieso umgibt uns dann aber (vor allem in Deutschland) der Nebel des Wert-Jargons, wenn immer man versucht, moralische Fragen zu thematisieren oder sogar zum Gegenstand ethischer Kritik zu machen? Das liegt daran, dass sich die Soziologen dieses Jargons angenommen haben und als das bestimmende Sprachspiel faktisch durchgesetzt haben. Dabei hat sich eine interessante Bedeutungsverschiebung ergeben. Ausgehend vom Neukantianismus (dieser wiederum angeregt durch eine durchaus harmlose Aussage Kants[8]) versuchte die Wertphilosophie, die Irrelativität moralischer Geltung nach dem Muster kognitiver Geltung zu explizieren. Dabei unterstellte man (was durchaus problematisch ist), dass die Irrelativität kognitiver Geltung dadurch konstituiert ist, dass die entsprechenden Geltungsansprüche auf „Tatsachen" beruhen. Sollen moralische Geltungsansprüche irrelativ sein, muss ihnen also – so die Argumentation der Neukantianer – in analoger Weise etwas Objektives zugrunde liegen. Als solche „Objekte" wurden die Werte angenommen. Diese waren für die Wertphilosophie allerdings keine Objekte des Erkennens, sondern eines eigenen „Wertfühlens", das gleichwohl mit dem Erkennen strukturgleich rekonstruiert wurde.[9]

Die Frage, ob „es" Werte „gibt" oder nicht, braucht hier nicht erörtert zu werden. Man kann zum Beispiel der Meinung sein, dass es sie nicht gibt, weil moralische Geltungsansprüche aus welchen Gründen auch immer gar

---

7   Eine der wenigen Ausnahmen stellt von Kutschera 1982 dar, der zur Vermeidung des Non-Kognitivismus ausdrücklich auf „Werterfahrungen" rekurriert.

8   Kant weist (Grundlegung zur Metaphysik der Sitten, Akademie-Ausgabe IV, 428) vernünftigen Wesen – insofern sie „jederzeit zugleich als Zweck betrachtet" werden müssen – einen *absoluten Wert* zu, wobei er seine Position kritisch auf die ökonomische Terminologie („Preis" – „Wert") bezieht.

9   Dahinter steht F. Brentanos These von der Gleichstrukturiertheit der intentionalen Akte.

nicht irrelativ sind (ethischer Relativismus). Man kann auch der Meinung sein, moralische Geltungsansprüche seien zwar ganz oder teilweise irrelativ, aber nicht, weil ihnen „objektive" Werte zugrunde liegen, sondern aus anderen Gründen. Keine logisch mögliche Position ist es jedoch zu sagen, moralische Ansprüche seien immer relativ, aber es gebe gleichwohl Werte. Es gehört nun – aus philosophischer Sicht – zu den Kuriositäten der Wissenschaft, dass einige Soziologen mehr oder weniger explizit davon ausgehen, dass es zwar Werte gibt, dass diese sich aber wandeln, das heißt: keine irrelativen Geltungsansprüche begründen können – ja, es werden sogar „Gesetze" dieses Wertewandels entdeckt (vgl. v.a. Klages 1964, 1988), und Politiker *fordern* einen solchen (z.B. sollen graffittifreie Eisenbahnwaggons künftig Werte werden, was sie jetzt wohl noch nicht sind). Die Kuriosität besteht genauer darin, dass der ethische Subjektivismus mit den Instrumenten dargestellt wird, die den ethischen Objektivismus begründen (sollen).[10] Mit der Kritik am Erklärungsmodell des Objektivismus fällt damit auch die Erklärungsleistung des Subjektivismus.

Hier kann davon abgesehen werden, dass das Wort „Wert" in der soziologischen Literatur ein unentwirrbares semantisches Chaos konnotiert. Werte sind in gleicher Weise Handlungen (wie Sich-waschen), Tugenden (wie Klugheit), Güter (wie Häuserwände), Mittel (wie Freizeit), Zwecke (wie Urlaub), Ziele (wie Wohlstand), Normen (wie die Goldene Regel), Maximen (wie die Engholmsche Lügenregel), Wünsche, Präferenzen, Nutzen – und vieles mehr. Die Frage ist, warum die Soziologie trotz dieses semantischen Chaos, das nach den Üblichkeiten des Wissenschafttreibens eigentlich wissenschaftlicher Terminologiebildung hätten weichen müssen, und trotz der elementaren methodischen Widersprüche so gepflegt wird. Auf diese Frage gibt es wohl keine einfache Antwort. Allerdings fällt auf, dass „Werte" im Sinne ihrer Erfinder ja Objekte sind, die kognitiven Bemühungen per definitionem nicht zugänglich sind. Sie eignen sich daher gut als Gegenstände für eine Wissenschaft, die sonst vielleicht um die Angabe eines adäquaten Gegenstandes verlegen wäre, ohne dass ein Risiko bestünde, dass jemand mit kognitiven Mitteln bemerkte, dass es diese Gegenstände gar nicht gibt.

---

10 Mit Blick auf die Technikfolgenabschätzung hat dies jetzt auch Nida-Rümelin 1996, S. 50-54 hervorgehoben.

1 ETHIK

Die *Ethik (Moralphilosophie)* ist eine akademische Disziplin der Philosophie mit den dazugehörigen kognitiven und institutionellen Attributen wie Lehrsätzen und Methoden, Lehrbüchern und Bibliotheken, Kongressen und Kontroversen. Den *Gegenstand* der Ethik bilden die Handlungsweisen und Handlungsgewohnheiten von Menschen, ihr *Ethos* (ἔθος, die „Sitte"). Ein Ethos besteht zwar nicht primär aus Sätzen, sondern eben aus Handlungsweisen und -gewohnheiten; im Interesse der Verständigung über Ethos-Systeme (Moralen) hat sich jedoch die methodische Konstruktion bewährt, Handlungen als (zumeist implizite) Regelbefolgungen aufzufassen. Moralische Regeln lassen sich wiederum als bedingte Aufforderungen rekonstruieren, und zwar solche, die der direkten Handlungsanleitung dienen. Beispielsweise könnte ein Satz einer Familienmoral lauten: „Bei uns soll es eine gemeinsame Mahlzeit pro Tag geben!"; eine Wirtschaftsmoral könnte den Satz enthalten: „Man soll schlechtem Geld kein gutes hinterherwerfen!"; der Satz: „Du sollst nicht begehren deines nächsten Weib!" kann die Handlungsgewohnheit (im normativen Sinn) einer Großgruppenmoral sein.

Im Unterschied zum *Ethos* besteht die *Ethik* (ars ethica) als wissenschaftliche Disziplin wesentlich aus Sätzen, nämlich solchen, die Aufforderungen an jedermann richten. Im Gegensatz zu den Sätzen der Moral dienen diese aber nicht der Handlungs*anleitung*, sondern der Handlungs*beurteilung*. Ein bekannter ethischer Satz ist etwa die *Goldene Regel*: „Was du nicht willst, das man dir tu, das füg' auch keinem andren zu!" Diese Aufforderung sagt nicht, *was* zu tun ist, sondern *wie* Handlungen zu beurteilen sind: Man soll nur solche Handlungen mit Folgen für andere ausführen, die man sich auch von anderen gefallen lassen würde. Andere ethische Aufforderungen sind etwa die *utilitaristische Regel*: „Handle so, dass du durch deine Handlung das größte Glück der größten Zahl verwirklichst!" oder der *Kategorische Imperativ*: „Handle so, dass die Maxime deines Handelns jederzeit eine (allgemeine) Norm werden könnte!" Die Aufgabe der Ethik ist nun, Moralen auf die in ihnen implizierten Regeln hin zu rekonstruieren, und diese moralischen Regeln anhand ethischer Beurteilungsinstanzen zu überprüfen, schließlich diese Beurteilungsinstanzen nach allgemeinen Gesichtspunkten wie Funktionalität und Konsistenz zu beurteilen. In der Ethik werden also Regeln zur Beurteilung des Handelns erfunden und – unter dem Gesichtspunkt der Verallgemeinerbarkeit – geprüft.

In der philosophischen Disziplin *Ethik* geht es grundsätzlich darum, Handlungsorientierungen herauszufinden, die verallgemeinerbar, d.h. grundsätzlich jedermann zumutbar sind. Wenn der philosophische Laie von einer derartigen Aufgabenstellung hört, wird er nicht selten in eine Art Abwehrhaltung übergehen: Mit welchem Recht mutet mir überhaupt jemand zu, dieses oder jenes zu tun oder zu unterlassen. In der Tat könnte man es jedem überlassen, nach seinen eigenen Maximen zu handeln, wenn dies nicht in beachtlich vielen Fällen zu Konflikten mit anderen Akteuren führen würde. Diese Erfahrung des Handlungskonflikts ist daher der lebensweltliche Ansatzpunkt für die Notwendigkeit ethischer Reflexion. Durch sie muss sich auch zeigen, wieso die Erfahrung des Konfliktes zu einem Sollensanspruch führen kann. Eine grundlegende Voraussetzung dazu ist die Möglichkeit, menschliches Handeln so zu verstehen, dass es *einmal* überhaupt echte Konflikte geben kann und dass es *zum anderen* Strategien gibt, Konflikte gewaltfrei zu lösen.

Eine entscheidende Voraussetzung zur Durchführung eines ethischen Prüfverfahrens ist somit die Verständigung über menschliches Handeln in einem sehr elementaren Sinn: Grundlage der Ethik ist die *Pragmatik*. In ihr wird festgelegt, welche grundlegenden Kategorien der Handlungsdeutung welchem Zweck adäquat sind. Handlungen lassen sich beispielsweise als *Wirkungen von Ursachen* deuten (Kausalismus). Dieses Handlungsverständnis wird relevant, wenn man nach den Ursachen von Handlungsstörungen sucht, z.B. wenn ein Arzt Schizophrenie als Ursache für paradoxes Handeln diagnostiziert. Andererseits lassen sich Handlungen als *Ursachen von Wirkungen* deuten (Finalismus). Diese Deutung ist dort relevant, wo wir nach der Zurechenbarkeit von Folgen fragen, z.B. im Kontext richterlicher Handlungsbeurteilung. Für die Ethik ist grundsätzlich nur eine finalistische Handlungsdeutung adäquat. Regeln nämlich – auch ethische – sind (generelle) Aufforderungen. Aufforderungen aber werden sinnvoll nur dann an Adressaten gerichtet, wenn es diesen grundsätzlich möglich ist, den Aufforderungen zu folgen oder nicht zu folgen. Für das Projekt der Ethik liegt es daher auf der Hand, Handlungen als Befolgungen von Aufforderungen zu rekonstruieren.

Menschen verständigen sich über Deutungen, indem sie die zu deutende Wirklichkeit (das Aufeinanderfolgen von Ereignissen) gliedern, also mit Wörtern Ereignisse unterscheiden. Ausgehend von diesem Grundgedanken kann man eine genauere Handlungsdeutung vornehmen, wenn man über eine entsprechende *pragmatische Terminologie* verfügt. In dieser spielen fünf

Begriffe eine besondere Rolle: Mit Handlungen versuchen Menschen Zustände zu verwirklichen, die als (vermeintliche) *Folgen (von Folgen)* des Handelns eintreten. Derartige Zustände sollen *Zwecke* heißen. Die Realisierung von Zwecken wird angestrebt, weil in ihnen (vermeintlich) bestimmte Attribute verwirklicht sind, an deren Zustandekommen dem Akteur bei der Handlungsplanung liegt; diese Attribute sollen *Ziele* heißen. *Mittel* sind diejenigen Handlungen, die der Akteur (vermeintlich) ausführen muss, um bestimmte Handlungsfolgen zu erreichen. *Güter* sind Gegenstände, die wiederum vom Akteur (vermeintlich) gebraucht werden, um über geeignete Mittel zu verfügen.

Menschen können erfahrungsgemäß verschiedene Zwecke anstreben. In manchen Fällen versuchen Akteure Zwecke zu verwirklichen, die untereinander unvereinbar sind, d.h. sich nicht zugleich verwirklichen lassen; dies ist die Situation des *Konflikts.* Konflikte können auf vielerlei Weise bewältigt (d.h. vermieden, beseitigt oder ausgeglichen) werden. Grundsätzlich lassen sich dabei non-diskursive von diskursiven Strategien unterscheiden. *Nondiskursive* Strategien reichen vom einfachen Überreden, von seinen Zwecken abzulassen, bis zur Liquidation des opponierenden Akteurs; grundsätzlich stellen sie also mehr oder weniger subtile Einsätze von Gewalt dar. *Diskursive* Strategien zielen auf die gewaltfreie Überzeugung der Akteure, von ihren Zwecken abzulassen oder sie in konfliktvermeidende Zielausprägungen zu überführen. Die Unterscheidung von Zwecken und Zielen erlaubt nämlich, in eine Argumentation darüber einzutreten, ob sich die gewünschten Ziele nicht durch andere oder veränderte Zwecksetzungen erreichen lassen. Haben die Akteure ein Interesse an diskursiver Konfliktbewältigung (wozu sie freilich nicht wiederum diskursiv „gezwungen" werden können), dann wird es wichtig, Regeln derartiger argumentativer Reden um Zwecke und Ziele zu rekonstruieren. Die Rekonstruktion von Handlungen als Befolgungen von Aufforderungen dient auch dem Zweck, Handlungen diskurszugänglich zu machen, denn Aufforderungen können im Rahmen einer Imperativlogik als Konklusionen von Argumentationen rekonstruiert werden (vgl. Gethmann 1984). Die Aufgabe der Ethik ist also näherhin, die Regeln diskursiver Konfliktbewältigung zu rekonstruieren. Sie gibt so gewissermaßen die Geschäftsordnung des moralischen Diskurses vor.

In Diskursen um Ziele und Zwecke *(Rechtfertigungsdiskursen)* streben die Diskursparteien diskursive Verständigung über Zwecke an. Gelingt eine solche Verständigung, dann ist sie für die Parteien gültig, d.h. die Akteure beziehen aus dem Diskursergebnis ihre *Berechtigung,* aber auch ihre *Verpflich-*

tung, bestimmte Handlungen zu vollziehen. Berechtigungen und Verpflich-tungen sind also an die grundsätzliche Möglichkeit diskursiver Konfliktbe-wältigung gebunden. Bestehen dagegen keine Konflikte oder sind die Akteu-re davon überzeugt, dass non-diskursive Strategien (z.B. wegen höherer Effektivität) vorzuziehen seien, kann man ersichtlich nicht von Berechti-gung und Verpflichtung sprechen.

Das Gelingen von Rechtfertigungsdiskursen hängt von einer Reihe von Voraussetzungen ab. Besonders wichtig ist die Vor-Entscheidung, welchen Akteuren überhaupt das Recht zur Diskursteilnahme zugestanden wird. Grundsätzlich sind hierzu drei Antworttypen denkbar. Man könnte der Überzeugung sein, dass die Berechtigung zur Diskursteilnahme sowie die Übernahme entsprechender Verpflichtungen nur einem selbst zusteht *(E-goismus).* Diese Position jedoch führt höchstens dann zu einer Konfliktbe-wältigung, wenn der Akteur einen Konflikt mit sich selbst austrägt. Obwohl der ethische Egoismus die Position vieler Menschen darzustellen scheint, scheidet er also aus der ethischen Reflexion als ernst zunehmende Position aus. Wichtiger ist dagegen die Auffassung, dass an Rechtfertigungsdiskursen nur die Angehörigen einer bestimmten Gruppe teilnehmen können *(Partiku-larismus).* Fast alle bekannten Moralen sind partikularistisch orientiert, weil sie die Diskursteilnahme auf Menschen beschränken, die nach bestimmten Gesichtspunkten (der Zugehörigkeit zu Stamm, Stand, Bekenntnis, Rasse, Klasse, Geschlecht u.a.) charakterisiert sind. Partikularistische Moralen kön-nen die gruppeninterne Konfliktbewältigung durchaus zufrieden stellend regeln, sie finden jedoch immer dann ihre Grenzen, wenn es zu Konflikten zwischen Gruppen kommt. Legt man daher vorsorglich Wert darauf, Kon-fliktlösungsmöglichkeiten im Vorhinein maximal auszuschöpfen, muss man jedermann als Diskursteilnehmer zulassen *(Universalismus).* Vor allem mit Blick auf die entstehende Weltgesellschaft ist daher der ethische Universa-lismus die Position, die von der Ethik bevorzugt wird. Dies ist der funktio-nelle Grund, warum die ethischen Regeln immer auf Verallgemeinerbarkeit abheben.

Werden Moralen einer ethischen Kritik unterzogen, so ist daher zu prü-fen, ob die Maximen, die diese Moral ausmachen, verallgemeinerbar sind. Beurteilt die Ethik Moralen als nicht-universalisierbar, ist zu klären, wie die inhärenten Maximen verändert werden müssen, damit sie universalisierbar und damit konfliktfrei werden. Am moralischen Diskurs soll jeder teilneh-men können, der durch das Äußern einer Aufforderung einen Anspruch geltend machen kann – und damit potentiell Konflikte erzeugt. Die Universalität der ethischen Imperative umfasst somit *alle, die sich auf das Auffordern verstehen.*

Diese inhaltliche Charakterisierung der potentiellen Teilnehmer an moralischen Diskursen klärt jedoch noch nicht das extensionale Problem, wie weit oder eng der Scopus des „alle" zu spannen ist. Insbesondere ist unklar, ob der Bereich der potentiellen Diskursteilnehmer gleich dem der Exemplare der Spezies homo sapiens oder aber enger (mit Blick auf Föten, Säuglinge, Schwerstbehinderte, Altersdebile usw.) oder weiter (mit Blick auf Pflanzen, Tiere, Engel usw.) ist. Ein erheblicher Teil der Probleme der angewandten Ethik hat es unmittelbar mit dieser Subsumtionsproblematik zu tun (vgl. Gethmann 1998).

2   BEGRIFFSGESCHICHTLICHER EXKURS ZU „DISKURS"

Die inflationäre Verwendung des Wortes „Diskurs" ist eine der Ursachen für die semantische Schieflage zwischen soziologischer und philosophischer Diskussion. So ist die Rede von „diskursiver Technikfolgenabschätzung", „Diskurs-Ethik", „Diskurs der Moderne" usw. In einem weiteren Sinne hat es sich in feineren Kreisen zudem eingebürgert, durchweg „Diskurs" zu sagen, wenn eine „Diskussion" o.ä. gemeint ist. Im vorigen Abschnitt wurde dagegen ohne weiteren Kommentar von der traditionellen philosophischen Verwendung Gebrauch gemacht, wonach mit „Diskurs" (von lat. *discurrere*, „etwas durchlaufen", „von etwas zu etwas übergehen") die spezifische Dynamik des endlichen Wissenserwerbs im Unterschied zum intuitus des unendlichen Geistes beschrieben wird. Demgegenüber bezieht sich der soziologische wie auch der allgemeine Sprachgebrauch auf das englische „discourse" bzw. das französische „discours" (für „Rede" allgemein, manchmal mit der Nebenbedeutung der öffentlichen, formal organisierten Rede). Die Nicht-Philosophen sind dadurch entschuldigt, dass die lexikalische Aufarbeitung des Begriffes „Diskurs" in Abweichung zu seiner historischen Bedeutung ausgesprochen dürftig ist. Das *Historische Wörterbuch der Philosophie* etwa weist keine Eintragung „Diskurs" auf. Dagegen wird der Gegenbegriff der Intuition ausführlich behandelt (Kobusch 1976), der im Inhalt allerdings eine dreifache semantische Verschiebung erfährt. Der Artikel beginnt mit dem Gegensatzpaar *intuitiv – diskursiv* (schon dies hätte die Herausgeber von der Notwendigkeit einer Eintragung „Diskurs" überzeugen müssen) in der antiken Philosophie, behandelt dann die Unterscheidung *intuitiv – symbolisch* (etwa ab Leibniz) und wendet sich dann der Unterscheidung *intuitiv – abstrakt* (etwa ab Schopenhauer) zu. Die verschiedenen Gegensatzpaare sind ein klares Indiz dafür, dass man es mit *drei* Begriffen von Intuition zu tun hat.[11] Von den großen philosophischen Universal-Wörterbüchern verzeichnet lediglich die von Mittelstraß herausgegebene *Enzyklopädie für Philosophie und Wissenschaftstheorie* eine Eintragung (Gethmann 1980), die allerdings den Eindruck erweckt, Habermas sei der Erfinder des Diskursbegriffes.[12] Eine rühmliche Ausnahme macht der Artikel „Diskurs" im *Historischen Wörterbuch der Rhetorik*.[13] Für eine Begriffsgeschichte von „Diskurs" seien hier zumindest einige markante Eckpunkte genannt:

2.1 DISKURSIVITÄT IN DER MITTELALTERLICHEN PHILOSOPHIE

Der erste Autor, der dem Begriff des „discursus" eine zentrale philosophische Bedeutung zuweist, ist Thomas von Aquin. Dabei bezieht er sich auf die Aristotelische Unterscheidung von Vernunft (νοῦς, intellectus) und Verstand (διάνοια, ratio), die Aristoteles wiederum kritisch von Platon übernommen hat. Während für Platon eigentliches Wissen nur im νοῦς deponiert ist, wohingegen der Erkenntnisweg der διάνοια dem Wissen äußerlich bleibt, sieht Aristoteles den Menschen als endliches Wesen auf den schrittweisen Erkenntniserwerb der διάνοια angewiesen. Dieser diskursive Wissenserwerb hat als Bedingung der Möglichkeit einige erste Prinzipien, auf die sich der νοῦς bezieht, der sich aber dieser Prinzipien gleichfalls durch ein „induktives" Verfahren (ἐπαγωγή, inductio) vergewissern muss.[14] Dem Aufbau der *Summa theologica* gemäß untersucht Thomas die Frage der Diskursivität des Erkennens an den drei Wesen, denen ein Erkenntnisvermögen zukommt: Gott[15], den Engeln[16] und den Menschen[17]. Dabei ist es

---

11   Dies zeigt, dass die Konzeption des *Historischen Wörterbuchs* an einer unklaren Unterscheidung von Wort und Begriff krankt.

12   Der Autor hat für die zweite Auflage tätige Reue zugesagt (mündliche Mitteilung).

13   Böhler u. Gronke 1995; dort finden sich auch genauere philosophiehistorische Belege.

14   V.a. An. post., II 19. Die genaue Beziehung zwischen νοῦς und ἐπιστήμη (bzw. zwischen ἐπαγωγή und ἀπόδειξις) ist Gegenstand intensiver philosophiehistorischer Debatten; vgl. v.a. Lesher 1973, Kal 1988, Oehler 1985.

15   V.a. S.th. I q14 a7; q16 a2; De verit. II a 1 ad 4 u 5; S.c.g. I cap 57.

dem menschlichen Erkennen im Unterschied zum göttlichen und engelischen wesentlich, Wissen durch schrittweises Durchlaufen von Erkenntnisschritten zu erwerben:

> *Unde sunt quaedam substantiae spirituales superiores quae sine aliquo motu vel* discursu *statim in prima et subita sive simplici acceptione cognitionem obtinent veritatis; sicut est in angelis, ratione cuius intellectum deiformem habere dicunter. Quaedam vero sunt inferiores, quae ad cognitionem veritatis perfectam venire non possunt nisi per quemdam motum, quo ab uno in aliud* discurrunt, *ut ex cognitis in incognitorum notitiam perveniant; quod est proprie humanarum animarum.*[18]

Das vorrangige Beispiel des schrittweisen Durchlaufens ist für Thomas das *rationcinari*, das Schlussfolgern im Sinne der Aristotelischen Syllogistik. Auch für die weitere Entwicklung der Philosophie steht das Schlussfolgern für das Verständnis des Diskurses Pate.[19]

2.2 Diskursivität in der neuzeitlichen Philosophie

Für das schlussfolgernde Verfahren verwendet Descartes den Ausdruck „deductio", so dass für ihn das entscheidende Gegensatzpaar „intuitus" und „deductio" darstellt. Im dritten Abschnitt der *Regulae ad directionem ingenii* ordnet er die Erkenntnis der ersten Prinzipien der Intuition, alle weitere Erkenntnis der Deduktion zu. In der nach-cartesischen Philosophie wird der gleiche Gedanke auch häufig mit dem Wort „discursus" ausgedrückt, so bei Jungius[20], Hobbes[21], Leibniz und Wolff[22].

Auf diese Begriffstradition bezieht sich Kants für die weitere Philosophie bestimmende Aussage in der *Kritik der reinen Vernunft*:

---

[16] V.a. S.th. I q58 a3 ad1; a4 corp.; De verit. Q15 a1 ad 5.
[17] V.a. S.th. I q85 a5 corp; vgl. auch S.th. II-II q180 a6.
[18] De verit. I q15 a1 corp.
[19] Vgl. z.B. W.v. Ockham, Q. in 2 Sent. II q14; Q. Variae, q5.
[20] Logica Hamburgensis, Logicae Prolegomena.
[21] De homine, Cap. 3.
[22] Bei Leibniz (Nouv. Essais, Livre IV, Chap. 2) und Wolff (Psychologia empirica, Part. I, Sect. III, Cap. II; §§ 286-289) findet sich die Unterscheidung zwischen *cognitio intuitiva* und *cognitio symbolica*. In der *Philosophia rationalis sive logica II* unterscheidet Wolff jedoch auch zwischen *iudicium intuitivum* und *iudicium discursivum* (Part. I, Sect. I, Cap. I; § 51).

Also ist die Erkenntnis eines jeden, wenigstens des menschlichen Verstandes, eine Erkenntnis durch Begriffe, nicht intuitiv, sondern diskursiv (A68; B93).[23]

Bemerkenswert ist, dass Kant das schrittweise Durchlaufen zunächst nicht auf das Schlussfolgern, sondern auf die Notwendigkeit der Begriffsbildung bezieht. In der Tat ist das Schlussfolgern auf einzelne Urteile angewiesen, welche wiederum aus Begriffen zusammengesetzt sind. Daher ist die begriffliche Organisation des Verstandes in der methodischen Ordnung noch vor dem Schlussfolgern ein Indikator für die Diskursivität menschlichen Erkennens. Diese Einsicht bewahrt auch davor, die Diskursivität zu eng mit dem Gegenstand der Logik zusammenzubringen. Auch in topischen und rhetorischen Kontexten lässt sich Diskursivität nachweisen, weil hier ebenfalls aus Begriffen gebildete Urteile verwendet werden.

2.3 DISKURSIVITÄT IN DER PHILOSOPHIE DES ZWANZIGSTEN JAHRHUNDERTS

Durch die Kantische Charakterisierung des Verstandes ist der Begriff des „Diskurses" in die philosophische Bildungssprache eingegangen. Dabei lassen sich exemplarisch vor allem folgende Theoretisierungen als Instanzen der weiteren Explikation der Diskursivität menschlichen Erkennens betrachten:

(A) DER KALKÜLBEGRIFF FREGES

Die Logik, von der noch bis zu Kant und Hegel angenommen wurde, Aristoteles habe ihr eine endgültige und nicht weiter zu verbessernde Form gegeben, wurde 1879 durch Freges epochemachende *Begriffsschrift* in einer

---

23 Auf der Grundlage dieser These wendet sich Kant auch gegen im weiteren Sinne intuitionistische Strömungen in der Philosophie seiner Zeit: Während der „discursive Verstand [...] viele Arbeit zur der Auflösung und wiederum der Zusammensetzung seiner Begriffe nach Principien verwenden und viele Stufen mühsam besteigen" muss, rekurriert derjenige, der eine Erkenntnis des Übersinnlichen beansprucht, auf eine „intellectuelle Anschauung", die „den Gegenstand unmittelbar und auf einmal fassen und darstellen würde." („Von einem neuerdings erhobenen vornehmen Ton in der Philosophie", Akademie-Ausgabe VIII, S. 389).

grundlegenden und die Philosophie des 20. Jahrhunderts weithin prägenden Weise reformiert. Wenn auch diese Reform inzwischen ihrerseits Gegenstand zahlreicher Ergänzungs- oder Korrekturvorschläge geworden ist, so ist doch Freges „Formelsprache des reinen Denkens" zumindest im Hinblick auf den Grundbestand logischer Operatoren und den grammatischen Rahmen weitgehend unangetastet geblieben. Die Entwicklung der Logik nach Frege besteht dementsprechend primär aus Angeboten für alternative nicht-axiomatische Kalkültypen (Kalküle des natürlichen Schließens, Sequenzenkalküle, dialogische Kalküle usw.), für Ergänzungen im Sinne „philosophischer Logiken" (ontische und deontische Modallogik, epistemische Logik usw.) und für Abschwächungen der klassischen Logik (etwa intuitionistische, minimale und relevantistische Logiken).

Versteht man nun unter einem „Diskurs" in allererster Näherung, also vorbehaltlich weiterer Explikationsschritte ein Verfahren, das (erstens) *sprachlich* verfasst ist, an dem (zweitens) *mehrere Parteien* bzw. Akteure beteiligt sind, die das Verfahren (drittens) *schrittweise* durchlaufen, so kann – obwohl die mit dem Begriff des Diskurses verbundenen erkenntnis- und subjekttheoretischen Überlegungen in Freges Arbeiten kaum eine Rolle spielen – ein nach dem Muster der *Begriffsschrift* aufgebauter Kalkül zumindest in zwei Hinsichten als Paradigma der Diskursivität gelten (wobei sich in Bezug auf nicht-axiomatische Kalkültypen ein ähnlicher Befund ergibt). Die Ableitung von Theoremen ist ein diskursives Verfahren, insofern diese *in einer Sprache* gemäß den Regeln (einer Abtrennungs- und eventuell einer Einsetzungsregel) *schrittweise* aus den Axiomen gewonnen werden.

Indem Frege nun klar zwischen *Kraft* („illocutionary force") und *Gedanke* („proposition") unterscheidet und überdies betont, dass es die Logik nicht nur mit dem propositionalen Gehalt, sondern mit *Urteilen* („Behauptungen") zu tun habe, hat er einerseits eine zentrale sprechakttheoretische Einsicht (die „Doppelstrukturthese") antizipiert[24], die aber von ihm andererseits systematisch kaum ausgeschöpft wird. Es hätte sich zwar aufgrund dieser Einsicht geradezu aufgedrängt, die Logik als Theorie argumentationsrelevanter Redehandlungen (wie etwa Behauptungen) aufzufassen, Freges Pla-

---

24 So schreibt er etwa, dass Frage- und Behauptungssätze denselben Gedanken enthalten können (Frege 1918, S. 62), sich also lediglich hinsichtlich ihrer *Kraft* unterschieden. Der Terminus „Gedanke" entspricht also einerseits dem, was Searle als „Proposition" bezeichnen würde; die wichtige sprachphilosophische Unterscheidung zwischen Gedanke und Kraft verbindet sich bei Frege jedoch mit überaus problematischen ontologischen Überlegungen.

tonismus aber führt ihn dazu, die Logik strikt von der argumentativen Redepraxis, also von Situationen, in denen zwei Parteien versuchen, über die Berechtigung eines Geltungsanspruches zu befinden, zu trennen. Für Frege ist die Logik eine *deskriptive Strukturtheorie*, nicht eine *präskriptive Handlungstheorie*; ihr Gegenstand sind dementsprechend zunächst nicht die Regeln des korrekten Folgerns, sondern die „Gesetze des Wahrseins" (Frege 1918, S. 58). Für dasjenige, was wahr (oder falsch) sein kann, verwendet Frege nun den Ausdruck „Gedanke", wobei unter einem Gedanken ein vom tatsächlichen Denkvollzug unabhängiges, irrelatives, unräumliches und unzeitliches Gebilde zu verstehen ist, das nicht hervorgebracht, sondern nur erfasst (bzw. nicht erfasst) werden kann. Durch diese Annahme eines „dritten Reiches" (Frege 1918, S. 69) gelingt es Frege zwar, (gegen den zeitgenössischen Psychologismus) die *intersubjektive Geltung* („Objektivität") logischer Gesetze zu sichern, er bezahlt aber dafür – trotz seiner Versicherung, aus diesen Gesetzen ergäben sich Vorschriften für das „Denken, Urteilen, Schließen" (Frege 1918, S. 58) – den Preis, nicht der *normativen* Kraft dieser Gesetze Rechnung tragen zu können. Betrachtet man die Logik unter dem traditionellen Gesichtspunkt einer Lehre vom richtigen Argumentieren, also als Instrument zur Regulation und Rekonstruktion des tatsächlichen Argumentierens, was etwa für Aristoteles selbstverständlich war, gerät man mit Freges Konzeption in erhebliche Schwierigkeiten: Zwar gilt etwa das *principium contradictionis* in dem Sinne, dass „A ∧ ¬A" in keinem Kalkül ableitbar sein darf, aber damit ist nichts darüber gesagt, dass man „A ∧ ¬A" nicht *behaupten* dürfe. Behauptungen im Sinne realer argumentativer Vollzüge, die perlokutionär auf die Zustimmung eines Gegenübers ausgerichtet sind, kommen (ebenso wie andere Typen sprachlicher Handlungen) in einer Logik des Fregeschen Typs nicht vor. Sie kann Probleme dieser Art nur als „Anwendungsprobleme" deuten, die zur (empirischen) Pragmatik gehören, somit nicht eigentlich logischer Natur sind. Dass sich logische „Strukturen" auf umgangssprachliches Reden „anwenden" lassen, d.h. in ähnlicher Weise beim sprachlichen Handeln wieder entdecken lassen, muss nach der Fregeschen Konzeption der Logik eher als eine wundersame prästabilierte Harmonie erscheinen.

Aber auch wenn man Freges Platonismus ablehnt, stellt sich die Frage, ob es überhaupt möglich ist, eine Beziehung zwischen der mathematischen Logik und dem gemeinsprachlichen Rede-Handeln herzustellen. Grundsätzlich stehen in dieser Situation zwei Strategien zur Verfügung: Man kann die Logik *zum einen* pragmatisieren, etwa indem man versucht, Kalküle durch

Rekurs auf die lebensweltliche Redepraxis zu fundieren (Gethmann 1979) oder indem man – wie Hinst (1982) oder Siegwart (1997) – einen Beweis in einem Kalkül des natürlichen Schließens vor dem Hintergrund der Sprechakttheorie als geregelte Sequenz von Annahme- und Folgerungshandlungen begreift, *zum anderen* aber, indem man der formalen Logik jede Relevanz für umgangssprachliche Argumentationsvorgänge abspricht. Dieser Weg wurde innerhalb der so genannten *ordinary language philosophy* vor allem von Toulmin eingeschlagen.

(B) DER ARGUMENTATIONSBEGRIFF TOULMINS

Obwohl Frege sich überall da eine erfolgreiche Anwendung seiner Begriffsschrift versprach, „wo ein besonderer Werth auf die Bündigkeit der Beweisführung gelegt werden muss" (Frege 1879, S. XII), und sie auch dem Philosophen als ein brauchbares Werkzeug empfahl, um die „Herrschaft des Wortes über den menschlichen Geist zu brechen" (ebd.), ist sie doch zumindest in dem Sinne eine *mathematische* Logik, als sie von Frege bewusst und primär zu dem Zweck einer (logizistischen) Fundierung der Arithmetik entwickelt wurde. Ob sie hingegen – wie von den Vertretern der idealsprachlichen Philosophie zumindest stets unterstellt wurde – ein geeignetes Mittel zur Analyse und Kritik etwa philosophischer oder auch politischer Argumentationen darstellt, ist durchaus zweifelhaft. Gegen diese Identifizierung des rationalen Argumentierens mit den in der Mathematik üblichen Formen des Beweisens ist daher in den letzten Jahrzehnten eine Front von Argumentationstheoretikern unter Rückgriff insbesondere auf Traditionen wie der Topik und Rhetorik angetreten. Gerade dieser Rekurs auf die reale argumentative Praxis ist nun im Zusammenhang mit einer adäquateren Explikation der Diskursivität von Bedeutung. Das von der Fregeschen Logik erfasste Argumentieren stelle – so kann man diese Einwände zusammenfassen – nur eine sehr spezielle Form lebensweltlichen und wissenschaftlichen Argumentierens dar. Neben Perelman (1958) ist in diesem Zusammenhang vor allem Toulmin (1958) zu nennen. Gegenüber der modernen, analog zu algebraischen Symbolhandlungen konzipierten Logik versucht Toulmin, die Funktion argumentationsrelevanter Ausdrücke (z.B. der logischen Operatoren) durch die Herausarbeitung eines Schemas („layout") des Argumentierens zu erläutern. Dieses Schema ist dabei nicht nur eine alternative Darstellungsform von Schlüssen; vielmehr stehen Toulmins Überlegungen ausdrücklich in einem diskurstheoretischen Rahmen.[25] Ausgangspunkt der Rekonstruktion ist ein argumentativer Situationstyp, in dem – um hier teilweise auf eine andere Terminologie (vgl. Gethmann 1979) zurückzugreifen – ein Proponent P eine These („claim") aufgestellt hat. Sofern ein Opponent O die These bezweifelt, kann P in einem ersten Schritt auf bestimmte Daten („data") verweisen. Wenn O nun aber bezweifelt, dass die Daten die These wirklich stützen, muss P eine rechtfertigende Übergangsregel („warrant") angeben. Erhebt O erneut einen Zweifel, muss P schließlich die Übergangsregel ihrerseits begründen („backing"). Für die Kritik an der Standardlogik ist v. a. diese Unterscheidung zwischen denjenigen materialen Konventionen, die den Übergang von den Gründen zur Konklusion sichern („warrants") und der Begründung („backing") für diese Übergangskonventionen entscheidend. Stellt man einen logischen Schluss nun syllogistisch dar, ergibt sich, dass die universelle Prämisse hinsichtlich der Unterscheidung von *warrant* und *backing* ambivalent ist. Interpretiert man die Allprädikation, die in der universellen Prämisse ausgedrückt wird, im Sinne des Allquantors, dann müsste eine Existenzbehauptung ableitbar sein. Wir fassen die Allprädikation also im Sinne von „Jeder" auf, wobei der in der Konklusion ausgedrückte Fall bereits vorkommen kann. Die so verstandene universelle Prämisse wäre somit kein „warrant", sondern ein „backing". Solche Schlüsse sind jedoch nicht formal gültig, vielmehr ist die Triftigkeit der Begründung durch ein „backing" bereichsabhängig. Formal gültige, d.h. durch die bereichsunabhängige Funktion der Übergangskonvention gesicherte Schlüsse erhalten wir nur mit „warrants". In diesen ist die Allprädikation in der Regel aber nicht so aufgefasst, dass eine Existenzbehauptung ableitbar ist. Nur bei *einem* Typ von Argumentation ist ein Syllogismus auch argumentationspragmatisch eindeutig, wenn nämlich die universelle Prämisse die in der Konklusion ausgedrückte Information bereits enthält. Toulmin nennt diesen Typ das „analytische Argumentieren"; dieser Typ spielt jedoch in der Argumentationspraxis gegenüber dem „substantiellen Argumentieren" eine ganz untergeordnete Rolle. Letzteres kann aber mit den Mitteln der Syllogistik und modernen Logik nicht eindeutig ausgedrückt werden. Die Logik ist – so könnte man Toulmins Überlegungen zusammenfassen – (abgesehen von

---

[25] Vgl. v.a. Toulmin 1958, S. 97: „Let it be supposed that we make an assertion, and commit ourselves therby to the claim which any assertion necessarily involves. If this claim is challenged, we must be able to establish it – that is, make it good, and show that it was justifiable." Auch die übrigen Elemente des Schemas betrachtet Toulmin im Zusammenhang mit Reaktionsmöglichkeiten auf Einwände eines Opponenten.

einigen speziellen Bereichen mathematischen Argumentierens) daher nicht die Theorie des gewöhnlichen Argumentierens. Die wichtigste philosophische Konsequenz, die Toulmin aus seinen Überlegungen zieht, ist, dass die Mittel der Logik nicht herangezogen werden dürfen, um (wie es z. B. im Logischen Empirismus geschieht) die Reichweite der Rationalität menschlichen Redens und Denkens einzuschränken.

(C) DER DIALOGBEGRIFF DER ERLANGER SCHULE

Die „dialogische Logik" stellt – nach dem Ansatz der „operativen Logik" – den zweiten in der Erlanger Schule entwickelten Versuch einer Logikfundierung dar. Der Leitgedanke besteht darin, die Verwendungsregeln für die logischen Operatoren zu fixieren (Kamlah u. Lorenzen 1973, S. 210), indem man die Zugmöglichkeiten in einem Dialog zwischen einem Proponenten, der eine Aussage verteidigt, und einem Opponenten, der diese These angreift, rekonstruiert. Das Programm einer dialogischen Logik ist somit aufs engste mit einer antirealistischen Bedeutungstheorie der logischen Konstanten verbunden: Anzugeben, wie ein Operator (in einem Dialog) zu verwenden ist, heißt zugleich dessen Bedeutung zu fixieren. Zugleich wären logische Kalküle als „Hochstilisierungen" der lebensweltlichen Argumentationspraxis zu begreifen. Damit könnte die seit Frege zu einem „frommen Solospiel" gewordene Logik wieder auf ihren „agonalen Ursprung" (Lorenzen 1978, S. 1), zurückgeführt und gerechtfertigt werden: Das logische Reglement des korrekten Folgerns soll also durch ein dialektisches Reglement des korrekten Disputierens gerechtfertigt werden. Logisch wahr sollen dabei diejenigen Aussagen sein, die in einem Dialog gegenüber jedermann verteidigt werden können. Damit ist der dialogischen Logik eine insgesamt adäquate Explikation von Diskursivität gelungen, denn ein Dialog besteht aus einer Reihe *sprachlicher Handlungen*, durch die *zwei Parteien* über die Berechtigung eines Geltungsanspruchs *in einer Reihe von Schritten* befinden.

Zu den Hauptproblemen der dialogischen Logik, die in dieser Hinsicht auch mehrfach kritisiert worden ist, gehört nun die Frage, wie die Dialogregeln ihrerseits gerechtfertigt werden können. Lorenzen hat zwar mehrfach die These vertreten, die Ausgestaltung der Regeln werde bereits „durch die umgangssprachliche Verwendung der logischen Partikeln der natürlichen Sprache" (Lorenzen 1970, S. 162) nahe gelegt, allerdings zeigt schon ein oberflächlicher Blick auf das dialogische Reglement, dass sich in Bezug auf die Regeln ein Willkür-Problem ergibt. Dies gilt zum einen für die Reglementierung der einzelnen Operatoren: Gemäß der Partikelregel für den Adjunktor wird etwa die Behauptung des Proponenten „A ∨ B" vom Opponenten durch „?" angegriffen, und der Proponent darf A oder B zur Verteidigung wählen. Es wäre jedoch zumindest denkbar und möglicherweise der argumentativen Praxis sogar angemessener, die Dialogregel für den Adjunktor so festzusetzen, dass der Opponent die Adjunktion angreift, indem er der Alternative eine dritte Möglichkeit gegenüberstellt (vgl. Gethmann 1979, S. 56f.). In noch offenkundigerer Weise gilt der Willkürverdacht aber für die *allgemeine Dialogregel*: Je nachdem, welche Angriffs- oder Verteidigungsrechte dem Proponenten und dem Opponenten zugestanden werden, ergeben sich auch unterschiedliche Logiken. Sollen nun Dialoge eine *Rechtfertigung* der Logik darstellen, kann man allerdings nicht etwa von der Richtigkeit der intuitionistischen Logik ausgehen und auf dieser Basis die „effektive Dialogregel" auszeichnen.

Mit dieser Rechtfertigungsfrage hängt eng ein pragmatisches Defizit der dialogischen Logik zusammen, das sich besonders deutlich vor einem sprechakttheoretischen Hintergrund zeigt. Selbst wenn man etwa die Partikelregel für den Subjunktor für problemlos hält, so stellt sich dennoch die Frage, was für eine sprachliche Handlung der Angreifer in Bezug auf eine Subjunktion eigentlich vollzieht (vgl. Gethmann 1979, S. 47f.). In der normierten Schreibweise hat der Angriff auf Gebilde der Form „A → B" die Form „A?". Aber es ist unklar, was für einen illokutionären Akt dieser Angriff darstellt, denn der Angreifer soll ja einerseits die These des Dialogpartners in irgendeiner Form *bestreiten* oder *bezweifeln* – zugleich jedoch muss er seinerseits eine *Behauptung aufstellen*, nämlich dass A. – Vor allem dieser Umstand, dass die Regeln der dialogischen Logik nicht auf der Basis einer Rekonstruktion argumentationsrelevanter Redehandlungen (wie Behaupten, Auffordern, Zweifeln) entwickelt werden, führt dazu, dass der Anspruch der dialogischen Logik, die Logik wieder auf ihren „agonalen Ursprung", also die argumentative Praxis zurückzuführen, letzten Endes uneingelöst bleibt.[26]

---

[26] Einen Versuch, diesen Mangel zu beheben, stellt Gethmann 1979 dar.

(D) Habermas' sprechakttheoretische Rekonstruktion des Diskurses

Demgegenüber hat Habermas seine Diskurstheorie von Beginn an konsequent vor dem Hintergrund sprachpragmatischer und vor allem sprechakttheoretischer Überlegungen entwickelt. Unter einem „Diskurs" versteht Habermas „die durch Argumentation gekennzeichnete Form der Kommunikation [...], in der problematisch gewordene Geltungsansprüche zum Thema gemacht und auf ihre Berechtigung hin untersucht werden." (Habermas 1984, S. 130) Während im (ungestörten) kommunikativen Handeln Geltungsansprüche stillschweigend vorausgesetzt und anerkannt werden, stellt ein Diskurs also eine vom „Handlungszwang und Erfahrungsdruck freigesetzte Kommunikationsform" dar, durch die es möglich sein soll, „in Situationen der gestörten Interaktion eine Verständigung über problematisch gewordene Geltungsansprüche wiederherzustellen" (Habermas 1984, S. 131). Das Gelingen der Einlösung von Geltungsansprüchen im Gang von Argumentationen ist ein Kriterium dafür, ob einer behaupteten Aussage der Prädikator „wahr" oder „falsch" zukommt. Das entscheidende Problem einer solchen Konsensustheorie der Wahrheit liegt nun in der Aufstellung von Regeln, an denen sich die Triftigkeit von Argumenten messen lässt. Diese können nicht im gleichen Sinn wie die auf ihre Triftigkeit hin zu überprüfenden Argumente vom Konsensus abhängig sein. Diskursregeln, die diese Rolle übernehmen können, lassen sich nun nicht nach Art der Standardlogik gewinnen. Argumentationskontexte bestehen nämlich nicht – so Habermas – aus Sequenzen von Sätzen (Propositionen), sondern aus Sequenzen von Redehandlungen (Sprechakten). Unter dem Titel einer „Logik des Diskurses" wird von Habermas die Entwicklung einer „pragmatischen Logik" programmatisch vorgezeichnet, über deren Inhalt es lapidar heißt: „Sie untersucht die formalen Eigenschaften von Argumentationszusammenhängen" (Habermas 1984, S. 162). Dabei ist jedoch unklar, was in diesem Zusammenhang unter einer „formalen Eigenschaft" zu verstehen ist. Habermas gibt zur Klärung dieser Frage zunächst eine (diskursiv erweiterte) Darstellung des Toulmin-Schemas. Dieses liefert jedoch keineswegs, wie es eigentlich Thema einer Logik des Diskurses ist, eine Systematik der Verknüpfung argumentationsrelevanter Redehandlungen, sondern lediglich Gesichtspunkte für eine Klassifikation solcher Redehandlungen. Es kann Habermas zwar zugestanden werden, dass die Frage nach der Herkunft der Kraft „rationaler Motivation" dahingehend zu präzisieren ist, wie der Übergang zwischen *backing* und *warrants* – soweit er nicht „analytisch" gerechtfertigt ist – motiviert werden kann. Das entscheidende Problem ist jedoch, nach welchen Kriterien zu beurteilen ist, ob eine Plausibilität, wie sie für „substantielles" Argumentieren (im Sinne Toulmins) kennzeichnend ist, als zu Recht bestehend beurteilt und bei Zweifeln verteidigt werden kann. Auch Habermas' Hinweis auf das zum Gelingen solcher substantiellen Übergänge vorauszusetzende Sprachsystem stellt keine Antwort auf die Frage nach der Logik des Diskurses dar. Die Akzeptierbarkeit eines Systems sprachlicher Verständigung ist zwar unbestreitbar eine notwendige Bedingung für das, was Habermas die Kraft der rationalen Motivation nennt; dass diese Bedingung nicht hinreichend ist, lässt sich durch die triviale Beobachtung belegen, dass auch Individuen, die ein und dasselbe Sprachsystem akzeptieren und beherrschen (z.B. Mitglieder einer *scientific community*) noch substantielle Meinungsunterschiede haben und diese argumentativ austragen können. Auch die Beziehung des Toulmin-Schemas auf die Angemessenheit eines Sprachsystems liefert als solche noch nicht die Kriterien, an denen die Triftigkeit eines Arguments zu prüfen ist.

Durch diese philosophische Genealogie des Diskursbegriffes sollte vor allem der subjekttheoretische Hintergrund der Diskursivitätsvorstellung (Bewegungsform eines endlichen Erkennens) vor den einzelnen paradigmatischen Strukturen des Diskurses (als Urteil, Schlussfolgerung, Kalkül, Argumentation, Dialog, Sequenz von Redehandlungen) hervorgehoben werden. Andererseits muss sich die Diskursivität in irgendeiner Weise in einer (rekonstruktiv gesprochen) hochorganisierten Form von Verfahren dokumentieren, wie sie für die meisten menschlichen Redeformen gerade nicht typisch ist. Damit mag deutlich sein, dass die unspezifische Verwendung von „discourse" bzw. „discours" im Sinne von „Rede" den doppelten Grundgedanken des philosophischen Verständnisses von Diskursivität, nämlich Endlichkeit und Verfahren, verfehlt. Es dürfte nachvollziehbar sein, dass Wortzusammenstellungen wie „diskursive Technikfolgenabschätzung" aus der Sicht der Philosophie schwer verständlich erscheinen.

3   Zur Typisierung von Rechtfertigungsdiskursen

Die Rekonstruktion des Handelns als Befolgung einer Aufforderung soll dem Zweck dienen, Handlungen diskurszugänglich zu machen. Dieser Zweck lässt sich allerdings nur erreichen, wenn es gelingt, für Aufforderungen (und andere Regulativa) zu zeigen, dass sie Eröffnungshandlungen für Diskurse um die durch Aufforderungen geäußerten Geltungsansprüche sein können, wie dies auch für Behauptungen der Fall ist. In der Tat lassen sich (wie aus der auf der nächsten Seite folgenden Tabelle deutlich wird) solche *Rechtfertigungsdiskurse* als regelgeleitete Sequenzen von Redehandlungen völlig parallel zu *Begründungsdiskursen* rekonstruieren.[27]

Alle Rekonstruktionsbemühungen werden dabei am Leitfaden der Frage ausgeführt, welche Gelingensbedingungen erfüllt sein müssen, damit der Diskurs gelingt, d.h. zum Konsens führt. Gelingensbedingungen sind somit nicht nur für die einzelne Redehandlung, sondern auch für Sequenzen von Redehandlungen zu formulieren, wobei letztere nicht notwendigerweise auf erstere methodisch reduzierbar sind. So lassen sich Symmetrieregeln für Sequenzen diskursrelevanter Redehandlungen nicht unbedingt aus den Gelingensbedingungen der einzelnen Redehandlungen wie Auffordern, Zweifeln, Zustimmen ableiten.

---

[27] Ein entsprechender Aufbau wurde zuerst mit Gethmann 1979 vorgelegt; er wird hier erweitert. Vgl. auch Gethmann 1992. Zur Unterscheidung zwischen Begründungen und Rechtfertigungen vgl. auch Habermas 1976, S. 252f.

KLASSE VON REDEHANDLUNGEN	KONSTATIV	REGULATIV
Äußerung	deskriptiv	präskriptiv
atomare Äußerung	Behauptung	Aufforderung
molekulare (z.B.)	Zweifel (regulativer) Zustimmung Bestreitung	
Sequenz von Redehandlungen (geregelt)	konstativer Diskurs	regulativer Diskurs
Diskurs, im Falle des fortdauernden Zweifels (Misslingen)	Dissens	Konflikt
..., im Falle der Zustimmung (Gelingen)	(konstativer) Konsens	(regulativer) Konsens
Status der Anfangsäußerung im Falle des Gelingens	(relativ-)begründet	(relativ-)gerechtfertigt
... im Falle des situationsinvarianten[28] Gelingens	(absolut)begründet := wahr	(absolut)gerechtfertigt := richtig
Argumentation := Redehandlungssequenzschema, das immer wieder von ... Prämissen zu ... Konklusionen führen soll (vorgeblich, vermeintlich)	wahren triftig	richtigen
(tatsächlich), d.h. bei Erfüllung von Gültigkeitskriterien	gültig	
Unverträglichkeiten	propositional: Widerspruch präsuppositionell: Ungereimtheit	
Argumentationsverweigerer	Skeptiker	Fanatiker

---

28 Eine Äußerungssituation wird dabei durch einen Kontext und die Parteien bestimmt; dementsprechend ist etwa eine Behauptung wahr, wenn sie gegenüber jedermann und in jedem Kontext begründet werden kann.

Dabei ist zu bemerken, dass das Verhältnis zwischen einzelnen Rede-handlungen und Rede(handlungs)sequenzen erstens zu den vergleichsweise diffizilen, zweitens zu den weithin vernachlässigten Problemen der Theorie der Redehandlungen (Sprechakttheorie) gehört.[29] In den meisten allgemei-nen Darstellungen der Sprechakttheorie wird der Tatsache, dass sprachliche Handlungen nicht isoliert auftreten, sondern in verschiedenen Weisen auf-einander bezogen sein können, kaum oder überhaupt nicht Rechnung getra-gen. Neben diesem hartnäckigen Desinteresse findet sich in den einschlägi-gen Debatten zudem nicht selten die These, dass eine Rekonstruktion des Reglements für Redesequenzen überhaupt nicht möglich sei. Mit besonderer Schärfe hat Searle (1992) die Position vertreten, dass sich *konstitutive Regeln* ausschließlich für *einzelne* Redehandlungen angeben lassen. Die zu beobach-tenden Regularitäten (etwa dass auf Fragen gemeinhin Antworten und nicht Befehle folgen), die auch von Searle zugestanden werden, wären dement-sprechend nicht auf die Regeln der jeweiligen Sprache zurückzuführen.

In der Tat wäre eine Rekonstruktion des sprechakttheoretischen Regle-ments, die auch Sequenzierungs-Phänomene einbezöge, nur unter Inkauf-nahme einiger Modifikationen des Searleschen Ansatzes möglich, denn Sear-les Sprachtheorie ist von Anfang an durch einen tief greifenden Mentalis-mus und Realismus bestimmt, demgemäß die Sprache primär als ein Mittel der Darstellung aufzufassen ist. Ein Agent, der eine Behauptung vollzieht, kann – so Searle – den Zweck dieser Handlung unabhängig von den Reakti-onen eines Hörers erreichen, weil assertive Redehandlungen eine selbstge-nügsame Darstellung wirklicher Sachlagen darstellen.[30] Demgemäß sind für

---

[29]   Eine der wenigen Ausnahmen ist D. Wunderlich. Vgl. etwa Wunderlich 1980, S. 293f. Zum Problem der Redesequenzen vgl. auch Gethmann u. Siegwart 1991, S. 589ff. sowie Siegwart 1997, S. 151ff.

[30]   Searle 1992, S. 10: „If we consider cases such as offers, bets, and invitations, it looks as if we are at last getting a class of speech acts where we can extend the analysis beyond a single speech act, where we can discuss sequences. But it seems that this is a very re-stricted class. In assertions, there are no such constraints. There are indeed general con-versational constraints of the Gricean sort and other kinds. For example, if I say to you "I think the Republicans will win the next election", and you say to me, "I think the Bra-zilian government has devalued the Cruzeiro again," at least on the surface your remark is violating a certain principle of relevance. But notice, unlike the case of offers and bets, the illocutionary point of my speech act was nonetheless achieved. I did make an asser-tion, and my success in achieving that illocutionary point does not depend on your mak-ing an appropriate response. In such a case you are just being rude, or changing the sub-ject, or are being difficult to get on with, if you make such an irrelevant remark. But you

Searle auch diejenigen Redehandlungen, deren Bezug auf andere offensicht-
lich ist, weil sie entweder nur als Reaktion auf eine weitere Redehandlung
Sinn machen (wie Antworten) oder deren Gelingen von einer bestimmten
Reaktion des Hörers abhängt (wie Wetten), eine „very restricted class"
(Searle 1992, S. 10), während etwa assertive oder expressive Sprechakte nach
Searle weder in der einen, noch in der anderen Weise in eine umfassendere
Sequenz eingebettet sind. Aber auch und gerade am Beispiel des Behauptens
zeigt sich die Notwendigkeit einer Ausweitung der sprechakttheoretischen
Analyse in aller Deutlichkeit: Wer eine Behauptung aufstellt, verfolgt damit
den Zweck, sein Gegenüber zur Übernahme einer bestimmten Überzeugung
zu bewegen. Dieser kann nun der Behauptung zustimmen (womit die Sequenz beendet ist) oder sie durch einen Zweifel zunächst zurückweisen
(ebenso wie man eine Wette annehmen oder ablehnen kann). Im letzteren
Fall nimmt er die Rolle des Opponenten ein, und der Proponent ist nun
gezwungen, für den von ihm vollzogenen assertiven Sprechakt eine Begründung vorzulegen. Die gleichen Überlegungen lassen sich in Bezug auf Aufforderungen anstellen: Auch eine Aufforderung ist eine sequenzeröffnende
Redehandlung, auf die der Aufgeforderte in zwei Weisen reagieren kann; er
kann der Aufforderung nachkommen, sie aber ebenso zurückweisen, wodurch sich ein Rechtfertigungsdiskurs zwischen den Parteien ergibt.

Akzeptiert man zunächst die These, dass auch die Abfolge sprachlicher
Handlungen regelgeleitet ist, so könnte man zunächst auf den Gedanken
verfallen, dass die von Searle vorgelegte Rekonstruktion des sprechakttheoretischen Reglements (Searle 1971, S. 84ff.) weitgehend adäquat ist und
lediglich durch weitere Regeln *ergänzt* werden müsste. Die Sequenzierungs-
regeln stünden dann neben oder über den normalen Regeln. Diese Position
ist jedoch insgesamt kaum haltbar, weil sich zumindest eine Reihe wichtiger
Redehandlungstypen überhaupt nur als Reaktion auf andere Sprechakte
begreifen lassen. So wäre offensichtlich im Antezedens der Regel für das
Antworten die Bedingung aufzuführen, dass zuvor eine Frage gestellt worden sein muss. Gleiches gilt für die im hohen Maße argumentationsrelevan-
ten Redehandlungen des Zustimmens oder des Bestreitens bzw. Bezwei-
felns. Es ist kaum einzusehen, wie eine Regel etwa für das Bezweifeln beschaffen sein könnte, in der nicht auf eine zuvor vollzogene Behauptung
Bezug genommen würde. Kurz: Eine strikte Unterscheidung zweier Regel-
typen scheint kaum sinnvoll zu sein; mit der Regel für einen bestimmten

---

do not violate a constitutive rule of a certain kind of speech act or of conversation just by
changing the subject".

Sprechakttyp wird im Allgemeinen zugleich festgelegt, wie dieser Typ in Redesequenzen einzubetten ist. Wohl hingegen ist es möglich (insbesondere wenn man sich vergegenwärtigt, dass das Rekonstruieren kein alternativenloses Geschäft darstellt), diese Redehandlungs- *und* Redesequenz-Regeln ihrerseits durch allgemeiner gehaltene Diskursregeln zu ergänzen.

In diesem Zusammenhang ist zu beachten, dass sich semantische Regeln, z.B. für die Verwendung des Ausdrucks „Diskurs" aus pragmatischen ergeben (und nicht umgekehrt: „semantischer Operationalismus").[31] Daher ist auch nicht der Rekurs auf einen faktischen Sprachgebrauch maßgebend, sondern die Frage, wie die Bedeutungen festgelegt werden sollen, damit durch den Gebrauch der Wörter ein Zweck erreicht wird. Da oft mehrere Mittel mehreren Zwecken dienen, sind entsprechende Argumentationen meistens nicht eindeutig. Für das Gelingen einer Handlung ist eben nicht entscheidend, dass sie *nur auf diese Weise* gelingt.

Für die Verwendung der Termini „begründen" und „rechtfertigen" ist darauf hinzuweisen, dass durch sie über komplexe Handlungen und nicht (primär) über Strukturbeziehungen zwischen Propositionen (Aussagen) prädiziert wird. „Begründen" und „Rechtfertigen" sind Handlungsprädikatoren. Schon von daher ist es methodisch nicht „in Ordnung", wenn man zur semantischen Charakterisierung von „Begründen" und „Rechtfertigen" auf die formale Logik rekurriert. Abgesehen davon, dass es unüberwindliche Wahlprobleme bezüglich des richtigen Kalküls gibt (will man nicht von vornherein einem „logischen Dogmatismus"[32] anheim fallen), stellt sich vor allem das methodische Problem, dass sich logische Regeln nur als Übergangsregeln in Begründungs- und Rechtfertigungsdiskursen plausibel rechtfertigen lassen (vgl. Gethmann 1979). Schließlich wäre es wenigstens voreilig, als Übergangsregeln nur logische (und nicht z.B. auch topische und rhetorische) zu betrachten (vgl. Gethmann 1979, S. 60ff.).

Für die meisten interessanten Kontexte hat sich eine fünfstellige Rekonstruktion des Handlungsprädikators „P(roponent) rechtfertigt gegenüber O(pponent) die Aufforderung, H zu tun, unter Stützung auf K mittels Übergangsregel R" als hinreichend explizit erwiesen:

---

[31] Vgl. etwa Lorenz 1970; Lorenzen u. Schwemmer 1973; Janich 1975; Schneider 1975; Gethmann u. Siegwart 1991, 598ff.

[32] Vgl. hierzu (im Zusammenhang mit wissenschaftstheoretischen Fragen) Gethmann 1980, S. 16ff.

Rechtf (P, O, !H, K, R)

Aus rekonstruktiver Sicht kann (unter Bezugnahme auf eine Symmetrievorstellung bezüglich der Berechtigungen und Verpflichtungen derjenigen Parteien, die die Rollen von P bzw. O spielen) unterstellt werden, dass die Parteien ihre Äußerungen abwechselnd vollziehen. Dann lassen sich die Handlungen der Parteien in einem Handlungssequenzschema nach folgendem Muster notieren.

O	P
	! H
? H	$K \Rightarrow_R$! H
? K	:
:	
(! H)	

Dabei steht „! H" für die Aufforderung, eine Handlung H auszuführen, „? H" für einen Zweifel, also eine Aufforderung an den Proponenten, eine weitere Redehandlung zu vollziehen und hierdurch seine erste Redehandlung zu stützen, „K $\Rightarrow_R$! H" schließlich für eine generelle Aufforderung (eine „Regel"), mit der der Opponent aufgefordert wird, unter der Bedingung, dass K, immer H zu tun. – Der hier notierte Diskursverlauf stellt dabei nur eine von mehreren Möglichkeiten dar, insofern es sich um einen *reduktiven* (die Parteien gehen also nicht von einem „prädiskursiven Einverständnis" aus; vgl. Gethmann 1979, S. 101) und um einen *horizontalen* (der Opponent bezweifelt nicht die Übergangsregel, sondern die „Prämisse"; vgl. Gethmann 1979, S. 97) Verlauf handelt.

Bezüglich der Rollenunterscheidung ist zu bemerken:

- Die Rolle des *Proponenten* bzw. des *Opponenten* kann von Individuen wie von Gruppen eingenommen werden. Im Grenzfall kann ein Individuum Proponent und Opponent in einer Person sein. (Dementsprechend ließe sich der noologische Terminus „denken" als „stiller Diskurs" einführen) Ferner können auch „alle Menschen" (alle Vernunftwesen o.ä.) Rolleninhaber sein (so wie im Fall eines „auditoire universelle"[33]).

- Die Rollen werden ausschließlich durch die für sie *spezifischen Handlungen* pragmatisch charakterisiert: die Eröffnungsäußerung und die Stützungsäußerung (P) bzw. das Zweifeln (im Sinne des kognitiven Zweifels) und das (starke) Zustimmen (O). Ob jemand die Rolle des P oder O einnimmt, hängt von dem ab, was er tut. Dies impliziert, dass Rollenwechsel zulässig sind.

- Grundsätzlich ist ein Konsens maximal nur dann möglich, wenn „jedermann" im Falle des Erhebens von Geltungsansprüchen die Pflicht [das Recht] hat, die Rolle des P [O] zu übernehmen (diskursiver *Universalismus*). Beschränkungen des Scopus führen zu entsprechenden Privilegierungen (diskursiver *Partikularismus*). Im Falle des diskursiven Partikularismus (der zunächst den lebensweltlichen „Normalfall" darstellt), treten zwar suboptimale Konsensbedingungen ein, es kann jedoch nicht gesagt werden, dass in solchen Fällen nicht mehr diskursiv gehandelt werden könnte.[34]

- Hinsichtlich der Rollen sind auch *Varianten von Diskursmodellen* zu rekonstruieren. Ein Sonderfall ist beispielsweise dann gegeben, wenn O keine eigenen aktiven Äußerungen vollzieht. Dann geht die Rollenzuordnung in diejenige von *S(precher)* und *H(örer)* über. Beschränkt sich P ausschließlich auf die Handlung des Feststellens (statt des Behauptens), dann sind die Rollen diejenigen des *Informanten* und *Rezipienten*. Sind S und H nicht spontane Akteure, sondern elektrotechnische Geräte (oder verhalten sich Rollenträger wie solche), nehmen sie die Rollen von *Sender* und *Empfänger* ein. Feststellungsdiskurse sind Varianten von Behaup-

---

33 Vgl. Perelman u. Olbrechts-Tyteca 1958.
34 Demgegenüber wird von Seiten der Transzendentalpragmatik (K.-O. Apel) der Begriff der Diskursivität untrennbar mit dem einer transzendentalen Kommunikationsgemeinschaft aller rationalen Wesen verkoppelt. Zur Kritik vgl. Gethmann 1987.

tungsdiskursen. Eine Entsprechung für Aufforderungsdiskurse vorzusehen machte keinen Sinn. Die Sender-Empfänger-Variante verfehlt daher den pragmatischen Witz von Aufforderungsdiskursen. Die Andeutungen mögen genügen, um auch zu verdeutlichen, dass die (sprachwissenschaftlichen) Kommunikationstheorien methodisch abgeleitete Diskursvarianten untersuchen, die für Rechtfertigungsdiskurse zudem weitgehend uneinschlägig sind.

Rechtfertigungsdiskurse lassen sich nun *material* typisieren nach denjenigen Kontexten (Diskursuniversen), denen H, K, und R jeweils bereichsspezifisch angehören. Die Möglichkeiten der Typisierung dürften grundsätzlich bis ins Unübersehbare gehen. Ferner sind Typisierungen nach Klassifikationsgesichtspunkten bezüglich der Gruppenzugehörigkeit der Parteien (nach Familie, Stamm, Klasse, Bekenntnis, Geschlecht, usw.) möglich. Schließlich lassen sich kontext- und parteienbezogene Klassifikationsgesichtspunkte kombinieren.

Unter dem Gesichtspunkt normativer Verallgemeinerbarkeit steht die Frage im Vordergrund, ob es auch *formale* Klassifikationsgesichtspunkte gibt, d.h. solche, die für alle Parteien und alle Kontexte gelten. Dabei richtet sich das Augenmerk vor allem auf die Regeln, unter Bezug auf die eine Rechtfertigung einer Aufforderung mit Bezug auf eine stützende Behauptung (oder Aufforderung) gelingen kann. Für diese Regeln gilt grundsätzlich, dass der Rekurs auf sie nur zweckmäßig ist, wenn P versucht, sich auf diejenigen Prämissen zu stützen, die O akzeptiert. Somit kann ein Rechtfertigungsdiskurs nur gelingen, wenn es bezüglich dessen, was zu tun ist, ein „*prädiskursives Einverständnis*"[35] gibt und P in der Lage ist, auf dieses zu rekurrieren. Somit wird P versuchen, O daran zu erinnern, dass er sich in einer kommunikativen Situation befindet, d.h. in einer Situation, die dadurch bestimmt ist, dass bestimmte Handlungsbedingungen geteilt sind. Gesetzt den Fall, jemand nehme scheinbar die Rolle des O ein, der entschieden ist, an keiner kommunikativen Situation teilzunehmen, auch nicht an der des jeweiligen Diskurses, dann scheitert der Diskurs zwangsläufig. Zwar kann es O unterlaufen, dass P ihn dennoch in die Diskurssituation einbindet und ihn sodann auf die Diskursregeln bei Strafe des pragmatischen Selbstwiderspruchs verpflichtet. Nach einigen Durchgängen von Versuch und Irrtum wird ein entsprechend zu allem entschlossener O jedoch gelernt haben, sich

---

[35] Gethmann 1978, S. 298ff.; zum prädiskursiven Einverständnis vgl. jetzt auch Grunwald 1998.

zu verweigern, ohne dadurch eine Selbstverpflichtung einzugehen. Der (routinierte) Fanatiker ist durch keine Argumentationsmacht der Welt zu bekehren.[36]

Unter formalen Gesichtspunkten lassen sich auch Formen von Rechtfertigungsdiskursen unterscheiden, die sich auf die Typik der Handlungssituationen beziehen. Kooperative Handlungssituationen können nämlich z.B. dadurch gestört sein, dass die Akteure sich nicht über den Zweck der Handlung, die Art der Handlungssituation oder die Verbindlichkeit der Handlungsaufforderung einig sind. Entsprechend lassen sich Finalisierungs-, Generalisierungs- und Universalisierungsdiskurse unterscheiden.[37] Diese Unterscheidung ist auch deshalb wichtig, weil sie illustriert, dass sich die Ethik aus diskursanalytischer Sicht nur auf einen besonders dramatischen, gleichwohl lebensweltlich durchaus vorkommenden Sonderfall des Rechtfertigungsdiskurses bezieht, nämlich den aufgrund eines Rechtfertigungskonfliktes geführten Universalisierungsdiskurs.[38]

4 ZWECK-MITTEL-RATIONALITÄT ALS UNIVERSELLE HANDLUNGSRATIONALITÄT

Die Diskussion um die normative Handlungsrationalität ist unter dem Eindruck der Wertethik u.a. durch die Überzeugung bestimmt, dass die Zweck-Mittel-Rationalität eine in der Rangordnung niedrige, jedenfalls nur eine partielle Form der Handlungsrationalität darstellt. Auch die von J. Habermas und K.-O. Apel nachdrücklich geltend gemachte Unterscheidung von kommunikativem und strategischem Handeln verdankt sich der Unterstellung, dass die Zweck-Mittel-Rationalität eine moralisch dubiose Form der Rationalität darstellt, die keineswegs die einzige sein könne und durch moralisch höhere Formen der Handlungsrationalität überboten werden müsse. Ferner wird entsprechend der ebenfalls von Max Weber eingeführten Un-

---

[36] Dagegen betrachtet die Transzendentalpragmatik die Ethik als ein Unternehmen, mit dessen Hilfe es gelingen müsste, auch den entschlossensten Fanatiker zu überzeugen. So heißt es bei Apel (1997, S. 301), dass „wir als Philosophen berechtigt sind zu unterstellen, *dass alle möglichen Diskurspartner – auch die radikalsten Skeptiker und Relativisten – den Boden des argumentativen Diskurses schon betreten haben.*"
[37] Vgl. Gethmann 1982, S. 123-130.
[38] Zu den besonderen Problemen der Konzeption der Universalisierbarkeit vgl. Gethmann 1991.

terscheidung von Verantwortungs- und Gesinnungsethik dafür plädiert, dass es die Ethik nicht nur mit der Betrachtung der Handlungsfolgen sondern auch – oder sogar primär – der Handlungsgründe zu tun habe. Konvers ist die seitens des ethischen Konsequentialismus vorgetragene Kritik, die Ethik müsse auch (oder primär) die Handlungsfolgen betrachten. Deswegen gelte es, ein Prinzip der „Verantwortung" in den Vordergrund zu stellen, wobei „Verantwortung" als handlungs*folgen*bezogen der „Verpflichtung" als handlungs*gründe*bezogen gegenübergestellt wird. Besonders der Utilitarismus tritt dafür ein, die Handlungsfolgen grundsätzlich in der Dimension der subjektiven Präferenz der Akteure auszudrücken und damit den Begriff des Zwecks durch den des Nutzens oder der Präferenz zu ersetzen. Aus der Sicht der Entscheidungsanalyse (Entscheidungs„theorie") lassen sich allein solche subjektiven Präferenzen als Grundlage einer rationalen Entscheidungsrekonstruktion betrachten, während alle anderen handlungsbestimmenden Faktoren in den Bereich unvordenklicher Handlungsmotive gehören, die keine Rationalität erreichen kann.

Gegenüber diesen kritischen Einwänden soll im Folgenden in strenger Anlehnung an Kant dafür plädiert werden, dass es sich empfiehlt, Handlungsrationalität ausschließlich in Kategorien von Zwecken und Mitteln zu rekonstruieren. Andere Rationalitätsformen erweisen sich entweder als überflüssig (wie die Sinnrationalität) oder lassen sich als Sonderformen der Zweckrationalität rekonstruieren (wie die Nutzenrationalität). Diese Rekonstruktion kann selbstverständlich nur gelingen, wenn man Einseitigkeiten des Zweck Mittel-Verständnisses bei Max Weber bzw. seine tendenziösen Kommentare dazu aufgibt.

4.1 SINNRATIONALITÄT[39]

In der Nachfolgediskussion zu Max Webers Unterscheidung von Zweck- und Wertrationalität (bzw. Sinnrationalität) (Weber 1925 I, S. 12) haben vor allem K.-O. Apel[40] und J. Habermas[41] auf einer vollständigen und disjunkti-

---

[39] Zu diesem Abschnitt vgl. auch Gethmann 1991.
[40] Vgl. Apel 1973, v.a. S. 370ff. sowie Apel 1976, S. 134ff., wo dem auf Zweckrationalität gerichteten „Verfügungswissen" ein eigenes „Verständigungswissen" gegenübergestellt wird.
[41] Vgl. Habermas 1981 I, S. 369ff. Ebenso wie bei Apel wird der These, dass es sich bei der Zweck-Mittel-Rationalität um die universelle Form der Handlungsrationalität handele,

ven Trennung zwischen Handlungssinn und Handlungszweck bestanden. Habermas bezieht sich dabei in Anlehnung an Max Weber auf die begriffliche Unterscheidung zwischen kooperativem („Arbeit") und kommunikativen Handeln („Sprache"). Durch diese Unterscheidung wird der Begriff des „Zwecks" semantisch stark in die Nähe der Bedeutung von „Erfolg" gerückt.[42] Es ist diese Bedeutungsfestlegung von „Zweck" und „Erfolg", die es erforderlich macht, über die Zweckrationalität hinaus eine höhere Form der Handlungsrationalität, die „Sinnrationalität", zu etablieren. Im Rahmen dieser Konzeption von Handlungsrationalität müsste eine Wendung wie die vom „Zweck an sich selbst" (Kant) widersinnig wirken, weil der Mensch nicht sich selbst als „Erfolg" seines Handelns setzen kann (man sehe von einer bestimmten Verwendung des Wortes „Selbstbestimmung" ab); „Erfolge" sind nämlich nach dem üblichen Sprachgebrauch Zustände, die den Handelnden transzendieren. Scheinbar geht es hier „bloß" um Fragen einer zweckmäßigen Terminologie und ihrer historischen Adäquatheit (vor allem mit Blick auf Kant). Doch hat die Wahl der hier zweckmäßigen Terminologie weitgehende Folgen für das Verständnis der mit ihr formulierten Ethik.

Dies wird besonders deutlich, wenn man eine zweite Unterscheidung von Habermas, nämlich die zwischen *kommunikativem* und *strategischem* Handeln hinzunimmt. „Strategisch" heißt dasjenige (soziale) Handeln, das primär am eigenen Erfolg orientiert ist, während es beim kommunikativen Handeln um Verständigung zwischen Menschen geht, die sich wechselseitig nicht nur strategisch behandeln. Gemäß diesem terminologischen Ansatz ist nun zweckrationales Handeln, soweit es sozial relevant ist, analytisch zwingend strategisch. Indem Habermas durch die Erweiterung der Weberschen Handlungstypologie um den Begriff des kommunikativen Handelns die Typologie von Rationalitätsmodellen ergänzt, schenkt er Weber die (im Vergleich zu Kant) instrumentalistische Reduktion der Zweckrationalität. Umgekehrt besteht aber zu dieser Typisierung kein Zwang, wenn die Konzeption der Zweckrationalität nicht auf instrumentell-strategisches Handeln

---

mit dem Hinweis auf eine eigene „kommunikative Rationalität", die sich in illokutionären Akten verkörpere (Habermas 1997, S. 273), begegnet. In dem grundsätzlichen Misstrauen gegenüber „bloßer" Zweckrationalität („instrumenteller Vernunft") zeigt sich in aller Deutlichkeit das Erbe der Frankfurter Schule.

42 Vgl. Habermas 1981 I, S. 385: „Im kommunikativen Handeln sind die Beteiligten nicht primär am eigenen Erfolg orientiert". Demgegenüber zeichnet sich das (erfolgsorientierte) strategische Handeln durch den Umstand aus, dass die Beteiligten „ihre Handlungspläne über reziproke Einflussnahme miteinander koordinieren", dabei jedoch nicht „die illokutionären Bindungskräfte von Sprechakten nutzen" (Habermas 1997, S. 274).

verkürzt wird. In diesem Fall lässt sich dann der „Zweck an sich selbst" als Grenzfall der Zweckrationalität denken. Hier genügt festzuhalten, dass man dann, wenn man den für die Ethik einzuführenden Handlungsbegriff in den Kategorien von Zweck und Mittel expliziert, nicht eo ipso das Verhältnis zwischenmenschlicher Verständigung auf ein strategisches Verhältnis reduziert hat. Allerdings würde bei Aufrechterhaltung einer differenzierten Zweckrationalität der Einwand zutreffen, dass eine Ethik, die am Leitfaden des poietischen Handelns expliziert würde, zwangsläufig in der Sphäre des strategischen Denkens verbleiben müsste, da nämlich der Zweck poietischer Handlungen diesen immer äußerlich bleibt, poietisches Handeln somit erfolgsorientiert ist. Dies zeigt, dass Apel und Habermas vermutlich nicht in erster Linie die Unterscheidung von Sinn und Zweck, sondern von poietischem und praktischem Handeln vor Augen haben, wenn sie zwischen Sinn- und Zweckrationalität unterscheiden. Unterscheidet man jedoch zwischen poietischem und praktischem Handeln, dann ist man nicht gehindert, praktisches Handeln im Rahmen der Zweck-Mittel-Sphäre zu rekonstruieren. Letzter Zweck („Sinn") ist dabei eine Funktion menschlichen Lebens, die ihrerseits nicht wieder als Mittel für andere Funktionen betrachtet werden kann. Das bedeutet nicht, dass die Ethik letztlich in einer allgemeinen Anthropologie im Sinne eines „Systems der Bedürfnisse" fundiert sein müsse. Bezüglich dieser gäbe es erhebliche Schwierigkeiten, ihre Aussagen so zu begründen, dass ein Übergang zur normativen Ethik ohne naturalistische Fehlschlüsse möglich wäre. Die letzten Zwecke sind diejenigen, die wir als Handelnde bei anderen unterstellen, ohne dass der Anspruch einer theoretischen Verallgemeinerbarkeit erhoben werden muss.

Für eine Ethik technischen Handelns ist die Unterscheidung zwischen poietischem und praktischem Handelns deswegen folgenreich, weil sie dem poietischem Handeln eine bloß relativ autonome Sphäre der Zweck-Mittel-Organisation zuordnet, deren normative Beurteilung jedoch letztlich von praktischen Diskursen abhängig macht. Damit stünden sich die Sphären der Zweck- und Sinnrationalität als zwei getrennte Diskurswelten gegenüber, so dass das technische Handeln rein strategisch-utilitären Kriterien überlassen bliebe und eine Ethik des technischen Handelns keinen Sinn ergäbe.

4.2 NUTZENRATIONALITÄT

Zu den Grunderfahrungen des menschlichen Lebens gehört diejenige, dass andere über ein Gut verfügen, das man selbst braucht, um Mittel für einen Zweck einzusetzen. Güter können also relativ zum individuellen oder kollektiven Bedürfnis knapp sein. Entsprechend ist in allen bekannten Kulturen die Institution des Tausches erfunden worden. Durch den Tausch werden implizit oder explizit die subjektiven Einschätzungen von Gütern miteinander vergleichbar gemacht. Somit bedingt der Tausch, dass Güter wenigstens ordinal (komparativ) ins Verhältnis gesetzt werden können. Logische Bedingung für die ordinale Messbarkeit sind die innere (d.h. in der Binnensphäre eines Agenten vollzogene) Konsistenz und die innere Transitivität der subjektiven Tauschwerte. Der zum Tausch notwendige Gütereinsatz bestimmt die *Kosten*, der erwartete Güterertrag den *Nutzen* der entsprechenden Güter.

Wird ein bestimmtes Gut als neutrales Tauschmedium eingesetzt, spricht man vom *Geld*. Eine zusätzliche logische Rationalitätsbedingung für die Möglichkeit von Geld ist die lineare Transformierbarkeit des Nutzens auf eine Skala, so dass bei der Transformation eine äußere (intersubjektive) Konsistenz und Transitivität für alle beteiligten Agenten entsteht. Ein Gut, das hinsichtlich seines (ökonomischen) Nutzens oder seiner Kosten beurteilt wird, wird als *utilitär* beurteilt. Soweit Güter eine Dienlichkeit aufweisen, die sich nicht utilitär beurteilen lässt, kann man von einer *transutilitären* Dienlichkeit sprechen.

In manchen Situationen verzichten Menschen auf einen erreichbaren Nutzen, oder: manche Ziele werden de facto als nicht tauschbar eingeschätzt, in manchen Gesellschaften ist der Tausch bestimmter Güter sogar im rechtlichen Sinne verboten. Bereits diese einfachen Phänomene zeigen, dass eine begriffliche Gleichsetzung von Zweck und Nutzen inadäquat wäre. Wer somit gerechtfertigt hat, dass eine Handlung weniger Nutzen als Kosten mit sich bringt, hat diese Handlung dadurch noch nicht als zwecklos dargetan. Vielmehr könnte auch ein transutilitärer Zweck diese Handlung rechtfertigen.

Die utilitäre Beurteilung ist eine notwendige Grundlage der geldwerten (monetären) Einschätzung eines Gutes; demgegenüber ist die transutilitäre Beurteilung aus analytischen Gründen notwendig nicht-monetär. Zwecke lassen sich wegen utilitärer oder transutilitärer Ziele anstreben. Entsprechend soll von utilitären bzw. transutilitären Zwecken gesprochen werden. Das System der utilitären und transutilitären Zwecke und der ihnen zuge-

ordneten Mittel macht die „*Kultur*" einer Gesellschaft im weiten Sinne des
Wortes aus.

Durch die utilitäre Einschätzung wird eine bestimmte Form von Rationalität, nämlich die *ökonomische* begründet. Auch transutilitäre Einschätzungen können jedoch rational sein, und zwar dann, wenn sich für sie eine gerechtfertigte allgemeine Geltung beanspruchen lässt. Ökonomische Rationalität ist also begrifflich nur *eine* Spezies von Rationalität, wobei der *allgemeine*
Rationalitätsbegriff durch die Argumentationszugänglichkeit und die argumentative Einlösbarkeit von Geltungsansprüchen unterschiedlichen Typs
bestimmt ist.

Die ökonomische Rationalität ist das leitende Rationalitätsparadigma der
Wirtschafts- und vielfach auch der anderen Sozialwissenschaften. Insoweit
befassen sich diese Disziplinen nur mit einer zwar unverzichtbaren, aber
beschränkten Form von Rationalität. Sie haben daher für die Aufgabe der
Technikfolgenbeurteilung eine lediglich eingeschränkte Kompetenz, die
grundsätzlich da endet, wo über die Rechtfertigung transutilitärer Zwecke
gesprochen wird. Wird demgegenüber die Technikfolgenbeurteilung bloß
auf utilitäre Zwecke bezogen, so kann von einem ökonomisch verkürzten
technischen *Utilitarismus* der einschlägigen Wissenschaften gesprochen werden. Es ist eine zentrale Aufgabe der philosophischen Technikkritik, gegenüber dem technischen Utilitarismus auf die Gültigkeit transutilitärer Zwecksetzungen hinzuweisen und Rationalitätsformen für ihre diskursive Beurteilung im Bewusstsein zu halten oder zu erfinden.

5   Zur Ethik technischen Handelns

Soweit man in die Kulturgeschichte blickt, ist der Mensch schon immer
darauf angewiesen, gerätegestützt, d.h. „technisch" zu handeln, wenn er in
gewünschter Qualität leben oder auch nur über-leben will. Über lange historische Räume hinweg warfen die Geräte, deren sich der Mensch zur Le-
bensbewältigung bediente, keine *besonderen* moralischen Probleme auf. Zwischen dem Mord mit bloßen Händen und dem mit Hilfe eines Geräts besteht grundsätzlich weder ein moralischer noch ein rechtlicher Unterschied.
Eine Technik, gegenüber der diese Einstellung moralisch adäquat ist, kann
als „vor-moderne" Technik bezeichnet werden. Die „moderne" Technik
zeichnet sich demgegenüber wenigstens durch eine zweifache Komplikation
aus:

(a) Die gerätegestützte Handlung erfüllt als Mittel ihren Zweck nur noch mit einer gewissen Wahrscheinlichkeit, unter anderem deshalb, weil zwischen Ausgangssituation und Endzweck sehr viele Vermittlungsstufen mit unübersehbaren Folgen liegen *(Handeln unter Bedingungen der Unsicherheit);*

(b) Die Gefahrenträger technischer Installationen sind nicht selbstverständlich auch deren Nutznießer *(Handeln unter Bedingungen der Ungleichheit).*

Damit sind durch die moderne Technik als solche moralische Fragen aufgeworfen, die sich im Rahmen eines vor-modernen Technikverständnisses nicht gestellt haben; beispielsweise die, ob man eine Gefahr angesichts eines unsicheren Erreichens des Zwecks der Handlung auf sich nehmen darf, oder ob man gar anderen Gefahren zumuten darf, die sie nicht gewählt haben, und von deren Zweck sie nicht einmal mit Sicherheit profitieren.

Während das vor-moderne Technikverständnis (das in vielen Zusammenhängen freilich immer noch relevant ist) unterstellt, Geräte seien so zu kontrollieren, dass die intendierten Handlungsfolgen auch die tatsächlichen sind, hat das moderne Technikverständnis dem Umstand Rechnung zu tragen, dass auch nicht-intendierte Folgen eintreten können („Nebenfolgen"), die mit einer gewissen Wahrscheinlichkeit Schäden bewirken, und zwar auch bei solchen Menschen, die in den unmittelbaren Kontext des Handelns nicht involviert sind („Fernfolgen"). Modernes technisches Handeln lässt sich damit gegenüber Handeln im Rahmen vor-moderner Technik zusammenfassend als *Handeln unter Risiko* bestimmen.

Das Handeln unter Risiko ist allerdings nicht in jedem Fall ethisch relevant, sondern nur dann, wenn ein Akteur anderen die Folgen des eigenen risikobehafteten Handelns zumutet. Betreffen die Folgen des riskanten Handelns dagegen nur den Akteur selbst, oder sind Folgen für andere nicht erkennbar, oder sind die von der Handlung Betroffenen nicht als moralisch gleichrangige Subjekte anerkannt, sind die moralischen Probleme des Handelns unter Risiko von denen des Handelns mit determinierten Folgen nicht zu unterscheiden.

Weil demgegenüber im Fortschritt technischen Könnens unsere Handlungsmöglichkeiten qualitativ und quantitativ erheblich erweitert worden sind, weil – außerdem – durch die Entwicklung der Wissenschaften die Kenntnis der Zusammenhänge zwischen unserem Handeln und dessen Folgen erheblich vergrößert worden ist, und weil – schließlich – die Entwicklung in Richtung einer Weltzivilisation die praktische Überzeugung von der moralischen Gleichberechtigung aller Betroffenen gefestigt hat, ist das Handeln unter Risiko unweigerlich zum zentralen Thema der Ethik geworden. Die spezifisch ethischen Implikationen, die bei der Anwendung moderner Technik gegeben sind, beziehen sich nicht – wie in vor-moderner Technik – auf die Feststellung der Tauglichkeit von Mitteln für bestimmte Zwecke, sondern darauf, wie Handeln unter Risiko, das in vielen Fällen unweigerlich Folgen für andere hat, ethisch zu rechtfertigen ist.

5.1 ETHISCHE ASPEKTE DES HANDELNS UNTER RISIKO[43]

In der Diskussion über Risiken der modernen technischen Zivilisation wird das Wort „Risiko" in unterschiedlichen Bedeutungen verwendet. Für die Verständigung über die Verteilung von Umweltrisiken bedarf es einer begrifflichen Rekonstruktion von „Risiko", die das Handeln unter Risiko Verteilungsgesichtspunkten zugänglich macht. Zweckmäßig ist diese Rekonstruktion, wenn sie ermöglicht, über Risiken so zu sprechen, dass sie untereinander vergleichbar sind.

Verteilbarkeit setzt Vergleichbarkeit voraus.

Soll der Vergleich zwischen riskanten Handlungen zu Ergebnissen führen, die nicht bloß subjektiv (individuell oder gruppenspezifisch) gültig sind, muss ein Reden über Verteilungsfragen möglich sein, das sich an Kriterien der Verallgemeinerbarkeit messen lässt.

Vergleichbarkeit setzt Verallgemeinerbarkeit voraus.

Ein Risikobegriff, der die Forderungen nach Verallgemeinerbarkeit, Vergleichbarkeit und Verteilbarkeit von riskanten Handlungen erfüllt, heiße ein „rationaler" Risikobegriff.[44] Damit ist nicht unterstellt, dass es nur *einen* rationalen Risikobegriff gibt. Allerdings fallen eine Reihe von Bedeutungen, die mit dem Wort „Risiko" gelegentlich verbunden werden, als unzweckmäßig aus. Faktoren wie die anlässlich einer riskanten Handlung empfundenen Ängste oder Aversionen gehen nicht in den rationalen Risikobegriff ein. Die anlässlich einer Handlung (Handlungsvorstellung) empfundene Angst sagt etwas über die subjektive Wahrnehmung einer Handlung aus, kann jedoch nicht als verallgemeinerbarer Indikator für das Risiko dienen. Das bedeutet,

---

[43] Für eine ausführlichere Behandlung der in diesem Abschnitt erörterten Probleme vgl. Gethmann 1991a.

[44] Zur Analyse des Risikobegriffs vgl. auch Rescher 1983.

dass sich ein entsprechender Risikobegriff auch nicht in Situationen trans-subjektiver Beratung kontrolliert verwenden lassen könnte.

Im Idealfall handeln wir so, dass wir Folgen (erster bis n-ter Ordnung) herbeiführen bis zu einem Zweck, in dem die angestrebten Ziele realisiert sind. Lebensweltliche Erfahrung lehrt jedoch, dass dieser Idealfall ständig durch „Störungen" gefährdet ist. Dabei gibt es verschiedene Typen von Störungen:

- Weil wir nicht wissen, ob die Folgen unserer Handlungen, vor allem die Folgen höherer Ordnung, auch mit Gewissheit eintreten, ist unser Handeln durch *Unsicherheit* bestimmt.

- Selbst wenn die geplanten Folgen eintreten, ist nicht ausgeschlossen, dass sich auch unerwünschte Zustände als Handlungsfolgen ergeben. Je höher der Ordnungs-Grad der Folgen ist, desto mehr ist zu befürchten, dass solche *Nebenfolgen* eintreten. Allerdings sind die Nebenfolgen nicht immer unerwünscht; bei der Risiko-Chancen-Abwägung muss daher auch die Möglichkeit erwünschter Nebenfolgen eine Rolle spielen.

- Manchmal folgen auf unser Handeln Ereignisse, die wir durchaus nicht als Folgen unseres Handelns verstehen können – z.B. weil keine Kausalbeziehung zwischen Handlungsfolge und dem Ereignis besteht oder (was pragmatisch gleich ist) das entsprechende Kausalwissen fehlt. Die beiden Ereignisse, die Handlung und das andere Ereignis, gehören einer anderen Gattung von Ereignissen an, so dass wir das Ereignis als *Zufall* einschätzen.

- Schließlich vollziehen wir Handlungen, die Bedingungen, aber nicht Ursachen, d.h. notwendig, aber nicht hinreichend für das Eintreten bestimmter Folgen sind. Das ist der Fall, wenn es zu den erwünschten Zuständen erst bei Vorliegen weiterer Bedingungen kommt; hier sprechen wir vom „*Geschick*", das sich im erwünschten Fall als *Glück*, im unerwünschten als *Unglück* erweist.

Gegenüber dem Geschick kann man sich idealtypisch auf zwei Weisen verhalten: *resignativ*, da man über die zusätzlichen „zufälligen" Bedingungen nicht verfügt, oder *konfident*, da man eine Möglichkeit sieht, die Bedingungen teilweise zu realisieren. Letztere Einstellung ist durch die Zuversicht charakterisiert, dass es unter Umständen möglich sei, die Unsicherheit des Geschicks zu *bewältigen*, d.h. die Unsicherheit zu *vermeiden*, zu *beseitigen* oder im Unglücksfall (ganz oder teilweise) *auszugleichen*. Die konfidente Haltung angesichts eines Geschicks drückt sich somit in der Bereitschaft aus, ein Wagnis einzugehen, das eine Chance bzw. ein Risiko mit sich bringen kann. Die Betrachtung des Lebens unter Geschick-Bewältigungs-Gesichtspunkten dagegen ist ein Element des neuzeitlichen Selbstverständnisses des (abendländischen) Menschen. Der Mensch der Neuzeit und der Aufklärung, der durch eine konfidente Lebensauffassung ausgezeichnet ist, versucht, Wagnisbewältigung durch Vorsorge zu betreiben. Paradigmen, in denen sich die nicht-resignative Einstellung gegenüber den Unwägbarkeiten des Geschicks zeigt, sind die Versicherung gegen Unglücksfälle (Feuer, Krankheit Tod u.a.) sowie das rationale Wettverhalten bei Glücksspielen. Beide Beispiele zeigen, dass die Genese der Risikobeurteilung in menschlich-kulturellen Handlungskontexten liegt und nicht primär eine Kategorie für die Beurteilung von Geräten, Maschinen und Anlagen darstellt. Der neuzeitliche Risiko-Begriff hat einen durchaus anthropomorphen und keinen technomorphen Ursprung.

Das Sich-Versichern und Wetten waren die gesellschaftlichen Bedürfnislagen, die für die Entstehung der Wahrscheinlichkeitstheorie auslösend gewesen sind. Seit man über ein Verfahren zur Berechnung von Wahrscheinlichkeiten verfügt, ist es möglich, den Risiko-Begriff dadurch zu präzisieren, dass man den Grad eines Risikos numerisch bestimmt:

Der Grad eines Risikos (einer Chance) ist gleich dem Produkt aus (numerisch ausgedrücktem) Schaden und (numerisch ausgedrückter) Wahrscheinlichkeit für den Eintritt des Ereignisses.

Dieser rationale Risikobegriff ist sozusagen die *Hochstilisierung lebensweltlicher Handlungsgeschickbewältigung*.

Die *Risikobeurteilung* ist nicht zu verwechseln mit der subjektiven (individuellen oder kollektiven) *Gefahrenwahrnehmung*. Im Gegensatz zur Wahrnehmung einer Gefahr, versucht die Risikobeurteilung die Gefahr für einen Handlungs*typ* zu bestimmen, unabhängig von der jeweiligen Situation. Während die Gefahr ein Moment des konkreten Ereignis ist, das einem Individuum oder einem Kollektiv bevorstehen kann, wird mit dem Risiko ein Situationstyp relativ zu einem typischen Situationsteilnehmer charakterisiert. Der situativ gebundenen Gefahr steht damit das Risiko als das typisierte Unglück, die Chance als das typisierte Glück gegenüber.

Die Unterscheidung von Risikobeurteilung und Gefahrenwahrnehmung macht verständlich, dass beispielsweise der Glücksspieler glauben kann, unmittelbar vor dem glücklichen Gewinn zu stehen, während doch die Chancen aus der Sicht der Bank immer gleich verteilt sind. Ebenso hat die Wahrnehmung der Gefahr (Angst vorm Fliegen) keinen bestimmenden Einfluss auf das tatsächlich bestehende Risiko (des Absturzes). So fließt in die Festlegung der Versicherungsprämie denn auch nicht die individuelle Gefahrenwahrnehmung ein, sondern das Risiko. Die Gefahrenvorsorge durch die Beurteilung des Risikos ersetzt nicht die Gefährdungsabwehr (die Unfallversicherung ersetzt nicht den Sicherheitsgurt), wie umgekehrt die Gefahrenabwehr nicht die Risikovorsorge ersetzt (der Sicherheitsgurt ersetzt nicht die Unfallversicherung).

Über die Regularitäten der Gefahrenwahrnehmung von Individuen und Kollektiven wissen wir durch psychologische und andere sozialwissenschaftliche Forschung. Diese beschreiben das faktische *Akzeptanz*verhalten der Probanden gegenüber drohenden Gefahren, sagen aber nichts aus über die Akzeptabilität einer riskanten Handlung. *Akzeptabilität* ist ein normativer Begriff, der die Akzeptanz von risikobehafteten Optionen mittels rationaler Kriterien des Handelns unter Risikobedingungen festlegt. Akzeptabel ist dasjenige Risikoverhalten, das ein kognitiv und operativ perfekter Entscheider angesichts mehrerer Handlungsalternativen zeigen würde. Das bedeutet allerdings nicht, dass es möglich wäre, für die Akzeptabilität von Risiken *kategorische* Imperative zu formulieren, derart, dass von jedermann gefordert werden könne, ein bestimmtes Risiko (z.B. des Fliegens mit Linienmaschinen) auf sich zu nehmen. Jedoch ist es möglich, für das Handeln unter Risiko *hypothetische* Imperative zu formulieren, die den Risikograd bereits akzeptierter Risiken in Bezug zu einer zur Debatte stehenden Handlungsoption setzen. Ein solcher hypothetischer Imperativ könnte beispielsweise lauten: „Wer das Risiko des Bergsteigens für sich akzeptiert, der soll auch bereit sein, das Fliegen mit Linienmaschinen zu riskieren!" Mit Hilfe der hypothetischen Imperative ist auch den subjektiven Risikobereitschaften Rechnung zu tragen. Selbst wenn über Schadenseinschätzung und die Eintrittswahrscheinlichkeit nichts Verbindliches gesagt werden kann, lässt sich dennoch fordern, dass sich der einzelne oder die Gruppe einer bestimmten risikobehafteten Situation gegenüber so verhält, wie sie es in einer Situation mit vergleichbarem Risikograd bereits getan haben. Diese Forderung stellt ein Postulat der Verlässlichkeit dar, die durch die „Binnenrationalität" des Individuums gewährleistet werden soll. Sie lässt sich zu einem *Prinzip der pragmatischen Konsistenz* verallgemeinern: *Hat jemand durch die Wahl einer Lebensform den*

Grad eines Risikos akzeptiert, so darf dieser auch für eine zur Debatte stehende Handlung unterstellt werden.

5.2 Gerechte Verteilung von Risiken und Chancen[45]

Die Ethik – so wurde oben ausgeführt – ist die Kunstlehre der diskursiven Konfliktbewältigung. Spezifische ethische Fragen ergeben sich daher aus einer genaueren Rekonstruktion von Konflikttypen. Bezogen auf die verschiedenen Aspekte des Handelns lassen sich grundsätzlich Zweckkonflikte von Güterkonflikten unterscheiden. Bei *Zweckkonflikten* handelt es sich um unterschiedliche Auffassungen hinsichtlich der Letztfolgen von Handlungen (bzw. die erwünschten Attribute derselben: *Zielkonflikte*); sie lassen sich häufig durch einen Diskurs um die Notwendigkeit von Zwecken relativ zu gegebenen Zielen lösen. *Zielkonflikte* dagegen sind eher selten und diskursiv schwer zu bewältigen. *Güterkonflikte* betreffen demgegenüber die Frage, wem dasjenige Gut zukommt, das als Instrument eingesetzt direkt oder indirekt zum Zweck führt. Dagegen gibt es um die Wahl von Mitteln keine Konflikte, sondern Dissense, d.h. die Frage der Adäquatheit eines Mittels ist ein Wahr/falsch-Problem, während die Frage der Wahl von Zwecken und Gütern ein Richtig/unrichtig-Problem ist.

Durch die Entscheidung von Güterkonflikten wird häufig darüber mitentschieden, wer überhaupt die Chance erhält, den Zweck zu realisieren. In dramatischen Fällen, in denen wichtige Güter knapp sind, geht es letztlich um Realisierungsmöglichkeiten für ein Ensemble von Zwecken, das wir mit dem Begriff des „guten Lebens" fassen.

Güterkonflikte dieser dramatischen Art sind definitionsgemäß *Verteilungskonflikte*. Stehen nämlich ausreichend viele Güter zur Verfügung, gibt es keinen Konflikt, gibt es dagegen nicht ausreichend viele Güter, stellt sich die Frage ihrer angemessenen Verteilung. Eine scheinbar nahe liegende Antwort scheidet dabei als konfliktlösend aus: die Gleichverteilung. Das *Gleichverteilungsprinzip* (es ist zu unterscheiden vom Prinzip der Rechtsgleichheit und vom Prinzip der Chancengleichheit) ist somit in der Regel keine adäquate Antwort auf Güterkonflikte; stellt nämlich die Gleichverteilung eine adäquate Konfliktlösung dar, gibt es wenigstens gerade hinreichend viele Güter und somit keinen Konflikt. Davon abgesehen ist das Gleichverteilungsprin-

---

[45] Die nachfolgenden Überlegungen sind ausführlich in Gethmann 1995 dargestellt.

zip auch unter den Bedingungen hinreichender Verfügbarkeit von Gütern nicht immer angemessen, weil keineswegs alle Betroffenen gleiche Bedürfnisse haben. Erst recht gibt es unter Bedingungen von Knappheit keine angemessene Orientierung, weil Menschen generell *praktisch ungleich* sind, d.h. ungleiche Ziele anstreben, oder gleiche Ziele anstreben, aber diese in ungleichen Zwecken realisiert sehen wollen, oder gleiche Zwecke realisieren wollen, aber dazu ungleiche Mittel wählen, schließlich ungleiche Güter für die Wahl ihrer Mittel einzusetzen versuchen.[46] Auf dem Hintergrund praktischer Ungleichheit ist die Gleichverteilung nur in weniger interessanten Grenzfällen die adäquate Lösung eines Güterkonflikts; generell kann ein Diskurs um eine Verteilung von Gütern nur sinnvoll sein, wenn eine ungleiche Verteilung auch ein konfliktbewältigendes Diskursergebnis sein kann. Eine Güterverteilung, die in Orientierung am Prinzip des ethischen Universalismus durch einen Diskurs gerechtfertigt ist (sein Ergebnis mag in Gleich- oder Ungleichverteilung liegen), heiße *„gerecht"*. (Von Gerechtigkeit wird hier nur im Sinne der Verteilungsgerechtigkeit [iustitia distributiva], nicht der Tauschgerechtigkeit [iustitita commutativa] oder der Gerechtigkeit vor dem Gesetz [iustitia legalis] gesprochen.)

Für eine gerechte Güterverteilung lassen sich zunächst keine unmittelbaren allgemeinen Regeln aufstellen, da die Rechtfertigung von der individuellen und kollektiven Bedürfnisabwägung in Diskursen abhängt, über die sich a priori nichts sagen lässt. Die materiale Verteilung ist eine Sache der Moral und nicht eine Frage ethischer Regeln. Bedürfniseinschätzungen und deren Bekundung unterliegen keiner moralischen „Jurisdiktion"; sie sind faktisch zur Geltung und mit anderen Bedürfnissen in Einklang zu bringen. Im Hinblick auf die Berechtigung der Teilnahme an solchen Verteilungsdiskursen und die Verpflichtung, den dort erreichten diskursiven Einverständnissen nachzukommen, ist es allerdings möglich, eine Gleichheitsregel auf „Meta-Ebene" zu formulieren. Eine Aussicht auf verlässliche Konfliktlösung besteht nämlich nur dann, wenn allen, die sich auf das Geltend-Machen von Bedürfnissen verstehen, *die gleiche Chance* der Diskursteilnahme zugestanden wird, und wenn außerdem alle, die an Diskursen teilnehmen, *in gleicher Weise* auf Verteilungskonsense zu verpflichten sind.

Damit zeigt sich, dass der präskriptive Gehalt des Begriffes der Gerechtigkeit zwei klar zu unterscheidende Momente aufweist: Ein *Moment der Gleichheit,* das sich auf die *prä*-diskursiven Berechtigungen und Verpflichtungen bezieht, sowie ein *Moment der gerechtfertigten Ungleichheit,* die sich auf die

---

46 Vgl. hierzu etwa Frankena 1972, S. 69f.

intra-diskursiv herausgefundenen Verteilungen selbst bezieht. Entsprechend lassen sich zwei Postulate als Explikation des präskriptiven Gehalts von „Gerechtigkeit" formulieren:

> *Gleichheitspostulat:* Handle so, dass jeder, der einschlägige Bedürfnisse hat, gleiche Berechtigungen und Verpflichtungen bei der Teilnahme an Diskursen erhält!

> *Verteilungspostulat:* Verteile so, dass jede Verteilung diskursiv gerechtfertigt ist!

Diese Postulate beziehen sich auf das Schema von Verteilungsdiskursen und können insoweit als „formal" bezeichnet werden. Mehr „materiale" Regeln der Verteilungsgerechtigkeit erhält man, indem man sich mit bestimmten Typen von Gütern und deren gerechter Verteilung auseinandersetzt, z.B. mit „Chancen" und „Risiken".

Aus dem Prinzip der pragmatischen Konsistenz ergibt sich zunächst unmittelbar die

> *Regel der Risikobereitschaft:* Sei bereit, Risiken zu übernehmen, wenn du ähnliche Risiken bereits in Kauf genommen oder anderen zugemutet hast und sie somit für tragbar hältst!

Weitere Regeln lassen sich leicht im gegebenen Rahmen rechtfertigen:

> *Regel der Chancenteilhabe:* Handle so, dass du die Risikoträger an den Chancen so weit wie möglich teilhaben lässt!

> *Regel der Risikozumutung:* Entscheide Risikooptionen so, dass die bisher am wenigsten durch Chancen Begünstigten den größten relativen Vorteil haben!

> *Regel der Risikovorsorge:* Handle so, dass du die Risikoträger deiner Chancen im Schadensfall so weit wie möglich entschädigen kannst!

Derartige Regeln, so plausibel sie sein mögen, führen jedoch sofort zu erheblichen operativen Schwierigkeiten, wenn Interaktionen einer schnell erreichten Komplexitätsstufe betrachtet werden, vor allem aber dann, wenn das Interaktionsnetz einer ganzen Gesellschaft betrachtet wird. Auch wenn man für die individuellen Akteure optimale Unterstellungen hinsichtlich ihrer Einsichtsfähigkeit und Handlungsabsichten macht, ist auf kollektiver Ebene daher durchaus unklar, wie eine gerechte Chancen- und Risikoverteilung gedacht werden kann. Philosophen, Ökonomen, Juristen u.a. arbeiten seit einigen Jahren an formalen Modellen, die das Funktionieren von Verteilungsdiskursen, bezogen auf chancenreiche und risikobehaftete Handlungen, deutlich machen können.

Literatur

Adorno TW et. al. (1972) Der Positivismusstreit in der deutschen Soziologe. Luchterhand, Darmstadt

Albert H (1968) Traktat über kritische Vernunft. Mohr, Tübingen

Albert H (Hrsg.) (1971) Werturteilsstreit. WBG, Darmstadt

Apel K-O (1973) Das Apriori der Kommunikationsgemeinschaft und die Grundlagen der Ethik: zum Problem einer rationalen Begründung der Ethik im Zeitalter der Wissenschaft. In: Apel K-O: Transformation der Philosophie. Band II. Suhrkamp, Frankfurt, S 358-435

Apel K-O (1976) Sprechakttheorie und transzendentale Sprachpragmatik zur Frage ethischer Normen. In: Apel K-O (Hrsg) Sprachpragmatik und Philosophie. Suhrkamp, Frankfurt, S 10-173

Apel K-O (1997) Illokutionäre Bedeutung und normative Gültigkeit: die transzendentalpragmatische Begründung der uneingeschränkten kommunikativen Verständigung. In: Preyer G et al. (Hrsg) Intention – Bedeutung – Kommunikation: Kognitve und handlungstheoretische Grundlagen der Sprachtheorie. Westdeutscher Verlag, Opladen, S 288-303

Bechmann G (1993) Ethische Grenzen der Technik oder technische Grenzen der Ethik? Geschichte und Gegenwart 12: 213-225.

Beck U (1986) Risikogesellschaft: auf dem Weg in eine andere Moderne. Suhrkamp, Frankfurt

Beck U (1988) Gegengifte: die organisierte Unverantwortlichkeit. Suhrkamp, Frankfurt

Böhler D u. Gronke H (1984) Diskurs. In: Ueding G (Hrsg) Historisches Wörterbuch der Rhetorik II. Niemeyer, Tübingen, Sp 764-819

Frankena WK (1972) Analytische Ethik: eine Einführung. dtv, München

Frege G (1879) Begriffsschrift, eine der arithmetischen nachgebildete Formelsprache des reinen Denkens. Nebert, Halle

Frege (1918) Der Gedanke: eine logische Untersuchung. Beiträge zur Philosophie des deutschen Idealismus I, 2: 58-77

Gethmann CF (1978) Ist Philosophie als Institution nötig? In: Lübbe H (Hrsg) Wozu Philosophie? de Gruyter, Berlin, S 287-312

Gethmann CF (1979) Protologik: Untersuchungen zur formalen Pragmatik von Begründungsdiskursen. Suhrkamp, Frankfurt

Gethmann CF (1980) Die Logik der Wissenschaftstheorie. In: Gethmann CF (Hrsg) Theorie des wissenschaftlichen Argumentierens. Suhrkamp, Frankfurt, S 15-42

Gethmann CF (1982) Proto-Ethik: zur formalen Pragmatik von Rechtfertigungsdiskursen. In: Ellwein T u. Stachowiak H (Hrsg) Bedürfnisse, Werte und Normen im Wandel. Band 1. Fink / Schönigh, München Paderborn, S 113-143

Gethmann CF (1984) Imperativlogik. In: Mittelstraß J (Hrsg) Enzyklopädie Philosophie und Wissenschaftstheorie. Band 2. BI, Mannheim, S 208-212

Gethmann CF (1987) Letztbegründung vs. lebensweltliche Fundierung des Wissens und Handelns. In: Forum für Philosophie Bad Homburg (Hrsg) Philosophie und Begründung. Suhrkamp, Frankfurt, S 268-302

Gethmann CF (1991) Universelle praktische Geltungsansprüche: zur philosophischen Bedeutung der kulturellen Genese moralischer Überzeugungen. In: Janich P (Hrsg) Entwicklungen der methodischen Philosophie. Suhrkamp, Frankfurt, S 148-175

Gethmann CF (1991a) Ethische Aspekte des Handelns unter Risiko. In: Lutz-Bachmann M (Hrsg) Freiheit und Verantwortung. Morus, Berlin, S 152-169

Gethmann CF (1992) Folgerichtigkeit vs. Triftigkeit. In: Paschen H u. Wigger L (Hrsg) Pädagogisches Argumentieren. Deutscher Studienverlag, Weinheim, S 59-74

Gethmann CF (1994) Die Ethik technischen Handelns im Rahmen der Technikfolgenbeurteilung: am Beispiel der bemannten Raumfahrt. In: Grundwald A u. Sax H (Hrsg) Technikbeurteilung in der Raumfahrt: Anforderungen, Methoden, Wirkungen. Edition Sigma, Berlin, S 146-159

Gethmann CF (1995) Ethische Probleme der Verteilungsgerechtigkeit im Umweltstaat. In: Gethmann CF et al.: Verteilungsgerechtigkeit im Umweltstaat. Economica, Bonn, S 1-22

Gethmann CF (1998) Praktische Subjektivität und Spezies. In: Hogrebe W (Hrsg) Subjektivität. Fink, Paderborn, S 125-145

Gethmann CF u. Hegselmann R (1977) Das Problem der Begründung zwischen Dezisionismus und Fundamentalismus. Zeitschrift für allgemeine Wissenschaftstheorie 8: 342-368

Gethmann CF u. Siegwart G (1991) Sprache. In: Martens E u. Schnädelbach H (Hrsg) Philosophie: ein Grundkurs. Band 2. Rowohlt, Reinbek, S 549-605

Grunwald A (1996) Ethik der Technik: Systematisierung und Kritik vorliegender Entwürfe. Ethik und Sozialwissenschaften 7, 2/3: 191-204

Grunwald A (1998) Das prädiskursive Einverständnis: wissenschaftlicher Wahrheitsbegriff und prozedurale Rechtfertigung. Zeitschrift für allgemeine Wissenschaftstheorie 29: 205-223

Habermas (1976) Was heißt Universalpragmatik? In: Apel K-O (Hrsg) Sprachpragmatik und Philosophie. Suhrkamp, Frankfurt, S 174-272

Habermas (1981) Theorie des kommunikativen Handelns. 2 Bände. Suhrkamp,

Frankfurt

Habermas J (1984) Wahrheitstheorien. In: Habermas J: Vorstudien und Ergänzungen zur Theorie des kommunikativen Handelns. Suhrkamp, Frankfurt, S 127-183

Habermas (1997) Sprechakttheoretische Erläuterungen zum Begriff der kommunikativen Rationalität. In: Preyer G et al. (Hrsg) Intention – Bedeutung – Kommunikation: Kognitive und handlungstheoretische Grundlagen der Sprachtheorie. Westdeutscher Verlag, Opladen, S 258-287

Hinst P (1982) Pragmatische Regeln des logischen Argumentierens. In: Gethmann CF (Hrsg) Logik und Pragmatik: zum Rechtfertigungsproblem logischer Sprachregeln. Suhrkamp, Frankfurt, S 199-215

Janich P (1975) Die methodische Abhängigkeit der Fachsprachen von der Umgangssprache. In: Petöfi JS et al. (Hrsg) Fachsprache – Umgangssprache. Scriptor, Kronberg

Kal V (1988) On Intuition and Discursive Reasoning in Aristotle. Brill, Leiden.

Kamlah W u. Lorenzen P (1973) Logische Propädeutik: Vorschule des vernünftigen Redens. BI, Mannheim

Klages H (1984) Werteorientierungen im Wandel: Rückblick, Gegenwartsanalyse, Prognosen. Campus, Frankfurt

Klages H (1988) Wertedynamik: über die Wandelbarkeit des Selbstverständlichen. Edition Interfrom, Zürich

Kobusch T (1976) Intuition. In: Ritter J (Hrsg) Historisches Wörterbuch der Philosophie, Band IV. WBG, Darmstadt, Sp. 524-540

von Kutschera F (1982) Grundlagen der Ethik. de Gruyter, Berlin

Lesher JH (1973) The Meaning of ΝΟΥΣ in the Posterior Analytics. Phronesis 18: 44-68

Lorenz K (1970) Elemente der Sprachkritik: eine Alternative zu Dogmatismus und Skeptizismus in der Analytischen Philosophie. Suhrkamp, Frankfurt

Lorenzen P (1978) Logik und Agon. In: Lorenzen P u. Lorenz K: Dialogische Logik. WBG, Damstadt, S 1-8

Lorenzen P (1979) Formale Logik. de Gruyter, Berlin

Lorenzen P u. Schwemmer O (1973) Konstruktive Logik, Ethik und Wissenschaftstheorie. BI, Mannheim

Luhmann N (1986) Ökologische Kommunikation: Kann die moderne Gesellschaft sich auf ökologische Gefahren einstellen? Westdeutscher Verlag, Opladen

Luhmann N (1990) Paradigm lost: über die ethische Reflexion der Moral. Suhrkamp, Frankfurt

Mittelstraß J (1974) Erfahrung und Begründung. In: Mittelstraß J: Die Möglichkeit der Wissenschaft. Suhrkamp, Frankfurt, S 56-83, 221-229

Nida-Rümelin J (1996) Theoretische und angewandte Ethik: Paradigmen, Begründungen, Bereiche. In: Nida-Rümelin J (Hrsg) Angewandte Ethik: die Bereichsethiken und ihre theoretische Fundierung. Kröner, Stuttgart, S 2-85

Oehler, K (1985) Die Lehre vom noetischen und dianoetischen Denken bei Aristoteles und Platon: ein Beitrag zur Erforschung der Geschichte des Bewußtseinsproblems in der Antike. Meiner, Hamburg

Perelman C u. Olbrechts-Tyteca L (1958) La nouvelle rhétorique: traité de l'argumentation. PUF, Paris

Rescher N (1983) Risk: a Philosophical Introduction to the Theory of Risk Evaluation and Management. UPA, Washington

Schneider HJ (1975) Pragmatik als Basis von Semantik und Syntax. Suhrkamp, Frankfurt

Searle J (1971) Sprechakte: ein sprachphilosophischer Essay. Suhrkamp, Frankfurt

Searle JR (1992) Conversation. In: Searle JR et al.: (On) Searle on Conversation. John Benjamins, Amsterdam, S 7-29

Toulmin SE (1958) The Uses of Argument. CUP, Cambridge

Weber M (1925) Wirtschaft und Gesellschaft. 2 Bände. Mohr, Tübingen

Wunderlich D (1980) Methodological Remarks on Speech Act Theory. In: Searle JR et al. (Hrsg) Speech Act Theory and Pragmatics. Reidel, Dorecht, S 291-312

VERANTWORTUNG ALS MORALISCHES PRINZIP UND REFLEXIVE LEGITIMATION DER TECHNIK

Andrzej Kiepas

Es scheint, als ob die seit einigen Jahren verlaufende Diskussion über ethische Probleme von Wissenschaft und Technik an bestimmte Begrenzungen stößt. Man kann hier eine gewisse Müdigkeit von dieser Problematik beobachten. Das hängt auch mit den nicht immer explizit geäußerten Erwartungen in Bezug auf die Ethik von Wissenschaft und Technik zusammen. Man erwartet deshalb neue Impulse und eventuell auch neue Einstellungen, die für diese Problematik wichtig sein können und die eine neue Diskussionsebene eröffnen. Das betrifft u.a. auch die Verantwortung, die in diesem Bereich ethischer Diskussionen über Wissenschaft und Technik eine sehr wichtige Rolle spielt. Es konzentrieren sich rund um diese Verantwortung unterschiedliche ethische und allgemein philosophische Probleme, die einerseits breitere Bedeutung haben, und andererseits auch für ein Verständnis der Verantwortung nicht völlig neutral sind. Es wurde vieles zu diesen Problemen – z.B. bei Gelegenheit der Diskussion um den Aufsatz von A. Grunwald – geäußert[1]. Es wurden außerhalb dieser Diskussion durch alle Teilnehmer noch mehrere Probleme der Ethik von Wissenschaft und Technik auch in anderen Publikationen diskutiert. Das betrifft auch die Verantwortungsproblematik. Man sollte hier schon mit dem Titel von G. Banses Aufsatz übereinstimmen, dass es nämlich in der Technikethik mehr Fragen als Antworten gibt[2]. Die Atmosphäre der mit den ethischen Problemen von Wissenschaft und Technik und mit der Verantwortung in diesem Bereich verbundenen Diskussion wird mit einer gewissen „Enttäuschung" charakterisiert. Sie betrifft die Möglichkeiten, welche man in Verbindung mit der Rolle der Ethik als ein Faktor der Gestaltung von Wissenschaft und Technik

---

[1] Vgl. A. Grunwald: Ethik der Technik – Systematisierung und Kritik vorliegender Entwürfe, in: Ethik und Sozialwissenschaften, 1996, Heft 2/3, S.191-204. Vgl. auch die mit diesem Aufsatz verbundene Kritik und Replik vom Autor (a.a.O., S. 205-281).

[2] Vgl. G. Banse: Was bleibt von der Technikethik? – Viele Fragen, wenige Antworten, in: Ethik und Sozialwissenschaften, a.a.O., S. 208-210.

und der Anwendung und Verbreitung ihrer Resultate sieht. Man solle deshalb eine Minimierung der in dieser Hinsicht bestehenden Erwartungen in Bezug auf die Ethik von Wissenschaft und Technik fordern, was auch G. Banse in seinem Aufsatz betont und schreibt: „Ein wichtiges, festzuhaltendes Ergebnis seiner (es handelt sich hier natürlich um die Einstellung von A. Grunwald – A.K.) Analyse ist die Feststellung, dass eine Disziplin allein keine Auswege oder Lösungsansätze wird weisen können, sondern dass es erstens um interdisziplinäre wissenschaftliche Bemühungen geht, die zweitens im politischen Raum zu vollziehen sind. Damit sind jedoch Weiterungen angesprochen, die die Technikethik übersteigen, denn sie betreffen nicht nur sie"[3]. Es scheint jedoch so zu sein, als ob die an die Ethik von Wissenschaft und Technik gerichteten Anforderungen zu groß und zu breit oder manchmal auch zu klein und zu eng seien. Wenn man die Ethik von Wissenschaft und Technik als eine Art der angewandten Ethik versteht, dann sind einige Probleme, die in dieser Hinsicht existieren, analog zu und hängen auch damit zusammen, was sich mit der „Spannung" zwischen theoretischer und angewandter Ethik verbindet. Das Interesse für angewandte Ethik – einschließlich desjenigen für Ethik von Wissenschaft und Technik – hing u.a. auch mit der Einstellung zusammen, dass theoretische (teilweise kann man sie auch als eine traditionelle Ethik betrachten) Ethik viele heutige und im Bereich der Praxis entstandene Probleme nicht lösen könne. Es existiert hier nämlich ein gewisser Widerspruch zwischen den für theoretische Ethik charakteristischen universalen Anforderungen und den Möglichkeiten und Bedingungen der konkreten praktischen Bereiche. Die universalen Prinzipien und Normen passen nämlich nicht immer völlig und gut zu den konkreten Situationen und zu den konkreten, mit diesen Situationen verbundenen Herausforderungen. Es wurde erwartet, dass angewandte Ethik diese Anpassung an die konkreten Probleme, Situationen und Personen ermöglichen könne. Es könnten damit universale Normen und Prinzipien konkretisiert werden. Angewandte Ethik spielte im Verhältnis zur theoretischen Ethik eine ähnliche Rolle wie ein Falsifikations- oder Verifikationsfaktor. So könnte angewandte Ethik die Grenzen der theoretischen Ethik, die z.B. mit den Problemen der Letztbegründung zusammenhängen, auf eine spezielle Weise überschreiten. Man muss diese Erwartungen jedoch als enttäuschte betrachten, weil die Übertragung der fundamentalen Probleme, die z.B. die Existenz von Werten oder die Letztbegründung von bestimmten

---

[3] A.a.O., S. 210.

Normen, Prinzipien oder des moralischen Sollens betreffen können, auf die praktische Ebene nicht zur Lösung dieser Probleme führt, sondern diese Probleme lediglich verdeckt. Man führt diese Diskussion nur auf einer anderen Ebene und sehr oft auf eine solche Weise, dass die fundamentalen Probleme nicht direkt und explizit, sondern nur verdeckt und indirekt diskutiert werden. Es wurde hier z.B. statt über Werte über die an bestimmten Prozessen teilnehmenden Akteure gesprochen[4]. Die Probleme bleiben sehr oft analogisch, nur sind die benutzten Begriffe in beiden Fällen andere. Diese Bemerkungen sollte man nicht als eine Kritik an angewandter Ethik oder als die Negierung ihrer Rolle verstehen. Es wurde viel durch die Entwicklung der angewandten Ethiken für die Annäherung zwischen „poiesis" und „praxis"[5] getan, und man sollte die Rolle der angewandten Ethiken in dieser Hinsicht nicht unterschätzen.

Die im Bereich von Wissenschaft und Technik existierenden ethischen Probleme verbinden sich mit den drei Ebenen und gleichzeitig auch mit den drei Aspekten, die die Komplexität der damit verbundenen Prozesse, Entscheidungen und Handlungen betreffen. So betont in dieser Hinsicht K. Bayertz: „Es sollen im folgenden daher drei Ebenen von Wissenschaft und Technik unterschieden werden, auf denen das Neutralitätsargument an seine Grenzen stößt. (1) Wissenschaft und Technik werden zunächst als Forschung und Entwicklung betrachtet, d.h. als ein Handeln mit seinen unmittelbaren Folgen. (2) Auf einer zweiten Ebene erscheinen sie als soziale Produktivkräfte, die weitreichende mittelbare Folgen haben. (3) Als Verkörperung einer spezifischen Rationalität gewinnen Wissenschaft und Technik schließlich eine normative Autorität, die einschneidende Folgen für die Denk- und Handlungsweise in nahezu allen Bereichen der Gesellschaft haben"[6]. Analoge Aspekte in Bezug auf die Ethik von Technik unterscheidet A. Grunwald, der in dem schon oben erwähnten Aufsatz schreibt: „Jedes zweckrationale Handeln kann handlungslogisch zunächst nach folgenden drei Stufen differenziert werden. Die *Intentionalität* bezeichnet den Bereich der Handlungsabsicht, der Handlungsziele und -zwecke, die *Instrumentalität*

---

4   Vgl. noch einmal die Einstellung von A. Grunwald und die mit seinem Aufsatz verbundene Kritik und Diskussion; A. Grunwald: Ethik der Technik – Systematisierung und Kritik vorliegender Entwürfe, a.a.O., S. 200 ff.

5   In dem traditionellen Sinne, in welchem „poiesis" ethisch neutral war und ethische Entscheidungen im Zentrum des Handelns im Bereich von „praxis" standen.

6   Vgl. K. Bayertz: Wissenschaft, Technik und Verantwortung. Grundlagen der Wissenschafts- und Technikethik, in: ders. (Hrsg.): Praktische Philosophie. Grundorientierungen angewandter Ethik. Reinbek bei Hamburg 1991, S. 175.

die Ebene der zur Realisierung der Intentionen auszuwählenden und ausgewählten Handlungsmittel, schließlich die Ebene der *Umsetzung* in einen konkreten Situationskontext, d.h. Durchführung der Handlungen, ihre Erfolgs-
beurteilung und die ex post-Reflexion"[7]. Die hier angesprochenen Hand-
lungsaspekte – Intentionalität, Instrumentalität und Umsetzung – kann man
als analoge, obwohl mit den oben gezeigten Aspekten der Wissenschaft und
Technik nicht völlig identische Aspekte ansehen.

Das Schema der Aufteilung ist in beiden Fällen ähnlich und umfasst die
potentiellen Elemente, dann diejenigen, die sich in bestimmten Prozessen
aktualisieren, und schließlich solche, die in bestimmten Folgen völlig aktuali-
siert werden. Dieses Schema kann man in Bezug auf die drei Ebenen der
Wissenschaft und Technik übertragen. Es entspricht auch dem, was mit
dem Funktionieren von Verantwortung zusammenhängt. Diese umfasst
nämlich Relationen, die ebenfalls drei Aspekte betreffen, nämlich: „wer",
„wofür" und „vor wem" jemand die Verantwortung trägt. Diese Strukturen
weisen auch auf die Komplexität und Differenzierung in Bezug auf die Verantwortung von Wissenschaft und Technik hin. Man muss alle diese Aspekte berücksichtigen, wenn man über die Verantwortung von Wissenschaft
und Technik spricht. In unterschiedlichen Bereichen des Funktionierens der
Wissenschaft und Technik hat die Verantwortung unterschiedliche Inhalte
und hängt auch mit unterschiedlichen Anforderungen und Bedingungen
zusammen. Die Struktur der Verantwortung bleibt ähnlich und umfasst
diese drei Relationen – „wer", „wofür" und „vor wem" –, aber gleichzeitig
ändert sich die inhaltliche Ausfüllung der Verantwortung, und sie ist mit
konkreten Situationen verbunden. Es kommen noch die für ein Verständnis
der Verantwortung fundamentalen Fragen hinzu, die ihr Wesen betreffen.
Man verbindet z.B. die Verantwortung mit der Situation, in welcher man
bestimmte Intentionen oder Folgen der Handlungen den konkreten Personen zuschreiben könnte. Es verbindet sich in diesem Fall die Verantwortung
mit der Verursachung, weil man nur demjenigen die Verantwortung zuschreiben kann, der etwas bewusst verursacht oder auf etwas bewusst verzichtet hat. Es erscheinen hier u.a. zwei wechselseitig verbundene Probleme,
die einerseits den Menschen als Subjekt des Handelns und Entscheidens
und andererseits als Subjekt der Verantwortung und als moralisches Wesen
betreffen. Es handelt sich hier nämlich um:

---

7   Vgl. A. Grunwald: Ethik der Technik – Systematisierung und Kritik vorliegender Ent-
     würfe, a.a.O., S. 192.

a) die Probleme der Verursachung und der Kontrolle über die Technik-folgen – Unübersichtlichkeit der Folgen;

b) die Probleme der Intentionen der handelnden Subjekte – Unüber-sichtlichkeit der Intentionen.

Die beiden Probleme betreffen sowohl die Handlung als auch die Ver-antwortung. Unübersichtlichkeit der Folgen und der Intentionen führt heute zu der Situation, in welcher die Frage nach der menschlichen Subjektivität entsteht. Der Mensch als Subjekt muss nämlich die Möglichkeit haben, et-was zu gestalten, zu verändern und zu verursachen. Er bleibt in diesem Fall ein Subjekt der Verantwortung, und man kann ihm diese Verantwortung zuschreiben. Diese Zuschreibung ist in diesem Falle auch rational, und es ist möglich, mit rationalen Mitteln und Prozeduren diese Zuschreibung zu verwirklichen. Menschliches Handeln erreicht jedoch heute einen solchen Charakter, dass diese beiden oben gezeigten Unübersichtlichkeiten eine große Rolle spielen und nicht zu beseitigen sind. Den Mangel an der Mög-lichkeit des Zeigens von denen, die Verursacher und damit schuldig sind, kann man am Beispiel der Flugzeugkatastrophen verdeutlichen. In den heu-tigen Handlungssituationen existieren nicht einfache Ursachen-Folgen-Relationen, und der Determinismus von vielen Erscheinungen und Prozes-sen ist so kompliziert, dass man sehr oft und auch sehr schwer und eindeu-tig auf die Schuldigen zeigen kann. Das Zeigen, dass jemand sich in diesem Fall mit einer bestimmten Verursacherkompetenz charakterisierte, wäre auch sehr schwer. Wenn man in diesen Fällen auch über Verantwortung spricht, dann muss man sie gleichzeitig anders als in Verbindung mit der Verursachung und im Verhältnis mit den Möglichkeiten der eindeutigen Zuschreibung verstehen.

Unübersichtlichkeit in Bezug auf die Folgen hängt in konkreten Fällen direkt mit dem Problem der Bestimmung der Verursacher zusammen. Man kann nie alle Folgen voraussehen, dies umso mehr, weil sehr oft unter-schiedliche Nebenfolgen entstehen. Diese Unübersichtlichkeit begrenzt auch die Möglichkeiten der Technikfolgenabschätzung und die Kontrolle über die Technikfolgen. Wenn man die Technikfolgenabschätzung als eine Art von Wissen versteht, dann kann dieses Wissen nie richtige Entscheidun-gen ersetzen. Technikbewertung kann natürlich bei der Entscheidung hel-fen, aber sie kann nicht diese Entscheidung ersetzen, weil sie nie eine ein-deutige und eindeutig messbare Einschätzung geben kann. Das begrenzt auch in diesem Fall die Rolle der Experten, die notwendig sind, um richtige Entscheidungen zu treffen; aber gleichzeitig hängt die Richtigkeit jeder Expertise schließlich mit der Perspektive der Einschätzung zusammen, und diese ist auch von der Perspektive der Problemstellung und Problembeschreibung abhängig. Es erscheint in diesem Fall das Problem der Werte und der Bewertung der Technikfolgen. Man kann nicht unter den Werten, die als Kriterien der Technikbewertung dienen sollen, auf solche hinweisen, die in dieser Hinsicht hervorragende und entscheidende Bedeutung haben sollen. Aus diesen Gründen kann die Technikbewertung auch nicht die Notwendigkeit der richtigen Entscheidung ersetzen.

Die bestimmten Folgen der Handlungen oder der Unterlassungen weisen auch nicht eindeutig auf die Intentionen der handelnden Subjekte. Es gibt nämlich viele Folgen, was insbesondere die Nebenfolgen betrifft, die nicht den Intentionscharakter haben. Sie erscheinen nicht als Erfolg von bestimmten Intentionen, sondern als Erfolg von Prozessen und der Mithandlung, das bedeutet als Nebenfolgen, und deshalb auch können die Folgen nicht eindeutig den Intentionen entsprechen. Das Problem der Intentionen ist auch, ähnlich wie das Problem der Folgen, kompliziert, weil hier die Einschätzung der Intentionen von der Perspektive ihrer Beschreibung abhängt. Diese Probleme betreffen auch die Bedingungen, die für die Verantwortung in Verbindung mit der Entwicklung von Wissenschaft und Technik wichtig sind. Unübersichtlichkeit der Folgen und der Intentionen bedeutet gleichzeitig die Schwierigkeit, jemandem z.B. Verantwortung zuzuschreiben oder ihn zur Verantwortung zu ziehen. Traditionell war die Zuschreibung der Verantwortung möglich, wenn man:

a) dem Subjekt bestimmte Intentionen (einstimmig mit seinem Bewusstsein) zuschreiben konnte (Gesinnungsethik im Sinne von M. Weber[8]) oder,

b) dem Subjekt bestimmte Folgen zuschreiben konnte (Verantwortungsethik im Sinne von M. Weber) oder schließlich,

c) dem Subjekt sowohl Intentionen als auch die Folgen zuschreiben konnte.

Die Technik hat den ambivalenten Charakter, dass unabhängig von menschlichen Intentionen immer sowohl positive als auch negative Folgen entstehen können. Es ist deshalb unmöglich, durch die Bewältigung und die Kontrolle der Intentionen die negativen Technikfolgen völlig zu beseitigen. Die Kondition des Menschen und die Moral in der postmodernen Perspektive charakterisieren sich mit Z. Bauman dadurch, dass „Moral aporetisch ist. Nur die wenigsten Entscheidungen (und meistens nur diese, die trivial

---

8 Vgl. M. Weber: Polityka jako zawód i powołanie (Politik als Beruf und Berufung). Kraków, Warszawa 1998.

sind und diese, die keine existential wesentliche Bedeutung haben) sind eindeutig gut. In den meisten Fällen muss man zwischen den widersprüchlichen Antrieben wählen. Und noch zusätzlich, wenn man völlig einem moralischen Antrieb untergeordnet wird, das kann nur zu den negativen Folgen führen"[9]. Man kann deshalb nicht durch die Kontrolle der moralischen Motivationen die Kontrolle über die Handlungsfolgen erreichen, und deshalb auch kann man nicht die Moral universalisieren.

Traditionell wurde die Verantwortung mit den bewussten menschlichen Handlungen verbunden, und deshalb konnte man über die Verantwortung sprechen in solchen Situationen, in denen die Handlungen einen intentionalen Charakter hatten. Die Reichweite und die Bedeutung der mit der Entwicklung von Wissenschaft und Technik verbundenen Neben- und nichtintendierten Folgen bildet auch die Herausforderung, die das Wesen der Verantwortung betrifft. In Bezug auf den komplexen Charakter und die Differenzierung der Verantwortung kann man das Prinzip der Verantwortung im Bereich der Wissenschaft und Technik als ein universales Prinzip und als eine universale Anforderung an Wissenschaft und Technik sehen. Dieses Prinzip bestimmt den Rahmen des Funktionierens der Wissenschaft und Technik, aber gleichzeitig entscheidet es nicht über ihre konkreten Inhalte, d.h. „wer", „wofür" und „vor wem" jemand die Verantwortung trägt oder die man ihm zuschreiben könnte. Das Prinzip der Verantwortung bedeutet nur, dass die Verantwortung ein in Wissenschaft und Technik anwesender Faktor sein könnte, der eine gewisse Rolle für ihre Gestaltung und die Kontrolle ihrer Resultate spielt. Die Verantwortung kann in dieser Hinsicht die Rolle des inneren und des äußeren Faktors der Gestaltung von Wissenschaft und Technik übernehmen, und sie bleibt in diesem Sinne im Rahmen der Wissenschaft und Technik. Dieser Rahmen umfasst unterschiedliche Faktoren und Prinzipien, nämlich im Allgemeinen die folgenden, die:

a) das Wesen der Wissenschaft und Technik bestimmen – diese haben existentielle Bedeutung und verbinden sich mit den bestimmten methodologischen Regeln, die gleichzeitig Wissenschaft und Technik als eine spezifische Art und Weise des Handelns bestimmen; sie haben für dieses Handeln auch konstitutive Bedeutung;

b) für die Wissenschaft und Technik bestimmte Merkmale angeben und die Bedeutung für die Bildung der Qualität von Wissenschaft und Technik selbst und sowohl ihrer Resultate als auch der Folgen ihrer Anwendung haben; dazu gehört das Prinzip der Verantwortung, das für die Wissenschaft

---

[9]   Vgl. Z. Bauman: Etyka ponowoczesna (Postmoderne Ethik). Warszawa 1996, S. 19.

und Technik keine konstitutive Bedeutung hat, aber gleichzeitig die Qualität ihrer konkreten Aspekte bestimmen kann.

Das Prinzip der Verantwortung, als im Rahmen der Wissenschaft und Technik liegender Faktor, spielt auch eine gewisse Rolle als ein Faktor der Legitimierung von Wissenschaft und Technik selbst und von Folgen ihrer Anwendung und Verbreitung. Das Problem der Legitimierung von Wissenschaft und Technik erreicht heute große Bedeutung in Bezug auf die Reichweite unterschiedlicher Folgen der Anwendung von Wissenschaft und Technik, die nicht nur positive, sondern auch negative Bedeutung haben. Die Rolle der Legitimierung ändert sich heute auch im Verhältnis zum veränderten Status des Wissens, was u.a. mit den Herausforderungen der postmodernen Ordnung zusammenhängt. Das Wissen verliert nämlich den in der Tradition der Aufklärung erreichten Emanzipationscharakter[10]. Die mit der postmodernen Ordnung verbundene Unsicherheit und das Risiko bilden die neuen Bedingungen für Wissen, die ein Faktor des Entwurzelns geworden ist[11]. Das Wissen führt zu dem bestimmten Niveau der Sicherheit, aber gleichzeitig bilden sich damit auch die neuen Bedingungen des Risikos und die neuen Arten der Unsicherheit. Es verbinden sich deshalb auch die Probleme der Legitimierung von Wissenschaft und Technik mit den Veränderungen, die die Rationalität von Wissenschaft und Technik betreffen[12]. Man muss auch in dieser Hinsicht mit B. Irrgang übereinstimmen, der schreibt: „Die Legitimitätsfrage von Technik ist auf zwei unterschiedlichen Ebenen anzusetzen, die für die Antwort aufeinander bezogen werden müssen:

(1) Eine erste Legitimierung der Technik erfolgt durch ihre Praxis, ihre Tradition und ihre Entwicklung im Hinblick auf ihre Funktion der Überle-

---

[10] Die Kondition des Menschen wurde in dieser Tradition durch das Prinzip der Freiheit bestimmt. Es handelte sich nämlich um die Beseitigung alles dessen, was menschliche Freiheit begrenzt, und Wissenschaft und Technik spielten in dieser Hinsicht als Emanzipationsfaktoren eine gewisse Rolle.

[11] Vgl. A. Giddens: Nowoczesność I tożsamość. „Ja" i społeczeństwo w epoce późnej nowoczesności (Moderne und Identität. „Ich" und Gesellschaft in der Epoche der späten Moderne), Warszawa 2001, S. 15 ff. Das Streben nach Emanzipation bleibt weiter bestehen, aber es verbreitet sich auch das Bewusstsein, dass das Wissen den Menschen nicht nur in bestimmten Bereichen frei macht, sondern auch gleichzeitig von den anderen Bedingungen abhängig. Der Mensch lebt heute in einer Welt, die von ihm gestaltet wird, aber das bedeutet gleichzeitig, dass er von den anderen möglichen Welten entwurzelt wird.

[12] Vgl. A. Kiepas: Verantwortung, Rationalität und Legitimation von Wissenschaft und Technik. Gegenwärtige Probleme und Herausforderungen, in: G. Banse, A. Kiepas (Hrsg.): Rationalität heute. Münster 2002, S. 141-154.

benssicherung der Menschheit, aber auch der Menschheit in jedem einzelnen Menschen, die sie übernimmt und solange sie diese übernehmen kann. (...)

(2) Eine weitere Bewertungsebene technischer Praxis ist die der Ethik, die Frage nach der Verantwortbarkeit für technisches Handeln und seine Folgen, aber auch in einem weiten Sinn der Verantwortung für den richtigen Bewertungsrahmen und einen sachangemessenen Interpretationsrahmen für technische Praxis selbst"[13].

Er fügt noch weiter hinzu: „Die Ambivalenz technischen Handelns ist zentral für die Legitimitätsbewertung der Technik"[14]. Diese Ambivalenz hat zentrale Bedeutung sowohl dann, wenn es sich um prozedurale, als auch dann, wenn es sich um argumentative Legitimierung handelt. Die Einheit der beiden Arten der Legitimierung kann man auch als reflexive Legitimierung bezeichnen. Sie entsteht und wird durch die Reflexion über die Wissenschaft und Technik und über ihre Folgen realisiert. Diese Reflexion begrenzt sich nicht nur zu dem inneren Rahmen der Wissenschaft und Technik, sondern sie soll auch die äußeren Faktoren in Bezug auf Wissenschaft und Technik umfassen, die für die Kontrolle ihrer Resultate und Folgen wichtig sind. Diese Legitimierung bedeutet gleichzeitig:

1) nur scheinbare Überschreitung der Ambivalenz von Wissenschaft und Technik, weil in Verbindung mit Verantwortung das Erreichen der Sicherheit des Guten nicht möglich ist und die positiven Folgen immer gleichzeitig mit den negativen Folgen zusammenhängen; die Frage ist deshalb nicht, auf welche Weise die Ambivalenz der Technik zu beseitigen und zu bewältigen ist, sondern wie man die negativen Folgen minimieren könnte;

2) nur ein bestimmtes Niveau der Sicherheit, weil der konkrete Charakter dieser Sicherheit gleichzeitig die Verbindung mit Risiko und Unsicherheit bedeutet; es geht hier ähnlicherweise nicht um die Beseitigung des Risikos und der Unsicherheit, sondern nur um ihre Minimierung;

3) dass sowohl ihre prozeduralen als auch argumentativen Aspekte und nicht nur ihre Verbindung und Verwirklichung als Erfolg der bestimmten Reflexionen geworden sind.

Reflexive Legitimierung bedeutet Offenheit in Bezug auf ihre argumentativen und auf die prozeduralen Aspekte. Im Hinblick auf diese prozedurale Seite schreibt A. Grunwald folgendes: „In der modernen Gesellschaft ste-

---

[13] Vgl. B. Irrgang: Philosophie der Technik. Band 3: Technischer Fortschritt, Paderborn, München, Wien, Zürich 2002, S. 190.

[14] A.a.O., S. 192.

hen die Verfahren der Entscheidungsfindung der gesellschaftlichen Entscheidung offen. Verfahren müssen gesellschaftlich etabliert werden und
unterliegen einem historischen Wandel. Diese Gestaltbarkeit hat die Kehr-
seite der *Kontingenz*: die Verfahren hätten jeweils auch anders gewählt werden können. Die Entscheidung für ein bestimmtes Verfahren birgt daher
Risiken, z.B. dahingehend, dass das Verfahren nicht die erwarteten Leistungen erbringt, dafür aber unerwartete Nebenfolgen zeigt. Jede konkrete Entscheidung für eine bestimmte Prozedur muss sich daher erstens der hinreichenden Akzeptanz versichern (weil ansonsten die Akzeptabilität der Resultate dieser Prozedur und damit ihre Legitimation gefährdet wäre, s.o.). Zweitens muss sie gegenüber konkurrierenden Vorstellungen über die Auslegung
der Prozedur argumentativ gerechtfertigt und strategisch durchgesetzt werden"[15].

Dasselbe kann man über die argumentativen Aspekte der Legitimierung
sagen, was z.B. auch mit den pluralistischen Wertvorstellungen zusammenhängt. Man verzichtet deshalb sehr oft auf die Bestimmung positiver Wertvorstellungen und weist nur auf die Prozeduren hin, die zu diesen positiven
Zuständen führen sollen (z.B. J. Habermas). Man reduziert andererseits
diese positiven Wertvorstellungen auf die minimalen und negativ bestimmten Bedingungen – wie z.B. bei H. Jonas. Eine ähnliche Situation existiert
auch in Bezug auf die Rationalität von Wissenschaft und Technik. Man
negiert zwar nicht, dass Wissenschaft und Technik rational sind, aber positive Vorstellungen von dieser Rationalität berufen sich immer auf bestimmte
Aspekte (z.B. methodologische, axiologische, praktische u.a.), die immer nur
auf relative Weise die Rationalität der Wissenschaft und Technik bezeichnen. Sie weisen in dieser Hinsicht auch auf ein bestimmtes Niveau der Offenheit hin, die gleichzeitig die Verantwortung erfordert, weil sie mit dem
Bereich der bestimmten Möglichkeiten verbunden wird. Man erwartet nicht
alles von diesen Möglichkeiten, aber erst, wenn sie in den Bereich der Verantwortung eintreten, erreichen sie den konkreten Charakter. Es wird damit
auch teilweise die Offenheit begrenzt und geschlossen, aber dieses Schließen
bedeutet gleichzeitig die Offenheit für neue Probleme, die wieder reflexive
Legitimierung erfordern.

Man kann auf bestimmte Merkmale dieser reflexiven Legitimierung von
Wissenschaft und Technik hinweisen, die einerseits die prozeduralen und
argumentativen Aspekte der Legitimierung verbinden, und andererseits

---

15   Vgl. A. Grunwald: Technik für die Gesellschaft von morgen. Möglichkeiten und Grenzen
     gesellschaftlicher Technikgestaltung. Frankfurt, New York 2000, S. 140 f.

immer mit der Akzeptanz sowohl der positiven als auch negativen Folgen der Entwicklung und Verbreitung von Wissenschaft und Technik zusammenhängen. Einstimmig mit der Einstellung von A. Grunwald kann man u.a. auf folgende mit der Akzeptanz verbundene Merkmale hinweisen:

a) „Die Erwartung ist unbegründet, Technikkonflikte könnten durch Akzeptanzorientierung präventiv vermieden werden, weil nur die *jeweils gegenwärtige* Akzeptanzsituation empirisch erfasst und in der betreffenden technikrelevanten Entscheidung berücksichtigt werden kann"[16];

b) „Die Akzeptanz hängt ab von der Wahrnehmung von mit dieser Technik verbundenen Risiken und Chancen in der Bevölkerung. Diese wiederum beruht auf vielen kontingenten Kontextfaktoren (...)"[17];

c) „Akzeptierte Technik muss nicht legitimiert sein – weder durch Verfahren noch durch Argumentation – genauso wenig wie legitime Technik auf vollständige Akzeptanz, gemessen an subjektiven Präferenzen, stoßen muss"[18].

Man kann auch bestimmte Schlussfolgerungen, die in dieser Hinsicht formuliert wurden, akzeptieren, wie z.B. solche: „Akzeptanzorientierung allein löst das Legitimationsproblem jedoch nicht"[19]. Es gibt auch solche, die man nicht völlig akzeptieren kann, wenn man nämlich schreibt: „Die Akzeptanz der Prozeduren – und hier ist Akzeptanz tatsächlich entscheidend – führt somit zur Legitimation der Resultate dieser Prozeduren und somit zur berechtigten Erwartung, dass sie akzeptiert werden"[20]. Prozedurale und argumentative Legitimierung von Wissenschaft und Technik bleiben jedoch in solchen Beziehungen, die durch reflexive Legitimierung zur Einheit führen. Die Akzeptanz spielt in dieser Hinsicht nur eine begrenzte Rolle, und sie ist eine notwendige, obwohl gleichzeitig nicht völlig genügende Bedingung für die Legitimierung, und das betrifft sowohl die Prozeduren als auch ihre Resultate. Reflexive Legitimierung ist gleichzeitig ein Lernprozess, der einen „nachhaltigen" Charakter hat, in dem sich auch drei Aspekte der Entwicklung von Wissenschaft und Technik verbinden, nämlich: Rationalität, Legitimierung und Verantwortung.

Diese Verbindung der inneren und der äußeren Legitimierung verbindet sich auch mit der inneren und der äußeren Rationalität. Notwendige Verän-

---

16 A.a.O., S. 136.
17 A.a.O., S. 136.
18 A.a.O., S. 137.
19 A.a.O., S. 138.
20 A.a.O., S. 139.

derungen betreffen hier drei wechselseitig verbundene Bereiche, und zwar die folgenden:

a) die Funktionsweisen der Wissenschaft und Technik als gesellschaftliche Institutionen (äußere Rationalität);

b) die innere Rationalität von Wissenschaft und Technik – innere methodologische Normen, Prinzipien und Aspekte;

c) Ethos von Wissenschaft und Technik, das in Verbindung mit der Verantwortung bleibt (sowohl äußere als auch innere Rationalität)[21].

Die Legitimierung bedeutet mehr als Rechtfertigung, nämlich Rechtskraft. Rechtskraft bedeutet gleichzeitig Rechtfertigung, aber nicht jede Rechtfertigung ist gleichzeitig rechtskräftig. Man kann hier auch auf eine formale Ähnlichkeit zwischen Legitimierung und Verantwortung hinweisen[22]. Die Legitimierung hat nämlich auch den Relationscharakter, „für" und „vor". A. Grunwald meint, dass diese Ähnlichkeit sich nur auf die Verantwortung ex ante und nicht auf die Verantwortung ex post bezieht, und er schreibt auch weiter: „Der Unterschied beider Begriffe besteht jedoch darin, dass der Verantwortungsbegriff immer mit einer Zuschreibungshandlung verbunden ist (...), während dieser Schritt beim Legitimationsbegriff fehlt: Verantwortungszuschreibung ist personen- oder institutionenbezogen, die Legitimationsprüfung erfolgt 'ohne Ansehen der Person'"[23]. Diese Unabhängigkeit von Personen ist jedoch nicht so eindeutig und rundweg gegeben. Die Unterscheidung im Fall der Zuschreibung von Verantwortung ist auch nicht so eindeutig und deutlich in der Situation, wann jemand verantwortlich ist. Die Rechtfertigung hat direkte und deutliche Beziehungen mit der Verantwortung, und deshalb auch stellt die Legitimierung gleichzeitig die Reichweite und Dimensionen der Verantwortung fest. Es handelt sich hier um die Existenz der Verantwortung und nicht nur um ihre Zuschreibung, die die Prozeduren der Rechtfertigung erfordert. Man kann auch nicht so deutlich die Verantwortung ex ante von der Verantwortung ex post im Fall der Legitimierung trennen, weil der Bereich der Existenz von Verantwortung beide Dimensionen umfasst. Die Ethik kann hier eine doppelte

---

21 Vgl. A. Kiepas: Verantwortung, Rationalität und Legitimation von Wissenschaft und Technik. Gegenwärtige Probleme und Herausforderungen, a.a.O., S. 145 ff.

22 Wie man schreibt: „Jemand verantwortet etwas vor einer Instanz, relativ zu einem Regelwerk. Der 'jemand' heiße verantwortlich vor der Instanz; dieses 'etwas' heiße dann verantwortbar relativ zum Regelwerk". A. Grunwald: Technik für die Gesellschaft von morgen, a.a.O., S. 120.

23 A.a.O., S. 120.

Rolle spielen, nämlich als ein innerer oder äußerer Regulierungsfaktor. Es handelt sich im ersten Fall um die Rolle des Ethos der Wissenschaft und Technik und im zweiten Fall um die Verbindung der Ethik mit der Technikfolgenabschätzung. Traditionelles Ethos von Wissenschaft und Technik wurde mit der Methodologie verglichen, und heutige Herausforderungen verursachen, dass sich in diesem Ethos folgende Normen finden sollen:

a) die Norm der Vorsorge – die Wissenschaft realisiert auch bestimmte praktische Ziele und deshalb soll man hier nicht nur die Wahrheit, sondern auch praktische Konsequenzen vor Augen haben;

b) die Norm der Sensibilität – der Wert von wissenschaftlichen Behauptungen hängt auch von subjektiven Einschätzungen und regionalen Bedingungen ab;

c) die Norm der Bereitschaft für Risiko – es handelt sich nicht nur um Skeptizismus, sondern um eine bewusste Annahme eines solchen Niveaus des Risikos, das zu akzeptieren ist;

d) die Norm der Offenheit – diese bedeutet nur relative Akzeptanz und verbindet sich auch mit der Bereitschaft zur Anerkennung von dieser Relativität.

Alle diese Normen verbinden sich mit der Rolle der Verantwortung im Bereich der Wissenschaft und Technik. Es verbindet sich hier einerseits innere (von den Wissenschaftlern und Technikern angenommene) Verantwortung mit der äußeren (mit anderen gesellschaftlichen Gruppen geteilte) Verantwortung, andererseits auch ex post-Verantwortung mit der präventiven (ex ante)-Verantwortung. Die Verantwortung erfordert hier die Notwendigkeit der Partizipation unterschiedlicher Subjekte am gesellschaftlichen Prozess der Technikfolgenabschätzung, was mit bestimmten Kompetenzen der an diesem Prozess teilnehmenden Subjekte zusammenhängt. Es handelt sich hier um folgende Kompetenzen:

1) die Fähigkeit der Handlung – Leistungsfähigkeit, instrumentale Kompetenz, „techne";

2) die Fähigkeit des Voraussehens von Folgen – kognitive Kompetenz;

3) die Fähigkeit der Einschätzung von Folgen und der Akzeptanz des Risikos – axiologische Kompetenz.

Hinzu kommt noch die direkt mit der reflexiven Legitimierung verbundene Interpretationskompetenz, die eine Einheit und Verbindung der oben drei gezeigten Kompetenzen bedeutet.

Die Verwirklichung des Prinzips der Verantwortung im Bereich von Wissenschaft und Technik erfordert reflexive Legitimierung und verbindet sich gleichzeitig mit den bestimmten Veränderungen in Bezug auf ihre Rationalität. Man braucht dazu die Verbindung unterschiedlicher Kompetenzen, die bestimmte Subjekte haben sollen, um an den Prozessen reflexiver Legitimierung effektiv teilzunehmen. Diese Reflexivität als Erfolg der Offenheit für Risiko und Verantwortung bedeutet gleichzeitig die Überschreitung der Spannungen und Begrenzungen dessen, was durch die Entwicklung von Wissenschaft und Technik ex ante zu erreichen wäre, und dessen, was man schließlich erst ex post bemerken könnte. Man kann nicht erwarten, dass man alle Probleme ex ante voraussehen und lösen kann, aber zugleich wäre es auch nicht rational, versuchen zu wollen, diese Probleme nur ex post zu lösen. Diese Spannung zwischen „ex ante" und „ex post" ist unmöglich zu beseitigen. Man kann sie nur minimieren, und dazu braucht man die Verbindung der reflexiven Legitimierung mit der Verantwortung und mit den Veränderungen der Rationalität von Wissenschaft und Technik. Man braucht in dieser Hinsicht die Entwicklung bestimmter Prozeduren, aber gleichzeitig auch Argumente. Beide bleiben teilweise offen und sollen der Erfolg der reflexiven Legitimierung sein. Man soll in dieser Hinsicht auf die Kompetenzen bestimmter Subjekte zählen. Es handelt sich hier sowohl um Individuen als auch um gesellschaftliche Gruppen und Institutionen. Es existieren heute viele Hindernisse und Schwierigkeiten, die die Übernahme der Rolle des Subjekts erschweren, aber es ist möglich, diese zu erreichen, und deshalb auch ist die Frage nach dem Menschen immer offen und wichtig. Der Mensch ist schließlich das Subjekt der Verantwortung und der reflexiven Legitimierung. Es ändern sich die Bedingungen, die diese Rolle des Subjekts ermöglichen und bestimmen, und deshalb auch muss man immer bei den Anforderungen an den Menschen diese Bedingungen berücksichtigen. Hier ist auch der Platz und die Rolle für die angewandte Ethik, um diese Bedingungen zu diskutieren und den Beitrag für eine reflexive Legitimierung einzufügen. Es ist unmöglich, damit absolute Sicherheit zu erreichen, man kann nur ein übermäßiges Risiko beseitigen. Der Mensch soll dazu nur die Bedingungen bilden und die Kräfte finden, die ihm die Rolle des Subjekts ermöglichen können. Es liegen in ihm nicht nur die Destruktionskräfte, sondern auch die Fähigkeiten für verantwortliches Handeln und für die Bildung der Welt, in welcher er die richtigen Bedingungen für sein Leben und Überleben finden könnte.

Umweltethik zwischen Grundlagen-reflexion und Politikberatung

Konrad Ott

Das interventionistische und politiknahe Unterfangen namens „applied ethics" steht nicht grundlos unter Reflexions- und Legitimationsdruck. Angesichts der Fragwürdigkeiten, die bereits der Terminus „Anwendung" (ähnliches gilt für „Umsetzung", „Konkretion", „Praktizierung" etc.) mit sich bringt, kann „applied ethics" sich Reflexionszumutungen nicht entziehen. Die Bemühungen, philosophische Ethik in bestimmten Bereichen gesellschaftlicher Tätigkeit (Praxisformen) zur „Anwendung" zu bringen, werden denn auch seit längerem kritisch reflektiert. Drei sog. Aporien wurden von Wieland (1989) geltend gemacht. Kettner (1992) hat mehrere Dilemmata angewandter Ethik beschrieben und analysiert. Ich selbst habe sieben Strukturprobleme angewandter Ethik unterschieden (Ott 1996). In dem instruktiven Sammelband *„Angewandte Ethik als Politikum"* hat Kettner auf den normativen Rahmen reflektiert, innerhalb dessen angewandte Ethik operiert. Düwell hat im *„Handbuch Ethik"* klargestellt, dass der Anwendungsbegriff nicht in einem technizistischen Sinne zu verstehen ist, sondern eher dem entspricht, was in der hermeneutischen Tradition als Aktualisierung philosophischer Einsichten in wechselnden, kontingenten Lebensumständen begriffen wurde. Bayertz (2002) hat in einem Aufsatz, dem die folgenden Überlegungen viel verdanken, für ein pragmatisches Selbstverständnis angewandter Ethik plädiert.

Eine grundlegende Schwierigkeit liegt darin, dass angewandte Ethik sich entweder auf eine Reihe von Reflexionsanforderungen einlässt und damit zur Methodologie von Ethik und zur Metaethik wird (also auf die Bedingungen der möglichen *Anwendbarkeit* von Ethik(theorien) reflektiert), oder aber es als ihre primäre Aufgabe begreift, in interdisziplinären Gruppen zu politischen Fragen, die moralische, ökonomische und juristische Aspekte aufweisen, substantielle Positionen zu entwickeln,[1] diese auf unterschiedlichen Foren zu vertreten und ggf. an ihrer Umsetzung mitzuwirken. Dadurch wird die Grenze zwischen ethischen und politischen Äußerungen notwendigerweise unscharf. Insofern liegt ein Spannungsverhältnis vor zwischen der notwendigen *Reflexivität* und der ebenso notwendigen *Positionierung* angewandter Ethik in Kontexten der Politikberatung. Dieses Spannungsverhältnis wird von Düwell angesprochen, wenn er schreibt, die Anwendungsdimension sei der *„Zielpunkt der ethischen Reflexion"* (2002, S. 243, Hervorhebung im Original). Ziel von Reflexion wäre es demnach, zur Anwendung zu kommen. Nun gilt aber, dass Reflexionen eine Eigendynamik entfalten können, deren Richtung von der Anwendungsdimension fortführt. Nichts ist einfacher, als die Reflexion angewandter Ethik anzumahnen. Reflexionszumutungen sind jedoch für angewandte Ethik aufgrund ihres Richtungssinnes immer ein zweischneidiges Schwert. Diese Spannung zeigt sich *mutatis mutandis* auch in der Umweltethik. Dies verlangt eine zweite Reflexion auf die Spannung zwischen Reflexionsanforderungen und Positionierungen.[2] Ich möchte zunächst im Allgemeinen auf diese Spannung eingehen (I), um deren Besonderheiten innerhalb der Umweltethik zu erörtern (II). In diesen ersten beiden Abschnitten möchte ich anhand einiger Beispiele darlegen, in welche Richtungen der Sog der Reflexivität treibt, ohne dass ich die damit aufgeworfenen Fragen zu lösen beabsichtige. Es soll stattdessen klar werden, dass wir uns positionieren müssen, obschon viele Fragen nicht geklärt, geschweige denn beantwortet sind. Im letzten Abschnitt gehe ich auf Spezifika der Politikberatung ein (III).

I.

Unterscheidet man die folgenden Ebenen ethischer Überlegung, so kann man etwas genauer darstellen, auf welche Weise Reflexionszumutungen auf unterschiedliche Ebenen von Ethik zurückführen.

---

[1]   Maßgeblich hierfür dürfte das Konzept der von Carl Friedrich Gethmann geleiteten „Europäischen Akademie" sein, die mittlerweile 18 Bände zu praktischen Fragen publiziert hat. Zum Konzept der Akademie siehe Decker & Neumann-Held 2003.

[2]   Die Notwendigkeit, sich zu positionieren, ist nicht mit dem zu verwechseln, was Ueberhorst als „positionales Verhalten" mit Recht kritisiert.

1. Normenlogik
2. Metaethik und Methodologie von Ethik
3. Allgemeine normative Ethiktheorien
4. Eudaimonistische Ethik
5. Bereichsethiken („angewandte Ethik")
6. Querschnittsthemen angewandter Ethik
   - Sachdimension (Epistemologie)
   - Risikoabschätzung (Risikotheorie)
   - Politische Verortung (Demokratietheorie)
   - Rolle von „Ethik-Experten"

Bereits die Reflexion auf unterschiedliche Anwendungskonzepte und Anwendungsmodelle führt in methodologische Fragen der Ethik und der Normenlogik zurück. Allgemein anerkannt wird, dass Anwendung in der Ethik nicht so verstanden werden darf, als ginge es nur darum, eine wohlbegründete Reihe moralischer Grundprinzipien in Verbindung mit einer allgemein anerkannten Auffassung vom Umfang der „moral community" (Inklusionsproblem, s. hierzu II) auf eine Menge von eindeutig vorliegenden Fällen nach gültigen Regeln der Logik anzuwenden. Ein solches „technizistisches" Verständnis von Anwendung gilt als nicht ethikadäquat. Es verhält sich in der Ethik vielmehr eher so, dass der Kern einer jeweils favorisierten Ethiktheorie in Verbindung mit sog. paradigmatischen Anwendungen (vgl. hierzu aus diskursethischer Perspektive Ott 2000) zu einer Topik führen, die in unterschiedlichen Bereichen zur Orientierung dient, aber nicht immer durch alle Sachfragen bis zum Einzelfall hindurch greifen kann. Häufig ist unklar, was eigentlich „der Fall ist". „Orientierung" ist daher ein Schlüsselbegriff angewandter Ethik geworden, der jedoch auf weitere Begriffe führt („Horizont", „Urteilskraft", „Angemessenheit") und daher seinerseits neue Reflexionsanforderungen mit sich bringt.

Ich begreife es als eine Bedingung gelingender Orientierung, dass der Theoriekern von Ethik direkt mit der Metapraxis der vernünftigen Argumentation verknüpft ist. Daraus ergibt sich die Aufgabe angewandter Ethik, die argumentative Qualität von Diskursen zu überprüfen (Düwell 2002, S. 246).[3] Dies kann etwa in der Form einer kritischen Diskursrekonstruktion

---

[3] Auch die Umweltethik ist daher nicht in der Natur, sondern in der Sprache, genauer: in unverkürzter Verständigung über Mensch-Natur-Beziehungen zu begründen (Ott 2002, s. II).

(*sensu* Gethmann) geschehen. Diese Aufgabe führt allerdings in argumentationstheoretische Grundfragen.[4] Man kann jedoch mit dem Argumentieren nicht warten, bis eine anerkannte Argumentationstheorie vorliegt und wir wissen, durch welche Qualitäten eine sprachliche Äußerung zu einem „guten Grund" wird. Dieses Nicht-Warten-Können ist nicht als Ungeduld zu verstehen, sondern als Ausdruck des eingangs dargelegten Spannungsverhältnisses.

1. Von normlogischer Relevanz ist der Sachverhalt, dass das Grundmodell des praktischen Syllogismus der Komplexität der Moralfragen, mit denen angewandte Ethik sich zu befassen hat, nicht gerecht wird. Bereits die Überführung von Normen in Ziele und Zielsysteme überfordert die meisten normlogischen Systeme. In politischen Kontexten geht es jedoch häufig um die Festlegung von Zielsystemen (s. III). Ein Desiderat der angewandten Ethik betrifft daher ein normlogisch tragfähiges Schlussreglement, das Spielräume für Plausibilitäten angesichts vielfältiger Begründungslücken und Unschärfen belässt und Übergänge zwischen den Kategorien von Werten, Normen und Zielen erlaubt. In diese Richtung gehen Ansätze von „loose derivation" (Arne Naess) und des abduktiven Schließens. Geht man diesen Ansätzen nach, entfernt man sich jedoch von Anwendungsfragen und wendet sich bspw. Möglichkeiten zu, nicht-klassische Systeme der Normenlogik zu konstruieren. Dies führt in die Meta-Logik hinein. Ist man mit innerer Denknotwendigkeit dort angelangt, hat man die Entfernung zur politischen Regulierungspraxis so weit vergrößert, dass von *angewandter* Ethik keine Rede mehr sein kann.

2. Schematische deduktive Ideale werden in der angewandten Ethik zu recht ebenso abgelehnt wie ein rein kasuistisches oder ein rein narratives Vorgehen. Die Differenzen in der Herangehensweise führen auf die Frage nach dem „richtigen Weg" in der Ethik. So wird bspw. über die richtige Vorgehensweise in der Bioethik intensiv diskutiert (vgl. die ethiktheoretisch ausgerichteten Beiträge in Düwell & Steigleder 2003). Walzer (1990) unterscheidet bekanntlich zwischen „Erfinden", „Entdecken" und „hermeneutischer Interpretation". Diese drei idealtypischen Wege der Moralphilosophie zu beurteilen, führt in die Debatte um Moralität (Kant) und Sittlichkeit (Hegel) und letztlich in die Frage nach der „Theoretizität" von Ethik. Die erforderliche Reflexion auf die Grenzen dieser Theoretizität (vgl. hierzu die Bei-

---

[4]   Etwa nach der Bedeutung der Anforderung nach Universalisierbarkeit oder nach dem Verhältnis von Argumentationsräumen und bewerteten Argumentationslagen, hierzu Skorupinski & Ott 2000.

träge in Clarke & Simpson 1989) entfernt sich ebenfalls von den entscheidungs- und handlungsorientierten Fragen angewandter Ethik.

Fragen der Art, ob man sich in Bereichen angewandter Ethik auf Grundsätze mittlerer Reichweite verständigen kann (man denke bspw. an die Kontroverse um die medizinethischen Grundsätze von Beauchamp & Childress, s. hierzu Quante & Vieth 2003) oder ob sich Überzeugungen und theoretisch begründete Prinzipien über Konzepte wie das eines reflexiven Überlegungsgleichgewichtes (*sensu* Rawls) aufeinander beziehen lassen, folgen auf dem Fuße. Wählt man eine Prinzipienliste im Sinne von Beauchamp & Childress, stellen sich Fragen der Gewichtung dieser prima-facie-Grundsätze in Konfliktfällen. Eine wirklich überzeugende Theorie von Normkonflikten fehlt bislang. Knüpft man stärker an Rawls' „reflective equilibrium" an, so ziehen die Details dieses Konzeptes weiteren methodischen und metaethischen Klärungsbedarf nach sich. Dieses Konzept verweist auf eine wesentlich diskursive, d.h. transsubjektive Praxis des gemeinsamen Einpassens, Argumentierens, Modifizierens und Verwerfens von deontischen und axiologischen Elementen in Bezug auf ein sich hierdurch wandelndes kollektives Überzeugungssystem. Hierbei tritt in der Reflexion das Problem des „Gefälles moralischer Gewissheit" auf. Wir sind demnach gehalten, das Verhältnis zwischen moralischen Gefühlen, Überzeugungen, moralisch gehaltvollen Traditionen, Ethiktheorien usw. zu reflektieren. Dies ist eine metaethische Problematik, keine Anwendung.

3. Als sicher gilt, dass angewandte Ethik eine kognitivistische Metaethik voraussetzen können muss. Nachdem die „klassischen" metaethischen Positionen (Intuitionismus, Realismus, Emotivismus, Imperativismus, Historismus etc.) in etlichen Runden ausdiskutiert wurden, charakterisiert sich die neuere metaethische Debatte durch subtile Positionen (wie etwa den Naturalismus von Allan Gibbard (1990)). Die heutigen metaethischen Kontroversen wirken auf Außenstehende häufig wie ein bloßer Streit um Worte; gleichwohl steht in ihnen auch für die angewandte Ethik viel auf dem Spiel. Auch die Diskursethik reflektiert auf eine tragfähige Metaethik (Habermas 1998, Lafont 2001). In Kontexten der Politikberatung sind metaethische Reflexionen verpönt. Für Politiker und Ministerialbeamte sind metaethische Fragen, mit Luhmann gesprochen, ein bloßes Rauschen in der Umwelt ihrer systemeigenen Operationen.

4. Angewandte Ethik ist nicht unabhängig von Ethiktheorien. „Für jede konkrete normative Empfehlung wäre es insofern erforderlich, eine philosophisch ausgewiesene ethische Theorie zu Grunde zu legen, um die heran-

gezogenen Beurteilungsprinzipien zu legitimieren" (Düwell 2002, S. 246).
Das ist (zu) viel verlangt. Diese Erfordernis führt in die Frage nach der Qualität unterschiedlicher Ethiktheorien. Wingert (1993) nennt dies die Frage
nach der „epistemischen Überlegenheit" von Ethiktheorien. Insofern zählt
es zu einem Strukturproblem angewandter Ethik, sich in ein Verhältnis zur
vorhandenen Pluralität von Ethiktheorien setzen zu müssen. Auf die hierzu
bestehenden Optionen will ich nicht eingehen, sondern nur festhalten, dass
auch und gerade hier die Reflexion in metatheoretische Grundfragen führt.
Lässt man die Frage nach der unterschiedlichen Qualität von Ethiktheorien
als unentscheidbar beiseite, gerät man in einen Theorienrelativismus hinein
(kritisch Kettner 1992, Nida-Rümelin 1996, Ott 1996). Begreift man die
Frage nach einer epistemisch vorzugswürdigen Ethik in Analogie zur Theoriewahl in den Wissenschaften, wird man es naheliegend finden, Kriterien
rationaler Theoriewahl einzuführen. Dies führt in kriteriologische Fragen
hinein, da solche Kriterien bei einem Vergleich konkurrierender Ethktheo-
rien einerseits diskriminieren müssen und andererseits nicht präjudizieren
dürfen (Ott 2000). Reflektierte metatheoretische Kriteriologie wiederum ist
keine „Anwendung". Für Kontexte der Politikberatung ist Düwells Forderung, obschon „eigentlich" ethisch berechtigt, viel zu stark. Hier stützt man
sich vielfach auf Oberziele und Leitlinien, wie sie in Verfassungsstatuten,
Statuszielen oder internationalen Deklarationen und Konventionen vorlie-
gen. Der Rekurs auf Ethik ist hier beinahe verpönt. Dies hat zur Folge, dass
Ethiker, die in Kontexte der Politikberatung hinein geraten, gehalten sind,
Ethik möglichst sparsam zu dosieren und sie eher pointiert einzusetzen (s.
III). Man mag einwenden, dass die richtige Ethik „in the long run" die
Grundsätze der Politik und des (internationalen) Rechts bestimmen solle.
Wie dem auch sei, derartige Ansprüche werden faktisch von „mainstream"-
Politikberatung nicht verfolgt.

5. Die Unverzichtbarkeit der Unterscheidung zwischen den Fragen des
„guten Lebens" und den moralischen Fragen wird allgemein anerkannt.
Diese Unterscheidung ist für viele Bereiche angewandter Ethik (Bioethik,
Umweltethik) stark relevant. Reflektiert man auf diese Unterscheidung, so
zeigt sich, dass die Trennlinien zwischen beiden Fragetypen historischen
Verschiebungen unterliegen, dass es eine Reihe nicht-trivialer Grenzfälle
gibt (Abtreibung, Vegetarismus, Präimplantationsdiagnostik, Pornographie,
Drogenkonsum etc), und dass aufgrund unterschiedlicher Moralvorstellun-
gen unterschiedliche Zuordnungen vorgenommen werden. Man kann im
Anschluss an diesen irritierenden Befund geltend machen, dass die Dicho-

tomie zwischen dem Gerechten und dem Guten unvollständig ist bzw. dass es konzeptionell vorteilhaft wäre, eine dritte Kategorie moralischer Selbstachtung einzuführen, in die man all diejenigen Grenzfragen einordnen könnte, die von vielen, aber nicht von allen als moralische Fragen empfunden werden und die sich bislang nicht mit zwingenden Gründen intersubjektiv verbindlich entscheiden ließen. So wurde bspw. in der Umweltethik eine biozentrische Ethik der Ehrfurcht vor dem Leben dieser dritten Kategorie zugeschlagen (Wetlesen 1999).

6. Niemandem ist verborgen geblieben, dass angewandte Ethik einschließlich ihrer Nachbardisziplinen (Technikfolgenabschätzung, Naturschutzforschung) politisch zu verorten ist. Auf diese Verortung mitsamt den darin mitgeführten heterogenen Erwartungen und Zumutungen ist gleichfalls zu reflektieren. Zu nennen sind hier bspw. die Fragen nach dem rechten Umgang mit Realitätsvorgaben, dem Eigensinn von Praxisfeldern, der ambivalenten Rolle von „Ethikexperten" und dem Rahmen einer demokratischen zivilgesellschaftlichen Kultur (Kettner 2000). Solche Verortungen schwanken zwischen deskriptiven Funktionsbeschreibungen und normativen Ansprüchen. Sie zwingen daher zu gesellschafts- und zu demokratietheoretischen Reflexionen. Der interventionistische Zug angewandter Ethik führt bspw. zu der Frage, ob Institutionen angewandter Ethik und Technikfolgenabschätzung in Analogie zu zivilgesellschaftlichen Nicht-Regierungs-Organisationen beschrieben werden können (Kettner 2000). Er führt auch zur Frage nach den Funktionen von Moral und Ethik in systemisch ausdifferenzierten Gesellschaften (*sensu* Luhmann). Es liegt aufgrund dessen nahe, die metasoziologischen Theoriedebatten, wie sie etwa zwischen Habermas und Luhmann ausgetragen wurden, trotz gewisser Überdrussreaktionen wieder aufzunehmen. Da angewandte Ethik einer gesellschaftstheoretischen Verortung bedarf, kann sie in dieser Hinsicht nicht theorieabstinent sein. Aber Theoriedebatten entfernen - zumindest dem Anschein nach - von Anwendungsfragen.

7. Die Rolle von Ethikexperten wird in unterschiedlichen Theorien unterschiedlich bestimmt und reicht idealtypisch von der Rolle eines benevolenten utilitaristischen Erzengels (*sensu* Hares 1992), eines „Alltagssokratikers", eines kritischen Rekonstrukteurs von hypothetischen Wenn-dann-Beziehungen (Grunwald 2003) bis zu dem radikalen Vorschlag von Leist (1998), Ethiker aus öffentlichen Diskursen auszuschließen, weil deren Suche nach moralischer Wahrheit einem sozialen Konsens bzw. einem tragbaren Kompromiss nur hinderlich sei. Nussbaum (2002) hat dahingehend argu-

mentiert, dass es zwar Expertise in Moralphilosophie gibt, dass solche Expertise jedoch nicht in verfassungspolitische Fragen hinein verlängert werden dürfe. Letztlich ist die Frage nach den Kompetenzen, Berechtigungen und Verpflichtungen von Personen, die angewandte Ethik „professionell" betreiben, nicht befriedigend geklärt. Auch Diskursethiker, die für Zurückhaltung plädieren und für partizipative Verfahren (Bürgerforen, Konsensuskonferenzen etc.) plädieren, nehmen ja faktisch in persona propria die Rolle von Politikberatern ein. Derartige Klärungen sind gerade angesichts des politischen Charakters angewandter Ethik dringend erforderlich. Aber kaum jemand würde ernsthaft dafür plädieren wollen, wissenschaftliche Politikberatung so lange auszusetzen, bis diese Frage einvernehmlich beantwortet ist.

8. Abstinenz gegenüber welthaltigem Stoff, d.h. den komplexen Sachverhalten, die ihrerseits höchst umstritten sein können (Klimawandel, Biodiversitätsschwund, Umweltmedizin etc.), lässt sich in der angewandten Ethik nicht aufrechterhalten. In der Reflexion auf den Umgang mit empirischem Wissen tauchen Probleme der Entscheidung unter Risiko, Ungewissheit und Unwissenheit auf, die in Grundfragen wie die nach der Bedeutung von Vorsorgegrundsätzen, nach (Un)verhältnismäßigkeit von Vorsorge, Doppelwirkungen, Zumutbarkeit, Diskontierung (vgl. hierzu die Beiträge in Hampicke & Ott 2003), Kompensationsfähigkeit von Schäden etc. hinein führen. In der Umweltethik muss auf Begriffe wie etwa den eines ökologischen Schadens reflektiert werden. Solche Reflexion erschwert die Urteilsbildung.

9. Angewandte Ethik ist immer bereichspezifisch verfasst, weil menschliche Praxis bereits „je immer schon" normativ gehaltvoll ist. Ethik erfindet diese normative Verfasstheit menschlicher Praxis nicht neu, sondern rekonstruiert sie. Cortina hat in ihrem Aufsatz über den *„Status der Anwendungsethik"* (1998) geltend gemacht, dass das Diskursprinzip mit dem aristotelischen Moment gelingender Praxis jeweils konkret vermittelt werden muss (ähnlich auch Ott 1997). Basale Praxisnormen verkörpern Grundvorstellungen über den Sinn einer Tätigkeitsweise. Hier klingt ein großes Thema an: *Diskurs und Praxis.* Es wäre philosophisch aufzuzeigen, in welchen Verhältnissen die Metapraxis der vernünftigen Argumentation zu den normativ bestimmten Vollzugsformen realer Praxis und zu den Gütern steht, die in und durch Praxis zu erlangen sind. Dies könnte eine ausgezeichnete Möglichkeit sein, sich über Reflexionsbestimmungen, die den Sinn menschlicher Praxisformen betreffen, die Anwendungsdimensionen zu erschließen. Da die Landnutzung („cultura") ebenfalls eine genuin menschliche Praxis dar-

stellt, könnte man die Relevanz dieses Ansatzes für die Umweltethik am Modell des Diskurses um ökologisch nachhaltige Landnutzungsformen darstellen.[5]

10. Lange Rede, kurzer Sinn: Reflexionen auf Strukturprobleme angewandter Ethik erzeugen einen Sog in Richtung Normenlogik, Metaethik, Methodologie, Argumentationstheorie, Sozial- und Praxisphilosophie usw. Angewandte Ethik kann jedoch aufgrund ihres eingreifenden Charakters nicht in der Reflexion aufgehen, sondern muss sich diskursrational positionieren. Angewandte Ethik kann nicht warten, bis die hier aufgeworfenen Probleme „definitiv" gelöst worden sind. Ähnliches gilt für die Umweltethik. Daher betreibt man angewandte Ethik immer auf fragiler und schwankender Grundlage. Die Kunst ist es, auf schwankenden Grundlagen zu vernünftigen Positionen zu gelangen.

II.

1. Light hat in seinem Aufsatz „*Contemporary Environmental Ethics. From Metaethics to Public Policy*" (2002) dargelegt, dass die Grundprobleme der Umweltethik in metaethische und naturphilosophische Fragen hinein führen, dass man Umweltethikern jedoch auch substanzielle Beiträge zu drängenden Umweltproblemen abverlangen darf. Auch Light geht insofern von der Spannung zwischen Reflexion und Position aus. Begreift man als das Herzstück jeder Konzeption von Umweltethik die beiden Fragen, a) in welchen Hinsichten die außermenschliche Natur für Menschen als wertvoll gelten kann (Axiologie) und b) ob es gute Gründe gibt, auch zukünftigen Personen und außermenschlichen Wesen einen moralischen Eigenwert zuzuerkennen (Deontologie qua Inklusionsproblem), so haben beide Fragen metaethische Präsuppositionen und umweltpolitische Konsequenzen. Unterscheidet man in der axiologischen Dimension zwischen *instrumentellen* und *eudaimonistischen* Werten, so werfen die instrumentellen Werte eine Reihe von epistemischen, die eudaimonistischen Werte hingegen anthropologische und ideengeschichtliche Fragen auf. Beispiele hierfür sind im Hinblick auf instrumentelle Werte die Fragen nach den Nutzenpotentialen genetischer Ressourcen,

---

5   So wurde, um ein umweltethisches Beispiel zu wählen, die „Nachhalt"-Idee bereits 1713 (Carlowitz) mit der forstwirtschaftlichen Tätigkeit in Verbindung gebracht (Grober 2002).

nach Grenzen oder Schwellen von Belastbarkeit („natürliche Grenzen"), nach den möglichen Zusammenhängen zwischen Artenbestand und ökologischer Resilienz, nach der Substanz sog. kritischen Naturkapitals usw. Hier sind die epistemischen Dissense gravierend. Im Hinblick auf eudaimonistische Argumente führen Wohlbefindens-Argumente in die Fragen nach einer Phänomenologie der Natur, in deren Mittelpunkt das Konzept des leiblichen Sich-Spürens steht (Böhme 1997), während das „transformative-value"-Argument (Norton 1987) die Frage aufwirft, in welchem Sinne manche Präferenzordnungen „objektiv besser" sein können als andere und weshalb Transformationswerte nicht in Kosten-Nutzen-Analysen adäquat repräsentiert werden können. Naturästhetische Argumente wiederum stehen in einem Verweisungszusammenhang zur allgemeinen Ästhetik, zu einer Theorie der sinnlichen Wahrnehmung, zur Kunsttheorie, zu Methoden der Landschaftsbildbewertung und der Landschaftsplanung. Die Biophilie-Hypothese führt in die Soziobiologie, Heimatargumente führen in die politische Ideengeschichte hinein, die Rede von „spirituellen Erfahrungen" führt in die Ethnologie und Religionswissenschaft. Zentrale eudaimonistische Argumente lassen sich nur mit Blick auf größere geistesgeschichtliche Kontexte verstehen und kritisieren. So ist bspw. Ritters Argument zum Schutz der Landschaft (Ritter 1963) nicht ohne die politische Philosophie kompensatorischer Sittlichkeit verständlich und Vorbehalte gegen Heimat-Argumente richten sich immer auch gegen die deutschen Verbindungen von Heimatschutz, Nationalchauvinismus und „Blut und Boden".

2. Was die möglichen moralischen Eigenwerte von Naturwesen anbetrifft, so sind die hierzu vertretenen Positionen mittlerweile zur Genüge bekannt: Sentientismus, Biozentrik, Ökozentrik, Holismus. Der Streit über die Begründbarkeit dieser Positionen verlagert sich zunehmend in metaethische Fragen hinein:[6] Was „ist" und wie erkennt man eine moralisch relevante Eigenschaft? Darf man im Anschluss an die Zuerkennung von Eigenwert zur Vermeidung intuitiv unliebsamer Konsequenzen Gradierungserlaubnisse einführen? Wie verhalten sich Grundsätze gleichmäßiger Berücksichtigung im Detail zu Verpflichtungen der Gleichbehandlung und zur Anerkennung

---

6 Ähnliches gilt schon für die Verpflichtungen gegenüber zukünftigen Personen. Ist Parfit's „future individual paradox" (k)ein Argument, das gegen Verpflichtungen gegenüber zukünftigen Personen spricht? Ist die „repugnant conclusion" hinreichend, um den Utilitarismus als Grundlage einer intergenerationellen Ethik („future ethics") abzulehnen? Impliziert Verantwortung gegenüber zukünftigen Generationen eine individuelle Zeugungs- oder Gebärpflicht?

des gleichen Lebenswertes? In welchem Sinne können gegenüber überindividuellen, teilweise durch Forschungsinteressen konstituierte Entitäten wie Arten oder Ökosystemen moralische Verpflichtungen bestehen? Muss man bei der Einnahme des moralischen Standpunktes immer größtmögliche ontologische Sparsamkeit walten lassen? Sollen wir extensionalistisch vorgehen oder aber die Begründungslasten denen aufbürden, die Naturwesen aus der „moral community" ausschließen wollen? Ist das Inklusionsproblem ein ganz normales Moralproblem oder ein außergewöhnliches Problem, das gesonderte Vorgehensweisen erforderlich macht? Wann sind zirkuläre Strukturen in einer physiozentrischen Begründung vitiös und wann könnten sie fruchtbar sein („circulus vitiosus sive fructuosus")? Welche Rolle dürfen Intuitionen in Begründungskontexten spielen und unter welchen Bedingungen dürfen kontraintuitive Konsequenzen als „absurd" oder als „ökofaschistisch" bezeichnet werden? Können wir den rawlsschen Schleier der Unwissenheit so dicht weben, dass wir nicht mehr wissen, Exemplare welcher Spezies wir sind? Ist das „last-person"-Argument wirklich überzeugend? Was sind deontische Erfahrungen an und mit Natur (Birch 1993)? Aus welcher Perspektive kann man Aussagen über „moral evolution" machen? Wie kann man verschiedene Sprachspiele, die in Varianten des „environmentalism" gespielt werden, möglicherweise semantisch ineinander transformieren? Kann man den Anthropozentrik-Physiozentrik-Gegensatz „dialektisch aufheben"? Könnte es nicht sogar sein, dass das Eigenwert-Sprachspiel uns in der Umweltethik in die Irre führt?

Diese und ähnliche Fragen tauchen *innerhalb* umweltethischer Begründungsversuche auf und führen aufgrund der ihnen innewohnenden Reflexionspotenziale in „höhere Gefilde". Andere Fragen sind im weiteren Sinne naturphilosophischer Art: Ist Bewusstsein ein „all-or-nothing"-Phänomen oder taucht Bewusstsein graduell in der Natur auf? Kann man sich in außermenschliche Lebewesen einfühlen und die Natur „verstehen"? Sind Tiere reine Gegenwartsgeschöpfe und inwieweit verstehen wir tierischen Schmerz und tierische Freude wirklich? Ist das Genom nicht nur codierte Information, sondern auch ein „propositional projective set" im Sinne von Holmes Rolston (Rolston 1988)? Gewinnen wir in der Umweltethik naturphilosophische Grundlagen etwa durch Rekurse auf Goethe, Whitehead, Cusanus (Meyer-Abich 1997), Spinoza (Naess 1989) oder Heidegger (Foltz 1995)? Wie verhalten sich die empirischen Befunde der biologischen Wissenschaften, spekulative naturphilosophische Deutungen und umweltethische Positionen in diversen „Ökosophien" zueinander? Versuche, derartige Verhältnisse epistemologisch zu rekonstruieren, liegen vor (Martin 1991), führen aber in die Modell- und Typentheorie hinein. Der Reflexionsweg von der Umweltethik über die Ontologie bis hin zur Darstellungsform der Modelltheorie führt von der Umweltpolitik ersichtlich fort. Derartige Reflexionswege sind von philosophischem, aber nicht von umweltpolitischem Interesse. Das Spannungsverhältnis ist exakt analog zum dem im ersten Abschnitt: Reflexionen führen von Anwendungsfragen fort. Von Umweltethikern erwartet man aber vielleicht mehr noch als von anderen moralphilosophischen, dass sie, ironisch gesagt, auf engagierte Weise ihren Beitrag zur umweltpolitischen Rettung der natürlichen Mitwelt leisten. Man mag einwenden, dass es sich bei diesen Reflexionen verhält wie in Kleists „Marionettentheater": Man muss womöglich um die ganze Welt herumwandern, um die Hintertür zum Paradiese zu finden. Gewiss würde sich die Umweltpolitik grundlegend ändern, wenn sie im Geiste von Arne Naess oder Meyer-Abich betrieben würde. Unter den gegenwärtig dominanten Bedingungen ist schon viel erreicht, wenn Umweltpolitik wenigstens im Sinne „starker" Nachhaltigkeit als Politik zur Erhaltung von und Investitionen in Naturkapital betrieben würde (hierzu SRU 2002, Tz 29).

3. Auch hier gilt, dass die praktisch-intervenierende Umweltethik nicht warten kann, bis alle reflexiven Fragen unter UmweltethikerInnen einvernehmlich beantwortet sind. UmweltethikerInnen sind ordinäre Moralphilosophen: Sie sind untereinander zerstritten und verteidigen ihre ethische Konzeption ausdauernd und zäh, bauen „protective belts" in ihre Konzepte ein, polieren die Intuitionen, die zu ihrer Konzeption passen usw. Derweil wird Umweltpolitik gemacht.

Selbst wenn man von einer Pluralität umweltethischer Konzeptionen ausgeht (ähnlich wie auf allgemeinethischer Ebene), bestehen mehrere Optionen, Konsenszonen stärker zu betonen, um die politischen Einflusschancen zu erhöhen. Selbst über diese Optionen besteht jedoch Dissens. So werden die acht Grundsätze der Plattform von Deep Ecology (Naess 1989) keineswegs von allen akzeptiert und die Konvergenzthese Nortons (1991) wird in ihrer starken Form (vollständige Konvergenz) mehrheitlich zurückgewiesen. Wenn, wie ich glaube, sich die hartnäckigen umweltethischen Dissense hauptsächlich in den Bereichen von Bevölkerungspolitik, Biodiversitätserhalt, Wildnis- und Prozessschutz und „Rückzug des Menschen" auftun (Stenmark 2003), dann liegt es pragmatisch nahe, a) die Gemeinsamkeiten auf anderen umweltpolitischen Handlungsfeldern (Klimaschutz, Agrarpolitik, Gewässerschutz etc.) zu betonen und b) mit einem vertretbaren

Kompromiss auf den genannten dissensträchtigen Feldern politisch ins Rennen zu gehen. Da das heutige Naturschutzniveau auch für Anthropozentriker, für Vertreter des Konzepts starker Nachhaltigkeit (Ott 2003 m. w. L.) und für gradualistische Sentientisten unterhalb des wünschenswerten Niveaus liegt (hierzu auch SRU 2002a), fällt die Konvergenz mit Personen, die im Sinne der Landethik Aldo Leopolds, eines „biocentric outlook on nature" (Taylor 1986) oder des Holismus (Gorke 1999) weiterreichende Forderungen stellen, bis auf weiteres nicht schwer. Das Leitkonzept „Biodiversität" ist ebenfalls geeignet, theoretische Dissense abzublenden und praktische Koalitionen zu schaffen (Takacs 1996).[7] Die Realisierung des Biotopverbundes und des EU-weiten Netzes „Natura 2000", die Schaffung weiterer Nationalparke in Mitteleuropa, der Schutz der „hot spots" der globalen Biodiversität und der Zentren des Endemismus (Pimm 2003), die Reduktion der Flächeninanspruchnahme in Deutschland, Umschichtungen von Agrarsubventionen zur Stärkung der ökologisch ausgerichteten Agrarumweltprogramme, Küsten- und Meeresnaturschutz (zum Meeresschutz s. ausführlich SRU 2004) und ähnliche Ziele und Programme sind für wohl alle Umweltethiker politisch richtig und sollten auf der politischen Agenda vordringlich behandelt werden. Diese Konvergenz in den Bereichen des Naturschutzes ist allerdings befristet, da für egalitäre Biozentriker, Ökozentriker und Holisten selbst eine anspruchsvolle Naturschutzpraxis nur erste zaghafte Anfänge und „erste Schritte" sind. Während für Anthropozentriker der Naturschutz eine wichtige Kulturaufgabe ist, die auf bestimmten Niveaus als erfüllt gelten kann, erkennen Vertreter besagter Positionen strikte moralische Verpflichtungen an, Natur prima facie nicht zu schädigen oder sie in ihrer Integrität zu beeinträchtigen. Jeder Eingriff, der nicht der Befriedigung basaler Bedürfnisse dient, ist moralisch begründungspflichtig. Aus der Perspektive von Anthropozentrikern wohnt diesen Konzeptionen aufgrund der Umkehr der Begründungslasten eine Unersättlichkeit inne, die auf spiegelverkehrte Weise ähnlich maßlos sein könnte wie der „harte" Anthropozentrismus. Daher ist der Vorrat an Gemeinsamkeiten zwischen kulturalistischeudaimonistischen und besagten physiozentrischen Begründungen des Naturschutzes begrenzt. Dies deutet sich an bestimmten Naturschutzkonflik-

---

7   Die Frage, ob sich der Naturschutz in bereits bestehenden Schutzgebieten an einem Idealpol „absoluter", d.h. menschenfreier Wildnis (Ökozentriker und Holisten) oder an einem pragmatisch auszuhandelnden Niveau „relativer" Wildnis (Anthropozentriker) orientieren sollte, stellt sich (vielleicht) auf Svalbard (Unger 2003), aber nicht in Mitteleuropa oder anderen besiedelten Kulturlandschaften.

ten heute schon an. Auch in den Kontroversen zwischen westlichen Wild-
nis-Schützern und Vertretern des „environmentalism of the poor" (Martinez-Alier 2002) spielt dieses latente Konfliktpotenzial eine Rolle. Die
„Bruchstellen" sind theoretisch identifizierbar, aber im Moment in westlichen Gesellschaften weit genug entfernt, um Naturschutzkoalitionen zu
ermöglichen, in die dann auch Nutzergruppen (örtlicher Tourismus) eingebunden werden könnten (SRU 2002a).[8]

4. Auf der Ebene der Politik, wo es um Herstellung von Mehrheiten für
Programme und Ziele geht, ist eine auf theoretischem Dissens beruhende
Zersplitterung der Umwelt- und Naturschützer ein Fehler. Norton fordert
daher zu Recht „unity among environmentalists".[9] Ebenso Light: „We could
turn our attention to the question of how the work of environmental ethicists could be made more useful in taking in the environmental problems to
which environmental ethics is addressed as those problems are undertaken
in policy terms" (Light 2002, S. 435). Meine Konzeption von Umweltethik
ist in diesem Sinne anwendungsbezogen und politisch: Sie erlaubt es, dem
Argumentationsraum der Umweltethik mit Blick auf bestimmte Probleme
unterschiedliche Gründe zu entnehmen und sie untereinander und mit der
Sachdimension zu einem Urteil zu verknüpfen, das von Seiten der Politik als
ein Rat aufgefasst werden kann und soll. Diese Urteilsbildung ist diskursrational nachvollziehbar und demokratisch legitim. Diese Urteilsbildung
schließt direktere Formen von Partizipation durch BürgerInnen nicht aus
(Skorupinski & Ott 2000). In diesem Sinne ergänzen Konsensuskonferenzen und Gremien wissenschaftlicher Politikberatung einander.

---

[8]   Allerdings ist immer im Auge zu behalten, dass für strikte Ökozentriker und Holisten alle
naturschutzpraktischen Regelungen immer nur Etappenziele auf einem langen Weg hin
zu einer sehr viel anderen Welt sein können, in der die verbliebenen menschlichen Gemeinschaften sich bescheiden in das Gefüge des Naturzusammenhangs eingepasst haben.
Dies ist, wenn man will, ein „caveat!".
[9]   Im Übrigen: Der Natur ist es gleichgültig, aus welchen Gründen heraus wir sie schützen.
Wir als moralische Personen sind uns voreinander argumentative Rechenschaft schuldig
für das, was wir tun oder lassen. Naturwesen mögen von unserem Tun und Treiben profitieren oder darunter leiden (wenn sie das *können*); sie vermögen jedoch die Praxis moralischer Argumentation nicht zu verstehen. Daher wäre es ihnen auch egal, wenn wir sie in
Ansehung menschlicher Interessen und Neigungen schützen würden.

III.

1. Es kann als empirisch gesichert gelten, dass demokratisch und rechtsstaatlich verfasste Gesellschaften insgesamt eine bessere Umweltpolitik machen als autoritäre Regime. In den Debatten um „environmental democracy" hat sich deutlich gezeigt, dass weder autoritäre noch anarchisch-kommunitaristische Ansätze einer tiefer gehenden Kritik standhalten können.[10] Neuere Ansätze, „grüne" Werte und Ziele im Rahmen demokratischer Verfassungen zur Geltung zu bringen, schließen daher an Konzeptionen von Zivilgesellschaft und deliberativer Demokratie an (Mason 1999 im Anschluss an Dryzek und Habermas). Auch die Rolle von NGOs kann innerhalb dieser Konzepte gedeutet werden.

Habermas hat in „*Faktizität und Geltung*" (1991 im Anschluss an Peters) ein Schleusenmodell der politischen Entscheidungsfindung in demokratischen Systemen skizziert. Bei der kursorischen Aufzählung der Institutionen und Organisation vergaß Habermas allerdings die Gremien der wissenschaftlichen Politikberatung. Diese Gremien können als Hybrid-Institutionen an den Peripherien von Wissenschaft, Politik und zivilgesellschaftlichen Akteuren (Verbände, Parteien) beschrieben werden. Im Bereich der Umwelt- und Entwicklungspolitik sind hier der Deutsche Rat für Landespflege (DRL), der Wissenschaftliche Beirat für globale Umweltveränderungen (WBGU), der Rat von Sachverständigen für Umweltfragen (SRU), der neu gegründete Rat für nachhaltige Entwicklung (RNE), etliche Fachbeiräte für Bodenschutz, genetische Ressourcen, Risikoregulierung usw. zu nennen. Mitglieder dieser Gremien vertreten sowohl natur- und technik- als auch sozial- oder geisteswissenschaftliche Disziplinen. Sie arbeiten transdisziplinär.

Diese Räte entwickeln aus Sachständen in Verbindung mit normativen Annahmen möglichst zeitnah und möglichst entscheidungsrelevant Empfehlungen für „Entscheidungsträger".[11] Sie können auch langfristige Entwicklungen kommentieren und entsprechende strategische Empfehlungen

---

[10] Allerdings zeigt sich mindestens ebenso deutlich, dass die Umweltbewegung in bestimmten Varianten repräsentativer Demokratie (Majoritätswahlrecht, starkes Präsidialsystem) weniger Aussichten hat, politischen Einfluss zu gewinnen als in anderen. So ist bspw. die US-amerikanische Umweltbewegung, die proportional ähnlich stark sein dürfte wie die deutsche, in Parlamenten kaum vertreten.

[11] Die folgenden Überlegungen stützen sich weniger auf Literatur zur Arbeit über diese Räte, sondern auf eigene Erfahrungen im Rat von Sachverständigen für Umweltfragen.

abgeben (etwa zur Energie-, Siedlungs- oder Verkehrspolitik). Sie geben also keine technischen, sondern praktische Ratschläge. Daher stellt sich das Problem der Werturteilsfreiheit zwar auf der semantisch-analytischen, nicht aber auf der praktisch-performativen Ebene der Beratungstätigkeit. Gewiss ist zu explizieren, worauf sich eine Empfehlung gründet. Das „Szientismus-Dezisionismus"-Modell von Politikberatung erfasst diese Beratungstätigkeit nur höchst oberflächlich. Hier ist Weingarts (2003) Kritik an dem technokratisch-dezisionistischen Beratungsmodell zuzustimmen.

2. Diese Gremien der Politikberatung arbeiten parallel zur parlamentarischen, ministeriellen oder föderalen Entscheidungsvorbereitung und können daher immer auch den „kairos" verpassen, an dem politischer Beratungsbedarf besteht. Der Beratungsbedarf muss in vorgängigen Sondierungsgesprächen mit Ministerien und mit Institutionen wie dem UBA oder dem BfN ermittelt werden. Häufig existieren bestimmte Zeitfenster, in denen eine politische Debatte offen geführt werden kann und innovative Positionen einen Einfluss erlangen können. Durch politische Entscheidungen jedoch schließen sich diese Zeitfenster und können von den Beratungsgremien selbst nicht mehr beliebig neu geöffnet werden. Die „Zeitschiene" spielt somit bei der Politikberatung eine ganz andere Rolle als in der philosophischen Reflexion. Philosophische Reflexion ist in gewisser Weise zeitentrückt, reine praktische Diskurse sind von unmittelbarem Zeit- und Handlungsdruck entlastet und können im Lichte neuer Gründe jederzeit wieder aufgenommen werden, politische Debatten sind hingegen geprägt von Terminen und Fristen, bis zu denen ein Thema „in trockenen Tüchern" zu sein hat. Diese befristeten Terminierungen erlauben strategisch eingestellten Akteuren natürlich eine Reihe von Manövern, um durch Verkürzungen oder Verlängerungen von Zeiträumen Vorteile zu erlangen. Diese „strategischen Manöver auf der Zeitschiene" sind für Philosophen ein Gräuel, aber politische Normalität. Des weiteren gibt es keine Gewähr dafür, dass Politiker sich bestimmte Positionen zu eigen machen. Eher speist man Positionen sowohl in Richtung auf die direkte Entscheidungsvorbereitung (direkter Einfluss) und in die Debatten politischer Fachöffentlichkeiten ein (indirekter Einfluss). Daher gilt es die Balance zu wahren zwischen der zeitnahen Relevanz und der sachlichen Triftigkeit einer Position, da auf gut begründete Positionen in hierfür günstigen politischen Situationen auch zurückgegriffen werden kann. So konnten bspw. im Kontext der sog. Agrarwende viele ältere Positionen aufgegriffen werden. Daher muss man differenzieren

zwischen Empfehlungen, die entscheidungsnah formuliert werden und solchen, die eher eine längerfristige Orientierung anmahnen.

3. Diese Gremien der Politikberatung arbeiten auf Positionen zu. Innerhalb der Gremien wird eine Position im Konsens entwickelt. Jedes Mitglied muss alle Positionen mit tragen können.[12] Diese Konsensorientierung bedeutet nicht, dass man sich nur auf „den kleinsten gemeinsamen Nenner" einigen kann. Die gemeinsame Diskussion führt nicht selten dazu, dass anspruchsvolle Zielsetzungen konsensual formuliert werden können. Dabei zeigt sich, dass Konsensorientierung in Argumentationen zu anderen Ergebnissen führt als Kompromissbildung in Verhandlungen. In den Beratungen dieser Gremien wird normativ argumentiert. Grundsatzreflexionen sind jedoch nur in engen Grenzen erwünscht. Wenn die ethische Reflexion im „positionellen Nirwana" zu enden droht, wird sie unterbunden. Der Ethiker wird dann gleichsam zur Raison gerufen. Es wird also nicht die Bedeutung bestritten, eine bestimmte Position durch Grundwerte oder -normen zu rechtfertigen.[13] Verhindert werden sollen „wolkige" Darlegungen. Geht es um die Frage, wie man mit einer Position politisch „einen Fuß in die Tür bekommen kann", so bedarf es der Klugheit und nicht der Reflexion auf die Präsuppositionen der Rechtfertigungsfähigkeit dieser Position.

Häufig orientiert man sich an nachfolgendem Schema, das in politiknahen Kontexten in vielen Varianten Verwendung findet:

1. Grundsätze
2. Ziele bzw. Zielsysteme
3. Strategien
4. Instrumente
5. Finanzierung, Monitoring etc.

Vergleicht man dieses Schema mit dem in Abschnitt I skizzierten Ebenenmodell, so erkennt man, dass sich die Ebene der Grundsätze mit den Ethik-Ebenen diffus überlappt, dann aber im Politik-Schema vor allem Ziele

---

12 Daher stieß es auf Verblüffung, dass der neu eingerichtete nationale Ethikrat mehrmals zum Mechanismus der Abstimmung griff.

13 Auch die Notwendigkeit einer Analyse von Wert- und Zielkonflikten mitsamt der darin involvierten ökonomischen „trade-offs" wird als wichtig anerkannt. Sinnvoll kann es auch sein, implizite normative Präsuppositionen in Konzepten und Methoden der Entscheidungsfindung kritisch zu explizieren (Kosten-Nutzen-Analysen, Bundesverkehrswegeplan etc.). Diese Aufdeckung solcher Präsuppositionen ist jedoch kein Selbstzweck, sondern dient der Positionierung.

und Strategien festgelegt werden müssen. Normlogische, metaethische, me-
thodologsche und genuin ethiktheoretische Fragen spielen nur dann eine
Rolle, wenn sie zur Entwicklung einer gemeinsamen Position etwas beitragen. So spielt bspw. die Reflexion auf Parfits „future individual paradox" bei
der Diskussion über eine nationale Nachhaltigkeitsstrategie keine Rolle. Des
weiteren spielt die Reflexion auf den Artbegriff oder auf methodologische
Probleme der Biodiversitätsmessung (vgl. hierzu die Beiträge in Janich et al.
2001) keine Rolle bei der Forderung nach einer nationalen Biodiversi-
tätsstrategie. In einer parlamentarischen Anhörung zum Naturschutz-
Sondergutachten des SRU (SRU 2002a) wurde von einer Abgeordneten
kritisiert, dass Ausdrücke wie „Sentientismus" und „Holismus" verwendet
wurden. Obgleich diese Termini im Gutachten klar definiert wurden, wurde
die umweltethische Terminologie von Parlamentariern als Fremdsprache
wahrgenommen.

4. Moderne Umweltpolitik zeichnet sich dadurch aus, dass man vage
Grundsätze mit verbindlichen Zielen koppelt. Diese Verkopplungen sind
keine Ableitungen, aber sie sind auch nicht völlig willkürlich, sondern mehr
oder minder plausibel. So lässt sich ungefähr abschätzen, dass eine Vorrang-
fläche von etwa 15 % der Landesfläche Deutschlands ausreichen dürfte, um
den Grundsatz des Artenschutzes zu realisieren, sofern man die „richtigen"
Gebiete auswählt. In diesem Sinne hat der SRU in seinem Sondergutachten
zum Naturschutz (SRU 2002a) aus grundsätzlichen Argumenten ein Zielsys-
tem „gewonnen". Andere umweltpolitische Ziele wie das der Reduktion der
Flächeninanspruchnahme auf 30 ha/Tag, Ziele der Gewässergüte gemäß der
EU-Wasserrahmenrichtlinie, Grenzwerte der Luft- oder Lärmbelastung oder
der Reduktion der deutschen CO_2-Emissionen um 40% gegenüber 1990
sind weder wissenschaftlich beweisbar noch völlig willkürlich. Häufig laufen
die Ziel-Größen allmählich in einen bestimmten Korridor, der dann Leit-
planken definiert.

5. Ziele müssen in einem politischen Mehr-Ebenen-System anschlussfä-
hig sein. Während man sich auf der umweltethischen Grundsatzebene nicht
darum scheren darf, wie weit die je eigene Position von politischen Realitä-
ten entfernt ist, muss man es auf der Ebene der Politikberatung in Rechnung stellen. Wenn bspw. ein egalitärer Biozentrismus nicht politikfähig
erscheint oder wenn sich ernste Konflikte zwischen Menschenrechten und
einem strengen Ökozentrismus auftun könnten, so besagt dies *per se* nur
wenig über die Qualität der moralischen Argumente, mit denen diese Um-
weltethiken gerechtfertigt werden. Aus der Perspektive der Politikberatung

muss man sich dagegen immer auch daran orientieren, „was (nicht) geht". Man akzeptiert Grenzen möglicher Positionierungen. Man würde die Existenz derartiger Beratungsgremien durch hyperradikale Forderungen, von denen man weiß, dass PolitikerInnen sie sich nicht zu eigen machen können oder verfassungsrechtlich dürfen, grundsätzlich in Frage stellen. Gleichwohl darf man sich umgekehrt nicht an die wesentlich opportunistische Logik tagespolitischen Handelns oder an die Kontingenzen von politischer Personalpolitik anpassen. Man muss Distanz und Unabhängigkeit wahren lernen.

6. Eine voll entwickelte Position schließt in der Regel Aussagen über den geeignetsten Instrumentenmix ein. Viele Debatten innerhalb der Beratungsgremien bewegen sich daher auf der Instrumentenebene. Wenn Ziele formuliert worden sind, wird der „Instrumentenkoffer" der Umweltpolitik aufgeklappt (Ordnungsrecht, ökonomische Instrumente, freiwillige Selbstvereinbarungen, Zertifizierungen usw.). Alle Beteiligten wissen, dass es auf der Instrumentenebene nur selten eine eindeutig identifizierbare „first best solution" gibt. Bei grundlegenden Moralproblemen würde es uns intuitiv schwer fallen, der Idee einer besten Lösung, d.h. einer solchen, die im „gleichmäßigen Interesse aller" (Habermas) liegt, preiszugeben. Auf der Instrumentenebene von Umweltpolitik hingegen gilt es vielfältige Trade-Offs und es ist immer zugleich das erwartbare Verhalten der von den Maßnahmen Betroffenen zu berücksichtigen („Was passiert, wenn das kommt?"). Hier ist es klar, dass es soziale Gruppen gibt, die von einer bestimmten Lösung begünstigt oder benachteiligt werden. Kaum eine Position führt dazu, dass bei ihrer Umsetzung alle gewinnen. Man weiß also, mit welchen Lobbies die Politik in den „Clinch" gehen muss, wenn sie eine Position aufgreift. Wenn bspw. die Position vertreten wird, dass angesichts großer haushaltspolitischer Schwierigkeiten umweltschädliche Praktiken nicht mehr subventioniert werden sollten, so stimmt dem (fast) jeder „vom Prinzip her" zu. Sondiert man jedoch die Möglichkeiten von Streichungen und Kürzungen, so stößt man auf Haushaltsposten wie Steinkohlesubventionen, Eigenheimzulage, Pendlerpauschale, Bundesverkehrswegeplan, Ausnahmen von der sog. Ökosteuer, aufgeblähte Bürokratien im Bereich der Wasserstraßen und der Flurbereinigung etc.. Reduzierungen in diesen Bereichen greifen in Besitzstände ein und sind entsprechend konfliktträchtig. In anderen Feldern macht man sich mächtige Interessenverbände wie die Automobilindustrie (Tempolimit), den Bauernverband (Standards guter fachlicher Praxis), die Forstwirtschaft (Totalreservate in Wäldern) oder die Energiewirtschaft (EEG, KWK, Emissionshandel) zu Gegnern.

Viele Debatten betreffen die Höhe und die Anlastung der anfallenden
Kosten. Philosophen als solche konzentrieren sich auf die Begründung von
Prinzipien, während man in der Politikberatung den Fragen nicht ausweichen kann, wer wie viel für die Umsetzung einer Position zahlen soll. Ethiker fragen nach dem moralisch Richtigen und Falschen, nicht aber nach
dessen Opportunitätskosten. Dies tun Ökonomen, die den Ethiker immer
wieder unsanft darauf aufmerksam machen, dass bei der Umsetzung auch
der wohlbegründetsten Positionen Kosten anfallen, die von irgendjeman-
dem zu tragen sind. So kann man leicht hohe Standards guter fachlicher
Praxis in der Landwirtschaft, eine Schließung der Kabeljaufischerei in der
Nordsee, die Halbierung des Primärenergieverbrauches, die Einführung
eines strengen Reglements zur Überwachung von Chemikalien (man denke
an den Streit um das REACH-System der EU) oder massive Investitionen in
den ÖPNV fordern, wenn man nicht sagen muss, wer hierfür bezahlen soll.
Auch kann man leicht die Forderung aufstellen, dass der ökologische Land-
bau ein Recht hat, von Verunreinigungen, die von gentechnisch veränderten
Pflanzen ausgehen, geschützt zu werden. Umweltpolitisch „hart" wird die
Auseinandersetzung, wenn es darum geht, wem die (erheblichen) Kosten
des hierfür notwendigen Aufwandes anzulasten sind. Gleiches gilt für die
Kosten von Vorsorgepolitiken. Die Frage „Wer soll warum wieviel bezahlen
müssen?" ist gewiss, philosophisch betrachtet, schnöde. Im Kontext von
Politikberatung laufen die eigentlichen „Reflexions"-zumutungen jedoch
nicht gleichsam *vertikal* zurück in Richtung auf Metaethik und Ethiktheorie,
sondern sie verlaufen häufig gleichsam *transversal* in Richtung Ökonomie,
Recht und Technik. Wer sich auf transversale statt auf vertikale Reflexionen
einlässt, der entwickelt im Verlauf der Zeit auch einen anderen intellektuellen Habitus bzw. eine etwas andere Betrachtungsweise.

7. Die Anstrengung, auf diskursrationale Weise Positionen zu erarbeiten,
folgt einer anderen Logik als die der reinen philosophischen Reflexion. Definiert man die Aufgabe des Philosophen im Sinne eines Ideals strikter Reflexion, so haben philosophische Ethiker in Gremien der Politikberatung
eigentlich nichts verloren. Gesteht man jedoch dem Unternehmen namens
angewandter Ethik die Spannung zwischen Reflexivität und Positionierung
zu, so kann man (besser: sollte man) etwas Milde gegenüber Ethikern walten
lassen, die den Brückenschlag (das „Spagat") zwischen Reflexion und Positionierung zu ihrer Sache machen. Es gibt in diesem Sinne keinen Gegensatz
zwischen der Diskursethik als ethischer Rahmentheorie, dem Argumentationsraum der Umweltethik und einem institutionalistischen Realismus. Ent-

scheidend ist eine Reflexion auf unterschiedliche Ebenen reflektierender, begründender, positionierender, beratender Tätigkeit. Zusammengehalten werden diese Tätigkeiten aber nicht durch Reflexion allein, sondern mindestens ebenso sehr performativ-existenziell durch das, „wofür jemand steht".

Literatur:

Bayertz, K. (2002): Self-Enlightenment of Applied Ethics. In: Ruth Chatwick, Doris Schroeder (Hrsg.) Applied Ethics. London, New York: Routledge, 36-51. (Die deutsche Übersetzung dieses Aufsatzes befindet sich in diesem Band).

Böhme, G. (1997): Phänomenologie der Natur – ein Projekt. In: Gernot Böhme, Gregor Schiemann (Hrsg.): Phänomenologie der Natur. Frankfurt am Main: Suhrkamp, S. 11-43.

Clarke, S.G., Simpson, E. (Hrsg.): Anti-Theory in Ethics and Moral Conservatism. Albany: State University of New York Press.

Cortina, A. (1998): Der Status der Anwendungsethik. ARSP, Vol.84, Heft 3, S. 393-419.

Decker, M., Neumann-Held, E. (2003): Between Expert TA and Expert Dilemma – A Plea for Expertise in Technology Assessment. In: Gotthard Bechmann, Imre Hronszky (Hrsg.): Expertise and Its Interface. Berlin: Sigma, S. 203-223.

Düwell, M. (2002): Einleitung. Angewandte oder Bereichsspezifische Ethik. In: Marcus Düwell, Christoph Hübenthal, Micha H. Werner (Hrsg.): Handbuch Ethik. Stutgart/Weimar: Metzler, S. 243-247.

Düwell, M., Steigleder, K. (Hrsg.) (2003): Bioethik. Frankfurt am Main: Suhrkamp.

Foltz, B.V. (1995): Inhabiting the Earth. New Jersey: Humanity Press.

Gibbard, A. (1990): Wise Choices, Apt Feelings. Cambrige: Harvard University Press.

Gorke, M. (1999): Artensterben. Stuttgart: Klett Cotta.

Grober, U. (2002): Tiefe Wurzeln: Eine kleine Begriffsgeschichte von ‚sustainable development' – Nachhaltigkeit. Natur und Kultur, Jg. 3, Heft 1, S. 116-127.

Grunwald, A. (2003): Methodical Reconstruktion of Ethical Advices. In: Gotthard Bechman, Imre Hronszky (Hrsg.): Expertise and Its Interface. Berlin: Sigma, S. 103-124.

Habermas, J. (1992): Faktizität und Geltung. Frankfurt am Main: Suhrkamp.

Habermas, J. (1998): Richtigkeit versus Wahrheit. DZPhil, Jg. 46, Heft 2, S. 179-208.

Hare, R. M. (1992): Moralisches Denken. Frankfurt am Main: Suhrkamp.

Janich, P., Gutmann, M., Prieß, K. (Hrsg.): Biodiversität. Berlin: Springer.

Kettner, M. (1993): Einleitung: Drei Dilemmata angewandter Ethik – Die Beiträge im Kontext. In: Karl-Otto Apel, Matthias Kettner (Hrsg.): Zur Anwendung der Diskursethik in Politik, Recht und Wissenschaft. Frankfurt am Main: Suhrkamp, S. 9-28.

Kettner, M. (2000): Welchen normativen Rahmen braucht die angewandte Ethik? In: Matthias Kettner (Hrsg.): Angewandte Ethik als Politikum. Frankfurt am Main: Suhrkamp, S. 388-407.

Lafont, C. (2001): How Cognitivistic is Discourse Ethics? In: Niquet, M. & Herrero, F.J. & Hanke, M. (Hrsg.): Diskursethik. Grundlegungen und Anwendungen, Würzburg: Königshausen & Neumann, S. 135-144.

Leist, A. (1998): Angewandte Ethik zwischen theoretischem Anspruch und sozialer Funktion. DZPhil, Bd. 46, S. 753-779.

Light, A. (2002): Contemporary Environmental Ethics. From Metaethics to Public Policy. Metaphilosophy, Vol. 33, No.4, S. 426-447.

Martin, J.N. (1991): Order Theoretic Properties of Holistic Ethical Theories. Environmental Ethics, Vol. 13, S. 215-234.

Martinez-Alier, J. (2002): The Environmentalism of the Poor. Cheltenham: Edward Elgar

Mason,M.(1999): Environmental Democracy. London: Earthscan.

Meyer-Abich, K. M. (1997): Praktische Naturphilosophie. München: Beck.

Naess, A. (1989): Ecology, community and lifestyle. Cambridge: University Press.

Nida-Rümelin, J. (1996): Theoretische und angewandte Ethik: Paradigmen, Begründungen, Bereiche. In: Nida-Rümelin, J. (Hrsg.): Angewandte Ethik. Stuttgart: Kröner, S. 2-85.

Norton, B.(1986): Why Preserve Natural Variety? Princeton: University Press.

Norton, B. (1991): Toward Unity among Environmentalists. Oxford: University Press.

Nussbaum, M. (2002): Moral Expertise? Constitutional Narratives and Philosophical Argument. Metaphilosophy, Vol. 33, No. 5, S. 502-520.

Ott, K. (1996): Strukturprobleme angewandter Ethik und Möglichkeiten ihrer Lösung. In: ders.: Vom Begründen zum Handeln. Tübingen: Attempto, S. 51-86

Ott, K. (1997): Ipso Facto. Frankfurt am Main: Suhrkamp.

Ott, K. (2000): Moralbegründungen zur Einführung. Hamburg: Junius.

Ott, K. (2002): Sollte Umweltethik natur- oder sprachtheoretisch fundiert sein? In: Hans Werner Ingensiep, Anne Eusterschulte (Hrsg.): Philosophie der natürlichen Mitwelt. FS Meyer-Abich. Würzburg: Königshausen & Neumann, S. 67-83.

Pimm, S. L. (2002): Hat die Vielfalt des Lebens auf der Erde eine Zukunft? Natur und Kultur, Jg. 3, Heft 2, S. 3-33.

Quante, M., Vieth, A. (2003): Welche Prinzipien braucht die Bioethik? Zum Ansatz von Beauchamp und Childress. In: Düwell, M., Steigleder, K. (Hrsg.) (2003): Bioethik. Frankfurt am Main: Suhrkamp, S. 136-151.

Ritter, J. (1963): Landschaft. In: ders.: Subjektivität. Frankfurt: Suhrkamp 1971, S. 141-163.

Rolston, H. (1988): Environmental Ethics. Philadelphia: Temple University Press.

Skorupinski, B, Ott, K. (2000): Technikfolgenanschätzung und Ethik. Zürich: Hochschulverlag.

SRU (2002) (Der Rat von Sachverständigen für Umweltfragen): Umweltgutachten 2002: Für eine neue Vorreiterrolle. Stuttgart: Metzler-Poeschel.

SRU (2002a) (Der Rat von Sachverständigen für Umweltfragen): Sondergutachten: Für eine Stärkung und Neuorientierung des Naturschutzes. Stuttgart: Metzler-Poeschel.

SRU (2004) (Der Rat von Sachverständigen für Umweltfragen): Meeresumweltschutz für Nord- und Ostsee. Sondergutachten. Berlin. Februar 2004 (erscheint 2004 Baden-Baden: Nomos).

Stenmark, M. (2003): Nachhaltige Entwicklung und Umweltethik. Natur und Kultur, Jg. 4, Heft 1, S. 3-33.

Takacs, D. (1996): The Idea of Biodiversity. Baltimore, London: Johns Hopkins University Press.

Taylor, Paul (1986): Respect for Nature. Princeton:University Press.

Unger, S. (2003): Wilderness Management on Svalbard. Diplomarbeit Universität Greifswald.

Walzer, M. (1990): Drei Wege in der Moralphilosophie. In: ders.: Kritik und Gemeinsinn. Berlin: Rotbuch Verlag, S. 9-42.

Weingart, P. (2003): Paradox of Scientific Advising. In: Gotthard Bechmann, Imre Hronszky (Hrsg.): Expertise and Its Interface. Berlin: Sigma, S. 53-89.

Wieland, W. (1989): Aporien der praktischen Vernunft. Frankfurt am Main: Klostermann.

Wingert, L. (1993): Gemeinsinn und Moral. Frankfurt am Main: Suhrkamp.

3.

Politische Ethik

PRAKTISCHE VERNUNFT UND ANERKENNUNG.
ZUR DISKUSSION DES POLITISCHEN LIBERALISMUS UND DES KOMMUNITARISMUS

Karl-Heinz Nusser

Seit den Tagen des Sokrates ist die Philosophie im Abendland in die Probleme der Politik verstrickt und mancher Philosoph hat dies mit dem Leben bezahlt. Die Philosophie war wirkmächtig, aber sie war das nie so, dass sie zu den großen Problemen des Lebens nur *eine* Lösung vorgelegt hätte. Auch innerhalb einer einheitlichen Weltanschauung, wie der des europäischen Mittelalters, gab es entgegengesetzte Lösungen. Im ausgehenden 20. und zu Beginn des 21. Jahrhunderts bilden der radikale Liberalismus und der so genannte Kommunitarismus einen solchen Gegensatz. Einer der Hauptvertreter des radikalen oder auch „politisch" genannten Liberalismus ist der kürzlich verstorbene amerikanische Philosoph John Rawls.

Seit John Rawls 1971 das Buch „Eine Theorie der Gerechtigkeit" veröffentlicht hat, haben sich die Diskussionen in den Bereichen der Politischen Philosophie und Ethik, der Politikwissenschaft und Politischen Ökonomie gewaltig verändert. Rawls ist es gelungen, mit seinen Argumenten für eine egalitaristische Gerechtigkeitstheorie und einen staatsneutralen Pluralismus die verschiedensten Disziplinen herauszufordern und in der Zeit nach dem Niedergang des Marxismus die Fragen nach der sozialen Gerechtigkeit lebendig zu halten. Während der Phase der intensiven Diskussion seiner Vorschläge haben sich jedoch auch Einwände und Hinweise auf innere Widersprüche ergeben. Auch steht die Frage im Raum, ob die Philosophie von Rawls für die modernen Sozialstaaten des europäischen Kontinents eine Orientierungshilfe bietet, oder ob sie deren notwendige Umstrukturierung nicht eher behindert. An den radikalen politischen Liberalismus von Rawls richtet sich die Frage, ob die von ihm entwickelte Theorie eines wertneutralen Staates das innere geistig-soziale Gefüge des Staates nicht auflöst. Anfragen dieser Art können mit der Sammelbezeichnung „kommunitaristisch" versehen werden. Sie richten sich in ihrer Hauptfragerichtung gegen das

Gewicht und die Mittelpunktstellung des Individuums in der Theorie von Rawls.

Im Unterschied zu bisherigen Darstellungen des Verhältnisses von Liberalismus und Kommunitarismus, nach denen der Kommunitarismus das Komplement zum Liberalismus ist, gehe ich davon aus, dass vor allem der Kommunitarismus Grundlagen für das Verständnis und die Gestaltung des modernen Staates bietet. Solche kommunitaristischen Theorien wurden in der Gegenwart vor allem von Michael Sandel, Michael Walzer und Charles Taylor entwickelt.

1. Meine erste These lautet, dass die von Rawls entwickelte egalitaristische Verteilungstheorie die Bedingungen des freien Marktes verletzt, weil sie das Recht auf den Ertrag, der sich aus der individuellen Arbeitsleistung ergibt, einschränkt. Die den Utilitarismus weiterführenden Ableitungsschritte von Rawls setzen einen völlig neutralen Marktteilnehmer voraus. Es spielt keine Rolle, ob der Mensch, der seinen gerechten Anteil reflektiert, in New York, Berlin oder Kalkutta lebt.

2. Durch die Vernachlässigung der natürlichen und gesellschaftlichen Verwurzelung des Selbst – dies ist meine zweite These – besteht innerhalb der Rawls'schen Gerechtigkeitstheorie keine Möglichkeit, die in einem modernen Staat zu erbringende gesellschaftliche und ökonomische Absicherung der Menschenwürde jedes Individuums zu begründen.

3. Die dritte These legt dar, dass ein radikales Neutralitätsverständnis, wie es aus dem politischen Liberalismus von Rawls, aber auch aus den Theorien von Bruce Ackerman und Ronald Dworkin folgt, die ethischen Wurzeln der Staatsbegründung und Staatserhaltung aufhebt.

4. Geht man vom modernen Rechtsverständnis der Unantastbarkeit der Menschenwürde aus – dies ist meine 4. These –, dann müssen die zur Ermöglichung dieses Verständnisses nötigen ontologischen Voraussetzungen der Freiheit ebenfalls gewollt werden. Aus einer in diesem Sinne verstandenen gemeinsamen Menschennatur ergeben sich Anforderungen an die Standards der Bildungs- und Erziehungssysteme sowie an die Qualität der öffentlichen Medien und Kommunikation.

1. DIE UNGESCHMÄLERTE ANERKENNUNG DER LEISTUNG

Die entscheidende Kritik, die Michael Sandel am Ansatz von Rawls geübt hat, ist, dass Rawls, um seine Gerechtigkeitstheorie entwickeln zu können, ein von allen natürlichen und gesellschaftlichen Bedingungen losgelöstes Selbst konstruieren muss. Der Mensch, der die Konsequenzen der Gerechtigkeit durchdenkt, muss von seiner Partikularität völlig absehen. Nach Rawls wird das Selbst unabhängig von seinen Zielen gedacht. Wir können unser Ich in praktischer Hinsicht denken, ohne dass wir bestimmte Ziele anstreben müssen.

Eine solche Art der praktischen Reflexion des Selbst, die keine konkreten Ziele welcher Art auch immer einschließt, ist nach Sandel nicht möglich. Auch zielt die praktische Reflexion letztlich auf den konkreten Menschen, indem sie ihm bestimmte Handlungsmöglichkeiten nahe legt. Rawls berücksichtigt die konkrete Identität des Selbst in einer rechtstheoretischen Verengung. Das erste Gerechtigkeitsprinzip von ihm fordert, dass sich die Teilnehmer, die eine gerechte Struktur aufbauen, als frei und als gleich denken. Nach Sandel sind jedoch solche rechtlichen Postulate ohne den Ausgangspunkt von einer konkreten Identität und Natur des Selbst nicht möglich. Menschen, die auf der Basis ihrer Bürgerrechte handeln, sind immer räumlich und zeitlich indizierbar. Zusätzlich zu der jedem Bürger einzeln zukommenden Freiheit gibt es auch eine allen Bürgern gemeinsame Freiheit. Beide Arten von Freiheit sind nicht unter Absehung von geschichtlichen und gesellschaftlichen Bedingungen, unter denen Menschen stehen, postulierbar. Die entscheidungstheoretische Methode, der Rawls bei der Ableitung seiner Gerechtigkeitskonzeption folgt, gehört in den Bereich der theoretischen Vernunft. Da Rawls von der Gerechtigkeit handelt, müsste es ihm aber um Methoden der praktischen Vernunft gehen. Die theoretische Vernunft wirkt unter Absehung des Wohls der Individualität. Es spielt für die Wahrheit einer physikalischen Gesetzesaussage keine Rolle, ob sie vom Physiker Maier oder vom Physiker Müller bestätigt wird. Fragt man dagegen nach den bürgerlichen Rechten oder dem gerechten Monatsverdienst der Physiker Maier oder Müller, dann wird es einen Unterschied machen, ob der Physiker in der Schweiz oder in Deutschland arbeitet, welche Forschungsleistung er bisher erbracht hat und wie infolgedessen der Arbeitsvertrag gestaltet ist. Die praktische Vernunft verlangt nach der Einbettung in konkrete Situationen und Leistungen. Die hochkomplexe entscheidungstheoretisch zentrierte Selbstreflexion des Ichs, das der Rawls'schen Gerechtigkeitstheorie zugrunde liegt, fällt unter das Subsumptionsdenken der theoretischen Vernunft.

Ganz anders die praktische Vernunft, die konkret und personal ist und deren Prinzipien nicht unter Absehung von natürlichen und kontingenten

Bedingungen gewonnen werden können. Die aus der Natur sich ergebende kontingente Verteilung von Begabungen, Talenten und familienbedingten Startbedingungen wird von Rawls als ungerecht abgelehnt.

Das über das herkömmliche liberale Verständnis weit hinausgehende Gleichheitsverständnis des Rawls'schen Politischen Liberalismus wird anschaulich durch einen Satz des Rawls-Schülers Wilfried Hinsch formuliert: „Alle Bürger haben als freie und gleiche Personen prima facie gleiche Ansprüche auf die in ihrer Gesellschaft kollektiv verfügbaren Güter und Ressourcen."[1]

Nach Rawls muss eine Verteilung materieller Ressourcen vorgenommen werden, um die „gleichen Ansprüche" der Bürger einzulösen. Bei der Ableitung dieser „gleichen Ansprüche" betrachten die Bürger ihre politische Freiheit und die für ihre Lebensgestaltung notwendigen Dinge als zu maximierende Güter, die dann gerecht verteilt sind, wenn die bei der Verteilung sich ergebenden Ungleichheiten die vor der Verteilung materiell am schlechtesten Gestellten bevorteilen. Ungleichheiten müssen zugelassen werden, damit die Wertschöpfung durch den Markt garantiert ist. Sie sind jedoch gerecht, wenn sie mit einer Anhebung der schlechtesten materiellen Position verbunden sind. Über die hypothetische Konstruktion einer Neugestaltung der gesellschaftlichen Verhältnisse wählen Menschen, die rationale Egoisten sind und durch den Schleier des Nichtwissens von ihrem natürlichen und gesellschaftlichen Zustand abstrahieren, den für sie gerechten Anteil an gesellschaftlichen und ökonomischen Ressourcen.

Die hochkomplexen, an die neuzeitlichen Vertragstheorien angelehnten Ableitungsschritte können hier nicht im Einzelnen dargestellt werden. Der Hauptpunkt der Kritik an diesen Ableitungsschritten muss dem zugrunde liegenden abstrakten, aber gleichwohl quantifizierenden Selbst gelten. Rawls postuliert für die Durchführung der entscheidungstheoretischen Verteilungsschritte den Vorrang der Verteilung von Freiheit und Gleichheit vor den materiellen Ressourcen. Die bei ihm entwickelte Autonomie dieses Selbst entspricht aber keineswegs der transzendentalen Autonomie Kants, weil sie den utilitaristischen Maximierungsgesichtspunkt und damit den Bezug auf die Empirie beibehält.

Rawls kann die metaphysischen Voraussetzungen der praktischen Vernunft Kants nur um den Preis ihrer utilitaristischen Ausrichtung vermeiden. Ich bin der Auffassung, dass sich bereits in der Theorie der Gerechtigkeit

---

1   Wilfried Hinsch, Gerechtfertigte Ungleichheiten, Berlin 2002, S XVII.

von 1971 die fehlende Verwurzelung des Ichs in der praktischen Vernunft bemerkbar macht.

Mit der bloß postulierten Forderung des Vorrangs des Rechten vor dem Guten, und d.h. des Vorrangs der Sprache des Rechts vor der der Moral, verfehlt Rawls die Unbedingtheit von Freiheit und ihrer wechselseitigen Anerkennung. Schüler von Rawls, wie Thomas Pogge und Charles Beitz, haben unter dem Inhalt des abstrakten Selbst, das der vertragstheoretischen Ableitung zugrunde liegt, die Menschheit im Sinne der Gesamtheit der Erdbewohner verstanden. In der Weiterentwicklung seiner Theorie hat Rawls sowohl den möglichen radikalen Konsequenzen seiner Schüler als auch der kommunitaristischen Kritik Rechnung getragen: Der auf die Menschengattung bezogene Universalismus der Gerechtigkeitstheorie von 1971 wird in ein historisch gestaffeltes Modell der Entwicklung der Völker im Zusammenhang des Völkerrechts aufgelöst. Aus den universal freien und gleichen Bürgern, die Rechtsansprüche global erheben können, werden Bürger, die im historischen und räumlichen Kontext der USA verwurzelt sind.[2]

2. RAWLS' VERTEILUNGSTHEORIE LEISTET KEINE SOZIAL-STAATSBEGRÜNDUNG

Trotz des egalitaristischen Impetus der Gerechtigkeitstheorie von Rawls liefert diese kein Argument zur Begründung eines sozial orientierten modernen Staates.

Bedingt durch makroökonomische Schwankungen des Marktes, aber auch durch kontingente Umstände wie Unfälle, Krankheit und fehlerhafte Lebensführung, wird es immer eine Anzahl von Menschen geben, die ihre Subsistenz nicht durch eigene Arbeit und Absicherung besorgen können. Nach Rawls fallen jedoch unter die Menge derer, die die eigene Bedürftigkeit ausgleichende Zahlungen erhalten, nur solche Menschen, die am Produktionsprozess teilnehmen. Die solidarische Verantwortung, die dem Hilfsbedürftigen um seiner Menschenwürde willen gilt, müsste auf der Respektierung seiner Menschenwürde gegründet werden. Ein solches ethisches Prinzip gibt es jedoch bei Rawls nicht. Kommunitaristische Denkweisen, die

---

[2] Vgl. J. Rawls, The Law of Peoples, Harvard University Press 1999; deutsche Übersetzung von W. Hinsch: Das Recht der Völker, Berlin 2002.

die natürliche Abhängigkeit der Menschen voneinander erkennen, plädieren für solidarische Hilfe.

3. DAS RADIKALE NEUTRALITÄTSVERSTÄNDNIS DES POLITISCHEN LIBERALISMUS

Seit den achtziger Jahren ist der Ausdruck „Politischer Liberalismus" zur Bezeichnung für eine radikale Neutralitätsauffassung des Staates geworden. Neutralität verlangt, dass der Staat sich gegenüber den verschiedenen gesellschaftlichen Gruppen neutral verhalten muss. Rawls entwickelt diese Theorie in mehreren Aufsätzen. Sie wird jedoch auch von anderen Theoretikern, wie Charles Larmore, Bruce Ackerman, Isaiah Berlin und Ronald Dworkin vertreten. Der Begriff des unabhängigen Individuums, von Rawls auch als „selbstschaffende Quellen gültiger Rechtsansprüche" bezeichnet[3], steht im Zentrum einer Theorie, die zu einer Art Politischen Religion mit dem Individuum als Gegenstand einer quasi-religiösen Bedeutung wird. Zunächst ist das Motiv des Politischen Liberalismus, eine Art politische Minimalmoral zu schaffen. Durch diese sei es auch bei unterschiedlichen Weltanschauungen und „Auffassungen des guten Lebens" (Charles Larmore) den Bürgern möglich, auf der Basis der Gewährleistung individueller Freiheit und Rechtsgleichheit, sich loyal zum Staat zu verhalten. Jede Berufung auf gemeinsame religiöse oder humanistische Werte wird dabei verworfen; und so heißt es bei Rawls: „Es ist normalerweise wünschenswert, dass die umfassenden philosophischen und moralischen Auffassungen, auf die wir in Auseinandersetzungen über grundlegende politische Probleme zurückzugreifen pflegen, sich aus dem öffentlichen Leben zurückziehen."[4]

Die politische Kritik des Kommunitarismus am radikalen Individualismus geht dahin, dass er den in den zeitgenössischen Gesellschaften vorhandenen Trend zur Auflösung gemeinschaftlicher Formen des Zusammenlebens noch verstärkt. Darüber hinaus gerät der radikale Individualismus in Widersprüche, wenn er das Recht des Individuums gegen das Recht der Gemeinschaft absolut setzt.

---

[3] J. Rawls, Kantischer Konstruktivismus in der Moraltheorie; in: Die Idee des politischen Liberalismus, Frankfurt 1992, S. 125; Dewey – Lecture, vorgetragen im April 1980 an der Columbia Universität, New York.

[4] J. Rawls, Politischer Liberalismus, Frankfurt 1998, S. 288.

In einem in den USA vieldiskutierten Buch von Michael Sandel über die einseitige Rezeption des radikalen Individualismus in der amerikanischen Rechtsprechung[5] schildert Sandel die Konsequenzen des Neutralitätsverständnisses des Staates in der Rechtsprechung gegenüber den Bürgern. Ein besonders krasses Beispiel sei hier angeführt. Amerikanische Neonazis beabsichtigten in der amerikanischen Stadt Skokie im Jahre 1978 einen Demonstrationszug durch ein von jüdischen Überlebenden des Holocaust bewohntes Stadtviertel. Die Stadtverwaltung und die Bürger der Stadt wandten sich gegen das Vorhaben. Sie wurden jedoch durch die nächsthöhere Instanz des Gerichts gezwungen, den Demonstrationszug zuzulassen. Die Neonazis hatten mit Hilfe der American Civil Liberties Union (ACLU) gegen das Verbot der ersten Instanz Beschwerde eingelegt und waren damit bei der zweiten Instanz erfolgreich gewesen. Der Richter begründete die Erlaubnis dieses Demonstrationszugs mit dem absoluten Wert der bürgerlichen Freiheit, der keine Ausnahme zulasse. Sandel verweist in seiner Kritik dieser Begründung einmal darauf, dass der Demonstrationszug bei den jüdischen Mitbürgern traumatische Erinnerungen ausgelöst habe, die der Richter durch sein Urteil mitverursacht habe. Zum anderen verweist er auf den Missbrauch der bürgerlichen Freiheit durch eine Demonstration, die der Propagierung der Freiheit zuwiderlaufender rassistischer Zielsetzungen gilt. Wenn die Demokratie die Garantie und der Ausdruck der politischen wechselseitigen Anerkennung der Bürger ist, dann kann die Leugnung dieser Wahrheit durch eine rassistische Agitation für das Wertverständnis des Staates nicht gleichgültig sein. Eine solche gerichtlich bestätigte Leugnung beschädige die Tradition einer Demokratie und stelle gemeinsam geteilte Meinungen in Frage. Der Einsicht von Sandel, dass auch moderne Demokratien einen selbstverständlichen Werthintergrund benötigen, der nicht hypothetisierbar ist und deshalb die Grundlage für kritische Überprüfungen von Normen in einzelnen Fällen abgeben kann, ist zuzustimmen.

Die Rawls'sche Konzeption von Personen, die in dem Begriff von „selbstschaffenden Quellen gültiger Rechtsansprüche" zum Ausdruck kommt, verwechselt die ontologische Grundlage der Freiheit mit ihrem positivrechtlichen Anspruch innerhalb der Gesellschaft.

---

5   Michael Sandel, Democracy's Discontent, 1996, 1. Auflage, 1998, 5. Auflage.

4. ONTOLOGISCHE VORAUSSETZUNGEN DER INDIVIDUEL-
LEN FREIHEIT

Rawls' Konzeption der individuellen Freiheit kommt u.a. in der Formulierung vom „Primat des Rechts" zum Ausdruck. Da er nur eine politische
Gerechtigkeitstheorie schaffen will, ordnet er die Sprache der Moral der
Sprache des Rechts unter. Die Sprache des Rechts, die von individuellen
Ansprüchen ausgeht, suggeriert, dass wir von Natur keine gemeinschaftlichen Bindungen haben, sondern diese erst schaffen. Wechselseitige Bindungen sowie die Verpflichtung, den Autoritäten des Staates zu gehorchen, sind
unter diesen Voraussetzungen nur aus einem Prinzip ableitbar, das den Individuen Rechte zuschreibt. In der Gegenwart hat dazu Charles Taylor ein-
gehend Stellung bezogen. Es ließen sich aber auch Einsichten des russischen
Philosophen Simon Frank dazu anführen. Wie lautet das Argument?
    Wenn wir mit Rawls von dem *Recht* des Menschen auf Leben und Frei-
heit ausgehen und dies dem Menschen zusprechen, müssen wir ihm auch
die vernünftige Fähigkeit, so etwas wollen zu können, zusprechen. Darüber
hinaus aber auch eine Lebensweise, die ein solches vernünftiges Wollen
kontinuierlich ermöglicht. Und wenn wir das Recht wollen, müssen wir auch
die Förderung einer vernünftigen Lebensweise wollen. Was heißt nun Förderung einer vernünftigen Lebensform? Zur Lebensform gehört das Wäh-
len- und Entscheiden-Können. Offensichtlich ist aber die Freiheit der Wahl
etwas Vorgegebenes, etwas, das nicht erst durch das Subjekt gesetzt wird.
Die Vorgegebenheit der Wahl und der Freiheit verweist auf ihren ontologischen Charakter, auf eine Freiheit, die als gemeinsame die Grundausstattung
aller freien Subjekte ist. Die gemeinsame Freiheit ist ein ihnen von der Natur vorgegebenes Ziel. Freiheit ist somit nicht nur ein individuelles Gut. Sie
erstreckt sich auch auf die Weisen des Zusammenlebens der Menschen. Alle
Arten des Zusammenlebens haben aber neben dem individuellen Wohl auch
ihr Ziel im Gemeinwohl. Neben den Gütern privater und individueller Natur, wie z.B. der Bilanzgewinn einer Firma, gibt es öffentliche Güter, wie die
öffentliche Ordnung, die allgemeine Gesundheit, die Erziehung und Bildung
sowie die Erhaltung der Umwelt im Hinblick auf die Qualitäten der Luft,
des Wassers und der Erde. Die liberalen Denkweisen, die Freiheit nur über
die individuelle Autonomie und die Summierung von individuellen Interessen konzipieren, werden der Bedeutung öffentlicher Güter nicht gerecht. Es
ist ein Unterschied, ob jemand die Ordnungsaufgabe der Polizei nur aus
seinem persönlichen Interesse heraus will, damit sein Haus und das von ihm

bewohnte Areal sicher sind, oder ob die Sicherheit des Bürgers mit zur allgemeinen Lebensqualität einer Stadt gehört, so dass sich die Bürger überall in der Stadt sicher fühlen können. Wenn sich die öffentliche Sicherheit nur aus der Summierung der Einzelinteressen heraus begründen lässt, werden jene, die mehr Steuern zahlen auch größere Sicherheit in ihrem Stadtviertel verlangen. Folgt man einem solchen Ansinnen, dann werden einige Stadtviertel nach einiger Zeit eine deutlich schlechtere Lebensqualität haben. Generell macht es bei der Gestaltung des politischen Lebens einen großen Unterschied, ob in der politischen Diskussion nur das Konzept der Interpretation der öffentlichen Aufgaben durch die Summierung von Einzelinteressen, oder ob die Idee des Gemeinwohls und das genuine Verständnis öffentlicher Güter wirksam ist.

Freiheit hat einen individuellen Ausgangspunkt in den rechtlichen Forderungen, mit denen die Bürger private öffentliche Güter, wie z.B. den Schutz ihrer Ehre, einfordern, sie hat aber auch einen allgemeinen Ausgangspunkt in dem Sinne, dass die Hegung und Erhaltung der Freiheit ein ursprüngliches Gut aller Bürger ist.

DASEINSVORSORGE UND SUBSIDIARITÄTSPRINZIP.
EINE ETHISCHE VERHÄLTNISBESTIMMUNG

Burkhard Biella

> Keine „politischen" Ansichten. Aber zu sehen,
> ob in einem Land die Straßen gut sind.
> Die Dienstleistungen funktionieren. Der Unterricht.
>
> *Paul Valéry, Cahiers, 1922*

Das Glück, nach dem alle streben, steht als individuelles und kollektives Wohl am Ziel eines jeden Lebensentwurfs; daß das Glück kaum planbar ist, daß es vom Gegenwind der Zufälligkeiten oftmals kräftig zerzaust wird, daß – auch deshalb – etliche Lebensentwürfe mißlingen, steht auf einem anderen Blatt. Beim Streben nach dem Glück aber ist es allseits angenehm, wenn man sich daneben nicht auch noch um Alltäglichkeiten kümmern muß: daß das Wasser aus der Leitung und der Strom aus der Steckdose kommt, die Zentralheizung wärmt, der Müll entsorgt wird, Kindergärten, Schulen und Krankenhäuser bereitstehen und vieles andere mehr. Diese Leistungen beschert uns die öffentliche Daseinsvorsorge.[1] Aber wie die kommunalrechtlichen und -wirtschaftlichen Debatten der vergangenen Jahre zeigen, scheint die Selbstverständlichkeit dieser Daseinsvorsorge Risse bekommen zu haben. Auch andere sollen solche Leistungen erbringen können. Aber steht der Staat hier nicht in der Pflicht? Gibt es eine ethische Legitimation öffentlicher Daseinsvorsorge? Auf diese Frage versuchen die folgenden Überlegungen eine Antwort zu geben.

---

[1] Unter die im Rahmen der Daseinsvorsorge zu erfüllenden *öffentlichen* Aufgaben fallen sowohl staatliche als auch kommunale Aufgaben; letztere, örtlich begrenzt, sind im Verhältnis zum Bürger zugleich öffentliche und staatliche Aufgaben (vgl. Art. 30 GG; dazu: Günter Püttner (Hrsg.), Handbuch der kommunalen Wissenschaft und Praxis. Bd. 3: Kommunale Aufgaben und Aufgabenerfüllung, 2. Aufl., Springer: Berlin – Heidelberg – New York 1983, S. 3.

Dasein und Daseinsvorsorge – philosophische Positionen

Völlig auf sich allein gestellt, wäre das Dasein, wie *Heidegger* die menschliche Existenz nennt, nicht mehr überlebensfähig.[2] Zwar ist das Dasein als In-der-Welt-sein auch stets ein Sein-bei-Anderen, mithin soziales Sein, das gerade nicht isoliert zu denken ist; aber auch die menschliche Gesellschaft, die sich zu einer arbeitsteiligen ausdifferenziert hat, bedarf nicht nur normativer Regelungen, die ihren Bestand sichern, sondern auch bestimmter materieller Grundvoraussetzungen, ohne die sie selbst sowie die Existenz der Einzelnen in höchstem Maße bedroht wären, weil ein Rückfall in den Hobbesschen *bellum omnia contra omnes* nur zu wahrscheinlich wäre. Der Wolf im Menschen käme wieder zum Vorschein beim Kampf um die alltägliche Grundversorgung (insbesondere mit Strom, Gas und Wasser); andererseits fehlte aufgrund des Eingebundenseins in die Arbeitswelt schlichtweg die Zeit für eine ausreichende Selbstversorgung. Hier setzt die öffentliche Daseinsvorsorge ein, die – sofern sie funktioniert – nicht nur diesen alltäglichen Überlebenskampf obsolet macht, sondern in dieser Funktion geradezu auch zur Bedingung der Möglichkeit eines sich entfaltenden Marktes bzw. Wirtschaftslebens und einer friedlichen Kooperation ökonomischer Konkurrenten wird. Daseinsvorsorge kann so durchaus als ein Aspekt staatlicher Erfüllung des kontrafaktischen Gesellschaftsvertrages zwischen dem Staat und seinen Bürgern[3] verstanden werden.

Die Pflicht zu einer Art von Daseinsvorsorge in Form einer verteilenden Gerechtigkeit kennt bereits *Aristoteles*. In der Nikomachischen Ethik differenziert er zwei Arten von Gerechtigkeit: die ordnende, die den „freiwilligen und unfreiwilligen vertraglichen Verkehr" regelt, und die verteilende Gerechtigkeit.[4] Die ordnende Gerechtigkeit kommt in der jeweils bestehenden Rechtsordnung zum Ausdruck. Sie differiert je nach der Staatsform, und mit ihr auch die verteilende Gerechtigkeit, denn eine Demokratie verteilt anders als eine Aristokratie. An der Verteilungsgerechtigkeit läßt sich das ethische Selbstverständnis der jeweiligen Gemeinschaft ablesen.

---

2 Vgl. Martin Heidegger, Sein und Zeit. 15. Aufl., Niemeyer: Tübingen 1979, S. 41 ff.
3 Aus Gründen der Lesbarkeit verzichte ich darauf, jedem maskulinen Substantiv oder Pronomen, das zur Bezeichnung einer Person verwendet wird, die feminine Form zur Seite zu stellen; sie ist jeweils mitgedacht.
4 Aristoteles, Die Nikomachische Ethik. 3. Aufl., dtv: München 1978, Fünftes Buch, 1131 b 24 bis b 26, 1130 b 30 ff.

Gerechtigkeit verwirklicht sich durch die Anwendung der bestehenden Gesetze, vor denen als Person alle gleich sind.[5] Nach *Rousseau* garantieren sie allererst Gerechtigkeit; „wir benötigen deshalb Abmachungen und Gesetze, um Pflichten und Rechte miteinander zu verbinden"[6]. Da aber Gesetze nicht a priori gerecht sind, sondern als positives Recht gesetzt (und begründet) werden müssen, hat ein demokratischer Rechtsstaat aufgrund seiner auf die Zustimmung aller Beteiligten und Betroffenen hoffen könnenden Verfassungsprinzipien (Verallgemeinerungsfähigkeit)[7] die größte Chance, eine freiwillig anerkannte, gerechte Rechtsordnung realisieren zu können. Die Frage nach der Gerechtigkeit wird somit die Legislative zu leiten haben; in ihrer Anwendung werden die Gesetze erweisen müssen, ob sie den Gerechtigkeitsansprüchen genügen. Die Beantwortung der Frage, was gerecht ist, geschieht in einem permanenten dialektischen Prozeß zwischen theoretischer Bestimmung und praktischer Auslegung.

Auch *Kant* spricht dem das private Eigentum sichernden Rechtsstaat in seinem Zusammenspiel von Legislative, Judikative und Exekutive die Verteilungsgerechtigkeit zu; aber eigentlich gibt es hier nichts zu verteilen, sondern nur zu sichern,[8] und zwar den rechtlichen Zustand einer austeilenden Gerechtigkeit, mit dem man das Privatrecht des Naturzustandes verläßt.[9] Nach Kant kann es letzthin nicht Aufgabe des Staates sein, für das persönliche Glück seiner Bürger zu sorgen, denn der Begriff der Glückseligkeit sei völlig unbestimmt, alle seine Elemente seien empirischer Art; das Glück schließlich sei kein Ideal der Vernunft, sondern der Einbildungskraft.[10]

John Rawls begründet die Prinzipien der gerechten Verteilung sozialer und ökonomischer Güter vertragstheoretisch „in einer anfänglichen Situation der Gleichheit"[11]. Biologische Unterschiede sind moralisch willkürlich und

---

[5] Vgl. ebd., 1131 b 33 bis 1132 a 10.

[6] Jean-Jacques Rousseau, Vom Gesellschaftsvertrag oder Grundsätze des Staatsrechts. Reclam: Stuttgart 1977, S. 39 (II 6).

[7] Vgl. dazu etwa Jürgen Habermas, Ziviler Ungehorsam – Testfall für den demokratischen Rechtsstaat, in: ders., Die Neue Unübersichtlichkeit. Suhrkamp: Frankfurt am Main 1985, S. 85 f.

[8] Vgl. Immanuel Kant, Die Metaphysik der Sitten. Werkausgabe Bd. VIII, hrsg. von Wilhelm Weischedel. 3. Aufl., Suhrkamp: Frankfurt am Main 1979, S. 412-425 (§§ 36-42).

[9] Vgl. ebd., § 42.

[10] Vgl. Immanuel Kant, Grundlegung der Metaphysik der Sitten. Werkausgabe Bd. VII, hrsg. von Wilhelm Weischedel. Suhrkamp: Frankfurt am Main 1974, S. 47 f. (BA 46, 47).

[11] Vgl. John Rawls, Eine Theorie der Gerechtigkeit. Suhrkamp: Frankfurt am Main 1975, S. 28.

daher auszugleichen.[12] Gerechtigkeitsethisch kommt Rawls mithin zu einem ähnlichen Befund wie Heidegger: Am Anfang des individuellen Lebens steht die Kontingenz der Geburt, das Geworfensein in die Existenz. Nach Heidegger muß das Dasein seine Existenz übernehmen und sie entwerfen, zunächst und zumeist in der Durchschnittlichkeit des Man, im Aufgehen in der Masse. Hierin liegt wiederum die Möglichkeit von individueller Freiheit und Verantwortung, aber auch vom existentiellen Scheitern begründet. Der Zufall des Geworfenseins einschließlich der Entwicklung von Individualität und Sozialität im Rahmen von Erziehung und Sozialisation aber ließe sich durch keine noch so ausgeklügelte Verteilungsgerechtigkeit aus der Welt schaffen. Ein solcher Verteilungsfuror ginge zu Lasten individueller Freiheit, die in den Schranken der Verteilung ausweglos gefangen wäre.[13]

SUBSIDIARITÄT ALS EINSCHRÄNKUNG DER DASEINSVORSORGE

Wie weit also soll eine Daseinsvorsorge in bezug auf den Einzelnen gehen? Soll es sie überhaupt geben, oder aber nur in eingeschränktem Maße, um nicht jegliche Eigeninitiative im Keim zu ersticken? Daseinsvorsorge ist freilich im modernen Rechtsstaat durch das aus der Katholischen Soziallehre stammende Prinzip der *Subsidiarität* gebunden, dem zufolge der Staat in ihm nachgeordnete Sozialgebilde – etwa Kommunen oder Familien – nur insoweit eingreifen darf, als sie selbst nicht in der Lage sind, die ihnen obliegenden Aufgaben zu erfüllen. Nach Oswald von Nell-Breuning[14] muß „die gesellschaftliche Tätigkeit (...) immer ‚subsidium afferre', ‚subsidium esse', d.h. sie muß für die Personen, die diese Gemeinschaft und Gesellschaft bilden, immer hilfreich und förderlich sein. (...) Wir sagen vom Staat, er habe die Aufgabe, für das Gemeinwohl zu sorgen, und diese staatliche Kompetenz reiche genausoweit wie die Erfordernisse des Gemeinwohls, der Staat könne daher alles das anordnen und von den Staatsbürgern fordern, was um des Gemeinwohls willen zu fordern notwendig ist, aber auch nichts

---

12 Vgl. ebd., S. 92 ff.
13 Vgl. hierzu Wolfgang Kersting, Jeder sollte eine Million haben, dann bräuchte niemand zu arbeiten – Aber wer leistet dann noch etwas für die Gesellschaft? Die Verteilungsgerechtigkeit, wie sie der Wohlfahrtsstaat anstrebt, führt zum Menschenpark, in: FAZ vom 29.06.2000.
14 Vgl. zum folgenden Oswald von Nell-Breuning, Wirtschaft und Gesellschaft heute. Bd. III, Zeitfragen 1955-1959. Herder: Freiburg 1960, S. 27 ff.

darüber hinaus, so daß das Gemeinwohl sowohl die Begründung als auch die Begrenzung der obrigkeitlichen Gewalt des Staates ausmacht."[15] Die Notwendigkeit der Verständigung bestehe freilich angesichts der Frage, was für das Gemeinwohl zu- oder abträglich sei. Wohl sei der Staat berechtigt, von dem kleineren Sozialgebilde, sei's Familie oder Ortsgemeinde, Tätigkeiten zu übernehmen, die sie gerade so eben – dadurch aber in nur unzureichender Weise – zu leisten imstande wären und die außerdem die Kräfte von anderen Aufgaben abzögen, denen nachzukommen jedoch weitaus stärker dem Gemeinwohl förderlich sein könnte. Insofern ist es – um ein von Nell-Breuning angeführtes Beispiel aufzugreifen – sicherlich dem Gemeinwohl zuträglicher, die Gemeinde baut eine Wasserleitung, als daß der Einzelne sich um seine Wasserversorgung selbst zu kümmern hätte. Hier seien aber seitens des Staates jederzeit Korrekturen möglich.

„Das Subsidiaritätsprinzip (...) beginnt alle Rechtfertigung von unten. Ihretwegen hat das Subsidiaritätsprinzip zwei Seiten, es ist ein Zuständigkeitsrecht und zugleich ein Wegnahmeverbot: Was der einzelne aus eigener Initiative und mit eigenen Kräften leisten kann, darf seiner Zuständigkeit nicht geraubt und der Gemeinschaft zugewiesen werden."[16] Das Individuum, so Höffe, habe sowohl das Recht als auch die Pflicht zur Eigenverantwortung und Selbsthilfe. Ein Staat, der dagegen verstoße, indem er den Sozialstaat zum Fürsorgestaat ausbaue, handele illegitim, da er sich Kompetenzen anmaße, die ihm rechtlich nicht zukämen.

Der Staat soll also dem Einzelnen größtmögliche Freiheit garantieren und nur eingreifen, wenn sie bedroht oder – so sollte ergänzt werden – der soziale Frieden gefährdet ist, der doch immerhin eine fundamentale Bedingung der Möglichkeit individueller Freiheit ist, die ja nicht nur als Freiheit von ..., sondern auch als Freiheit zu ... verstanden werden muß, also als eine mit Pflichten (etwa Steuern zu zahlen, sich nach den Gesetzen zu richten) verbundene formale Garantie, den eigenen Lebensplan entwerfen und gestalten zu können. Aus dem Liberalismus stammt der Begriff „Nachtwächterstaat";[17] nach Dahrendorf ist dieser Staat „stets bemüht (...), seine Befugnisse auf den Schutz der Freiheit der ihm anvertrauten Menschen zu be-

---

15 Ebd., S. 27.
16 Otfried Höffe, Zwischen Risiko und Sicherheit – Vor lauter Zukunftsangst geht die Gegenwart verloren. Der wuchernde Fürsorgestaat entmündigt die Bürger, in: FAZ vom 10. August 2002.
17 Vgl. Hannelore Gudrich/Stefan Fett, Die pluralistische Gesellschaftstheorie. Grundpositionen und Kritik. Kohlhammer: Stuttgart – Berlin – Köln – Mainz 1974, S. 19 ff.

schränken", ein Staat „ohne Ideologie, ohne Geschlossenheit, ohne jeden totalen Machtanspruch"[18]. Wenn wir den Begriff Ideologie weit fassen als ein System von Ideen, scheint mir ein Staat ohne Ideologie freilich allenfalls als Idealtypus denkbar. Bereits einer Verfassung liegen zu definierende und zu begründende Normen zugrunde (etwa religiöse Werte, Menschenrechte).

Das Subsidiaritätsprinzip soll folglich vor übertriebener Fürsorge schützen; doch Daseinsvorsorge – soviel sei jetzt schon vorweggenommen – ist keine Fürsorge. Wie weit aber kann Daseinsvorsorge gehen, wenn sie dem Subsidiaritätsprinzip unterliegt? Wir hatten eingangs nur einen vagen Begriff von Daseinsvorsorge gegeben (alltägliche Versorgung, Verteilungsgerechtigkeit). Was bedeutet sie im Rechtsstaat in theoretischer und praktischer Hinsicht?

FORSTHOFFS KONZEPT DER DASEINSVORSORGE

Die Aufgaben, die von Kommunen oder kommunalen Unternehmen aufgrund ihres öffentlichen Zwecks im Rahmen der Daseinsvorsorge erfüllt werden, zeichnen sich insbesondere durch ihre Gemeinwohlverpflichtung aus, d.h. daß bei solchen Leistungen „in der Regel, und zwar ohne Rücksicht auf Sonderfälle und auf die Wirtschaftlichkeit jedes einzelnen Vorgangs, Versorgungssicherheit und Kontinuität, die flächendeckende Erbringung, der gleichberechtigte Zugang aller Bürger, eine bestimmte Qualität, die Berücksichtigung sonstiger Belange (z.B. sozialer, kultureller oder umweltpolitischer Art) und erschwingliche Preise gewährleistet sein müssen. Leistungen der Daseinsvorsorge sind Ausprägungen des grundgesetzlich verbürgten Sozialstaatsprinzips"[19].

Verwaltungsrechtlich gilt Daseinsvorsorge als Leistungsauftrag der Kommunen, „das wirtschaftliche, soziale und kulturelle Wohl ihrer Einwohner durch die Unterhaltung öffentlicher Einrichtungen zu fördern", als „Grundpflicht gemeindlicher Selbstverwaltung."[20] Zu den staatlichen bzw. öffentlichen Leistungen, die der Daseinsvorsorge zuzurechnen sind, gehö-

---

18   Ralf Dahrendorf, Der repräsentative Staat und seine Feinde, in: ders., Gesellschaft und Freiheit. Piper: München 1961, S. 242.

19   Reinhold Bocklet, Leistungen der Daseinsvorsorge im Verhältnis zum EG-Binnenmarkt- und Wettbewerbsrecht, Der Landkreis 7(2001), S. 427.

20   Ingo von Münch/Eberhard Schmidt-Aßmann, Besonderes Verwaltungsrecht. 9. Aufl., De Gruyter: Berlin – New York 1992, S. 68, Rn 104.

ren etwa Elektrizitäts-, Gas- und Wasserversorgung, Abfall- und Abwasserentsorgung, Verkehrsversorgung, Post, Telekommunikation, Rundfunk, soziale Sicherung, Gesundheits- und Pflegedienste, Bildung, Wissenschaft und Kultur (Theater, Museen, Bibliotheken, Kindergärten, Schulen, Universitäten), die Bereitstellung von Schwimmbädern, Sport- und Kirmesplätzen, Freizeitanlagen, ebenso Parks, Friedhöfen, aber auch die Durchführung der Tierkörperbeseitigung. Hier sind sowohl wirtschaftliche als auch nichtwirtschaftliche Tätigkeiten vertreten, jedoch keine Leistungen der Fürsorge.

Beklagen die Kommunen und ihre Verbände das Eindringen der Privatwirtschaft in ihnen angestammte Dienstleistungsbereiche, eine Entwicklung, die zumal durch die Liberalisierungsbestrebungen der Europäischen Kommission bestärkt wurde, so wenden sich private Unternehmen gegen eine Folgeerscheinung, die ihnen wiederum die Konkurrenz kommunaler Unternehmen bescherte: Da insbesondere in Tätigkeitsbereichen, die – wie die Energieversorgung oder die Telekommunikation – die Kommunalwirtschaft monopolistisch beherrschten, alte Pfründe wegbrachen, wurden die Kommunen in anderen Branchen (etwa im Gartenbau) wirtschaftlich aktiv und zu unliebsamen Konkurrenten zumal kleiner privatwirtschaftlicher Unternehmen. Dieser Streit soll aber an dieser Stelle nicht im Vordergrund der Diskussion stehen; er ist im Grunde auch seit der Einführung der Deutschen Gemeindeordnung von 1935 (§ 67) ausgestanden.[21] Vielmehr soll eine Antwort auf die Frage gegeben werden, wie sich die Forderung des Subsidiaritätsprinzips *ethisch* zu dem Anspruch staatlicher Daseinsvorsorge verhält. Einerseits soll der Staat bestimmte Leistungen erbringen und garantieren, andererseits aber nur solche, die gemäß dem Subsidiaritätsprinzip der Einzelne oder nächsthöhere Sozialgebilde nicht übernehmen können. Wenn hier aber eine staatliche Leistungsgarantie festgeschrieben sein soll, inwieweit ist dann eine Übernahme solcher Tätigkeiten durch die Privatwirtschaft überhaupt zu rechtfertigen, zumal jeweils unterschiedliche Zwecke das wirtschaftliche Handeln leiten: hier die Profitmaximierung, dort das Gemeinwohl? Wie verhält sich also die Daseinsvorsorge als gemeinwohlorientiertes,

---

21 Vgl. dazu auch die Entscheidung des Bayerischen Verwaltungsgerichtshofs vom 23. Dezember 1957 (Steuer- und Wirtschaftsdienst der Wirtschaftsberatung AG, Januar 1958, S. 7), in dem er feststellt, daß sich die restriktiven Bestimmungen des damaligen Art. 75 der Bayerischen Gemeindeordnung (heute Art. 87) nur auf die rein wirtschaftlichen Unternehmen der Gemeinden bezögen und bei diesen Tätigkeiten der Privatwirtschaft Vorrang gebühre (wenn die Gemeinde nicht nachweise, daß sie besser und wirtschaftlicher arbeite); die Aufgaben der Daseinsvorsorge hingegen seien von dieser Regelung ausgenommen.

staatliches (kommunales) und wirtschaftliches Handeln in bezug auf den Einzelnen und die privatwirtschaftliche Konkurrenz? Und beansprucht die Daseinsvorsorge zu Recht einen Schutz vor wirtschaftspolitischen Eingriffen?

Das Konzept der Daseinsvorsorge hat der Rechtswissenschaftler Ernst Forsthoff 1938 nicht ohne nationalsozialistische Untertöne entwickelt. Die Trennung des Menschen von den elementaren Lebensgütern ist Forsthoff zufolge durch den Bevölkerungszuwachs und die Ausdehnung der Städte im Zuge der industriell-technischen Entwicklung im 19. und 20. Jahrhundert verursacht worden, die außerdem eine Verengung, in der Regel gar ein Verschwinden des „beherrschten", dem Einzelnen „allein" gehörenden Raums und eine immense Erweiterung des effektiven Raums, in dem sich das Leben tatsächlich vollziehe, mit sich gebracht habe.[22] Diese „soziale Bedürftigkeit", die als solche nicht von der ökonomischen Lage abhängig sei, habe im Vergleich zu dieser Entwicklung proportional zugenommen. Soziale Bedürftigkeit, die nach Forsthoff nicht mit der sozialen Fürsorge korreliert, meint das Angewiesensein auf die nicht mehr der Eigenproduktion unterliegenden Lebensgüter, die insofern im Wege der Appropriation[23] zugänglich zu machen seien. Da das Einzelleben, so Forsthoffs These, nicht autark sei und die Lebensgüter somit nicht selber produzieren könne, müsse es sich diese Güter aneignen, sie in Besitz nehmen. „Diejenigen Veranstaltungen, welche zur Befriedigung des Appropriationsbedürfnisses getroffen werden"[24], bezeichnet er als *Daseinsvorsorge*, die Verantwortung für das Dasein des *sozialen* Einzelnen als *Daseinsverantwortung*. Die *individuelle* Verantwortung für die eigene Existenz, die das Dasein nach Heidegger unausweichlich zu übernehmen hat, grenzt Forsthoff davon ausdrücklich ab.

Die Daseinsvorsorge übernimmt Leistungen, „auf welche der in die modernen massentümlichen Lebensformen verwiesene Mensch lebensnotwendig angewiesen ist"[25]. Hierzu zählt Forsthoff die öffentliche Versorgung der Bevölkerung mit Elektrizität, Gas und Wasser, eine funktionierende öffentliche Verwaltung, die Bereitstellung öffentlicher Verkehrsmittel, ferner Post, Telekommunikation, hygienische Sicherung oder Kranken-, Sozial- und

---

22 Vgl. Ernst Forsthoff, Die Verwaltung als Leistungsträger. Königsberger Rechtswissenschaftliche Forschungen, Bd. 2, Kohlhammer: Stuttgart – Berlin 1938, S. 4 f.

23 Forsthoff übernimmt den Begriff von Max Weber; vgl. Max Weber, Wirtschaft und Gesellschaft. Grundriß der verstehenden Soziologie. Studienausgabe, 5. Aufl., Mohr: Tübingen 1972, S. 23.

24 Forsthoff, Die Verwaltung als Leistungsträger, a.a.O., S. 5.

25 Ebd., S. 7, ebenso zum folgenden.

Arbeitslosenversicherung. In die Daseinsvorsorge integriert sind durchaus auch gewisse dirigistische Elemente (Gewährleistung eines angemessenen Verhältnisses von Lohn und Preis, Lenkung des Bedarfs, der Erzeugung und des Umsatzes). Der Gewinnerzielung sind nach Forsthoff insbesondere durch „Gebote der sozialen Gerechtigkeit"[26] ohnehin Grenzen gesetzt.

Die Vorsorge des Staates dafür, daß überhaupt gelebt werden könne, „als Vorsorge für die Lebensnotwendigkeiten, für die Daseinsmöglichkeit schlechthin", bringt den Menschen freilich in eine intensive Abhängigkeit vom Staat, wie Forsthoff anmerkt.[27] Gleichwohl denkt er hier an keinerlei Korrektive, wie sie heute in Form des Subsidiaritätsprinzips oder der Liberalisierung zum (kommunal)politischen Alltag gehören, wohl aber an eine „gerechtigte[.] Sozialordnung"[28], bei der alle Fragen der Daseinsvorsorge stets wieder ankämen. Forsthoff scheint hier zwischen „gerecht" und „gerechtigt" differenzieren zu wollen, wobei „gerechtigt" eher an die Bedeutung von „legal" denken läßt, so daß die von ihm intendierte Sozialordnung die gemäß der nationalsozialistischen Verfassung legale wäre – und Ausgrenzungen erlauben würde.[29] Wir werden hier auf eine wesentliche Bedingung der Daseinsvorsorge hinsichtlich der Abhängigkeit des Einzelnen vom Staat aufmerksam: Sie ist unabdingbar in den Dienst einer *gerechten* Sozialordnung zu stellen, die die *Grundrechte* achtet, die Forsthoff zynisch in die Geschichte verweist[30] und die das NS-Regime in Freislers Volksgerichtshof exekutiert hat.

Leistungen der Daseinsvorsorge müssen nun nicht zwangsläufig vom Staat selbst erbracht werden; er kann sie über Konzessionen an Dritte vergeben. Dabei kann nach Forsthoff eine mögliche Diskontinuität der Daseinsvorsorge aufgrund der Beendigung von Konzessionsverträgen eintreten, die die öffentliche Hand mit privatwirtschaftlichen Unternehmen etwa zur Belieferung von Strom, Gas oder Wasser abgeschlossen hat. Die Beliefe-

---

[26] Ebd.
[27] Ebd., S. 8, 12.
[28] Ebd., S. 13.
[29] Die folgende Bestimmung hätte Forsthoff wohl (zumindest 1938) nicht mitgetragen: „Die Verfassung muß aus Prinzipien gerechtfertigt werden können, deren Gültigkeit nicht davon abhängig sein darf, ob das positive Recht mit ihnen übereinstimmt oder nicht. Deshalb kann der moderne Verfassungsstaat von seinen Bürgern Gesetzesgehorsam nur erwarten, wenn und soweit er sich auf anerkennungswürdige Prinzipien stützt, in deren Licht dann, was legal ist, als legitim gerechtfertigt – und gegebenenfalls als illegitim verworfen werden kann." (Habermas, a.a.O., S. 85)
[30] Forsthoff, Die Verwaltung als Leistungsträger, a.a.O., S. 1.

rung aber dürfe in einem solchen Fall keineswegs unterbrochen werden. Andererseits zitiert Forsthoff aus der amtlichen Begründung des Energiewirtschaftsgesetzes (EnWG) vom 13. Dezember 1935 (RGBl. I S. 1451) eine Passage, die auch die Liberalisierungsbestrebungen der EU legitimieren könnte, wird doch darin der Schutz der Abnehmer vor der Monopolstellung der Unternehmen gefordert.[31] Nun stellt das EnWG i.d.F. von 1935 alle Unternehmen der öffentlichen Energieversorgung unter die Aufsicht des Staates. Im anderen Extrem würden die Unternehmen vollständig der Selbstregulierungskraft des Marktes überlassen. Aber wäre dann noch sinnvoll von Daseinsvorsorge zu reden? Ganz ohne Staat scheint das Element der Vorsorge nicht ausreichend gesichert zu sein; ohne Bindung an die Grundrechte besteht die Gefahr einer ideologischen Engführung der Bestimmung des Elementes Dasein, die praktisch in Ausgrenzung und Diskriminierung eines Teils der von der Versorgung Betroffenen sich niederschlagen mag, und ohne Subsidiaritätsklausel bzw. Liberalisierung, worauf noch einzugehen sein wird, droht der Staat zum Monopolisten zu werden.

Freilich stellt sich in diesem Zusammenhang auch das Problem der Gewährleistung, das letzthin gegen einen Ausschluß des Staates von der Daseinsvorsorge spricht. Hat eine Kommune etwa die Aufgabe einer leitungsgebundenen Versorgung an ein privatwirtschaftliches Unternehmen vergeben, steht sie gleichwohl in der Verantwortung, die Versorgung wieder übernehmen zu müssen, sollte das Unternehmen insolvent werden und seinem Leistungsauftrag nicht mehr nachkommen können. Vorzusorgen ist auch für den Fall, daß eine Gebietskörperschaft nach Ablauf eines Konzessionsvertrages nicht ein heruntergewirtschaftetes Leitungs- und Anlagensystem zurückbekommt. Im Zweifelsfall müßten kommunale Anlagen gar für den Notfall weiter gepflegt und gewartet werden, obwohl sie womöglich jahrelang nicht zum Einsatz kommen, weil ein privater Betreiber eine eigene Infrastruktur installiert hat.

Auch Forsthoff geht davon aus, daß sich der Staat nicht vollständig aus der Daseinsvorsorge zurückziehen kann.[32] Wohl sei eine Regelung unter Anwendung des Subsidiaritätsprinzips denkbar in dem Sinne, daß er sich gleichsam die Aufsicht vorbehalte, die Leistungen aber von Dritten erbringen lasse. „Aber auch in diesem Falle würde eine staatliche Regelung nicht zu entbehren sein, welche die allgemeinen Grundsätze für die Gestaltung der Leistungsverhältnisse einheitlich festzulegen hätte, um der Autonomie

---

[31] Ebd., S. 34.
[32] Ebd., S. 49.

der Leistungsträger gewisse notwendige Schranken zu setzen, die Rechtssicherheit (...) in einem gewissen Rahmen zu gewährleisten und den sonstigen, übergreifenden Interessen des Staates Genüge zu tun."[33] Freilich gewinnt der aufmerksame Leser auch an dieser Stelle den Eindruck, daß die Staatskonzeption Forsthoffs dem Souverän ein nicht unbeträchtliches bzw. nicht näher bestimmtes Maß an Willkür zubilligt, die rechtlich erst noch zu binden wäre.

Die Definition des Begriffs der Daseinsvorsorge wird bei Forsthoff schließlich dadurch bestimmt, daß der Leistung eine Gegenleistung in Form der Bezahlung seitens des Abnehmers gegenübersteht.[34] Damit grenzt Forsthoff von der Daseinsvorsorge einseitige Leistungen wie die „Fürsorge in jeder Form" oder den Polizeidienst ab. Auf die Leistungen der Daseinsvorsorge sei jeder angewiesen; von persönlichen Notlagen seien sie jedenfalls nicht abhängig.[35]

HÖFFES KORRELATION VON DASEINSVORSORGE UND FÜR-SORGE

Eine philosophische Einordnung des Begriffs der Daseinsvorsorge hat unlängst Otfried Höffe versucht, nicht ohne darauf hinzuweisen, daß merkwürdigerweise dieser Begriff, obwohl doch die wichtigsten Aufgaben eines zeitgenössischen Gemeinwesens beschreibend, bislang in philosophischen Diskursen nicht vorkomme.[36] Daseinsvorsorge läßt sich nach Höffe durch die drei normativen Prinzipien *soziale Gerechtigkeit*, *Solidarität* und *Subsidiarität* rechtfertigen, darüber hinaus durch die Prinzipien sozialer Friede, christliche Nächstenliebe bzw. – säkular ausgedrückt – Menschenliebe und durch das Prinzip des freien Marktes (Steigerung von Effizienz und Kreativität durch Konkurrenz).[37] Soziale Gerechtigkeit betrifft vornehmlich die Tauschgerechtigkeit, wobei sich einerseits Staat und Bürger in einer Beziehung von

---

[33] Ebd.
[34] Ebd., S. 41.
[35] Ebd., S. 47.
[36] Otfried Höffe, Soziale Gerechtigkeit, Solidarität und Subsidiarität: Zur öffentlichen Daseinsvorsorge aus rechtsphilosophischer Sicht. In: Rudolf Hrbek/Martin Nettesheim (Hrsg.), Europäische Union und mitgliedstaatliche Daseinsvorsorge. Nomos: Baden-Baden 2002, S. 79-88.
[37] Ebd., S. 79.

Leistung und Gegenleistung gegenüberstehen, andererseits – im demokratischen Rechtsstaat – formalrechtlich gleichgeordnete, kooperierende Bürger.[38] Zur Daseinsvorsorge zählt Höffe jedoch nicht nur die traditionelle staatliche Daseinsvorsorge im Forsthoffschen Sinne, sondern auch eine Hilfe zur Selbsthilfe als eine *fürsorgende* Gegenleistung des Gemeinwesens für nachgeordnete Institutionen wie Familien, Zünfte oder Kommunen, die der Staat infolge der zunehmenden Komplexität sozialer Verhältnisse in ihren Eigenrechten beschnitten hat. Nach dem Subsidiaritätsprinzip[39], auf dem sie beruht, ist die Selbsthilfe der Fremdhilfe vorzuziehen; Selbstverantwortung geht vor Fremdverantwortung. In diesem Kontext gehört nach Höffe als weitere Dimension der sozialen Gerechtigkeit die ausgleichende Gerechtigkeit; auf die Leistungen staatlicher Daseinsvorsorge – und nicht nur der Fürsorge – sind insbesondere die angewiesen, die sich, vorausgesetzt die Möglichkeiten bestünden, diese Güter (noch) nicht selbst beschaffen könnten – etwa Kinder, Alte, Schwache oder Kranke.[40] Auch hierin liegt ein Indiz für die Vermutung, daß sich der Staat aus seiner Verantwortung für die Daseinsvorsorge nicht zur Gänze verabschieden darf.

Soziale Gerechtigkeit meint aber schließlich auch, wie Höffe zu Recht hervorhebt,[41] eine *intergenerative Gerechtigkeit*, die zumal den Zustand der natürlichen Umwelt zu ihrem Thema macht, da hinsichtlich der vielfältigen Einwirkungen des Menschen auf die Natur die Folgen, seien sie positiv oder negativ, in jedem Fall zu bedenken sind. In diesem Zusammenhang sind die aktuellen Diskussionen um die Liberalisierung des Wassermarktes erwähnenswert. Nicht ohne Grund wird befürchtet, daß eine Privatisierung der Wasserversorgung zu Lasten etwa der von kommunalen Unternehmen garantierten hygienischen Standards gehen könnte, wenn nicht mehr die Qualität des Wassers, sondern der Profit die Wasserversorgung dominiert.

Doch Höffe plädiert zudem dafür, neben der natürlichen auch „die kulturelle, soziale und technische Umwelt"[42] in die intergenerative Gerechtigkeit miteinzubeziehen, so daß eine umfassende Daseinsvorsorge alle Bereiche der Kultur samt Wissenschaft und Technik, die Infrastruktur sowie rechtliche und soziale Institutionen betreffen müsse. Demzufolge sei das

---

[38] Ebd., S. 80.
[39] Vgl. ebd., S. 81.
[40] Vgl. ebd.
[41] Vgl. ebd., S. 82.
[42] Ebd., S. 83.

Ungleichgewicht zwischen gesellschaftlichen Gegenwarts- und Zukunfts-
ausgaben (hohe Kosten für soziale und gesundheitliche Sicherungssysteme
vs. geringe Ausgaben etwa für das Bildungswesen) schlichtweg ungerecht zu
nennen. Solidarität, d.h. „gemeinschaftliche Haftung"[43], und zwar sowohl
des Einzelnen für die Gemeinschaft als auch umgekehrt der Gemeinschaft
für den Einzelnen, muß auch auf zukünftige Generationen gerichtet sein.
Insofern ist das Gemeinwohlinteresse mit der Idee der *Nachhaltigkeit* zu-
sammenzudenken, der ja gerade das Prinzip der intergenerativen Gerechtigkeit zugrunde liegt. Es wurde bereits in dem in der Genesis formulierten
Menschheitsgebot, die Erde zu bebauen und zu bewahren, vermittelt.[44]
Zahlreiche Umweltschutzaufgaben aber liegen im Gemeinwohlinteresse
solcher Tätigkeiten, die gewöhnlich der Daseinsvorsorge zugeordnet sind.

DASEINSVORSORGE IM NATIONALEN RECHT UND IM EU-RECHT

Leistungen der Daseinsvorsorge unterliegen wie alle öffentlichen Tätigkeiten
dem Subsidiaritätsprinzip. Kommunal- bzw. gemeindewirtschaftsrechtlich
wird es freilich auf eine überindividuelle Ebene gehoben. Einige Gemeinde-
ordnungen bundesrepublikanischer Länder untersagen kommunalen Unternehmen durch die sog. Schrankentrias, in solchen Bereichen tätig zu werden, in denen privatwirtschaftliche Unternehmen diese Aufgaben „ebensogut und wirtschaftlich" bzw. „besser und wirtschaftlicher" erfüllen können,[45] wobei diese Aufgaben durch einen öffentlichen Zweck, an den jede
kommunalwirtschaftliche Tätigkeit gebunden ist (so daß Handel und Handwerk von vornherein ausgenommen sind), gerechtfertigt oder gefordert sein
müssen und das Unternehmen in einem angemessenen Verhältnis zur Leistungsfähigkeit der Gemeinde stehen muß, diese also – zumal wirtschaftlich
und personell – nicht überfordern darf. Es nimmt nicht wunder, daß diese

---

43 Ebd., S. 84.
44 Vgl. dazu Ulrich Grober, Die Idee der Nachhaltigkeit als zivilisatorischer Entwurf, in:
   Aus Politik und Zeitgeschichte (Beilage zur Wochenzeitung *Das Parlament*), B 24(2001), S.
   3-5. Der Gedanke des Schonens bestimmt auch die Heideggersche Konzeption des
   Wohnens; vgl. dazu meine Arbeit *Eine Spur ins Wohnen legen*. Entwurf einer Philosophie
   des Wohnens nach Heidegger und über Heidegger hinaus. Parerga: Düsseldorf 1998.
45 In Rheinland-Pfalz und Mecklenburg-Vorpommern gilt die Einschränkung für alle wirtschaftlichen Tätigkeiten, ansonsten für Bereiche außerhalb der Daseinsvorsorge.

mitunter wenig präzisen Regelungen eine Flut von Gerichtsprozessen nach sich gezogen haben, die im vergangenen Jahr in einen höchstrichterlichen Spruch des Bundesgerichtshofes (BGH) mündete (Urt. v. 25. April 2002 – I ZR 250/00).

Das Subsidiaritätsprinzip legt somit den Vorrang privatwirtschaftlicher vor kommunalwirtschaftlichen Tätigkeiten bzw. Aufgabenerfüllung fest. Vom Individuum, vom einzelnen Bürger, ist nicht mehr die Rede. Aber wie der Einzelne sollen auch die ihm übergeordneten Sozialgebilde wie die Familie oder das private Unternehmen vor der Übermacht des Staates geschützt werden, ebenso wie der Kommune selbst im Verhältnis zu übergeordneten Staatsinstanzen das Subsidiaritätsprinzip zugute kommt in Form des Selbstverwaltungsrechts. Wenn Subsidiarität nur eine nachrangige Hilfe zuläßt, die erst zum Zuge kommt, wenn Selbsthilfe oder die Unterstützung durch nahestehende Sozialgebilde versagt, müßte staatliche Daseinsvorsorge dann nicht in der Tat die Ausnahme bleiben und nur im Notfall erforderlich sein, wie Höffe meint?[46]

Doch Höffe selbst differenziert zwischen einer positiven und einer negativen Subsidiarität, wobei die positive ein individuengerechtes Hilfsgebot meint;[47] hierher gehören in der Regel Sozial- und Fürsorgedienste, die jedoch nach unserem Verständnis nicht unter die Daseinsvorsorge fallen. Als negative Subsidiarität wäre hingegen der Begriff der Subsidiarität zu verstehen, wie ihn die Katholische Soziallehre entwickelt hat, wonach eine von kleinen Gemeinschaften bis hin zum Staat abnehmende Unterstützungspräferenz in bezug auf den Einzelnen gilt und diese Unterstützung auch nur bei versagender Selbsthilfe geboten ist. Höffe votiert angesichts des Umfangs der Leistungen staatlicher Daseinsvorsorge für eine verfassungsmäßige Garantie der Grund- bzw. Menschenrechte, um ihn in seinem Verhältnis zum Individuum in seine Schranken zu verweisen. Dann aber könne auch die Daseinsvorsorge kein Primat des Staates sein, sondern er müsse diese Unterstützungsleistungen freiheits- und demokratiefunktional gestalten.[48] Dazu gehört sicherlich auch, die Bedingungen für die Möglichkeit eines wirtschaftlichen Wettbewerbs zu schaffen, wofür sich die EU-Kommission verstärkt einsetzt; dazu gehört andererseits aber auch die Sorge um – im weitesten Sinne – gemeinwohlverträgliche Erträge solchen Wettbewerbs.

---

[46] Höffe, Soziale Gerechtigkeit, Solidarität und Subsidiarität ..., a.a.O., S. 85.
[47] Ebd., S. 85 f.
[48] Ebd., S. 86.

Der Profit darf mithin nicht das Gemeinwohlinteresse als primäres Ziel der Aufgaben einer staatlichen Daseinsvorsorge ersetzen.

Das EU-Recht will die von Höffe geforderte freiheits- und demokratie-funktionale Gestaltung von Unterstützungsleistungen durch Förderung des Wettbewerbs umsetzen. Die EU-Kommission bestimmt Leistungen der Daseinsvorsorge als marktbezogene oder nichtmarktbezogene, im Interesse der Allgemeinheit erbrachte Tätigkeiten;[49] Art. 86 EG-Vertrag (EGV) kennt daneben noch Dienstleistungen von allgemeinem wirtschaftlichen Interesse, d.s. marktbezogene Tätigkeiten, die im Interesse der Allgemeinheit erbracht und somit mit besonderen Allgemeinwohlverpflichtungen verbunden wer-den (insbesondere Energieversorgungs-, Verkehrs- und Telekommunikati-onsdienstleistungen).[50]

Im EG-Vertrag ersetzen diese „Dienste von allgemeinem wirtschaftli-chen Interesse" (Art. 16 EGV; vgl. auch Art. 86 Abs. 2 S. 1 EGV) die Da-seinsvorsorge.[51] „Der Universaldienstleistungsbegriff vermeidet schon be-grifflich die Nähe zur öffentlichen Hand. Anders als der Daseinsvorsorge-begriff von *Forsthoff*, der traditionell mit einer Verpflichtung und Legitimati-on der öffentlichen Hand verknüpft war, setzt die Universaldienstleistung an der materiellen Bereitstellung durch die Lizenznehmer – ob öffentliche oder private – an."[52] Der Staat wird mithin zum *Lizenzgeber*. Gleichwohl sollen sich auch diese Dienstleistungen an Privatnützigkeit und Gemeinwohlbin-dung orientieren, allen Bürgern gegen ein vertretbares Entgelt zugänglich und qualitativ hochwertig sein. Letztlich wacht die Kommission über den Wettbewerb,[53] wohingegen die „Dienste von allgemeinem wirtschaftlichen Interesse" gem. Art. 16 EGV dem jeweiligen Gemeinwesen vorbehalten bleiben sollen; und für die EU gilt gegenüber ihren Mitgliedstaaten gem. Art. 5 Abs. 2 EGV ebenfalls das Subsidiaritätsprinzip.[54] Über die Gemeinwohl-

---

[49] Vgl. die Begriffsdefinition im Anhang II der Mitteilung der Kommission der Europäi-schen Gemeinschaften: „Leistungen der Daseinsvorsorge in Europa", KOM(2000) 580 endg. (BR-Drucks. 677/00).

[50] Art. 16 EGV ist jüngeren Datums als Art. 86; zu seiner Entstehung vgl. Torsten Bu-däus/Thomas Schiller, Der Amsterdamer Vertrag: Wegbereiter des öffentlichen Dien-stes?, in: ZögU 1(2000), S. 95 ff.

[51] Vgl. Stefan Storr, Zwischen überkommener Daseinsvorsorge und Diensten von allge-meinem wirtschaftlichen Interesse – Mitgliedstaatliche und europäische Kompetenzen im Recht der öffentlichen Dienste, in: DÖV 9(2002), S. 359.

[52] Ebd., S. 360.

[53] Dazu dient etwa die Transparenzrichtlinie, die zur Offenlegung von Quersubventionen bzw. verdeckten staatlichen Beihilfen beitragen soll.

[54] Vgl. Storr, a.a.O., S. 360 ff.

bindung zu befinden bleibt mithin Aufgabe des jeweiligen EU-
Mitgliedstaates.

Im Streit um die Positionierung öffentlicher Unternehmen in ihrem Verhältnis zu privatwirtschaftlichen Unternehmen im europäischen Binnenmarkt hat die EU-Kommission inzwischen eine Art Kodex formuliert, der
drei wesentliche Prinzipien benennt, nach denen das genannte Verhältnis zu
regeln ist, wobei ausschließlich wirtschaftliche Aktivitäten betroffen sind, die
zudem noch den Handel zwischen den Mitgliedstaaten berühren müssen.[55]
Gleichwohl gilt diese Ethik des Marktes nota bene ausschließlich der Sicherung des Wettbewerbs, der freilich dem Einzelnen zugute kommen soll.
Nach dem *Prinzip der Neutralität* werden öffentliche und private Unternehmen hinsichtlich der europäischen Wettbewerbs- und Binnenmarktregeln
gleich behandelt. Das *Prinzip der Gestaltungsfreiheit* ermöglicht den Mitgliedstaaten, selbst darüber zu befinden, wann der Markt eine bestimmte, dem
Gemeinwohl dienende Leistung nur unzureichend bereitzustellen vermag,
so daß sie besser öffentlichen Unternehmen übertragen und der Wettbewerb insofern eingeschränkt würde. Diese Wettbewerbsbeschränkung darf
jedoch gemäß dem *Prinzip der Verhältnismäßigkeit* nicht über das zur tatsächlichen Erfüllung des Auftrags erforderliche Maß hinausgehen. Insbesondere
dürfen keine staatlichen Beihilfen geleistet werden, die die Nettomehrkosten
der zusätzlichen Leistung übersteigen[56] und mithin mögliche Konkurrenten
diskriminieren würden; außerdem sind Leistungen der Daseinsvorsorge von
einem Hoheitsakt abhängig, d.h. sie bedürfen etwa eines gesetzlichen Auftrages.

Die Daseinsvorsorge ist im europäischen Wirtschaftssystem insoweit
aufgehoben, als daß es nicht als ein völlig liberales aufgefaßt wird, sondern
als „differenziertes", „in dem bestimmte für das Gemeinwohl für essentiell
gehaltene Leistungen gewisse Privilegien genießen"[57]. Art. 3 EGV zählt zu
den Grundzielen der Europäischen Gemeinschaft eben nicht nur den Wettbewerb, sondern darüber hinaus politische Ziele, die allesamt gerade nicht
dem Wettbewerb nachgeordnet sind, so daß sie als in den Begriff des Wettbewerbs integriert zu denken sind und umgekehrt. Der Wettbewerb als

---

55 Mitteilung der Kommission, ABl. EG 2001/C 14/04. Vgl. dazu Charles B. Blankart,
    Modelle der Daseinsvorsorge aus EG-rechtlicher und ökonomischer Sicht, WuW
    4(2002), S. 342 ff.
56 Vgl. Mitteilung der Kommission, a.a.O., Rn. 26.
57 Maximilian Kirchner, Die Privilegierung von gemeinwohlorientierten Dienstleistungsun-
    ternehmen nach Art. 86 Abs. 2 EG im Lichte des neuen Art. 16 EG, in: ZNER 3(2002),
    S. 200.

Freizügigkeit des Waren-, Handels- und Dienstleistungsverkehrs gilt nicht uneingeschränkt, sondern hat etwa die Belange des Umweltschutzes zu berücksichtigen, wie andersherum der Umweltschutz dort, wo er den Warenverkehr tangiert, ihn nicht aus anderen Gründen als denen des Umweltschutzes beeinträchtigen darf. Und ebenso wie der Umweltschutz (Art. 3 Buchst. 1 EGV) zählt auch die Daseinsvorsorge (Art. 16 EGV) zu den Grundzielen des EG-Vertrages.[58] Eine alleinige Ausrichtung des Gesellschaftsmodells der EG am Wettbewerb bzw. am Binnenmarkt ohne Berücksichtigung anderer im EG-Vertrag verankerter Werte würde die Gemeinschaft „auf ein reines Wirtschaftsmodell reduzieren"[59]. So hat auch der Europäische Gerichtshof in einer Reihe von Urteilen festgestellt, daß eine Ausnahme von den allgemeinen Wettbewerbsvorschriften des Art. 86 Abs. 2 EGV gerechtfertigt sei, wenn bereits die Erfüllung gemeinwohlorientierter Aufgaben gefährdet sei und nicht erst das Überleben der damit beauftragten Unternehmen.[60] Im Vordergrund steht somit die Sicherung der Aufgabenerfüllung, also das Gemeinwohlinteresse, nicht aber das wirtschaftliche Unternehmensinteresse.

Nun wurde der Wettbewerb inzwischen – mit unterschiedlichen Erfolgen – in der Telekommunikation sowie in der Elektrizitäts- und Gasversorgung eingeführt. Während für die Kunden in der Telekommunikation die Preise spürbar zurückgingen, ist der Nutzen eines Anbieterwechsels in der Elektrizitäts- oder in der Gasversorgung bislang kaum von Gewicht. Andererseits gibt es zahlreiche kommunale Leistungen, die spezifischen infrastrukturellen Bedingungen unterliegen, d.h. es müssen besondere Anlagen (bei der Wasserver- und Abwasserentsorgung, aber auch bei Schwimmbädern oder Sportanlagen, in gewisser Weise auch bei Bibliotheken) vorgehalten werden, die sich traditionell in öffentlicher Hand befinden und zudem mit hohen Kosten verbunden sind, die sich nicht in allen Fällen amortisieren (chronisch defizitär: Bäder, Öffentlicher Personennahverkehr). Da für wirtschaftliche Unternehmen der ökonomische Erfolg zählt, sind manche Bereiche der Daseinsvorsorge für die Privatwirtschaft kaum von Interesse; dabei gilt es auch die zeitliche Befristung und die räumliche Begrenzung der Leistungsangebote zu berücksichtigen.

Kommunen sind verfassungsgemäß dem Gemeinwohl verpflichtet; auf ein privatwirtschaftliches Unternehmen trifft dies naturgemäß nicht zu. Aus

---

58 Ebd.
59 Ebd., S. 201.
60 Vgl. ebd.

Gründen der Fairneß wäre es nun aber gerechtfertigt, auch die kommunalen Unternehmen am Wettbewerb um die Vergabe öffentlicher Leistungen teilnehmen zu lassen, was in Deutschland das Gemeindewirtschaftsrecht der Länder durch die Subsidiaritätsklausel mitunter verhindert. Auch der BGH hatte in seinem o.g. Urteil (I ZR 250/00) festgestellt, daß jede Belebung des Wettbewerbs erwünscht sei, auch wenn sie womöglich durch den Marktzutritt der öffentlichen Hand verursacht werde (dies zu verhindern sei allerdings Sache des Gesetzgebers). Wenn Wettbewerb gelten soll, müßte somit die Subsidiaritätsklausel (im Verhältnis von kommunal- zu privatwirtschaftlichen Unternehmen) aufgegeben und den öffentlichen Unternehmen erlaubt werden, im Bereich der Daseinsvorsorge in Konkurrenz zur Privatwirtschaft zu treten. Ihre möglichen Gewinne dienen immerhin dem Gemeinwohl und nicht einem privaten Profitinteresse. Beide, private und kommunale Unternehmen, aber werden an ihrer Fähigkeit, den an die Leistungen gestellten Ansprüchen gerecht zu werden, zu messen sein.

Wenn dem Gemeindewirtschaftsrecht zufolge ein kommunalwirtschaftliches Unternehmen gebunden ist an die Erfüllung eines öffentlichen Zwecks, es die Leistungsfähigkeit der Kommune nicht gefährden darf und gemäß der Subsidiaritätsklausel nur dann tätig werden darf, wenn ein Dritter jenen Zweck nicht ebensogut und wirtschaftlich bzw. wirtschaftlicher oder besser erfüllen kann, dann scheint es zumal in bezug auf die geforderte Leistungsqualität strittig zu sein, wie sie gemessen werden kann und soll. Immerhin hat der Verwaltungsgerichtshof (VGH) Rheinland-Pfalz einige Qualitätskriterien bestimmt; demnach gehören zur Güte einer Leistung die Dauerhaftigkeit und die Sicherheit der Leistungserstellung zu sozial angemessenen Bedingungen.[61] Auch der VGH bindet somit die Leistungen der Daseinsvorsorge an das Gemeinwohl. Wenn er Kriterien aufstellt, anhand derer die Leistungen qualifiziert werden sollen, dann muß es auch eine Instanz geben, die für die Einhaltung der Qualität verantwortlich ist. Diese Aufgabe muß dem Gesetzgeber, der Verwaltung bzw. staatlichen Regulierungsbehörden zukommen, die sowohl Wettbewerb als auch Leistungsqualität überwachen, so daß dem Staat die Vergabe von Leistungen der Daseinsvorsorge als Lizenzgeber und die Überwachung der ordnungsgemäßen Durchführung obläge. Er hätte dann auch zu entscheiden, welche Leistungen überhaupt dem Wettbewerb unterliegen bzw. welche davon ausgenommen bleiben

---

[61] Urteil des VGH Rheinland-Pfalz vom 8. Mai 2000 – VGH N 12/98; vgl. dazu auch Gunnar Schwarting, Kommunale Wirtschaft – Vor großen Herausforderungen, in: ZögU 3(2001), S. 294 ff.

sollen; hier wird – zumal angesichts der aufgezeigten Gemeinwohlorientierung der EG-Wirtschaftsordnung – ihr Wert für das Gemeinwohl das der Preiswürdigkeit vorhergehende Kriterium zur Auswahl des Anbieters sein. Auch EG-rechtlich scheint nicht die Gefahr zu bestehen, daß das Gemeinwohl an den Markt verkauft wird. So hat der Europäische Gerichtshof auf Vorlage des Oberverwaltungsgerichts (OVG) Rheinland-Pfalz unlängst entschieden, daß aufgrund des Gemeinwohlinteresses der Not- und Rettungsdienst einer rheinland-pfälzischen Kommune nicht privatisiert werden solle (Urteil vom 7. Mai 2002 – 7 A 11626/01.OVG).

Insofern wäre Günter Püttners Einschätzung, daß in der Konzeption der Dienstleistungen von allgemeinem wirtschaftlichen Interesse, die im liberalisierten Raum des vereinten Europa den Platz der traditionellen Daseinsvorsorge einnehmen, eigentlich von einer „besondere(n) Versorgungsverantwortung des Staates oder der Verwaltung" keine Rede mehr sein könne, durchaus kritisch zu sehen.[62] Zwar ist mit der Liberalisierung das Ende kommunalwirtschaftlicher Monopole gekommen; die *Verantwortung* des Staates für die Bereiche der Daseinsvorsorge besteht jedoch weiterhin. So wie der Staat seine Rolle als wettbewerbs- und kartellrechtlicher Regulierer wahrnimmt, so muß er sich Eingriffsmöglichkeiten und -kompetenzen erhalten, die auf Faktizität, Qualität und Quantität der entsprechenden Dienstleistungen gerichtet sind, d.h. darauf, daß sie überhaupt und auf qualitativ hochwertigem Standard sowie in ausreichender Zahl angeboten werden.

Die Bundesregierung hat im vergangenen Jahr im Rahmen einer Großen Anfrage zur Daseinsvorsorge Stellung genommen: „Die marktwirtschaftliche Ordnung beruht auf dem Grundsatz dezentraler Planung und Entscheidung. Funktioniert diese Ordnung, so führt es (sic!) zu einer bestmöglichen Güterversorgung der Gesellschaft und gewährt ein hohes Maß an individueller Freiheit. Eine marktwirtschaftliche Ordnung hängt aber von einer Vielzahl von Voraussetzungen ab, um in diesem Sinne zu funktionieren. Es ist insbesondere entscheidend, dass sich für die Güter und Dienstleistungen private Märkte bilden und dort ein wirksamer Wettbewerb besteht. Wo der Markt nur unvollkommen funktioniert (Marktversagen) oder der Staat andere als ‚ökonomische Zielsetzungen verfolgt, hat er die Aufgabe, zielführende Rahmenbedingungen zu setzen bzw. die Ergebnisse der Märkte zu korrigie-

---

62 Günter Püttner, Das grundlegende Konzept der Daseinsvorsorge. Kommunale Daseinsvorsorge – Begriff, Geschichte, Inhalte, in: Rudolf Hrbek/Martin Nettesheim (Hrsg.), Europäische Union und mitgliedstaatliche Daseinsvorsorge. Nomos: Baden-Baden 2002, S. 38.

ren."[63] Gleichzeitig betont die Bundesregierung jedoch auch die Eigenverantwortung, Selbständigkeit und Eigenvorsorge der Bürger, die im Gleichgewicht stehen sollten zum „Gemeinsinn in einer sozialen und ökologischen
Marktwirtschaft"[64]. Privater Initiative und privatem Eigentum wird im Sinne
des Subsidiaritätsprinzips grundsätzlich der Vorrang vor staatlicher Tätigkeit
und staatlichem Eigentum eingeräumt.[65]

Daseinsvorsorge zwischen staatlicher Verantwortung und individueller Freiheit

Daseinsvorsorge steht somit zwischen der liberalistischen Vorstellung, daß
der Einzelne für sein Glück selbst verantwortlich ist und keine Hilfe von
anderen erwarten darf (er kann zwar auf sie hoffen, sie aber nicht fordern),
und der Vorstellung von einem paternalistischen Staat, der immer schon
weiß, worin das Glück seiner Bürger besteht. Wettbewerb um das Glück
steht hier gegen Verstaatlichung des Glücks. Auf die öffentliche Daseinsvorsorge bezogen heißt das: Der Einzelne ist „gezwungen", diese Leistungen anzunehmen. Darüber wird sich jedoch kaum jemand beschweren, allenfalls über die Preise und Gebühren, zu denen die Leistungen abgerechnet
werden, oder darüber, daß die Gebühren zwar erhoben, die Leistungen aber
nicht erbracht werden, wofür etwa die kommunale Straßenreinigung gelegentlich den Zorn der Beitragszahler auf sich zieht. Hier kann Wettbewerb
durchaus für Abhilfe sorgen; ein Allheilmittel gegen hohe Preise oder nicht-
erbrachte Leistungen ist freilich auch er nicht. Daseinsvorsorge muß somit
nicht zwangsläufig staatliche Herrschaftsausübung sein; das Subsidiaritätsprinzip kann dies verhindern, und seine Anwendung ist letztlich auch eine
Sache politischer Willensbildung – und sie wiederum ein Akt individueller
Freiheit, wenn auch mit dem unausgesprochenen Zwang zum besseren Argument.

---

[63] Daseinsvorsorge in der Sozialen Marktwirtschaft. Antwort der Bundesregierung auf die
       Große Anfrage der Abgeordneten Rainer Brüderle, Gudrun Kopp, Paul K. Friedhoff,
       weiterer Abgeordneten und der Fraktion der F.D.P – Drucksache 14/5192 –, Bt-Drucks.
       14/6249, S. 2.
[64] Ebd., S. 3.
[65] Vgl. ebd., S. 6, 10.

Wenn zudem im Zusammenhang mit der Daseinsvorsorge kritisch vom „Anspruch des Staates"[66] gesprochen wird, gilt es immerhin zu bedenken, daß der Staat, der solcherart auf das individuelle Dasein Einfluß nehmen will (und dies tut jedes Gemeinwesen), eben nicht ein anonymes Abstraktum ist, sondern eine Ideologie, die zwischen den Polen fundamentalistisch und pluralistisch schwankt und auf die der Einzelne politisch Einfluß nehmen kann, im ersten Extrem wohl nur sehr eingeschränkt und affirmativ, im zweiten allerdings durchaus kritisch. Im demokratischen Rechtsstaat ist diese Möglichkeit der Einflußnahme überdies verfassungsrechtlich garantiert; sie in den unterschiedlichen Formen politischer Arbeit wahrzunehmen ist in die Entscheidungsfreiheit des Einzelnen gestellt.

Andererseits nimmt sich der Rechtsstaat in den Grundrechten selbst zurück: „Die Gewährleistungen der rechtsstaatlichen Verfassungen haben ihre eigene, durch den Gesetzesbegriff vorgegebene Logik: Sie sind in erster Linie Ausgrenzungen. Die Freiheit der Person, die Gleichheit, die Glaubensfreiheit, die Freiheit der Meinungsäußerung, die Vereins- und Versammlungsfreiheit, die Garantie von Eigentum und Erbrecht – alle klassischen Grundrechte sind Ausgrenzungen (...)"[67], d.h. der Staat bleibt in diesen Bereichen außen vor. Dagegen sind sozialrechtliche Gewährleistungen positiver Art, die sich in der Teilhabe des Einzelnen am Staat manifestieren.[68] Im Grundgesetz ist der Sozialstaatsgedanke in den Art. 20 und 28 (vgl. auch Art. 14 Abs. 1 S. 2 und Abs. 2 sowie Art. 15) enthalten, und zumal das in Art. 20 Abs. 1 GG formulierte Sozialstaatsprinzip verpflichtet die Kommunen, wirtschaftliche, soziale und kulturelle Dienstleistungen für alle bereitzustellen. Durch diese Verpflichtung wird den Leistungen der Daseinsvorsorge ein lokaler Charakter zugesprochen, der von den örtlichen Besonderheiten der jeweiligen Kommunen getragen wird. Sie korreliert mit der Selbstverwaltungsgarantie von Art. 28 Abs. 2 und Art. 11 Abs. 2 GG.[69] Auch hier greift folglich das Subsidiaritätsprinzip und bindet (zentral)staatliches Handeln.

---

[66] Vgl. Guy Kirsch, Der Staat muß seine Unschuld erst beweisen – Im Ringen um die Rechtfertigung der öffentlichen Daseinsvorsorge liegt die Bringschuld nicht bei den Verteidigern der individuellen Freiheit, In: FAZ vom 1. Dezember 2001.

[67] Ernst Forsthoff, Begriff und Wesen des sozialen Rechtsstaates. Veröffentlichungen der deutschen Staatsrechtslehrer, Heft 12. De Gruyter: Berlin 1954, S. 8. Hier hat Forsthoff die Grundrechte wieder aus dem Reich der Geschichte, in das er sie in Erwartung eines tausendjährigen Reiches verwiesen hatte, zurückgeholt.

[68] Vgl. ebd.

[69] Vgl. dazu auch Uwe Brandt, Kommunale Aufgaben im Wandel – Die Zukunft der Kommunalen Daseinsvorsorge, in: Stadt und Gemeinde 3/2002, S. 76-79.

Der demokratische Staat sind letztlich wir alle, und jeder hat die Möglichkeit der Einflußnahme, um die Entfaltung von Gerechtigkeit zu fördern
– um die, wie wir eingangs gesehen haben, stets von neuem gerungen werden muß. Insofern liegt es an uns, die Staatsgewalt gegenüber der individuellen Freiheit in ihre Schranken zu weisen, und es liegt auch an uns, öffentliche Leistungen, die wie die Daseinsvorsorge dem Gemeinwohl verpflichtet
sind, im Interesse der Allgemeinheit zu erhalten, was impliziert, auch unter
weitgehender Liberalisierung der Märkte die Verantwortung für die Erfüllung dieser Aufgaben staatlichen Organen vorzubehalten.

Literatur:

Aristoteles, Die Nikomachische Ethik. 3. Aufl., dtv: München 1978.
Burkhard Biella, Eine Spur ins Wohnen legen. Entwurf einer Philosophie des Woh-
    nens nach Heidegger und über Heidegger hinaus. Parerga: Düsseldorf 1998.
Charles B. Blankart, Modelle der Daseinsvorsorge aus EG-rechtlicher und ökono-
    mischer Sicht, WuW 4(2002), S. 340-351.
Uwe Brandt, Kommunale Aufgaben im Wandel – Die Zukunft der Kommunalen
    Daseinsvorsorge, in: Stadt und Gemeinde 3(2002), S. 76-79.
Reinhold Bocklet, Leistungen der Daseinsvorsorge im Verhältnis zum EG-
    Binnenmarkt- und Wettbewerbsrecht, Der Landkreis 7(2001), S. 427-429.
Torsten Budäus/Thomas Schiller, Der Amsterdamer Vertrag: Wegbereiter des
    öffentlichen Dienstes?, in: ZögU 1(2000), S. 94-101.
Ralf Dahrendorf, Gesellschaft und Freiheit. Piper: München 1961.
Daseinsvorsorge in der Sozialen Marktwirtschaft. Antwort der Bundesregierung auf
    die Große Anfrage der Abgeordneten Rainer Brüderle, Gudrun Kopp, Paul K.
    Friedhoff, weiterer Abgeordneten und der Fraktion der F.D.P – Drucksache
    14/5192 –, Bt-Drucks. 14/6249.
Ernst Forsthoff, Die Verwaltung als Leistungsträger. Königsberger Rechtswissen-
    schaftliche Forschungen, Bd. 2, Kohlhammer: Stuttgart – Berlin 1938.
Ernst Forsthoff, Begriff und Wesen des sozialen Rechtsstaates. Veröffentlichungen
    der deutschen Staatsrechtslehrer, Heft 12. De Gruyter: Berlin 1954.
Ulrich Grober, Die Idee der Nachhaltigkeit als zivilisatorischer Entwurf, in: Aus
    Politik und Zeitgeschichte (Beilage zur Wochenzeitung Das Parlament), B
    24(2001), S. 3-5.
Hannelore Gudrich/Stefan Fett, Die pluralistische Gesellschaftstheorie. Grundposi-
    tionen und Kritik. Kohlhammer: Stuttgart – Berlin – Köln – Mainz 1974.
Jürgen Habermas, Die Neue Unübersichtlichkeit. Suhrkamp: Frankfurt am Main
    1985.

Martin Heidegger, Sein und Zeit. 15. Aufl., Niemeyer: Tübingen 1979.

Otfried Höffe, Soziale Gerechtigkeit, Solidarität und Subsidiarität: Zur öffentlichen Daseinsvorsorge aus rechtsphilosophischer Sicht. In: Rudolf Hrbek/Martin Nettesheim (Hrsg.), Europäische Union und mitgliedstaatliche Daseinsvorsorge. Nomos: Baden-Baden 2002, S. 79-88.

Otfried Höffe, Zwischen Risiko und Sicherheit – Vor lauter Zukunftsangst geht die Gegenwart verloren. Der wuchernde Fürsorgestaat entmündigt die Bürger, in: FAZ vom 10. August 2002.

Rudolf Hrbek/Martin Nettesheim (Hrsg.), Europäische Union und mitgliedstaatliche Daseinsvorsorge. Nomos: Baden-Baden 2002.

Immanuel Kant, Die Metaphysik der Sitten. Werkausgabe Bd. VIII, hrsg. von Wilhelm Weischedel. 3. Aufl., Suhrkamp: Frankfurt am Main 1979.

Immanuel Kant, Grundlegung der Metaphysik der Sitten. Werkausgabe Bd. VII, hrsg. von Wilhelm Weischedel. Suhrkamp: Frankfurt am Main 1974.

Wolfgang Kersting, Jeder sollte eine Million haben, dann bräuchte niemand zu arbeiten – Aber wer leistet dann noch etwas für die Gesellschaft? Die Verteilungsgerechtigkeit, wie sie der Wohlfahrtsstaat anstrebt, führt zum Menschenpark, in: FAZ vom 29.06.2000.

Maximilian Kirchner, Die Privilegierung von gemeinwohlorientierten Dienstleistungsunternehmen nach Art. 86 Abs. 2 EG im Lichte des neuen Art. 16 EG, in: ZNER 3(2002), S. 199-201.

Guy Kirsch, Der Staat muß seine Unschuld erst beweisen – Im Ringen um die Rechtfertigung der öffentlichen Daseinsvorsorge liegt die Bringschuld nicht bei den Verteidigern der individuellen Freiheit, in: FAZ vom 1. Dezember 2001.

Ingo von Münch/Eberhard Schmidt-Aßmann, Besonderes Verwaltungsrecht. 9. Aufl., De Gruyter: Berlin – New York 1992.

Oswald von Nell-Breuning, Wirtschaft und Gesellschaft heute. Bd. III, Zeitfragen 1955-1959. Herder: Freiburg 1960.

Günter Püttner (Hrsg.), Handbuch der kommunalen Wissenschaft und Praxis. Bd. 3: Kommunale Aufgaben und Aufgabenerfüllung. 2. Aufl., Springer: Berlin – Heidelberg – New York 1983, S. 3.

Günter Püttner, Das grundlegende Konzept der Daseinsvorsorge. Kommunale Daseinsvorsorge – Begriff, Geschichte, Inhalte, in: Rudolf Hrbek/Martin Nettesheim (Hrsg.), Europäische Union und mitgliedstaatliche Daseinsvorsorge. Nomos: Baden-Baden 2002, S. 32-38.

John Rawls, Eine Theorie der Gerechtigkeit. Suhrkamp: Frankfurt am Main 1975.

Jean-Jacques Rousseau, Vom Gesellschaftsvertrag oder Grundsätze des Staatsrechts. Reclam: Stuttgart 1977.

Gunnar Schwarting, Kommunale Wirtschaft – Vor großen Herausforderungen, in: ZögU 3(2001), S. 286-307.

Stefan Storr, Zwischen überkommener Daseinsvorsorge und Diensten von allge-
    meinem wirtschaftlichen Interesse – Mitgliedstaatliche und europäische Kom-
    petenzen im Recht der öffentlichen Dienste, in: DÖV 9(2002), S. 357-368.
Max Weber, Wirtschaft und Gesellschaft. Grundriß der verstehenden Soziologie.
    Studienausgabe, 5. Aufl., Mohr: Tübingen 1972.

Zur Vermittlung von Begründung und Anwendung. Versuch einer sozialphilosophischen Betrachtung

Hans Friesen, Karsten Berr

Wir wollen die Diskussion in diesem Aufsatz eröffnen mit einer Bestimmung des Verhältnisses von Begründung und Anwendung innerhalb des Ansatzes der Diskursethik. Wir wollen hier aber keinen Überblick geben, sondern beschränken uns auf die beiden einflussreichsten Ansätze, nämlich die von Karl-Otto Apel und Jürgen Habermas. In einem zweiten Schritt soll dann eine mögliche Vermittlung zwischen Begründung und Anwendung näher untersucht werden, und zwar der Ansatz von Matthias Kettner, mit Hilfe einer regulativen Idee im Sinne Kants eine solche Vermittlung zu leisten. Schließlich werden wir darauf aufbauend unsere eigenen Überlegungen zur Diskussion stellen und dabei die Gelegenheit nutzen, auf Probleme hinzuweisen, die weder Apel und Habermas noch Kettner so gesehen haben. Es geht uns vor allem darum, auf verschiedene Differenzierungsdefizite hinzuweisen, die es nach unserer Auffassung zu vermeiden gilt. In der Darlegung dieser Auffassung schließen wir an einige Überlegungen von Detlef Horster an, werden aber auch dessen Ansatz, insbesondere seine Verortung und Konzeption des Sokratischen Gesprächs, als möglicherweise zu einseitig kritisieren. Im Rahmen dieser Erörterungen wollen wir die These aufstellen, dass mit der Beziehung zwischen Begründung und Anwendung auf einer anderen Ebene das Verhältnis von Individualität und Sozialität verknüpft ist.

I.

Zunächst sollte daran erinnert werden, dass Apels Theoriearbeit insbesondere die Reaktion auf zwei Theoretiker des so genannten Kritischen Rationalismus gewesen ist, nämlich Karl Popper und Hans Albert.[1] Popper hatte behauptet, dass man keine Theorie letztbegründen kann, sondern dass solche Letztbegründungen immer auf Entscheidungen beruhen, die letztlich irrational seien. Albert hat in diesem Zusammenhang das so genannte „Münchhausen-Trilemma" entwickelt und damit gezeigt, dass es deshalb keine Letztbegründung geben kann, weil diese sich stets entweder in einen unendlichen Regress oder in einen logischen Zirkel verwickelt oder an einer willkürlich gewählten Stelle abgebrochen werden muss. Albert hat dieses Schema zwar vorwiegend an deduktiven Ableitungen exemplifiziert, aber auch unmissverständlich klargestellt, dass das genannte Trilemma für alle Arten von Begründung gelten muss. Apels Anstrengung einer Letztbegründung hat sich nun auch in einer bewussten Reaktion auf den Einwand von Albert vollzogen. Die Frage ist aber, wie Apel glauben kann, an der Möglichkeit einer Letztbegründung festhalten zu können. Apel stellt der Auffassung von Albert das Argument entgegen, es gebe einen Unterschied zwischen Begründen und Argumentieren. Das, was Albert das Münchhausen-Trilemma nennt, beziehe sich nur auf ein ganz bestimmtes Verständnis von Begründung, und zwar auf die Deduktion aus einem Axiom. Apel allerdings will das Argumentieren nicht gleichsetzen mit dem deduktiven Beweisen. Letztbegründung ist für ihn ein Zurückgehen auf eine Voraussetzung der Argumentation, die man nicht mehr bestreiten kann. Eine solche Voraussetzung muss man in Anspruch nehmen, auch wenn man etwas bestreiten will. Die Pointe besteht darin, dass man dann, wenn man diese Voraussetzung bestreitet, diese bereits in Anspruch nimmt. Das nennt Apel einen performativen Widerspruch. Dies ist bereits das Hauptargument im Apelschen Begründungsdiskurs. Nun erhebt sich aber die Frage, ob damit das ganze Begründungsproblem bereits gelöst ist. Wir gehen davon aus, dass die Frage, ob das, was Albert gegen die Letztbegründung vorbringt, überzeugend ist, oder ob Apel sich dieser Kritik entziehen kann, sicherlich noch nicht endgültig entschieden ist. Albert ist der Auffassung, dass sich das Münchhausen-Trilemma, das er zunächst zwar ausschließlich für deduktive Ableitungen entwickelt hat, letztlich auf alle Arten von Begründungsverfahren übertragen lassen würde. Ob dies wirklich möglich ist, ist eine Frage, die unseres Erachtens bislang nicht eindeutig entschieden ist. Was die Letztbegründung von Apel betrifft, so könnte man dementsprechend folgern und festhalten, dass hierzu das letzte Wort ebenfalls noch nicht gesprochen worden ist.

---

[1]   Vgl. W. Reese-Schäfer, Grenzgötter der Moral. Der neuere europäisch-amerikanische Diskurs zur politischen Ethik, Frankfurt am Main 1997, S. 68ff.

Entscheidend in diesem Zusammenhang ist, dass alle Begründungs-Implikationen des Diskurses letztlich nur unter einer ganz bestimmten Bedingung gelten, nämlich der wirklichen Bereitschaft, ernsthaft argumentieren zu wollen. Diese Bereitschaft zur Argumentation muss notwendigerweise vorhanden sein oder mitgebracht werden. Insofern könnte man dann aber, zumindest wenn man von Kant ausgeht, nicht mehr von einem kategorischen, sondern allenfalls noch von einem hypothetischen Imperativ sprechen. Weil Apel in diesem Sinne seine Letztbegründung an argumentative Bedingungen knüpft, scheint sein Argument zirkulär zu sein. Man könnte hier mit der gebotenen Vorsicht von einem sprachphilosophischen Fehlschluss sprechen, weil der argumentative Gebrauch der Sprache von Apel hochstilisiert wird zu ihrem letztbegründenden Gebrauch, obwohl jener in Wirklichkeit das Produkt einer langen geschichtlichen Entwicklungsphase der abendländischen rationalen Kultur ist und insofern eben nicht als unhintergehbar verstanden werden kann. Ein weiteres Problem ist das der Diskursverweigerer, die entweder offen oder latent ausgegrenzt werden oder sich selber ausgrenzen, weil sie jedes Gespräch bzw. jede Argumentation verweigern. Man kann niemanden zum Argumentieren zwingen. Im Falle einer bewussten Diskursverweigerung gibt es keine Möglichkeit für eine philosophisch legitimierte Diskursethik, Sanktionen anzuwenden. Hier kommt demnach ein Moment der Wahl ins Spiel, denn auch die Entscheidung zur Rationalität ist letztlich der Wahl des modernen Individuums anheim gegeben. Im Grunde genommen steht und fällt der Anspruch der Diskursethik daher mit der Bereitschaft des Individuums zum Argumentieren. Ist diese nicht vorhanden, werden damit die Grenzen der Diskursethik aufgestellt. Wir haben es hier nicht mit belanglosen Randfragen, sondern mit einem Grundproblem aller Moralbegründungen zu tun, die, wie die Diskursethik, einen kognitivistischen Anspruch erheben. Apel selbst findet keinen überzeugenden Weg, angemessen mit diesem Problem umzugehen. Denn weil die Diskursethik keine Sanktionsmöglichkeiten hat, gibt es für Apel nur noch die Möglichkeit, den Diskursverweigerer als therapeutischen Fall zu behandeln. Das kann letztlich deshalb nicht überzeugen, weil hier eine Problematik im Spiel ist, auf die auch schon Foucault hingewiesen hat: Es scheint tatsächlich ein sprachphilosophischer Fehlschluss zu sein, davon auszugehen, dass Sprache immer auf Verständigung abzielt. Es gibt einen Gegensatz innerhalb der Sprache, und dieser besteht aus Verständigung ebenso wie aus Macht. Der entscheidende Einwand gegen das Letztbegründungsargument besteht also darin, dass die Diskurse ihre moralbegründende

Funktion erst dann gewinnen, wenn so etwas wie der gute Wille zur Rationalität vorausgesetzt werden kann. Das ist nun zwar eine deutliche Kritik an Apels Auffassung, aber wir sind der Ansicht, dass diese nicht dazu beiträgt, die Diskursethik zu verabschieden, sondern sie im Gegenteil letztlich zu stärken.[2] Denn *wenn* man in einer demokratischen Kultur lebt und sich dafür auch entschieden hat, *dann* gelten all die Folgerungen der Apelschen Diskursethik und *dann* können auch die Diskursregeln tatsächlich für alle Diskursteilnehmer verbindlich und verpflichtend sein. Insofern ist das Letztbegründungsargument auch nicht falsch, sondern vielmehr lediglich als überzogen einzuschätzen. Man sollte hier im Anschluss an Reese-Schäfer und Kettner in Zukunft noch genauer darüber nachdenken, ob nicht bereits so etwas wie eine „Vorletztbegründung" ausreichend ist.[3]

Wir wollen uns nun mit der Frage der Anwendung beschäftigen. Weshalb spricht Apel über ein Anwendungsproblem? Es ergibt sich, weil eine direkte Umsetzung bzw. Übertragung allgemeiner Normen auf situationsbezogene Fälle nicht möglich ist. Es geht in der Letztbegründung auch nicht darum, inhaltliche Normen zu generieren. Wenn situationsbezogene inhaltliche Normen begründet werden sollen, dann muss diese Aufgabe an die praktischen Diskurse delegiert werden. Die Betroffenen selbst sollen sich mit dieser Aufgabe befassen. Diese Vorstellungen Apels laufen auf eine zweistufige Konzeption hinaus. Wir haben danach eine Begründungsebene und eine Anwendungsebene, wobei es Aufgabe der ersten Ebene ist, praktische Diskurse formal-prozedural zu begründen, während auf der zweiten Ebene, also in den praktischen Diskursen selbst, die inhaltlichen Normen begründet werden müssen. Es geht also auf beiden Ebenen um Begründung, zum einen um eine Begründung der Begründung und zum anderen um eine Begründung der Inhalte. Was verspricht Apel sich nun von dieser Konzeption? Der Gewinn einer solchen Konzeption besteht zum einen darin, dass der Einzelne, der sich im Diskurs befindet, nicht, wie bei Kant, alle möglichen Folgen und Nebenfolgen alleine antizipieren muss, sondern dass er davon entlastet wird, weil ja alle Betroffenen daran beteiligt sind. Zum anderen kann – wenn man von einer solchen Zweistufigkeit ausgeht – die inhaltliche Bestimmtheit der Norm nicht einfach aus dem formalen

---

2   Vgl. Reese-Schäfer, Grenzgötter der Moral, a.a.O., S. 84f.
3   Vgl. M. Kettner, Einleitung: Über einige Dilemmata angewandter Ethik – Die Beiträge im Kontext, in: Karl-Otto Apel/Matthias Kettner (Hg.), Zur Anwendung der Diskursethik in Politik, Recht und Wissenschaft, Frankfurt am Main 1992, S. 9-28. Vgl. auch Reese-Schäfer, a.a.O., S. 84.

Grundprinzip abgeleitet werden. Wenn man inhaltlich definierte Normen begründen will, muss man sich klar darüber sein, dass man nur so lange von Gültigkeit sprechen kann, wie die genannten Normen einem speziellen praktischen Diskurs standzuhalten vermögen. In diesem Zusammenhang sieht beispielsweise Reese-Schäfer eine Stärke der Diskursethik, weil die inhaltlich bezogene Normenbegründung nicht an vorgegebene Traditionen anknüpfen muss, d.h. die Teilnehmer eines Diskurses sich von inhaltlichen Vorgaben jedweder Art frei machen können, um sich dadurch auf der Basis von vernünftigen Argumenten für bestimmte Inhalte zu entscheiden. Das ist aber nur deshalb möglich, weil die Begründung des praktischen Diskurses so formal ist, dass überhaupt keine besonderen inhaltlichen Vorgaben verlangt werden müssen. Nimmt man „Letzt"- oder „Vorletzt"-Begründung und Anwendung in diesem Sinne ernst, kann die Gefahr eines Begründungsfundamentalismus vermieden werden. Wenn man davon ausgeht, dass „Letzt"- oder „Vorletzt"-Begründung den Theorierahmen abgibt für praktische Diskurse, dann schafft Letztbegründung ja erst den Raum für demokratisch organisierte Diskurse. Auf der Anwendungsebene der praktischen Diskurse haben wir nämlich das angemessene Medium für demokratisch organisierte Gesellschaften. Die damit bei Apel zwischen Begründung und Anwendung gesetzte Kluft bewirkt sozusagen einen Antifundamentalismus, d.h. sie verhindert, dass die Begründungsebene fundamentalistisch auf die Anwendungsebene durchschlagen kann. Gerade diese Zweistufigkeit der Apelschen Konzeption kann aus diesem Grunde auch als Beweis für die Modernität der Diskursethik angeführt werden. Auch Reese-Schäfer verteidigt dieses Zweistufenmodell, indem er behauptet, durch die Trennung dieser beiden Ebenen könne „ein demokratiegefährdender Fundamentalismus vermieden werden" (Reese-Schäfer, 87). In Anlehnung an Joachim Ritter könnte man vielleicht behaupten, dieses Zweistufenmodell spiegelt auf der Ebene der Moralphilosophie die der Moderne angemessene Form der Vernunft wider.[4] In diesem Zusammenhang kommt nun zudem das so genannte verantwortungsethische Ergänzungsprinzip zum Tragen. Es geht hier darum, mit Hilfe

---

[4] Zur Entzweiung als die der Moderne angemessene Vernunftstruktur vgl. J. Ritter, Hegel und die französische Revolution, Frankfurt am Main 1965. In einer eigenwilligen Interpretation der Hegelschen Differenzschrift sagt Ritter, Hegel habe „die Entzweiung als die Form der modernen Welt und ihres Bewußtseins verstanden" (47) und *„in der (...) Entzweiung selbst zeigt sich die in der Gegenwart vorhandene Vernunft"* (67). Und es *„gibt keine Möglichkeit, dadurch aus der Entzweiung herauszukommen, daß man sich entweder auf die eine oder die andere Seite schlägt, um das ihr jeweils Entgegengesetzte als nichtseiend zum Verschwinden zu bringen"* (49).

des strategischen Handelns gewisse Hindernisse zu beseitigen, die die Anwendung des reinen Diskursprinzips verhindern. Reese-Schäfer sieht hier
allerdings ein Grundproblem für die Diskursethik, denn in der modernen
Welt kann man nicht einfach davon ausgehen, dass das Gute immer auch
gewollt wird (Reese-Schäfer, 105). Das ist eine Situation, die für die Diskursethik deshalb ein Problem darstellt, weil sie zumindest im Verständnis
von Apel ein Konzept ist, dass ohne die Möglichkeit von Sanktionen auskommen muss. Reese-Schäfer spricht deshalb von einem „waffenlosen Mo-
ralkonzept" (Reese-Schäfer, 105f.). Apel ist dies sicher nicht verborgen
geblieben und aus diesem Grunde hat er auch vorgeschlagen, die Diskursethik um einen rechts- und institutionstheoretischen Teil zu erweitern. Der
Weg für diese Erweiterung, von der Apel zunächst Abstand genommen
hatte, ist schließlich dann doch noch eingeschlagen worden. Ob die mangelnde soziale Bindekraft der Diskursethik damit behoben werden kann,
muss auch Reese-Schäfer zufolge nach wie vor bezweifelt werden (Reese-
Schäfer, 109f.). Wenn ethische Argumentation soziale Bindewirkung entfalten können soll, dann muss immer ein normatives Moment in die Situati-
onsdeutung der Diskursteilnehmer hineinkommen. Bei Apel ist dieses normative Moment die immanente Vernünftigkeit einer Situationsrekonstrukti-
on, wobei er Vernunft mit normativer Wirkung gleichsetzt. Abschließend
muss man das wohl als ein noch ungebrochenes Vertrauen auf eine rationale
Lebensweise verstehen.
    Wenn man einmal den Unterschied der Konzeption von Apel zu der von
Habermas deutlich machen wollte, könnte man insbesondere auf einen
Punkt hinweisen, wo beide entschieden auseinander gehen. Das ist die Frage
der Letztbegründung, die Habermas im Gegensatz zu Apel für überflüssig
erachtet. In einem nachmetaphysischen Zeitalter kann Habermas zufolge die
Frage der Letztbegründung eigentlich nicht mehr gestellt werden. Das heißt
nun aber nicht, dass Habermas dem Apelschen Begründungsprogramm
völlig konträr gegenübersteht, sondern er ist der Auffassung, dass man darauf verzichten kann und dass durch den Verzicht auf die transzendentalpragmatische Begründung für die Diskurstheorie kein Schaden entstehen
würde. Die Diskurstheorie könnte ohne Probleme weitergeführt werden, sie
würde aber einen anderen Charakter annehmen. Es ginge dann nämlich
darum, die Diskursethik als eine Ethik unter anderen Ethiken zu verstehen.
Sie würde mit den anderen Ethiken in ein Konkurrenzverhältnis treten.
Habermas geht davon aus, dass die Präsuppositionen der Argumentation
nicht absolute Geltung, sondern vielmehr nur empirische beanspruchen und

insofern auch nur fallibel sein können. Auch aus lebenspraktischen Gründen kann es Habermas zufolge keine Letztbegründung geben. Reese-Schäfer hat diese Ablehnung mit dem treffenden Ausdruck eines „Programmabsturzes" der Diskurstheorie (Reese-Schäfer, 112) bezeichnet. Habermas vollzieht einen Rekurs auf die faktisch schon vorhandene und auch funktionierende Sittlichkeit der Lebenswelt, auf die sich das kommunikative Handeln beziehen kann. Die sicherlich notwendige Sicherheit, die – um es salopp zu sagen – Sicherheitsfanatiker wie Apel und vor allem auch Kuhlmann in der abstrakten Letztbegründung suchen, sucht Habermas eher mit einem Blick auf die real stattfindende Praxis. Insofern kommt es hier zu einer Ersetzung des begründungstheoretischen Moralabsicherungsversuchs durch einen lebensweltlich empirischen. Das hat aber gewisse Folgen, denn ein lebensweltlich empirischer Moralabsicherungsversuch ist Apel zufolge nämlich auch empirisch bestreitbar. Für Apel ersetzt Habermas damit den von Karl-Heinz Ilting gegen die Diskurstheorie vorgebrachten Vorwurf eines „intellektualistischen Fehlschlusses" durch einen „naturalistischen", wenn er sich auf die real schon fundierte Praxis bezieht. Ein weiteres Argument, das man hier mit Reese-Schäfer gegen Habermas vorbringen könnte, wäre der Verweis auf die gegenwärtige Situation, nach der die Menschen in der westlichen Industriegesellschaft immer noch an konventionellen Moralorientierungen festhalten, statt, wie die Diskurstheorie der Moral es eigentlich fordern müsste, auf soziale Vereinbarungen zu setzen. Denn dies würde einer postkonventionellen Moralstufe entsprechen. Der Streit zwischen Apel und Habermas geht also darum, ob man sich in seinen Begründungsansprüchen auf innertheoretisch normative Überzeugungskraft oder auf eine lebensweltliche Evidenz stützen soll. Habermas schlägt in diesem Zusammenhang einen Zwischenweg ein, indem er sagt, dass die Lebensformen der Diskussionsbereitschaft entgegenkommen würden. Insofern ist auch bei Habermas ein zweistufiges Theoriemodell auszumachen. Reese-Schäfer ist der Ansicht, dass die Bindekraft solcher Begründungen außerordentlich schwach ist; er geht aber nicht so weit, diese Position in Frage zu stellen. Worauf er mit seiner Kritik hinweisen will, ist seine Überzeugung, die wir mit ihm teilen, dass es sowohl bei Apel als auch bei Habermas völlig übertriebene Vorstellung und Erwartungen an die Diskurstheorie gibt, auf die man durchaus und ohne Probleme verzichten könnte. Reese-Schäfer spricht in diesem Zusammenhang von gewissen heroischen Hoffnungen auf Begründung, die letztlich von einer akademischen Disziplin gar nicht erfüllt werden können. Auf der anderen Seite stehen dann diejenigen, die grundsätzliche Zweifel daran hegen, dass Philosophie überhaupt eine Bedeutung für die Lebenspraxis haben kann. Habermas geht hier in gewisser Weise einen Mittelweg, denn er will der Philosophie nicht mehr die Rolle einer Platzanweiserin, sondern eher die einer Platzhalterin anweisen, d.h. einer Hüterin der Rationalität. Die Philosophie soll in diesem Verständnis empirischen Theorien mit starken universalistischen Ansprüchen, d.h. einer Theorie der Rationalität zuarbeiten. Aber auch eine solche Theorie der Rationalität enthält Habermas zufolge immer noch ein Moment des Unbedingten. Reese-Schäfer spricht davon, dass diese von Habermas angestrebte Unbedingtheit letztlich nur ein Postulat bleibt, das in der gesellschaftlichen Wirklichkeit nicht vorgefunden werden kann. Insofern bleibt der ganze Ansatz von Habermas für Reese-Schäfer auf der Ebene einer merkwürdigen „Melange zwischen sozialwissenschaftlicher Faktizitätsorientierung und fundamentalistischem Realitätstranszendierungsanspruch" (Reese-Schäfer, 118) stecken.

Das Begründungsproblem bei Habermas ist demzufolge im Vergleich mit Apels Ansatz als deutlich stärker zu betrachten. Das Anwendungsproblem ist dagegen bei Apel das größere Problem. Wir wollen jetzt auch auf die Frage der Anwendung bei Habermas eingehen. Habermas geht davon aus, dass Normen nur dann Geltung beanspruchen können, wenn sie auf eine Diskurssituation hin gedacht werden können. Die Geltung einer Norm steht und fällt mit dem kommunikativen Einverständnis, das hierüber erzielt werden kann. Damit ist natürlich auch gesagt, dass Habermas so etwas wie eine monologische Anwendung von Diskurstheorie ausschließen will. Die Argumentationen der Diskurstheorie können nur real durchgeführt werden. Das, was John Rawls in Erwägung gezogen hatte, nämlich sich vorzustellen, dass auch ein Einzelner den Versuch der Rechtfertigung von Grundnormen vornehmen kann, hat Habermas entschieden abgelehnt. Für eine monologische Ebene ist in der Diskurstheorie kein Platz vorhanden. Es geht also um reale und nicht um virtuelle Diskurse. Das Insistieren auf den realen Diskurs bedeutet, dass in die Konsenstheorie der Wahrheit ein empirisches Element mit hinein fließt. Die Frage, ob damit nicht lediglich so etwas wie ein empirischer Konsens erzielt werden kann, ist ein Problem, das den Unterschied zwischen einem empirischen und einem begründeten Konsens betrifft. Ein bloß empirischer Konsens wäre ja nicht mehr als ein bloßes Abstimmungsverhalten, aber Moraltheorie muss selbstverständlich mehr leisten können. Moraltheorie muss angeben können, auf Grund welcher Kriterien der Konsens zustande gekommen ist. Es muss zudem ein Kriterium dafür angegeben werden können, was moralisch akzeptabel und nicht mehr akzeptabel ist. Und das kann nicht auf der Basis empirischer Übereinstimmung geleistet werden. Wenn es um Begründung von Normen geht, die mehr darstellen als einen empirischen Konsens, dann wäre diese auch bei Habermas nur in einem unendlichen Diskurs möglich. Auch auf der Anwendungsebene haben wir wieder eine merkwürdige Mischung aus bloßer Faktizität und generellem Anspruch. Die von mehreren Seiten vorgetragene Kritik lautet in diesem Zusammenhang, dass der Weg vom realen Diskurs zum allgemeinen Interesse nicht wirklich schlüssig ist. Als Grund wäre hier wieder auch die Zweistufigkeit von Habermas' Konzeption anzusprechen. Auf der Begründungsebene geht es um die Begründung genereller Normen, auf der Anwendungsebene um die Richtigkeit singulärer Urteile, wobei die Anwendung nicht direkt aus dem Akt der Begründung abzuleiten ist. Es ist vielmehr ein eigener Anwendungsdiskurs erforderlich, der alle Kontingenzen der Situation zu berücksichtigen hat. Zudem muss auf der Anwendungsebene der Anspruch der Norm von der situationszugewandten Seite her betrachtet werden.

Unser Fazit lautet, dass sowohl bei Habermas als auch bei Apel an der Trennung von Begründung und Anwendung festgehalten wird. Eine direkte Ableitung konkreter Normen aus der generellen Grundnorm wird abgelehnt. Für eine Angewandte Ethik ist das ein Problem, mit dem sich insbesondere ein Schüler von Apel, nämlich Matthias Kettner, beschäftigt hat. Sein an Kant orientierter Vorschlag zu einer Vermittlung zwischen Begründung und Anwendung hat viele Gründe für sich, mit denen wir durchaus sympathisieren können. Allerdings sind wir der Meinung, dass eine ausreichende philosophische Grundlegung eines solchen Vermittlungsansatzes nicht einfach auf Kant zurückgreifen kann, sondern sozialphilosophisch weiter gehen müsste. Wir werden deshalb mit Detlef Horster abschließend zu zeigen versuchen, dass eine solche Grundlegung nur von einer Differenztheorie von Individualität und Sozialität ausgehen kann.

II.

Kettner hat in seinen Arbeiten zur Angewandten Ethik hervorgehoben, dass man sich vor jenem übereilten Optimismus hüten sollte, der die Hoffnung propagiert, dass man mittels der Angewandten Ethik moraltheoretische Fragen und Lösungen möglichst rasch in der gesellschaftlichen Wirklichkeit umsetzen könnte. Aus diesem Grunde hat er auf bestimmte Dilemmata, die er auf alle Formen Angewandter Ethik bezieht, hingewiesen und zu zeigen versucht, wie diese mittels der Diskurstheorie aufgelöst werden können. Kettner hat drei Dilemmata herausgearbeitet. Er spricht von einem theoriearchitektonischen Dilemma zwischen Autonomie und Dependenz. Hier geht es um die Anwendungskonzeption und um deren Verhältnis zur Grundtheorie. Das zweite Dilemma nennt er ein begründungstheoretisches Dilemma zwischen Relativismus und Zynismus. Das dritte wird bezeichnet als ideologisches Dilemma zwischen Resignation und Grandiosität.

Beim ersten Dilemma geht es um das Verhältnis der Anwendungsdimension zur Grundtheorie. Hier haben sich Kettner zufolge zwei extreme Positionen herausgebildet, die er mit den Begriffen Autonomie und Dependenz bezeichnet. Um den Begriff einer Grundtheorie näher zu fassen, macht er den Vorschlag, zwei Richtungen zu unterscheiden, zum einen die normative Ethik und zum anderen die Metaethik. Die Metaethik ist eine Richtung, die sich in erster Linie damit beschäftigt, die logischen Formen moralischer Argumentationen zu untersuchen, aber auch zu inventarisieren. Die normative Ethik wird von Kettner als ein Unternehmen vorgestellt, in dem es darum geht, moralische Standpunkte oder normative Prinzipien zu formulieren und allgemeingültig zu begründen. Im Hinblick auf das Verhältnis der Anwendungsdimension zur Grundtheorie haben sich jeweils Extreme ausgebildet. Das heißt, es gibt zum einen Konzeptionen, die eine Autonomie-Auffassung, und zum anderen Konzeptionen, die eine Dependenz-Auffassung vertreten. Die Autonomie-Auffassung steht für Ansätze, die die Grundtheorie ersetzen wollen, weil diese sich als zu praxisfern herausgestellt hat und diese sich insofern als verzichtbarer Input abwenden lässt. Die Frage stellt sich hier, ob man wirklich überzeugend die Grundtheorie von der Angewandten Ethik abkoppeln kann. Kettners Antwort darauf lautet ganz klar, dass wir auf die Grundtheorie keinesfalls verzichten können. Auch die so genannten Dependenz-Auffassungen, die es darauf anlegen, die Grundtheorie direkt auf moralische Problemfelder anzuwenden und damit die Anwendungsebene als eine logische Verlängerung der Grundtheorie zu betrachten, hält Kettner nicht für überzeugend. Die Diskursethik versucht Kettner zufolge vielmehr, beide Auffassungen zusammen zu denken, denn praktische Diskurse sind sowohl autonom als auch dependent. Autonom sind sie insofern, als sie weder von der Autorität anderer Personen abhängig sind noch abhängig sind von inhaltlichen Vorgaben. Dependent sind sie von der Grundtheorie deshalb, weil jeder praktische Diskurs von definitiv rechtfertigungsbedürftigen regulativen Ideen abhängig ist und diese Rechtfertigung ausschließlich in der der Anwendung vorgeschalteten Grundtheorie ermöglicht werden kann. Der praktische Diskurs ist insofern abhängig von der Begründung einer regulativen Idee in der Grundtheorie.

In dem zweiten Dilemma, das Kettner anspricht, geht es darum, dass Anwendungskonzeptionen eine Festlegung auf eine bestimmte normative Moraltheorie verlangen. Das bedeutet aber nicht, dass ein pragmatisch hinreichend gut funktionierender „Oberflächenkonsens" schon ausreicht. Denn er reicht schon deshalb nicht aus, weil Kettner zufolge jedes moralische Urteil nur dann gerechtfertigt werden kann, wenn man sich über den deskriptiven Gehalt hinaus auf einen präskriptiven Gehalt stützen kann. Selbstverständlich muss dieser präskriptive Gehalt wiederum auch rational verteidigt werden können. Aus diesem Grunde gibt es für Kettner ein „begründungstheoretisches Band" (Kettner, 19) zwischen Grundtheorie und Angewandter Ethik. Wenn einzelne moralische Urteile innerhalb der Angewandten Ethik überhaupt normative Autorität beanspruchen können wollen, muss diese normative Autorität über das genannte begründungstheoretische Band von der Grundtheorie entliehen werden. Der Nachdruck, mit dem die Diskursethik auf die Begründungsfrage insistiert, bildet für Kettner sozusagen auch den Grund dafür, wie man das begründungstheoretische Dilemma lösen kann. Es ist gerade dieser Nachdruck, mit dem die Diskursethik letzte Gründe fordert, wo es Kettner zufolge „vorletzte" vielleicht auch tun würden. Damit löst sich das Relativismus-Zynismus-Dilemma für Kettner von selbst auf.

Damit wären wir beim letzten von Kettner angesprochenen, beim ideologischen Dilemma zwischen Resignation und Grandiosität. Wenn Angewandte Ethik den Anspruch hat, etwas zu verbessern, dann muss sie sich auf das Bestehende zunächst einmal als gegeben einlassen. Hier stellen sich aber mehrere Probleme. Das eine ist das Grandiositätsproblem, das darin besteht, dass man überzogene Erwartungen an die philosophische Moraltheorie stellt und dadurch die Angewandte Ethik in ihrer Leistungsfähigkeit einfach überfordert. Das andere Problem wäre das, was Kettner Resignation nennt. Hier geht es um eine falsche Selbstbescheidenheit, d. h. dass die Angewandte Ethik angesichts der Probleme bei der Umsetzung der abstrakten Moraltheorie resigniert. Hierzu zählt Kettner auch die Gefahr, dass die Angewandte Ethik dazu missbraucht werden könnte, den gesellschaftlichen Status quo festzuschreiben. Den Ausweg aus diesem Dilemma sowie aus den genannten anderen sucht Kettner nun in der Möglichkeit einer Vermittlung zwischen Begründung und Anwendung mit Hilfe einer regulativen Idee im Sinne Kants. Dabei darf die Diskursethik nach unserer Auffassung allerdings nicht davon ausgehen, dass eine solche Idee bereits bei Kant fertig vorliegt und daher einfach übernommen werden könnte. Sie liegt schon deshalb nicht bereit, weil Kant in bewusstseinsphilosophischen und noch nicht in sprachphilosophischen Kategorien denken kann – mit der Folge, dass Kants Moralprinzip, der kategorische Imperativ, die Prüfung der Verallgemeinerungsfähigkeit moralischer Maximen dem einzelnen Individuum aufbürdet und damit das zu fordernde reale Hin- und Her der Argumente (discurrere) in eine virtuelle Argumentation innerhalb der Denk- und Vorstellungswelt eines Einzelnen transformiert. Es müsste daher dem von Kettner angesprochenen Vermittlungsversuch eine ganz bestimmte andere Theoriekonzeption zugrunde liegen, nämlich so etwas wie eine Differenztheorie von Individualität und Sozialität, die in der Lage ist, die Zweistufigkeit von Begründung und Anwendung mit dem Gegensatz von Individuum und Gesellschaft so zu verbinden, dass der „moralische Standpunkt" sowohl dem individuellen als auch dem sozialen Bereich gerecht wird. Im Folgenden wollen wir diese Konzeption ein wenig näher ausführen bzw. erläutern.

III.

Lutz Wingert hat in seiner Moralkonzeption eine Differenzierung zwischen Moral und Ethik vorgeschlagen, die Detlef Horster dann seiner „postchristlichen Moralkonzeption" zugrunde gelegt und sozialphilosophisch weiter ausgearbeitet hat.[5] Die von Wingert dargelegte Differenzierung von Ethik und Moral ist darauf angelegt, zwischen ethischen und moralischen Fragen klar zu unterscheiden und diese auf verschiedenen Ebenen zu verorten. Es geht zum einen darum, die angesprochenen Fragen zwar zu trennen, zum anderen aber auch darum, die unterschiedlichen Ebenen wieder zusammen zu bringen und zu verschränken. Horster diskutiert Wingerts Konzeption im Zusammenhang dessen, was in heutigen Diskussionen als „Glücks"- bzw. „Strebensethik" bezeichnet wird. Das hat seinen Grund darin, dass die meisten Diskussionen über Ethik und Moral die alte Frage nach dem guten Leben eher ausklammern. Und das wiederum liegt daran, dass die Unterscheidung zwischen Ethik und Moral bislang eher vernachlässigt wurde.

---

5   Vgl. D. Horster, Postchristliche Moral. Eine sozialphilosophische Begründung, Hamburg 1999. Zu Wingert vgl. S. 311-317.

Lutz Wingert ist einer derjenigen, die sich der Differenz von Ethik als Disziplin der Frage nach dem guten Leben und von Moral als Disziplin, die sich um soziale Normen und deren Rechtfertigung kümmert, bewusst sind. Leider verwickelt sich Wingert im Laufe seines Argumentationsganges in Ungereimtheiten. Dies liegt Horster zufolge daran, dass bei Wingert ein Ausdifferenzierungsdefizit vorhanden ist. Wingert differenziert nicht ausreichend den individuellen vom sozialen Bereich. Eine solche Differenzierung aber ist Horster zufolge notwendig. Denn diese steht in engem Zusammenhang mit der Entwicklung seit der zweiten Hälfte des 18. Jahrhunderts, in der es einen Wechsel hinsichtlich der Instanzen zu verzeichnen gibt, die die Kontrolle über die Glücksbeschaffungsmöglichkeiten inne hatte. Das heißt, Staat und Religion verlieren an Geltung und die Frage der Glücksbeschaffung wird allein dem Individuum überantwortet. Und daraus folgt auch, dass man auf der ethisch-moralischen Ebene eine Trennung vornehmen muss. Die mangelnde Differenzierung zwischen individuellem und sozialem Bereich ist nach Horster der Grund für alle Unklarheiten in der Argumentation von Wingert. Warum nun differenziert Wingert nicht genügend? Das liegt für Horster daran, dass Wingert das Soziale über die Interaktionen der Individuen konstituiert. Aus diesem Grunde kann Wingert Horster zufolge auch die moralische Ebene nicht entsprechend ausdifferenzieren. Dies aber sei notwendig, weil es eine Basis für moralische Regeln und für moralisches Handeln gebe. Diese Basis besteht für Horster in einer Moral der wechselseitigen Anerkennung, die erst so etwas wie einen notwendigen Rahmen für moralische Regeln und moralisches Handeln liefern könne. Die Individuen, die moralische Prioritäten setzen, benötigen für diesen Setzungsvorgang unbedingt einen Rahmen, den die Moral der wechselseitigen Anerkennung zur Verfügung stellen und abstecken kann. Wir benötigen diesen Rahmen, weil wir in einer Welt leben, in der nicht vorab geklärt ist, was moralische Priorität ausmachen darf. Dies muss heute von den Individuen selbst entschieden werden. Es gibt also verschiedene Wahlmöglichkeiten für die Entscheidung unserer moralischen Konflikte. Um in diesen Situationen nicht die Orientierung zu verlieren, benötigen die Individuen einen moralischen Rahmen, um hinsichtlich der Wertkonflikte überhaupt noch zu einer individuellen Entscheidung zu kommen. Es kann heute keinen übergeordneten Wert mehr geben, der – wovon man in traditionellen Gesellschaften noch ausgehen konnte – einen klaren Hinweis für die zu fällende Entscheidung liefert. Der moralische Standpunkt muss Wingert zufolge heute zwei Bereichen gerecht werden, dem individuellen und dem sozialen. Horster ist nun

allerdings der Meinung, dass Wingert die Trennung zwischen diesen Bereichen nicht deutlich genug vollzogen hat, weil er den sozialen Bereich nicht
als wirklich eigenständigen Bereich neben dem individuellen Bereich fassen
kann, da er das Soziale von den Handlungen und den Interaktionen der
Individuen her begreift, also „handlungstheoretisch" argumentiert – so
Horsters Formulierung.[6] Horsters Kritik zielt also darauf, dass das Soziale
hier erst in der Koordination dieser individuellen Handlungen und Interaktionen entsteht und insofern kein eigenständiger Bereich gegenüber dem des
Individuellen sein kann, sondern allenfalls ein abgeleiteter Bereich, also ein
Sekundärphänomen. Diese Problematik können wir nach Horster nur lösen,
wenn wir eine Differenztheorie von Individuellem und Sozialem vertreten
und beide Bereiche als eigenständig definieren. Erst wenn man diese Differenzierung vornimmt, kann man auf der moralischen Ebene genau diese
Unterscheidung auch wahrnehmen und berücksichtigen. Also auf der moralischen Ebene können wir ebenfalls zwischen einem individuellen und einem sozialen Bereich unterscheiden. Diese Sichtweise ist Horster zufolge
Wingert verschlossen, weil er im Rahmen einer „Handlungstheorie" befan-
gen bleibt, die immer von der Koordinierung individueller Handlungen
ausgeht. Stattdessen schlägt Horster eine „sozialphilosophische" Blickwen-
dung vor, um eine Differenztheorie des Individuellen und des Sozialen entwickeln und vertreten zu können.

IV.

Horster nimmt als Leitfaden die Frage, welche soziale Aufgabe die Moral
erfüllen soll. Um diese Frage beantworten zu können, richtet er seine Aufmerksamkeit auf die Systemtheorie von Luhmann, der davon ausging, dass
die Moral eine Funktion in der Gesellschaft erfüllt. Für Luhmann ist die
Moral immer auf die Frage ausgerichtet, ob und unter welchen Bedingungen
die Menschen einander achten oder missachten. Wenn nun in einem sozialen System Moral vorhanden ist, dann definiert Luhmann diese als die Gesamtheit der Bedingungen, nach denen in diesem System über Achtung oder
Missachtung entschieden wird. Nun ist die Moral bei Luhmann nicht selbst
als ein System zu beschreiben, sondern ist vielmehr als eine gesellschaftsweit

---

6   Vgl. Horster, Postchristliche Moral, a.a.O., S. 317.

zirkulierende Kommunikationsweise zu verstehen. Moralvorstellungen sollen ja systemübergreifend gelten und können aus diesem Grunde auch nicht als Teilsystem der Gesellschaft ausdifferenziert werden. Auch Luhmann ist der Meinung, dass Moral in der modernen Gesellschaft immer wichtiger wird, weil es heute keine Instanzen mehr gibt, die für alle möglichen moralischen Konflikte bereits ihre fertigen Lösungen bereit halten. Wir leben in einer individualisierten Gesellschaft, in der die psychischen Systeme bzw. die Individuen die Aufgabe der Lösung moralischer Konflikte selbst übernehmen müssen. In der Ausdifferenzierung dieser Moralkonzeption ist nun Axel Honneth über Luhmann hinausgegangen, indem er mit der auch von Luhmann vertretenen Auffassung der Eigenständigkeit des Individuellen und des Sozialen die Konzeption der Moral einer wechselseitigen Anerkennung verknüpft.[7] Ebenso wie Luhmann vertritt Honneth die These, dass wir heute in einer sich zunehmend individualisierenden Gesellschaft leben, in der es keine wirklich überzeugenden überindividuellen normativen Instanzen mehr gibt, die fertige Antworten auf unsere moralischen Probleme enthalten. Die Individuen müssen sich darauf einstellen und sich auch damit abfinden, dass sie sich mit den drängenden Fragen der Moral selbst zu beschäftigen haben. Wie Horster ist nun auch Honneth der Auffassung, dass wir für die Bewältigung dieser Aufgabe einen Rahmen oder eine Basis benötigen. Dieser Rahmen kann abgesteckt werden durch die Konzeption der Moral einer wechselseitigen Anerkennung. Was aber heißt Anerkennung eigentlich?[8] Und inwiefern ist die sowohl von Honneth als auch von Horster favorisierte Anerkennungskonzeption so überzeugend, wenn man gleichzeitig die These von der Eigenständigkeit und der Trennung des Individuellen und des Sozialen vertreten will? Weil die Anerkennungskonzeption insbesondere geeignet ist, auf wechselseitige Verhältnisse bezogen zu werden. Horster sagt, dass in jedem Anerkennungsverhältnis immer schon so etwas wie ein Zwang zur Reziprozität eingebaut ist. Insofern ist für Horster ebenso wie für Honneth die Moral eine Gegebenheit, mit der über Anerkennung oder Nichtanerkennung entschieden werden kann. Nun gibt es trotz der Übereinstimmung für Horster aber auch noch Gründe, an Honneths Konzeption eine Kritik heranzutragen und damit über diese hinauszugehen. Was

---

7   Vgl. Horster, Postchristliche Moral, a.a.O., S. 270-279.
8   Vgl. dazu A. Honneth, Integrität und Mißachtung, in: Merkur, Nr. 501, Dez. 1990. Vgl. auch A. Honneth, Zwischen Aristoteles und Kant. Skizze einer Moral der Anerkennung, in: G. Nunner-Winkler, W. Edelstein (Hg.), Moral im sozialen Kontext, Frankfurt am Main 2000, S. 55-76.

Horster hier im Blick hat, ist der Verdacht, dass in der von Honneth entworfenen Anerkennungskonzeption die Autonomie des Individuums möglicherweise geopfert wird zugunsten einer Gleichstellung des Individuellen
und des Sozialen. Hier sieht Horster ein ernstzunehmendes Problem, d.h.
aber keineswegs, dass er damit nun für die Aufhebung der Trennung des
Individuellen und des Sozialen plädiert; es scheint eher so zu sein, dass gerade wegen der Trennung so etwas wie Autonomie auf der Seite des Individuellen verbleiben muss. Denn in einer individualisierten Gesellschaft, die
sich durch eine zunehmende Pluralisierung auszeichnet, gibt es in der Regel
durch legitime Werte-Alternativen neue Konfliktmöglichkeiten, in denen
Entscheidungen verlangt werden. Diese Entscheidungen können nur von
den Individuen getroffen werden, d.h. die Individuen müssen moralische
Prioritäten setzen und setzen können. Um diese Aufgabe zu bewältigen,
sind sie auf ihre Autonomie angewiesen. Wenn wir diese Autonomie gewährleisten können, entsteht eine ganz andere Konstellation im Verhältnis
von Individuellem und Sozialem, in der der soziale Bereich der Moral als
eine Basis für moralische Entscheidungen auf der individuellen Ebene definiert werden kann. Die damit gewonnene Konzeption besteht Horster zufolge darin, dass im Rahmen wechselseitiger Anerkennung unsere individuelle Prioritätensetzung möglich gemacht und gerechtfertigt werden kann. Sie
ermöglicht uns nach Horster zudem eine Einteilung von Ethik auf den individuellen und Moral auf den sozialen Bereich. Im individuellen Bereich geht
es demnach um die Wahl individueller Prioritäten. Hier lautet die Frage:
Welche moralischen Werte sind für mich wichtiger als andere? Im sozialen
Bereich geht es um wechselseitige Anerkennung. Wenn wir nun die Beziehung zwischen diesen beiden Bereichen herstellen, können wir erkennen,
dass die wechselseitige Anerkennung im sozialen Bereich den Rahmen darstellt für die Setzung von Prioritäten im individuellen Bereich. Das hat einige Konsequenzen – eine davon hat bereits Michel Foucault in aller Schärfe
beschrieben, nämlich die zentrale Aufgabe des Individuums, sich selbst
finden oder bestimmen zu müssen. Diese Aufgabe, sich selbst zu formen
bzw. an sich selbst zu arbeiten, sowohl an seiner Existenz im Hinblick auf
ein gutes Leben als auch an seiner Selbstgestaltung als moralisches Subjekt,
ergibt sich zum einen aus der Eigenständigkeit des Sozialen, das nicht mehr
ausschließlich der Integration der Individuen dient, sondern diese in ihre
Freiheit entlässt. Sie ist zudem mit einem weiteren Zweck verbunden, nämlich zu den globalen Vereinheitlichungs- und Gleichmachungstendenzen, die
in den heutigen komplexen Gesellschaften wirksam sind, ein starkes indivi

duelles Gegengewicht zu schaffen, das sich jeder Integration entzieht und damit einen Beitrag zur Aufrechterhaltung der Konstellation eigenständiger Individualität und Sozialität leistet. Eine Differenztheorie von Sozialität und Individualität richtet sich deswegen ebenso gegen Versuche wechselseitiger Reduktionen des Individuellen auf das Soziale und umgekehrt wie auch gegen wechselseitige Beeinflussung bzw. Bemächtigung; d.h. jedoch nicht, dass sie die gegenseitigen Erwartungen im Rahmen wechselseitiger Anerkennung aufgeben muss.

Wir wollen jetzt noch etwas genauer auf das Problem der Anwendung eingehen. In der Diskursethik wie in den Theorien, auf die sich die Diskursethik bezieht, wie z.B. die Ethik Kants, gibt es das Problem der so genannten „Gebrauchsunfreundlichkeit" der Prinzipien bzw. des kategorischen Imperativs. Diese Prinzipien sind fast nie unmittelbar auf moralische Handlungssituationen zu beziehen. Einige Vertreter der Diskurstheorie haben dies zum Anlass genommen, sich nur noch mit Begründungsfragen auseinanderzusetzen. Das hat verständlicherweise mit zu der schwierigen Situation beigetragen, in der die Diskursethik sich − bezogen auf Anwendungsfragen − heute befindet.

V.

Wenn wir an dieser Stelle noch einmal daran erinnern, dass wir Horster zufolge heute in einer individualisierten Gesellschaft leben, in der die Menschen ihre moralischen Prioritäten selbst setzen müssen, dann müssen wir uns auch klar machen, dass diese Setzung in einer pluralistischen Kultur unweigerlich mit einer individuellen Wahl verbunden ist. Wir haben also die Wahl zwischen verschiedenen Prioritäten und wenn wir versuchen, uns zwischen den Alternativen zu entscheiden, dann müssen wir unsere eigene Wahl selbstverständlich auch rechtfertigen können. In diesem Zusammenhang wird nun von Horster das so genannte „Sokratische Gespräch"[9] eingeführt, damit konkret die Möglichkeit gegeben ist, sich über die eigene Wahl eine Rechenschaft ablegen zu können. In diesem Verständnis geht es im Sokratischen Gespräch also um die Reflexion auf ethische Sinngebungen und moralische Werte. Da die Wahl bestimmter Prioritäten im Modus des

---

9   Vgl. Horster, Postchristliche Moral, a.a.O., S. 547ff.

Urteilens geschieht, wird das Sokratische Gespräch von Horster demnach eingesetzt, um diesen Vorgang des moralischen oder ethischen Urteilens in einem Gruppengespräch zu rekonstruieren und kritisch zu betrachten. Es geht in solchen Gruppen Horster zufolge aber nicht darum, einen Konsens zu erzielen, sondern um eine „reflexive Abstimmung des Partikularen" (Horster, 549). Ungeachtet der unterschiedlichen Prioritätensetzung muss die Interaktion in einer Gruppe aufrechterhalten werden. Das wird dadurch gewährleistet, dass ein gemeinsamer Bezugsrahmen hergestellt wird. Innerhalb eines solchen gemeinsamen Bezugsrahmens kann man seine moralischen Prioritäten kritisch beleuchten und legitimieren. Horster ist darüber hinaus der Auffassung, dass gerade die Regeln, die im Sokratischen Gespräch gelten, genau der Ebene der wechselseitigen Anerkennung entsprechen. Denn im Reglement des Sokratischen Gesprächs geht es letztlich ja um nichts anderes als um die wechselseitige Anerkennung als Mitglieder der Diskussionsrunde und als gleichberechtigte Diskussionspartner. Dennoch kann es für Horster im Sokratischen Gespräch nicht darum gehen, einen universellen Konsens zu erzielen, weil die Sokratischen Gespräche vor allem der inhaltlichen Bestimmung und Überprüfung der moralischen und ethischen Prioritäten wegen eingerichtet werden sollen und der darin erzielte Konsens somit zunächst nur für die im Gespräch versammelten Menschen gelten kann. Aus diesem Grunde verwendet Horster auch anstelle des Konsensbegriffs den Ausdruck der „reflexiven Abstimmung des Partikularen".

VI.

Was wir abschließend hier noch einmal in den Blick nehmen wollen, ist das Verhältnis von Individuum und Sozialität. In der Auseinandersetzung mit dem Ansatz von Horster hat sich bei uns der Verdacht erhärtet, dass es bei ihm letztlich nicht mehr zu einer wirklich kritischen Infragestellung des sich seit der Neuzeit eingestellten Ungleichgewichts in dem genannten Verhältnis kommt. Hierzu müssten nach unserer Auffassung allerdings auf jeden Fall auch durch den Sozialphilosophen korrigierende Vorschläge unterbreitet werden. Horster analysiert jedoch lediglich die geschichtlichen Veränderungen des Verhältnisses von Individuum und Sozialität in der westlichen Welt und stellt in diesem Zusammenhang die These auf, dass diese Entwicklung seit der Neuzeit eine deutliche Aufwertung des individuellen und eine Abwertung des sozialen Bereichs hervorbringt. Genau durch diese Verändrungen ergibt sich für Horster erst die Notwendigkeit einer individuellen moralischen Prioritätensetzung. Im Mittelalter ebenso wie in der Antike wurden moralische Prioritäten noch von der religiös oder politisch fundierten Gemeinschaft verbindlich für alle Mitglieder vorgeschrieben. In der Neuzeit wird diese Art der Verbindung von Individuum und Sozialität in Frage gestellt. Aufklärung und Liberalismus favorisieren eine Unabhängigkeit des Individuums von der Gesellschaft, die als Freiheit verstanden wird. In dieser Situation der Ausweitung seiner Freiheit ergibt sich für jedes Individuum die Notwendigkeit, für sich selbst seine moralischen Prioritäten zu wählen. Das Problem in diesem Zusammenhang besteht nun darin, dass in der westlichen Welt von einer Einheit von Individuum und Gesellschaft bzw. von Äquivalenten solcher Einheit nur in seltenen Fällen noch gesprochen werden kann. Nach unserer Auffassung müsste es dem Sozialphilosophen deswegen auch darum gehen, das Ungleichgewicht von Individuum und Gesellschaft als Problem zu behandeln. Wenn die Moral des sozialen Bereichs im Sinne einer wechselseitigen Anerkennung als Rahmen für die individuelle moralische Prioritätensetzung fungieren soll, so kann eine solche Konstruktion aber nur funktionieren unter der Bedingung eines gewissen Gleichgewichts zwischen der differenzierten Moral des sozialen und individuellen Bereichs. Diese Einschätzung wird unseres Erachtens nicht durch den Hinweis entkräftet, dass die Moral im sozialen Bereich Horster zufolge als formaler Rahmen für die individuelle Bestimmung moralischer Inhalte gedacht werden muss. Denn Form und Inhalt müssen hier letztlich zu einer Einheit zusammenfinden, die allerdings den in sich tragenden Unterschied nicht aufheben darf. Wenn von Horster das „Sokratische Gespräch" als Medium eingeführt wird, mit dem die Regeln der autonomen individuellen Setzung moralischer Prioritäten reflektiert werden sollen, ohne dabei zugleich eine kritische Selbstreflexion des Mediums[10] selbst zu fordern, läuft seine Konzeption auf eine erhebliche theoretische Unterversorgung des hier zugrunde liegenden sozialen Bereichs hinaus. Dass die „reflexive Abstimmung des Partikularen" im Sokratischen Gespräch in einer „partikularen Wir-Gemeinschaft"[11] vollzogen wird, darf dem Sozialphilosophen ebenso wenig unbemerkt bleiben wie die Frage, ob und unter welchen Vor-

---

[10] Analog zu der von K. Bayertz in seinem Beitrag zu diesem Band versuchten Selbstaufklärung angewandter Ethik käme es darauf an, eine Selbstaufklärung des Sokratischen Gesprächs durchzuführen.

[11] Vgl. dazu U. Tietz, Die Grenzen des Wir. Eine Theorie der Gemeinschaft, Frankfurt am Main 2002.

aussetzungen der hier vertretene Partikularismus wieder mit dem „westlichen Universalismus"[12] in ein Ergänzungsverhältnis gestellt werden kann.

Es ist hier jedoch nicht mehr möglich, die mit dieser Frage verknüpften Voraussetzungen auch nur halbwegs zufrieden stellend zu klären. Insofern bleibt uns lediglich, in groben Zügen einige Punkte anzusprechen, deren detaillierte Ausarbeitung vielleicht erste befriedigende Antworten zur Bestimmung der Verhältnisse von Begründung und Anwendung, Individualität und Sozialität sowie Partikularismus und Universalismus im Sinne des von Tönnies zu Recht propagierten „Ideals der Kombination"[13] begründen könnten. Verhältnisse wie die zwischen Besonderem und Allgemeinem, Partikularismus und Universalismus etc. sind Spannungsverhältnisse und befinden sich unserer Auffassung zufolge in der Situation eines Gegensatzes, der nicht mehr aufgehoben werden kann. Aus diesem Grunde muss man die Lösung hier vielmehr in einer neuen, andersartigen Vermittlung suchen, die eine völlig neue Interaktion der beiden gegensätzlichen Seiten hervorruft und daher nicht mehr die Versöhnung in der Aufhebung von Entzweiungen, sondern in deren Selbstbefreiung und Gleichberechtigung erreicht. Gefordert ist und bleibt damit, so etwas wie eine „doppelte Betrachtung", „doppelte Begründung" und „doppelte Verpflichtung" zu entwickeln und zu entfalten.

Entscheidend für die Begründung und Entfaltung einer solchen Theorie des Gegensatzdenkens wäre es, den Denkweg in Rede und Gegenrede und das Denkergebnis als eindeutiges Resultat, die von Platon und Aristoteles unterschiedlich akzentuiert bzw. getrennt und im Laufe der Geschichte jeweils auf eigenen Wegen weiterentwickelt wurden, auf eine spezielle Weise, d.h. in Form eines Ergänzungsverhältnisses, wieder zusammen zu führen. Diese Aufgabe könnte in einem Sokratischen Gespräch, wie es in der Tradition von Nelson bis Heckmann konzipiert wurde und von Horster zur Überprüfung moralischer Prioritäten herangezogen wird[14], mustergültig geleistet werden, und zwar nicht nur deswegen, weil hier Denkweg und Denkergebnis miteinander verbunden sind, sondern auch, weil gerade der Gegensatz unterschiedlicher Positionen hier als unvergleichlich lehrreicher Ausgangspunkt für einen richtigen Vergleich des Widersprechenden dienen

---

[12] Vgl. dazu S. Tönnies, Der westliche Universalismus. Eine Verteidigung klassischer Positionen, Opladen 1997.
[13] Vgl. ebd., S. 125.
[14] Vgl. dazu auch D. Horster, Das Sokratische Gespräch in Theorie und Praxis, Opladen 1994.

kann, der nicht in einer Aufhebung endet, sondern in einer positiven Transformation zu einem Resultat führt, das von beiden Seiten gleichermaßen getragen werden kann und damit eine dual in sich differenzierte Einheit herstellt. Während der Widerspruch in der eindeutigen Betrachtung, die zur Aufhebung der widersprechenden Seite drängt, negativ eingestuft wird, kann der Gegensatz in einer doppelten Betrachtung, die beide Seiten zusammenfügen kann, ohne sie dadurch aufzuheben, als positives Resultat akzeptiert werden. Die im Sokratischen Gespräch immer wieder gestellte Aufgabe lautet also, ob und wie ein Widerspruch, d.h. eine antagonistische Opposition, in einen Gegensatz, d.h. eine nicht-antagonistische Opposition, umgewandelt werden kann.

4.

Wirtschaftsethik

KULTURALISTISCHE UNTERNEHMENSETHIK. BEGRÜNDUNG UND ANWENDUNG

Gerd Hanekamp[1]

EINFÜHRUNG

Wie viele andere Bereichsethiken hat die Unternehmensethik seit ihrer Entstehung als angewandte Ethik eine dynamische Entwicklung durchlaufen. Die kulturalistische Unternehmensethik[2] fügt den vielen konkurrierenden Positionen nicht eine neue in dem Sinne hinzu, dass sie monolithisch als Alternative zu bestehenden Ansätzen positioniert wird. Sie bezeichnet einen Zugang von den Aufgaben her, die Unternehmensethik erfüllen soll, insbesondere den Kontexten, in denen diese Aufgaben erfüllt werden. Sie bedeutet mithin eine besondere Perspektive für die Positionierung entsprechend der Themenstellung dieses Bandes.[3]

Stellt man angewandte Ethik in ein 'Spannungsfeld' zwischen Begründung und Anwendung – wie es im vorliegenden Band geschieht –, so sind zumindest implizit schon Weichenstellungen vorgenommen. Die gemeinsame Behandlung von Begründung und Anwendung suggeriert eine Abfolge: zur Anwendung kommt nur hinreichend Begründetes. Offen bleibt zwar, ob das Geschäft des Begründens eine allgemeine Ethik betrifft, die dann in speziellen Kontexten angewendet wird, oder ob eine Ethik als angewandte für einen speziellen Kontext begründet werden soll. Die Tatsache, dass ein Spannungsverhältnis vorausgesetzt wird, lässt vermuten, dass die Kontextualisierung zur Anwendung gehört. Begründet würde entsprechend eine allgemeine Ethik. Das Spannungsfeld wäre im Rahmen dieser Interpre-

---

[1]   Gerd.Hanekamp@dlr.de
[2]   Vgl. Hanekamp (2001).
[3]   Das Programm einer kulturalistischen Unternehmensethik wird in Hanekamp (2001) formuliert. Dort findet sich auch eine Würdigung der Arbeiten Friedrich Kambartels für dieses Programm. Zum Anschluss an Carl Friedrich Gethmann vgl. Hanekamp (1998).

tation des Themas ein Spannungsfeld zwischen der Allgemeinheit der Begründung und der Kontextualiät der Anwendung.

ALLGEMEINHEIT DER BEGRÜNDUNG

Der Vorteil einer allgemeinen Ethikbegründung liegt darin, mit dem Ergebnis ein Werkzeug an der Hand zu haben, das sich *in jedem Kontext* verwenden lässt und *gegenüber jedem* Geltung beanspruchen kann. Eine solche allgemein, also generell – kontextinvariant – und universell – personeninvariant – begründete Ethik soll Ergebnisse liefern können, die wiederum generelle und universelle Geltung beanspruchen dürfen.

Beide (Geltungs-)Allgemeinheiten werden oftmals über die Allgemeinheit der Beteiligung an den durch die Ethik etablierten *Entscheidungsverfahren* sowie einem bestimmten Design dieser Verfahren zu begründen versucht.

Im Rahmen einer allgemeinen Begründung spielen demzufolge drei Allgemeinheiten eine Rolle: a) Die Allgemeinheit der Geltung der Ethik, b) die Allgemeinheit der Geltung der Ergebnisse der Ethik, c) die Allgemeinheit der Verfahrensteilnahme.

Die Allgemeinheit der Verfahrensteilnahme reicht offensichtlich alleine nicht hin, um die anderen Allgemeinheiten zu tragen. Denn selbst, wenn allen Kommunikationsfähigen oder allen Betroffenen der Zugang zum Entscheidungsverfahren offen steht, stimmt nicht zwangsläufig jeder dem speziellen Entscheidungsverfahren und damit den durch dieses Verfahren erzielten Ergebnissen zu. Ein bestimmtes Design des Entscheidungsverfahrens zusammen mit dem freien Zugang zu diesem Verfahren könnte indessen dazu bewegen, darin die allgemeine Begründung einer Ethik zu sehen, auf die man sich verpflichtet, d.h., deren Ergebnisse man akzeptiert, weil man das Verfahren für akzeptabel hält.

Diese Darstellung ist für viele Ethiker zu schwach. Insbesondere sich diskursethisch verpflichtet habende Philosophen vertreten die Ansicht, dass deren dezisionistisches Element den Aufgaben einer Ethik nicht gerecht wird. Vielmehr sei auch in post-traditionalen Zusammenhängen ein Moment der Unbedingtheit und Unabweisbarkeit zu bewahren. Eine Ethik müsse universalistisch sein. Sie versuchen, ethische Prinzipien derart aus einem konsensorientierten Argumentationsbegriff zu gewinnen, dass niemand, der argumentiert, umhin könne, sich auf diese ethischen Festlegungen verpflichtet zu haben.[4]

Die in diskursethischen Begründungsprogrammen angestrebte Zwangsläufigkeit dieses Überganges kann einerseits dazu dienen, Geltung auch dann beanspruchen zu können, wenn Entscheidungen für andere gefällt werden, die nicht an der Entscheidung beteiligt sind bzw. sich nicht beteiligen können (advokatorische und tutorische Kontexte), andererseits liefert er eine Basis für kritische Bemühungen, die nicht von faktischen Zustimmungen bzw. Selbstverpflichtungen abhängen, so dass Diskussionen durch fiktive Diskurse ersetzt werden können.

Konrad Ott (1996) versucht die von Habermas formulierten Prinzipien 'D':

> Gültig sind genau die Handlungsnormen, denen alle möglicherweise Betroffenen als Teilnehmer an rationalen Diskursen zustimmen könnten. (Habermas 1992, S. 138)

und 'U':

> Jede gültige Norm muss der Bedingung genügen, dass die Folgen und Nebenwirkungen, die sich aus einer allgemeinen Befolgung der strittigen Norm für die Befriedigung der Interessen eines jeden Einzelnen voraussichtlich ergeben, von allen zwanglos akzeptiert werden können. (Habermas 1983, S. 103 u. 131)

aus Diskursregeln, die im einzelnen motiviert werden, der Unterscheidung zwischen Fragen des guten Lebens und normativen Fragen, einem speziellen Normbegriff, den erwähnten Begriff der Argumentation, und einer Differenz zwischen der Perspektive der Privatperson, die ihre eigenen Interessen verfolgt, und der Perspektive des Diskurses, sowie schließlich der Aussage, dass gerechtfertigte Normen gültige seien, abzuleiten.

Die Ottsche Ableitung kann hier nicht im Einzelnen beurteilt werden. Exemplarisch soll lediglich auf die Voraussetzung der 'Perspektivendifferenz' eingegangen werden:

> Wer in Bezug auf eine hypothetisch erwogene Norm argumentiert und weiß, was argumentieren bedeutet, der muss gegenüber allen anderen Teilnehmern präsumieren, eine Perspektive eingenommen zu haben, die von der der Privatperson verschieden ist. Moralisch-normatives Argumentieren ist demnach

---

[4]   Zum diskursethischen Begründungsprogramm vgl. Ott 1996 und die darin zitierte Literatur.

eo ipso von Versuchen unterschieden, aus einer normativen Regelung den
größtmöglichen Vorteil für sich zu ziehen. Wenn ich in Bezug auf eine hypothetisch erwogene Norm argumentiere und dadurch implizit die
Erreichbarkeit von Konsens bis auf weiteres unterstellen muss, habe ich implizit eine andere Perspektive eingenommen als die, in der ich strategisch
von dem Ziel ausgehe, zu der Gruppe derjenigen zu zählen, deren Interessen
von einer Norm profitieren oder begünstigt werden. (Ott 1996, S.42)

Hier handelt sich Ott ein Anwendungsproblem 1. Stufe ein: Er setzt voraus,
was erst Ergebnis seiner anspruchsvollen Analyse sein kann. Aus dem Aus-
gleich der Interessen *eines jeden Einzelnen*, den die diskursive Bearbeitung
leisten soll, wird ein Abgleich von je schon anonymisierten Interessen. Er
überfordert diejenigen, die seine Rekonstruktion als ethische Expertise auf-
nehmen sollen. Abgesehen davon sind es einige Grundbegriffe, die für die
von ihm vorgenommene Ableitung nicht präzise genug eingeführt werden.
Der Diskursbegriff selbst changiert zwischen einem konkreten Diskussions-
zusammenhang, an dem man in bestimmter Weise teilnehmen kann, und
der Rekonstruktion eines solchen Zusammenhanges, die spezifischen Vorgaben genügen muss – dies auch ein Problem des Prinzips der Perspektivendifferenz. Die verengte Bestimmung des Begriffes des zweckgerichteten
Handelns ist ebenso hinderlich wie die 'Diffamierung' des Interessenbegrif-
fes, den Ott schließlich aus dem Prinzip U verbannt (Ott 1996, S.47).
    Weitaus 'pragmatischer' geht Klaus Günther mit dem Begriff des Interes-
ses um, wie er in der Habermasschen Formulierung von U vorkommt. Seine
Ausführungen zum Anwendungsproblem werden im folgenden Abschnitt
ausführlich behandelt. An dieser Stelle ist die Auseinandersetzung Günthers
mit Albrecht Wellmer hilfreich. Gemäß Wellmer geht es bei moralischen
Konflikten um die Herstellung einer angemessenen gemeinsamen Interpretation der Situation, in der die Betroffenen handeln, nicht um einen individuell zurechenbaren Verstoß gegen allgemeine Normen (Wellmer 1986,
S.60ff.; Günther 1988, S.65).
    Ein Konsens unter idealen Bedingungen gebe kein Kriterium für die
Richtigkeit eines Konsenses unter faktischen Bedingungen (68)[5]. Dieser
Ansatz geht Günther nicht weit genug. Die Diskursethik belasse Normen
nicht im Verständnishorizont einer Situation, sondern mache deren Geltungsanspruch darüber hinaus noch einmal zum Thema einer Begründung
(75). Schließlich dürfe die 'Verbindlichkeit moralischen Sollens' nicht allein

---

[5]   Zahlen in Klammern weisen auf Seitenzahlen in Günther (1988) hin.

davon abhängen, dass die entsprechende Norm zu unserer gemeinsamen Praxis gehöre (79).

Wellmer verliere durch seine Interpretation moralischer Prinzipien den wichtigen Unterschied zwischen Beurteilungsprinzipien und Normen:

> Wenn ein Moralprinzip zweiter Stufe wie der Kategorische Imperativ nach Wellmers Interpretation dadurch charakterisiert ist, dass es bestimmte Merkmale einer intersubjektiv geteilten Lebensform zum Ausdruck bringt, dann lässt sich in der Tat nicht mehr zwischen der Anwendung des Moralprinzips und der Anwendung einer moralischen Norm differenzieren – mit der Folge, dass Wellmers These zuträfe, zwischen Begründungs- und Anwendungsfragen könne man nicht sinnvoll unterscheiden. (84f.)

Man müsse vielmehr einen Standpunkt außerhalb seiner jeweiligen Lebensform einnehmen können. Das Moralprinzip sei – Habermas folgend – als Argumentationsregel zu verstehen, um diese Konfundierung zu vermeiden.

Günther gibt hingegen zu, dass man nur von seiner eigenen Lebensform aus einen Zugang zu den Bedingungen unparteilicher Urteilsbildung finden kann (87). Das habe zwei Konsequenzen: Man könne immer nur um die Rekonstruktion derjenigen Intuitionen bemüht sein, denen man immer schon folge, wenn man moralische Fragen kontrovers erörtere. Im Rahmen dieser Rekonstruktion könne ein Moralprinzip zweiter Stufe keine moralische Norm erster Stufe sein.

Günther übersieht indes, dass die von ihm bemühte Unterscheidung eine rekonstruierte ist, die deshalb nicht als Angemessenheitskriterium für Rekonstruktionen dienen kann. Als zweite Konsequenz seien Rekonstruktionen moralischer Intuitionen fallibel. Bestimmte Rekonstruktionen könnten Intuitionen besser treffen als andere.

Diese gegenüber den lebensweltlichen Intuitionen recht nachgiebige Darstellung wird in der Folge wieder auf diskursethischen Boden gestellt:

> Die Diskursethik rekonstruiert universalistische moralische Intuitionen aus den allgemeinen Argumentationsvoraussetzungen, die wir unweigerlich in Anspruch nehmen und als erfüllt unterstellen müssen, wenn wir uns überhaupt auf eine moralische Kontroverse einlassen. Soweit diese Rekonstruktion sich auf eine von uns immer schon geübte Praxis richtet, bleibt sie mit der Lebensform verbunden, zu der diese Praxis gehört. Soweit sie sich jedoch auf universale Aspekte richtet, transzendiert sie – fallibel – die besondere Lebensform, von der sie ihren Ausgang nahm, und zielt auf lebensforminvariante Bedingungen jener Praxis. Erst damit ist eine zweite Stufe erreicht, von der aus verschiedene Versionen dieser Praxis beurteilt werden können. Der die jeweilige Lebensform transzendierende Schritt führt jedoch

nicht in eine transzendente Welt, sondern lediglich in eine 'quasi'-
transzendentale, [...]. (87f.)

Günther knüpft die Konstruktion schließlich wieder an faktische Zustimmung von Betroffenen. Aus dem potentiell transzendentalen 'zustimmen
können' wird ein 'Zustimmung findet':

> Die idealen Bedingungen meinen ja nicht mehr, als dass jeder einzelne der
> beanspruchten Geltung mit Gründen zustimmen könne. [...] Deshalb kann
> die Diskursethik das Moralprinzip so umformulieren, dass nur diejenige
> Norm beanspruchen darf, gültig zu sein, die die Zustimmung aller Be-
> troffenen als Teilnehmer eines praktischen Diskurses findet. (88)

Letztlich sei es die explizite Anerkennung des Moralprinzips, die für das
Funktionieren des diskursethischen Mechanismus Voraussetzung sei:

> Soweit es sich bei den idealisierten allgemeinen Argumentationsbedingun-
> gen, aus denen das Moralprinzip abgeleitet werden kann, um fallible rekon-
> struktive Einsichten handelt, müssten diese Einsichten auch von einer Le-
> bensform aus zugänglich sein, wenn es in ihr wenigstens prinzipiell auch
> noch andere als gewaltförmige Interaktionsformen gibt. [...] Die *explizite An-
> erkennung* des Moralprinzips als Verkörperung der unparteilichen Be-
> gründung und Anwendung moralischer Normen kann dagegen prinzipiell
> nicht durch 'strategisch-moralische' Maßnahmen, sondern nur durch
> autonom gewonnene Einsicht erreicht werden. Es mag mannigfache sinn-
> volle Verbindungsmöglichkeiten zwischen zweckrationalem und konsen-
> suellem Handeln geben, und es mag auch in Grenzen erlaubt sein, das Ziel
> der Errichtung allgemeiner Verständigungsverhältnisse instrumentell zu
> fördern, doch muss stets der letzte Sprung zur autonomen Anerkennung des
> Prinzips diskursiver Verständigung von den Individuen selbst und allein
> vollzogen werden. Das Moralprinzip funktioniert nur unter dieser Bedin-
> gung. Nur gegen den, der es unternimmt, die öffentliche Geltung dieses
> Prinzips in einer Lebensform außer Kraft zu setzen, gibt es ein Recht zu
> einer Revolution. (98f.)

In letzter Instanz fußt die Günthersche Version der Diskursethik also in
Selbstverpflichtungen. Er führt also genau jenes 'dezisionistische' Element
in die Diskursethik ein, das von deren Protagonisten stets abgelehnt wird.

Das Anwendungsproblem, um das es hier geht – als Anwendungsprob-
lem 1. Stufe – ist das Problem der Angemessenheit einer Ethik. Für die von
Günther ins Feld geführte Diskursethik ist dieses Anwendungsproblem ein
Kontrafaktizitäts- und ein Autonomieproblem.

Die Vermeidung von Anwendungsproblemen 1. Stufe bedeutet nicht, dass jede angewandte Ethik ihre eigenen allgemein-ethischen Prinzipien erarbeitet. Es sollen lediglich Dekontextualisierungen vermieden werden, die unnötigerweise den Anschluss erschweren.

Diskursethische Ansätze schenken dem Übergang von faktischen Diskussionen zu idealisierten Diskursen zu wenig Aufmerksamkeit. Vielmehr werden auf der Ebene der Idealisierung Ausarbeitungen vorgenommen, ohne den Weg zurück in faktische Kontexte im Auge zu haben. Salopp formuliert lässt sich dieses Problem auf die Formel bringen: Wie viel Kontrafaktizität verträgt eine (angewandte) Ethik ohne ein Anwendungsproblem erster Art zu bekommen bzw. – in die andere Richtung formuliert – wie viel Kontrafaktizität benötigt sie, um nicht im Kasuistischen zu verbleiben. Gerade die Kontrafaktizität kontrafaktischer Annahmen ist in diesem Sinne ein Problem der (Angewandten) Ethik.[6]

KONTEXTUALITÄT DER ANWENDUNG

Anwendungsprobleme sind faktisch allgegenwärtig: Was bedeutet es, in einer bestimmten Situation den eigenen Maximen, den Üblichkeiten, dem eigenen Menschenbild gemäß zu handeln? Wie soll man mit konfligierenden Maximen oder Üblichkeiten umgehen? Und schließlich: wie lassen sich die Ergebnisse dieser Überlegungen umsetzen? Diese Art von Anwendungsproblemen sind solche 2. Stufe (Kontextualisierung) und 3. Stufe (Umsetzung). Sie sind gemeinhin angesprochen, wenn von Anwendungsproblemen die Rede ist.

In der Angewandten Ethik sind es z.B. Probleme der Verfolgung multipler Ziele, wie sie im Rahmen der Nachhaltigkeitsdiskussion gelöst werden müssen oder die dort ebenfalls prominenten Skalenprobleme, die zu derartigen Anwendungsproblemen führen. Letztlich verschärfen sich in diesen Zusammenhängen die Aspekte, die in jeglicher ethischen Reflexion eine Rolle spielen. In der Unternehmensethik sind es etwa das internationale Management[7] oder die Etablierung neuer Problemlösungen als Innovatio-

---

6   Vor diesem Hintergrund ist die These zu verstehen, ein Anwendungsproblem sei gleichsam als Disqualifikationskriterium für eine Ethik zu lesen, da es darauf hinweise, dass eine kontextuale Anbindung fehle. Vgl. Hanekamp 2000, S.16f.

7   Vgl. Steinmann/Scherer (1998).

nen[8], die besonders anschauliche Beispiele für Anwendungsprobleme 2. und 3. Stufe beinhalten.

Zur systematischen Behandlung dieses Bereiches sei wiederum an Klaus Günther (1988) angeknüpft. Er verortet die Anwendungsprobleme 2. Stufe – auf der Basis des Habermasschen Moralprinzips U – im Spannungsbereich zwischen begrenztem Begründungskontext und unvorhersehbar vielfältigen Anwendungskontexten (20). Er geht grundsätzlich davon aus, dass Geltungsfragen und Anwendungsfragen getrennt behandelt werden müssen. Dabei interpretiert er das Habermassche Moralprinzip derart, dass der Situationsbezug für die Rechtfertigung von Normen sich lediglich aus der Prüfung der Universalisierbarkeit ergibt. Dieser beinhaltet nicht die Fragen nach der Einschlägigkeit und Angemessenheit in einer bestimmten Situation (34). Entsprechend unterscheidet er zwischen richtiger Norm und richtiger Anwendung (42). Diese Prüfung müsse vor einem konkreten historischen Hintergrund erfolgen (53) und könne nicht kontrafaktisch diesen historischen Kontext übersteigen. Der Witz des Moralprinzips U, dass es auf die Interessen eines jeden einzelnen ankomme, folglich ein gemeinsames Interesse aller Betroffenen erst zu bilden sei (48), wird ergänzt durch die Begrenztheit der Perspektiven aller Betroffenen, sowohl die eigenen Interessen als auch den Kontext betreffend.[9] Diese Begrenztheit führt dazu, dass die Anwendung gerechtfertigter Normen nicht trivial sei:

> Ob eine Norm das gemeinsame Interesse aller verkörpert, hängt nicht von ihrer Anwendung selbst, sondern von den Gründen ab, die wir dafür vorbringen können, dass die Norm von allen als eine Regel befolgt werden sollte. Für die Anwendung ist demgegenüber die einzelne Situation relevant, unabhängig davon, ob auch eine allgemeine Befolgung im Interesse aller liegt. Es geht darum, ob und wie die Regel in einer Situation angesichts aller besonderen Umstände befolgt werden sollte. [...] Die Entscheidung über die Geltung einer Norm impliziert keine Entscheidung über ihre Angemessenheit in einer Situation – und umgekehrt. Doch verkörpern beide jeweils einen bestimmten Aspekt der Idee der Unparteilichkeit: die Forderung, dass die aus einer allgemeinen Normbefolgung voraussichtlich sich ergebenden Folgen und Nebenwirkungen für die Interessen eines jeden einzelnen von allen gemeinsam sollen akzeptiert werden können, operationalisiert den uni-

---

8   Vgl. DeGeorge (2003).
9   Diese Kontextualisierung des Begründungsdiskurses nimmt der Diskursethik den transzendentalen Stachel. Denn sehr wohl ist es Habermas darum zu tun, (U) monologisch anzuwenden. Seine historisch-materialen bzw. schwach naturalistischen Letztbegründungsversuche suchen den Halt für ein derartiges Unterfangen.

versell-reziproken Sinn der Unparteilichkeit, während komplementär dazu die Forderung, in einer einzelnen Anwendungssituation alle Merkmale zu berücksichtigen, den applikativen Sinn operationalisiert. Indem wir beide Aspekte miteinander kombinieren, nähern wir uns dem vollständigen Sinn von Unparteilichkeit gleichsam auf sich verzweigenden Wegen. (55f.)

Die besondere Leistung von Anwendungsdiskursen besteht, so Günther, in einer Rekontextualisierung von Normen, die zum Zweck ihrer Begründung dekontextualisiert wurden (64). Diese Rekontextualisierung führe zu einem Rest an Zuständigkeit für die Urteilskraft:

Das Verhältnis einer Norm zu allen anderen Aspekten einer Situation muss in jeder Anwendungssituation neu bestimmt werden, weil sich die Veränderung von Merkmalskonstellationen nicht vorhersehen lässt. [...] Auch hier bleibt ein Rest an Zuständigkeit für die Urteilskraft, weil es unmöglich ist, alle Merkmale einer Situation zu berücksichtigen. (94)

Als paradigmatisch für Anwendungsprobleme wählt Günther den Fall der Kollision von Normen (258). Für eine Abwägung werden Abwägungskriterien benötigt, mit denen die relative Gewichtung der Normen bestimmt werden kann. Da nur begründetet Normen zur Anwendung kommen, d.h. solche Normen, die im Begründungskontext nicht mit anderen Normen kollidieren, sei diese Kollision ein Anwendungsproblem:

Es ist also der Anwendungsdiskurs, in dem wir auf das Kollisionsproblem treffen. Normen, die unter gleich bleibenden Umständen gültig sind, können unter Berücksichtigung aller Umstände einer Situation miteinander kollidieren. Im Begündungsdiskurs stellen wir lediglich fest, dass es unter gleich bleibenden Umständen keine Normen gibt, die mit der begründungsbedürftigen Norm kollidieren. Die Kollision wäre dann ein Problem der Angemessenheit und nicht der Geltung von Normen. (267)

Fraglich ist, warum die Situationsmerkmale, die sich im Anwendungsdiskurs als relevant erwiesen haben, nicht begründungsrelevant werden sollen? Denn offensichtlich konfrontiert die Anwendungssituation die Norm mit relevanten Sachverhalten, die bei der Begründung übersehen wurden bzw. nicht bekannt waren.

Günther formuliert auf dieser Grundlage die Aufgabe für Angemessenheitsargumentationen in Anwendungskontexten:

Wenn sich die Rationalität der Anwendung an der sukzessive erweiterten Berücksichtigung von Situationsmerkmalen und der dadurch systematisch produzierten Kollision verschiedener anwendbarer Normen bemisst, muss

eine Logik der Angemessenheitsargumentation zeigen, mit welchen argumentativen Mitteln wir in Anwendungsdiskursen eine erweiterte Situationsbeschreibung geltend machen und die daraus entstehenden Kollisionen auflösen können. (287)

Grundvoraussetzung für die Anwendung sei das Zutreffen der Situationsbeschreibung, also die Wahrheit der entsprechenden Aussagen. Bevor die
Wahrheit dieser Aussagen geprüft werden kann, muss allerdings geklärt sein,
was sie bedeuten. Im Rahmen einer semantischen Exhaustion (293) werden
die einschlägigen Bedeutungsfelder berücksichtigt.

Erst dann kann in einer normativen Exhaustion (298) die Einschlägigkeit
von Normen beurteilt werden. Kollidieren zwei gleichermaßen einschlägige
Normen, so sei lediglich die Kohärenz dieser Normen (299ff.) als Kriterium
geeignet, weil sie als rein formales Kriterium materiale 'Investitionen' ver-
meide.

> Das formale Kriterium für die Angemessenheit kann daher nur die Ko-
> härenz der Norm mit allen anderen in der Situation anwendbaren Normen
> und Bedeutungsvarianten sein. (304)

Ein Angemessenheitskriterium, das die Berücksichtigung aller Normen in
allen Bedeutungsvarianten, die gerechtfertigt werden können, fordert, über-
fordere die 'normative Einbildungskraft'. Vielmehr sei das Kriterium mit
einem Lebensformenindex zu versehen:

> Eine Norm Nx ist angemessen anwendbar in Sx, wenn sie mit allen anderen
> in Sx anwendbaren Normen Nl vereinbar ist, die zu einer Lebensform Lx
> gehören und in einem Begründungsdiskurs gerechtfertigt werden können.
> (Entsprechendes gilt für alle Bedeutungsvarianten.) (305)

Der Lebensformenindex führe nicht in die Wellmersche Interpretation, da
Geltungsansprüche nicht relativiert werden und kein Anschluss an eine
bestehende Sittlichkeit hergestellt werde:

> Damit unterscheidet sich das hier eingeführte Kohärenzkriterium sowohl
> von den Theorien der Sittlichkeit, in denen immer schon die Geltung mit
> der Angemessenheit zusammengeschlossen ist, als auch von den moral-
> ischen Kohärenztheorien im engeren Sinne, die nicht nur die Anwendung,
> sondern auch die Geltungsbegründung einer Norm nach ihrer Stellung im
> Gleichgewicht mit anderen Normen bestimmen. (306)

Es bleibe die Frage nach dem Ziel, auf das hin eine Kohärenz von Normen
hergestellt werden soll. Auch dieses Ziel wird durch eine lebensweltliche
Anbindung formuliert:

Um eine solche Rechtfertigung aufzubauen, benötigen wir eine implizite Theorie, die einen internen Rechtfertigungszusammenhang zwischen den ansonsten ungeordneten gültigen Normen einer Lebensform herstellt. [...] Die konstruktiv anzustrebende Kohärenz drückt keine vorgegebene transitive Ordnung aus, sondern muss fallbezogen hergestellt werden. [...] Zu einer solchen, jederzeit durch Begründungs- und Anwendungsdiskurse änderbaren, transitiven Ordnung gehören mit der jeweils gegebenen Menge gültiger Normen eine bestimmte Schematisierung möglicher Anwendungssituationen, strukturierte Situationsbeschreibungen und Kombinationen von Situationsmerkmalen. (307)

Damit hat Günther die Grenze von Begründung und Anwendung kontextuell verflüssigt und sich in entscheidenden Punkten Wellmers Kontextualismus angenähert. Sein Ansatz entspricht im wesentlichen einer pragmatischen Interpretation der diskursethischen Intuition, denn er hält die Unterscheidung von Begründung und Anwendung und von Diskursregeln und Diskursinhalten aufrecht, ohne der Verführung transzendentaler Thesen zu erliegen.

In der deutschen unternehmensethischen Diskussion entfernt sich Peter Ulrich in eine andere Richtung von Habermas und Apel. Er und seine Schüler lehnen die Unterscheidung von Begründungs- und Anwendungsdiskursen grundsätzlich ab.[10] In jedem Diskurs gehe es um Begründungsfragen, nicht um die schlichte Anwendung von kontextunabhängig begründeten Normen:

Es bleibt also dabei: Vernunftethik hat es auch in konkreten Handlungssituationen immer nur mit der vorbehaltlosen Begründung situationsgerechter Handlungsorientierungen vom Standpunkt der Moral aus zu tun, niemals aber mit pragmatischen Problemen der Anwendung oder gar „Implementierung" vorweg begründeter Handlungsorientierungen. Folglich kann es weder situative „Anwendungsbedingungen" noch Verantwortungsprobleme geben, die außerhalb diskursiv zu lösender Begründungsprobleme definierbar wären. (Ulrich 1997, S.101)

Ulrich schüttet das Kind mit dem Bade aus. Er hat insofern Recht, als in Argumentationen stets Geltungsansprüche zur Disposition stehen; wenn es um die Angemessenheit einer Ethik geht (1. Stufe) oder um Kontextualisierungen (2. Stufe) genau so wie wenn Umsetzungen (3. Stufe) behandelt werden. Doch sein Begründungsrigorismus verkennt die Pointe der Unterscheidung von Begründung und Anwendung, dass nämlich im Rahmen von

---

10 Vgl. Ulrich (1997).

Normbegründungen etwas anderes begründet wird als im Rahmen von
Normanwendungen und dass es sinnvoll ist, nicht stets alle in einer bestimmten Situation einschlägigen Normen zur Disposition zu stellen. Neut-
ralisiert werden die Einwände, wenn man Angewandte Ethik als Ethik in
speziellen Kontexten begreift, die sich durch einen besonders großer Bedarf
an theoretischer Klärung auszeichnet. Die praktische Orientierung der Angewandten Ethik beruht folglich auf einer angemessenen theoretischen Orientierung.[11] Daher ist die Angewandte Ethik auf eine enge Zusammenarbeit
mit der Wissenschaftstheorie angewiesen.

KONTEXTUALITÄT DER BEGRÜNDUNG

Günther hat also die Grenze zwischen Begründung und Anwendung verflüssigt und damit den Begründungsbegriff unwillkürlich kontextualisiert.
Eine simultane Abarbeitung von Begründung und Anwendung scheint damit unausweichlich. Er spielt Wellmer in die Hände, von dessen Ansatz er
sich absetzen wollte. Wellmers Einebnung von Begründung und Anwendung ist indes nicht zwangsläufig. Auch unter den neuen Rahmenbedingungen ist die Unterscheidung von Begründung und Anwendung sinnvoll.

Dies wird deutlich, wenn man die Frage rekonstruktiv aus einer anderen
Richtung angeht, als dies Günther tut. Statt von dekontextualisierten Normen auszugehen und zu fragen, wie weit in Anwendungssituationen
(re)kontextualisiert werden muss, kann man fragen, wie weit eine Dekontextualisierung zu treiben ist, um die Aufgaben zu lösen, die sich jeweils in
bestimmten Kontexten stellen. Die Wellmersche Herstellung einer angemessenen gemeinsamen Interpretation der Situation ist dabei erst der zweite
Schritt. Denn der gemeinsame Handlungskontext, in dem ein Problem auftaucht, stellt einen gemeinsamen Horizont dar, der rekonstruktiv genutzt
werden kann. Rekonstruktion und Herstellung greifen ineinander. Der rekonstruktive Horizont stellt Vielerlei bereit, dessen man sich rekonstruktiv
vergewissern oder von dem man herstellend Abstand nehmen kann: Üblichkeiten, ethische Grundsätze, Institutionen, gesetzliche Regelungen, etc.

Für die Beurteilung dieser Gegebenheiten ist der jeweilige Begründungskontext wichtig, d.h. der Horizont, vor dem die Regelung oder Institution

---

11   Zur Unterscheidung von praktischer und theoretischer Orientierung vgl. Hanekamp
      (2003).

eingeführt wurde – darauf weist die Günthersche Unterscheidung hin. Aus der Perspektive des Anwendungskontextes sind es Disponibilitäten, die den Rahmen für Maßnahmen abstecken. Welche Regelungen können disponibel sein und welche Regelungen sollen disponibel sein bzw. welche Regelungen können nicht disponibel sein und welche Regelungen sollen nicht disponibel sein? Sind diese Fragen beantwortet, ist eine Abwägung der verschiedenen konkurrierenden Regelungen und deren Auslegungen vorzunehmen. Zur Festlegung der Disponibilitäten wie zur Abwägung werden die Instrumente der semantischen und normativen Exhaustion herangezogen.

Die Tatsache, dass es einen Kern von Regelungen gibt, den wir gemeinhin nicht zur Disposition stellen, fordert die eingangs beschriebenen Begründungsprogramme heraus. Dieser Kern konstituiert unsere politische Kultur. Die Tatsache, dass es keine (Letzt)begründung über diese lebensweltliche Faktizität hinaus gibt, macht diese Kultur nicht schwächer. Wenn dieser Kern zur Disposition gestellt wird, dann gelten andere Regeln der Auseinandersetzung.

Der so dargelegte Rahmen für eine kontextuelle Begründung ist formal und es fällt möglicherweise schwer, sich eine materiale Einbettung vorzustellen. Es ist zwar konzeptionell ein Anschluss an beliebige Kontexte möglich, eine materiale Anschlussfähigkeit – von „Kulturen" -, die in der Angewandten Ethik besonders wichtig ist, ist nicht explizit vorgesehen.

Ein materialer Anschluss erfolgt nämlich nicht beliebig in dem Sinne, dass mit unendlich vielen Kombinationen von Vorgaben gerechnet werden muss. Vielmehr sind diese Vorgaben zu Menschen- und Welt- und Selbstbildern zusammengefasst.

Man erwartet, dass die Art, wie jemand „die Dinge" sieht, eine Konstante darstellt, zumindest aber, dass Veränderungen dieser Grundannahmen gesondert gerechtfertigt werden.[12] Auch hier spielen Selbstverpflichtungen eine zentrale Rolle. Man vergewissert sich rekonstruktiv dieser Sichtweise oder distanziert sich herstellend von ihr. Durch eine entsprechende Selbstverpflichtung definiert man sich im Rahmen eines Handlungszusammenhanges.[13]

---

[12]　Eine ähnliche Invarianzannahme liegt dem Gethmannschen 'Prinzip der pragmatischen Konsistenz' zugrunde (Gethmann 1991).

[13]　Hierher gehört auch die Diskussion um den Primat von Individuum oder Gemeinschaft. In der kulturalistischen Unternehmensethik wird unabhängig davon, dass ein Individuum konstitutiv von seiner gemeinschaftlichen Einbindung abhängt, vom normativen Primat des Individuums ausgegangen.

Aus dem präsupponierten Spannungsverhältnis zwischen Begründung und Anwendung wird somit ein Ergänzungsverhältnis von Kontextualität und Allgemeinheit.

Unternehmensethik zwischen Begründung und Anwendung

Ethische Reflexion ist in wirtschaftliches Handeln wie in dessen wissenschaftliche Behandlung im Rahmen von Betriebswirtschaftslehre und Volkswirtschaftslehre immer schon „eingebaut". Jede normative Vorgabe, jede Handlungsempfehlung, ja jede Entscheidung kann die Frage nach ihrer Rechtfertigung nach sich ziehen. Es ist das Ziel einer kulturalistischen Unternehmensethik, die Argumentationen für derartige Vorgaben, Empfehlungen und Entscheidungen auf die relevanten Aspekte hin zu strukturieren und zu beurteilen. Damit werden Mittel zur Lösung von einschlägigen Konflikten bereitgestellt.[14]

Diese Leistung lässt sich heuristisch für Konflikte auf Unternehmensebene anhand eines Stufenschemas strukturieren:

0. „Sicht der Dinge": Welches Welt-, Menschen-, Selbstbild wird vorausgesetzt?

1. Einsatz/Konflikt ('stake'): Um was geht es?

2. Dringlichkeit: In welchem Zeitrahmen muss die Angelegenheit erledigt werden?

3. Betroffene ('stakeholder'): Wer ist betroffen? Wer muss einbezogen werden?

4. Regeln und Vorgaben: Welche Regelungen sind einschlägig, welche Vorgaben sind betroffen?

5. Disponibilität: Welche Veränderungen sind möglich bzw. sollen akzeptiert werden? Welche Rahmenbedingungen stehen zur Disposition? Zu welchen Veränderungen/Maßnahmen/Handlungen

---

[14] Es sei darauf hingewiesen, dass der überaus starke Argumentationsbegriff vieler diskursethischer Ansätze hier nicht investiert wird.

ist man berechtigt?

6. Funktionalitäten: Welche Leistungen von Organisationen und Institutionen werden durch die Veränderungen/Maßnahmen/Handlungen (nachhaltig) verändert?

7. Legitimation: Welche Legitimationsgrundlage haben die einschlägigen Institutionen?

8. Abwägung und Entscheidung

Die 'Sicht der Dinge' ist als Punkt 0 dem Schema als ganzem unterlegt; sie kann etwa unter Punkt 5 in Bewegung geraten. Dies macht deutlich, dass eine reflektierte Entscheidung stets eine Kritik dieser Sichtweisen beinhaltet, sei es als Selbstvergewisserung oder als Revision.

Semantische und normative Exhaustion können in jedem Schritt des Schemas zur Geltung kommen. Besondere Bedeutung haben sie für den Schritt 8.

Das Schema soll rekonstruktiv den Umgang mit Entscheidungs- und Konfliktsituationen strukturieren. Die Punkte 4, 5, 6 und 7 unterstreichen die Wichtigkeit einer detaillierten Präsuppositionsanalyse. Mit Punkt 7 wird darüber hinaus die Bedeutung von Institutionen betont, die in diskursethischen Ansätzen gemeinhin nicht angemessen berücksichtigt wird.

Der etwas lakonisch daher kommende Punkt 8 mag für den einen oder anderen befremdlich wirken. Wie genau abgewogen und entschieden werden soll, habe eine Ethik schließlich zu demonstrieren. Zum einen aber kann eine Ethik dem Entscheider die Entscheidung selbst nicht abnehmen, sondern sie nur etwa entsprechend dem obigen Schema strukturieren. Zum anderen ging es in den vorhergehenden Abschnitten gerade darum, das Feld für Punkt 8 zu erkunden. Es bleibt indes zu klären, in wie weit der 'Rest an Zuständigkeit für die Urteilskraft' besser bestimmt werden kann. Hierbei wird sich zeigen, dass Normenkohärenz auf der Basis des obigen Schemas ein belastbareres Kriterium ist, als es der erste Blick vermuten lässt.

Zuletzt sei die Angemessenheit des hier weiter ausgearbeiteten kulturalistischen Ansatzes der Unternehmensethik anhand der 3 Begründungsfragen geprüft, die Horst Steinmann in einer rezenten Arbeit als Prüfstein für unternehmensethische Bemühungen formuliert.[15]

Im Rahmen eines 'Managementproblems' gelte es die Frage zu beantworten, ob Unternehmensethik einen Platz im modernen Führungsprozess

---

[15] Vgl. Steinmann 2004 sowie allgemein Steinmann/Löhr 2002.

haben könne. Diese Frage wurde oben implizit beantwortet. Dort hieß es, dass jegliches unternehmerisches Handeln die Schnittstelle für ethische Reflexion mit sich führe. Es gilt folglich 'lediglich', diese Schnittstelle zu nutzen bzw. sie nicht zu ignorieren. Sie durch systemtheoretische Argumente wegzudefinieren verschleiert Begründungspflichten. Besser ist es die in der Tat wichtigen funktionalistischen Argumente wie in obigem Schema unter Punkt 6 in eine unternehmensethische Reflexion zu integrieren.

Dieses Argument gilt gleichermaßen für die Begründungsfragen, die Steinmann im Wirtschaftsordnungsproblem zusammenfasst. Es gehe darum, das Verhältnis der verschiedenen Steuerungsebenen zueinander richtig zu konzipieren. Auch hier verschiebt eine systemontologische Sichtweise lediglich die Begründungspflichten.

Schließlich sei das Anfangsproblem für die Unternehmensethik von großer Bedeutung. Ein verlässlicher Begründungsanfang sei etwa für das internationale Management wichtig, das Hilfestellung für Managementaufgaben geben soll, die ein Handeln in anderen Kulturen bedeuten. Ein verlässlicher Begründungsanfang kann auch nach dem hier Vorgetragenen nicht in dem Sinne universalistisch sein, dass er sich von seinem kontextuellen Ursprung gänzlich löst. Eine Dekontextualisierung erfolgt nach Maßgabe der Problemlagen. Je nach gegenseitiger Vertrautheit der kulturellen Bezugspunkte variieren die Anteile von Rekonstruktion und Herstellung auf dem Weg zu einer tragfähigen Grundlage. Offensichtlich aber sollte der Abbruch der Beziehungen und damit die Auflösung des gemeinsamen Handlungskontextes ultima ratio sein.[16]

Unternehmensethik bedeutet eine Aufgabe für unternehmerisch Handelnde und jene, die darüber hinaus den Rahmen für unternehmerisches Handeln gestalten. Auf diese Aufgabe muss sich jeder selbst verpflichten. Kulturalistische Unternehmensethik will diese Aufgabe näher bestimmen und Strukturierungshilfe bieten. Dabei geht es nicht nur um die Formulierung von Verfahren, sondern auch um den expliziten Anschluss an materiale Voraussetzungen.

---

[16] Vgl. Steinmann/Scherer 1998.

Literatur

DeGeorge, Richard T. (2003) The Ethics of Information Technology and Business. Oxford

Gethmann, Carl Friedrich (1991) Ethische Aspekte des Handelns unter Risiko. In: Lutz-Bachmann, M. (Hrsg.) Freiheit und Verantwortung. Berlin

Hanekamp, Gerd (1998) Vorüberlegungen zu den Grundlagen einer kulturalistischen Unternehmensethik. In: D.Hartmann u. P.Janich (Hrsg.) Die Kulturalistische Wende. Frankfurt a.M.

Hanekamp, Gerd (2001) Kulturalistische Unternehmensethik. Ein Programm. In: Zeitschrift für Wirtschafts- und Unternehmensethik 2. Jahrg., Heft 1 (2001)

Hanekamp, Gerd (2003) All Knowledge is Orientational Knowledge. Newsletter der Europäischen Akademie Bad Neuenahr-Ahrweiler GmbH Nr. 43 (Eine deutsche Version ist unter www.europaeische-akademie-aw.de erhältlich.)

Günther, Klaus (1988) Der Sinn für Angemessenheit. Anwendungsdiskurse in Moral und Recht. Frankfurt a.M.

Habermas, Jürgen (1983) Moralbewußtsein und kommunikatives Handeln. Frankfurt a.M.

Habermas, Jürgen (1992) Faktizität und Geltung. Frankfurt a.M.

Ott, Konrad (1996) Wie begründet man ein Diskursprinzip der Moral? Ein neuer Versuch zu 'U' und 'D'. In: Ders. Vom Begründen zum Handeln: Aufsätze zur angewandten Ethik. Tübingen

Steinmann, Horst (2004) Begründungsprobleme einer Unternehmensethik – insbesondere das „Anfangsproblem". Die Unternehmung 02/2004

Steinmann, Horst und Alber Löhr (2002) Unternehmensethik. Zur Geschichte eines ungeliebten Kindes der Betriebswirtschaftslehre. In: Gaugler, Eduard und Richard Köhler (Hrsg.) Entwicklungen der Betriebswirtschaftslehre. Stuttgart

Steinmann, Horst und Andreas Georg Scherer (1998) Interkulturelles Management zwischen Universalismus und Relativismus. Kritische Anfragen der Betriebswirtschaftslehre an die Philosophie. In: Dies. (Hrsg.) Zwischen Universalismus und Relativismus. Philosophische Grundlagenprobleme des interkulturellen Managements. Frankfurt a.M.

Ulrich (1997) Integrative Wirtschaftsethik. Grundlagen einer lebensdienlichen Ökonomie. Bern

Wellmer, (1986) Ethik und Dialog. Elemente des moralischen Urteils bei Kant und in der Diskursethik. Frankfurt a.M.

5.

Bio-medizinische Ethik

DIE KASSANDRA DER BIOTECHNIK. ERWIN CHARGAFFS KRITIK DER NATURVERBESSERNDEN WISSENSCHAFTEN

Norbert Rath

> „Die Hölle begann als ein von der 'International Paradise Authority, Inc.' sorgfältig geplantes Paradies."[1]

DER ZEITZEUGE

Zu Lebzeiten Erwin Chargaffs (1905-2002) wird das Flugzeug von einem holprigen Gerät, das sich einige hundert Meter in der Luft halten kann, zu einem Wunderwerk weiter entwickelt, das von einem riesigen Flugzeugträger, einem weiteren Wunderwerk, starten kann, um ein drittes Wunderwerk, das beeindruckendste von allen, zuverlässig über Hunderte von Kilometern zu befördern und zielgenau abzuwerfen. Auf solche Errungenschaften mussten frühere Zeitalter noch verzichten, für sie hatte sich weder der Traum vom Fliegen erfüllt noch der von Schiffen aus Stahl noch der Albtraum von der absolut vernichtenden Waffe, die eine ganze Stadt samt ihren über hunderttausend Menschen auslöschen kann.

In Chargaffs Lebensspanne fallen auch die ersten Gehversuche der Genetik (um 1900 wird überhaupt erst der Begriff des Gens formuliert), die Entdeckung bestimmter Nukleinsäuren als immer gleichbleibender Bausteine des Lebens (um 1950, Chargaff ist daran beteiligt), die Entdeckung der Doppelhelix (1953, Chargaff hat sie mit vorbereitet) und die Entzifferung des menschlichen Genoms (um 2000, Chargaff hat das Vorhaben kritisiert). Die Zeitspanne von Chargaffs Leben umfasst also das, was man die klassische Zeit der Genetik nennen könnte, von ihrer Entstehung bis zur Domi-

---

[1] Erwin Chargaff: Bemerkungen, Stuttgart ²1982, S. 118 (ein Satz aus dem Jahr 1968).

nanz der Molekularbiologie unter den angewandten Naturwissenschaften. Aber gerade zu einem Zeitpunkt, an dem erste erfolgreiche gentechnische Eingriffe in die Keimbahn von Lebewesen erfolgen und weitere absehbar werden, distanziert sich der renommierte Biochemiker aufs schärfste von der Molekularbiologie, zu deren Gebäude er doch selbst einige Fundamente gelegt hatte.

Für Chargaff ist in beiden Fällen eine Grenze überschritten: Die Zertrümmerung des Atomkerns zum Zwecke der Vernichtung möglichst vieler zu Feinden erklärter Menschen und die Veränderungen am Zellkern zum Zwecke der Erschaffung von veränderten Lebensformen, einer ‚verbesserten' Natur, eines ‚neuen Menschen' setzen menschliche Akteure an eine Stelle, an der frühere Zeiten sich nur einen göttlichen Richter oder eine geheimnisvoll geordnete und Ordnungen bewirkende Natur vorstellen konnten. Das ruft seinen erbitterten Protest hervor.

DER WISSENSCHAFTLER

„I would prefer not to".[2]

Erwin Chargaff, geboren 1905, studiert von 1923 bis 1928 in Wien Chemie, forscht in Yale (1928-30), Berlin (1930 - April 33), Paris (1933-34) und von 1934 bis 1975 schließlich an der Columbia University, New York. Er entdeckt, dass immer die gleichen Nukleotide (Adenin und Thymin, Guanin und Cytosin) in immer dem gleichen Verhältnis und den gleichen Paarungen in den Chromosomen auftauchen und dass damit die DNS „tatsächlich Texte von bestimmtem Nachrichtengehalt darstellen" kann.[3] James D. Watson und Francis H. C. Crick entwickeln 1953 – nicht zuletzt aufgrund von Chargaffs Vorarbeiten – das seither glänzend bestätigte Strukturmodell von der Weitergabe der Erbinformation durch die Stränge der so genannten ‚Doppelhelix'. Watson und Crick heimsen den für diese Entdeckung fälligen Nobelpreis ein, Chargaff geht leer aus. In seiner Autobiographie ‚Das Feuer

---

2   Herman Melville: Bartleby the Scrivener. A Story of Wall Street (1853). („I would prefer not to" ist die stehende Wendung der sich allen gut gemeinten Veränderungsvorschlägen widersetzenden Titelfigur.).

3   Erwin Chargaff: Das Feuer des Heraklit, Stuttgart 1979, S. 148.

des Heraklit' wird seine bleibende Verstimmung über die ihm als hektisch, unsympathisch und eher unwissend erscheinenden jungen Modellbastler deutlich. „Meine Neigungen gingen immer eher dahin, über ein Geheimnis zu staunen, als es den Zuschauern zu erklären. [...] Auf diese Weise verpasste ich die Gelegenheit, ein Ausstellungsobjekt in den verschiedenen Ruhmeshallen der Naturwissenschaftsmuseen zu werden."[4] Anders formuliert: Chargaff hielt zeitlebens an einem qualitativ anderen – einem eher Goetheschen – Konzept der Natur fest, und er hatte nicht den Schwung und die Rücksichtslosigkeit der beiden jungen Forscher.

In seiner Jugend hat Chargaff zwischen dem Studium der Chemie und der Literaturwissenschaft geschwankt; eine Zeitlang wollte er Schriftsteller werden und wählte den Beruf des Chemikers ursprünglich nur als Brotberuf. Wie Freud, kehrt auch er im Alter zu den geistes- und kulturwissenschaftlichen Neigungen seiner Anfänge zurück. Nach ersten schriftstellerischen Arbeiten (ein Dialog von 1961 erscheint 1963) arbeitet er in den Jahren nach seiner Emeritierung 1975 an einer Autobiographie, der Beschreibung seines der Naturforschung und der großen Literatur und Philosophie gewidmeten Lebens (‚Das Feuer des Heraklit', 1979). Er schreibt noch mit achtzig und neunzig Jahren kultur- und wissenschaftskritische Essays, Artikel und Aphorismen; noch mit sechsundneunzig Jahren nimmt er in Interviews zu aktuellen Debatten Stellung.[5] Aus dem Kokon des alt gewordenen Biochemikers schlüpft eine neue Gestalt: Kassandra, die den „Wissenschaftern" die Leviten liest, ihre Träume von Veränderungsmacht stört und statt Gegenwart immer nur Genwart hört.

---

4   Das Feuer des Heraklit, S. 138 f. Zur wenig schmeichelhaften Charakterisierung von Watson und Crick vgl. dort S. 142-145.
5   Heimo Schwilk: „Wohin mit dem Homunculus?" Genforschung und Machbarkeitswahn, in: Welt am Sonntag, Nr. 27 vom 8.7.2001, S. 37.

KASSANDRA

> „Dieses endlose Keifen, nichts ist Ihnen recht. Und dabei sagen Sie
> gar nicht, wie man's anders machen soll."[6]

„Großmutter, warum hast du einen so bösen Blick?" – „Weil ich nicht ein
so kurzes Gedächtnis habe wie du, mein Kind." Erwin Chargaff ist ein Er-
zähler schwarzer Märchen: Es gab einmal eine Zeit, da war die Welt noch
beinahe in Ordnung, vielleicht in den Jahren vor dem Ersten Weltkrieg;
wahrscheinlich aber liegt diese Zeit schon viel weiter zurück. Die Reste dieser Ordnung wurden durch die Entdeckungen, Erfindungen und anderen
Katastrophen des 20. Jahrhunderts fortschreitend zerstört. Und wer an den
Folgen nicht gestorben ist, der hat sie zu tragen. Noch stärker belastet werden die kommenden Generationen leben, wenn sie denn leben werden. So
das düstere Geschichtsmärchen, das Chargaff in immer neuen Variationen
erzählt.

Es liegt auf der Hand, dass das nicht die ganze Wahrheit sein kann. Gibt
es nicht heute – zumindest in Europa, Nordamerika, Australien und Japan –
mehr Freiheit, Gerechtigkeit und Wohlstand als um 1914? Und doch scheint
Chargaffs Geschichtserzählung mit ihren bitteren Übertreibungen etwas zu
treffen. Geht vom wissenschaftlich-technischen Fortschritt nicht das läh-
mende Gefühl einer unwiderstehlichen Bedrohung aus, für das Atombombe
und Genmanipulation nur besonders bekannte Stichworte sind? Ist vielleicht eine neue Ethik notwendig, eine neue Verankerung der Verantwortung der Wissenschaften?[7]

---

6   E. Chargaff: Kritik der Zukunft, Stuttgart 1983, S. 131 (Vertreter des „Riesenpublikums"
    zum Autor).

7   Chargaff bleibt misstrauisch gegenüber neuen Entwürfen einer Ethik: „Wo ich lebe, ist
    die Ethik jetzt eher eine Unterabteilung der Kosmetik" (Warnungstafeln, Stuttgart ²1988,
    S. 62). Er polemisiert scharf gegen die Bioethiker, die er als eine Sorte von Weißwäschern
    betrachtet: „Gezwungen, ihre Hände zu halten über einige der abstoßendsten Geschäfte,
    die die Wissenschaften je gesehen haben; genötigt, vielen mehr als fragwürdigen Manipu-
    lationen der Keimbahn zuzustimmen; willens, im Gestank ungeahnter therapeutischer
    Kannibalismen zu verweilen, muß jegliche Ethik sich längst verflüchtigt haben." (Bio-
    ethik und andere Missetaten, in: Scheidewege. Jahresschrift für skeptisches Denken, 27.
    Jg. (1997/98).) – Dass es auch anders geht, zeigen z.B. Jürgen Habermas: Die Zukunft
    der menschlichen Natur. Auf dem Weg zu einer liberalen Eugenik? Frankfurt (Suhr-
    kamp) ⁴2002; Marcus Düwell / Klaus Steigleder (Hrsg.): Bioethik. Eine Einführung,
    Frankfurt am Main (Suhrkamp) 2003.

Chargaff sagt von sich: „Ich bin ein Verfasser von Klagegesängen in Prosa"[8] und beschreibt sich selbst mit Vorliebe als Grantler und Nörgler: „Da ich aus Österreich stamme, hat mir eine ungütige Fee die landesübliche Gabe des Nörgelns verliehen; eine Gabe, die sich bei den meisten auf eine Kritik des außerhalb Wiens servierten Kaffees beschränkt, bei mir aber leider viel weiter geht, indem ich sogar an den Grenzen der Naturforschung und der Technik nicht haltmache."[9] Zu den berühmten Grantlern Österreichs gehören Karl Kraus und Thomas Bernhard. Schon bei diesen beiden war das Granteln nicht eine persönliche Marotte, eine Art liebenswert-schrullige Eigenart, sondern eine Methode, scharfe Kritik schneidend und zugleich geistreich zu formulieren. Bei den großen Nörglern darf man sich durch den scheinbar heiteren Ton nicht täuschen lassen. Sie machen sarkastische Witze, weil sie mit ernsthaft Gesagtem einer Welt nicht beikommen können, die alles zum Totlachen findet.

„Ich kannte einen, der sagte, er sei der Ehe des Erasmus mit der Kassandra entsprungen."[10] Darin steckt eine Selbstcharakterisierung Chargaffs: Der skeptische Humanist ist zugleich der Unheilsprophet; der Mann des Friedens und der moderaten Rhetorik endet, notgedrungen, im Strudel seiner Gegenwart als Apokalyptiker. Dass die Mehrheit auf Laokoon und Kassandra und ihre Warnungen vor dem Trojanischen Pferd nicht hören will, ändert nichts an der Verpflichtung der Unheilspropheten zu warnen: „Immer ging mit der Gabe der Weissagung der Fluch der Götter einher, keinen Glauben zu finden."[11] Dass Kassandra keinen Glauben findet, ist geradezu der Ausweis ihrer Sendung.

Chargaff stilisiert sich zum Propheten, der das kommende Unheil immer deutlicher immer näher kommen sieht; der ausspricht, dass es Unheil ist; der gerade darum nicht wirklich gehört wird. Der Warner und Mahner muss sich dabei der Lächerlichkeit aussetzen: „Hie und da vielleicht, sehr selten, erscheint die lächerliche, mitleidserregende Figur des Warners. Aber was will er eigentlich? Will er wirklich die Fabriken zusperren und die Arbeiter auf die Straße werfen?"[12] Chargaff weiß, dass ‚Sachzwänge', das Argument der Sicherung von Arbeitsplätzen, der Notwendigkeit des ‚Fortschritts' über-

---

8   Kritik der Zukunft, S. 92.
9   Alphabetische Anschläge, Stuttgart 1989, S. 29.
10 Bemerkungen, S. 142.
11 Bemerkungen, S. 164; vgl. auch Alphabetische Anschläge, S. 102.
12 Alphabetische Anschläge, S. 41.

haupt gegen Kassandra ins Feld geführt werden.[13] Aber er lässt seiner Kritik
nicht die Zähne ziehen. Auch der Vorwurf, er übertreibe, in der Gegenwart
sei es doch gar nicht so schlimm, kann ihn nicht treffen: „Prophetenaugen
sind Zeitraffer: das kommende Unheil erscheint ihnen immer viel näher, als
es wirklich ist; aber es kommt, es kommt."[14]

In aphoristischer Zuspitzung hat Chargaff immer wieder über die selbst-
gewählte Rolle der Kassandra reflektiert: „Eine Kassandra, die etwas bösar-
tig ist, könnte sich immer amüsieren."[15] Aber er kann sich nicht wirklich
amüsieren, so wenig Karl Kraus triumphieren konnte, als seine apokalypti-
schen Prophezeiungen in politische Tagesrealität übergingen.[16] Der moderne Unheilsprophet hat es noch schlechter als die antike Kassandra, da es
heute von Untergängen nur so wimmelt: „Verglichen mit uns hat Kassandra
Glück gehabt: sie erlebte den Untergang nur *eines* Troja."[17]

Kassandra ist unbeliebt, weil ihre Voraussagen negativ sind und außerdem noch die unangenehme Eigenschaft haben, einzutreffen. Die selbstzer-
störerische Dynamik der modernen Welt macht es den Unheilspropheten
leicht, Recht zu behalten. Die Wirklichkeit überstürzt sich bei der Umsetzung des über sie Prophezeiten. In ‚Brave New World' wird ein Zeitalter
biotechnischer Verwirklichungen des Neuen Menschen entworfen. Aldous
Huxley, der mit diesem Roman 1932 eine der bekanntesten negativen Utopien geschaffen hat, sieht bereits 1949 einen Teil seiner Fiktion der Realisierung nahe gerückt: „Alles in allem sieht es ganz so aus, als wäre uns Utopia
viel näher, als irgend jemand es sich vor nur fünfzehn Jahren hätte vorstel-

---

13 Vgl. E. Chargaff: Zeugenschaft. Essays über Sprache und Wissenschaft, Frankfurt 1990,
    S. 171 f.: „Ananke, die griechische Göttin der Notwendigkeit, ist laut Mythologie die
    Mutter des Chaos gewesen. So ergeht es auch uns, die wahrhaft Sklaven dessen geworden
    sind, was auf neudeutsch Sachzwang heißt. Es ist eine seltsame Welt geworden: der
    Mensch denkt nicht, Gott lenkt nicht; alles läuft ab wie eine schiefgegangene chemische
    Reaktion, und jetzt wartet man auf die Explosion".
14 Bemerkungen, S. 164 (ein Satz aus dem Jahr 1980).
15 Bemerkungen, S. 27 (ein Satz aus dem Jahr 1950).
16 Karl Kraus' Reflexionen bei Ausbruch des Hitlerschen Reiches, in dem 1933/34 ge-
    schriebenen, seinerzeit unveröffentlicht gebliebenen Werk ‚Die Dritte Walpurgisnacht',
    sind von einer geradezu bestürzenden prognostischen Treffsicherheit. In der Propaganda
    und den Unrechtshandlungen des NS-Regimes erkennt er Lüge, Machtgier und Brutalität
    als dessen Kern und schreibt schon damals, Europa werde wohl nichts übrig bleiben als
    ein SOS in Richtung USA. – Jan Ross nennt Erwin Chargaff einen „Karl Kraus von heu-
    te" (Jan Ross: Abscheu vor der Weltgeschichte, in: Frankfurter Allgemeine Zeitung vom
    11. 8. 1995, Nr. 185, S. 27).
17 Bemerkungen, S. 124 (ein Satz aus dem Jahr 1970).

len können. Damals verlegte ich diese Utopie sechshundert Jahre in die Zukunft. Heute scheint es durchaus möglich, daß uns dieser Schrecken binnen eines einzigen Jahrhunderts auf den Hals kommt; das heißt, wenn wir in der Zwischenzeit davon absehen, einander zu Staub zu zersprengen."[18]

GEGEN EINE ‚ZWEITE GENESIS'

> „Experiment ist auf deutsch Versuch; nicht umsonst heißt der Teufel Versucher."[19]

Mit Vorliebe bedient sich Chargaff mythischer Bilder zur Kennzeichnung der modernen Welt und besonders der Rolle der modernen Naturwissenschaften in ihr: Das Labyrinth des Dädalus ist undurchdringlich geworden, inzwischen fehlt ein Ausgang und es gibt keine brauchbaren Ariadnefäden mehr.[20] Die Büchse der Pandora ist immer noch weit geöffnet, vielversprechende Entdeckungen und Erfindungen flattern heraus, machen anfangs einen großartigen Eindruck und verpesten und vergiften dann die Erde.[21] Der Gesang der Sirenen (die allgegenwärtige Reklame) verzaubert die Menschen und lässt sie blind werden für Alternativen.[22] Das Spiel mit dem prometheischen Feuer könnte die damit Spielenden verzehren.[23] Im Verhältnis zu unserer Arbeit gleichen wir Sisyphus, in unserer Wahrnehmung der Wirklichkeit Tantalus. Prokrustes ist zum modernen Typus des Wissenschaftlers mutiert.[24]

Der wichtigste Metaphernschatz für Chargaffs Wissenschafts- und Kulturkritik bleibt die Paradieserzählung des Alten Testaments, das Kapitel 3 der Genesis: „Heute die Heilung genetischer Krankheiten, morgen die experimentelle Verbesserung des menschlichen Charakters. ‚Eritis sicut dei', wie

---

18 Aldous Huxley: Vorwort zur Neuausgabe von ‚Brave New World' (1949), deutsch von H. E. Herlitschka, Frankfurt/M.1983, S. 17.
19 Bemerkungen, S. 122 (ein Satz aus dem Jahr 1969).
20 Vgl. Kritik der Zukunft, S. 80 f.
21 Vgl. Warnungstafeln, S. 27.
22 Vgl. Kritik der Zukunft, S. 12 ff.
23 Vgl. Warnungstafeln, S. 35, S. 92
24 Vorläufiges Ende, S. 58 (Primus): „Die Wissenschaft ist ein ungeheurer Prokrustes der Natur, sie streckt und verschneidet, sie hat viel auszusetzen an der Schöpfung. Sie hätte es viel besser machen können."

es einmal meiner Urahnin versprochen wurde. Die arme Närrin kaufte sich anstatt dessen den Tod.“[25] Dass manche Vertreter der modernen Wissenschaften einen neuen Menschen in einer neuen Natur versprechen, ist für Chargaff ein Ausdruck von Hybris und Lüge. Sein Hauptvorwurf ist es, „daß die Naturwissenschaft sich anschickt, der Gott einer gottlosen Zeit zu sein“.[26] Für ihn ist der Mensch kein gottgleiches Wesen, und jeder Versuch, eine menschliche Einrichtung oder einen Übermenschen als Ersatzgott einzusetzen, ist von vornherein zum Scheitern verurteilt, ist zugleich Schrecken erregend und lächerlich. Es kann nicht darum gehen, einen neuen Menschen zu schaffen, sondern allenfalls darum, den alten zu respektieren und weiterleben zu lassen. In immer neuen Variationen trägt Chargaff diese Einsicht vor, nicht begründend, sondern beschwörend, in selbst wieder biblischem Ton, nicht als seine Meinung (obschon er oft ‚Ich‘ sagt), sondern als etwas sicher Gewusstes. Hier klingt er nicht mehr wie ein Skeptiker, sondern wie ein Prophet; dennoch liegt gerade hier das Zentrum seiner Skepsis. Er teilt nicht die Selbstgewissheit des typischen Naturwissenschaftlers der Moderne, dass nach und nach durch sich immer fortsetzende Entdeckungen und Erfindungen vieles immer besser werde; im Gegenteil, er sieht im selbstlaufenden Prozess des wissenschaftlich-technischen ‚Fortschritts‘ das gefährlichste aller Übel. Sein Ziel ist demgegenüber die Rückgewinnung ‚kleiner‘, angemessener, menschlicher Maßstäbe für die Wissenschaft und eine Entschleunigung des Gesamtprozesses technisch-wissenschaftlich bewirkter Veränderungen.

DER ESSAYIST

> „Der Aphoristiker ist eigentlich ein Verzweifelter: er hat die Hoffnung aufgegeben, daß er es jemals weiterbringen wird.“[27]

Um Maßstäbe wieder zu finden oder vielmehr neu zu finden, gilt es, die einschlägig aussagekräftige literarische und philosophische Tradition Europas durchzuarbeiten. Chargaff hat in seinen letzten drei Lebensjahrzehnten versucht, sich dieser Riesenaufgabe zu stellen. Er hat ein essayistisches Werk

---

25 Das Feuer des Heraklit, S. 251.
26 Warnungstafeln, S. 102.
27 Bemerkungen, S. 6 (ein Satz aus der Zeit vor 1950).

vorgelegt, das im Hinblick auf dieses Ziel, die Vergegenwärtigung des ‚guten Alten‘, des Unabgegoltenen der Tradition, noch nicht seiner Bedeutung entsprechend zur Kenntnis genommen worden ist. Man kann seine autobiographischen Schriften, seine geisteswissenschaftlichen und wissenschaftskritischen Aufsätze und Artikel wie einen einzigen Text lesen, „Bruchstücke einer großen Konfession", hatte es bei Goethe geheißen. Zu Chargaffs Kronzeugen gehören Augustinus und Pascal, Kierkegaard und Theodor Haecker, Hamann, Goethe, Karl Philipp Moritz und Hölderlin, Blake und Peacock, Baudelaire und Valéry, Gontscharow und Tolstoi, Kafka und Karl Kraus. Es sind nicht selten die entlegenen, weniger im Vordergrund stehenden, von ihrer Zeit verkannten Dichter, denen Chargaff Essays widmet und die er mit Vorliebe zitiert; es sind die existentiellen, die mit ihrem Leben, ihrer Person ihr Werk beglaubigenden Denker, auf die er sich beruft. Die großen Systembauer der deutschen Philosophie wie Kant und Hegel finden allenfalls am Rande respektvolle Erwähnung. Marx und Nietzsche werden mit distanziertem Interesse betrachtet; Nietzsche wird gegen Vorwürfe in Schutz genommen, er sei unmittelbar für Hitler verantwortlich.

Humanismus und Skepsis bleiben die Grundpfeiler von Chargaffs Philosophie. ‚Des armen Mannes Montaigne‘ sollte ursprünglich der Untertitel eines seiner Bücher sein.[28] Die geistige Landschaft, auf die sich die meisten seiner Essays und Aphorismen beziehen, erstreckt sich vom 18. bis zum frühen 20. Jahrhundert. Nach dem Tod von Franz Kafka und Karl Kraus scheint das 20. Jahrhundert nicht mehr viel Nennenswertes aufzuweisen zu haben. Selbst in der unbeirrt gegenwartskritischen Haltung verwandte Geister wie Günther Anders, Robert Jungk, Theodor W. Adorno oder Elias Canetti werden nicht wirklich zur Kenntnis genommen. In der seit Montaigne datierenden Geschichte des kulturkritischen Essays ebenso wie in der Geschichte der wissenschaftskritischen Aphoristik von Wissenschaftlern (Pascal, Lichtenberg und Novalis gehören in diese Reihe) hat sich Erwin Chargaff einen ehrenvollen Platz gesichert. Aber sein Ehrgeiz gilt nicht der Anwartschaft auf eine respektvolle Nennung in Literaturgeschichten.

---

28   Vgl. Serious questions, Boston usw. 1986, S. VII: „I had intended originally to subtitle the attempts here 'the poor man's Montaigne'".

Der Verantwortungsethiker

> *Scientes bonum et malum* – aber die Schlange hat nicht versprochen,
> daß sie wissen würden, welches was ist.''[29]

Wenn man den Blick auf Folgewirkungen der mit Technik, Großindustrie
und Politik vernetzten modernen Biowissenschaften richtet, so muss man,
meint Chargaff, vor allem die *langfristigen und* möglicherweise *negativen* Folgen
von neuen Entdeckungen und ihren Anwendungen bedenken. Er stellt die
Frage, „ob wir das Recht haben, eine weitere furchterregende Last auf noch
nicht geborene Generationen zu legen. [...] Gibt es etwas weiter Reichendes
als die Schöpfung neuer Lebensformen?"[30] Man dürfe nicht einfach mit
plumpen oder technisch verfeinerten Fingern an der Evolution herumdok-
tern. Die Folgen seien unabsehbar: „Neue Lebensformen können nicht
zurückgerufen werden." Die Biotechniker vergäßen ihre eigene Begrenztheit
und Sterblichkeit: „Diese Welt ist uns nur geliehen. Wir kommen und wir
gehen; und nach einiger Zeit hinterlassen wir Erde und Luft und Wasser
anderen, die nach uns kommen. Meine Generation – oder vielleicht die der
meinen vorhergehende – hat als erste, unter der Führung der exakten Naturwissenschaften, einen vernichtenden Kolonialkrieg gegen die Natur unternommen. Die Zukunft wird uns deshalb verfluchen."[31]
Die Schuld der jetzt lebenden Generation von Molekularbiologen, Bio-
technikern und Gengeschäftemachern ist es demnach, dass sie etwas in die
Welt setzen, das das alte, in sich stabile und sich selbst fortwährend korrigierende natürliche Gefüge aus der Bahn werfen könnte. Im Wahn, die Natur
zu verbessern, nehmen wir Zusatzprobleme, ‚Nebenfolgen', ‚Restrisiken' in
Kauf, die sich einmal als die eigentlichen Probleme, die Hauptfolgen und
Zentralrisiken herausstellen könnten. Es fehle an Respekt vor dem seit Mil-
lionen von Jahren zusammengewirkten und -wirkenden Gewebe der Natur
und an Verantwortungsgefühl für mögliche Zukunftswirkungen von Anwendungen biowissenschaftlicher Erkenntnisse. Dabei mag sich Chargaff

---

[29] Bemerkungen, S. 90 (ein Satz aus dem Jahr 1961).
[30] Die hier zitierten Sätze entstammen ursprünglich einem offenen Brief Chargaffs an den
      Hrsg. von 'Science' (1976) mit dem Titel: ‚Über die Gefahr genetischer Herumpfusche-
      rei'; dieser Brief ist aufgenommen in ‚Das Feuer des Heraklit', S. 251-256; hier zit.: S. 254;
      das folgende Zitat: S. 255.
[31] Das Feuer des Heraklit, S. 256.

weder zu einem ‚Prinzip Hoffnung' wie Ernst Bloch noch zu einem ‚Prinzip Verantwortung' wie Hans Jonas bekennen. Überhaupt ist er mit positiven Bekenntnissen sparsam. Wenn überhaupt ein Prinzip, würde er wohl eher auf ein ‚Prinzip Verzweiflung' setzen, da ja „allein der schwärzeste Pessimist wirklich hoffen kann"[32]. Einer seiner Leitsätze lautet: „Das Vermeidbare muß vermieden werden; es bleibt noch genug Unvermeidliches".[33]

Den Forschern wird üblicherweise in der sekundären Wirklichkeit der Forschungsinstitute die Tragweite, das heißt die Verwend- und Missbrauchbarkeit ihrer Forschungen und Entdeckungen gar nicht in vollem Maße bewusst. „Ich betrachte den Versuch, in die Homöostase der Natur einzugreifen, als ein unvorstellbares Verbrechen."[34] Chargaff befürchtet, dass es uns so gehen könnte wie Kindern, die ein Spielzeug auseinander nehmen, um es zu verstehen, und es bei diesem Versuch zerstören: „Die Epoche, in der wir leben, könnte man das Zeitalter der unvorhergesehenen Folgen nennen."[35]

Es gibt eine Parabel bei Lichtenberg (1742-1799), die – zu Beginn des wissenschaftlichen Zeitalters – den gleichen Gedanken ausspricht. Ein „Ich" erhält – so Lichtenbergs ‚Traum' – von einem weisen Alten eine kleine Kugel, die es gründlich erforscht, deren Beschaffenheit aber doch nur recht banal zu sein scheint: „Alle diese Proben fielen so aus, daß ich wohl sah, daß das Mineral nicht sonderlich viel wert war". Schließlich stellt sich heraus, dass Gott selbst ihm die Erdkugel in die Hand gedrückt hatte, und durch sein eifriges mineralogisches und chemisches Analysieren sind bereits viele Schönheiten dieser einen und einzigen Erde unwiederbringlich zerstört. Die „Herrlichkeit des festen Landes" hängt als „unfühlbarer Staub" am Rockärmel des Wissenschaftlers, die Weltmeere mit ihren Bewohnern sind weggewischt. Lichtenberg wirkt wie ein Vorläufer Chargaffs, wenn er klagt: „Aber neun Zehnteile meines noch übrigen Lebens hätte ich darum gegeben, wenn ich meine chemisch zerstörte Erde wieder gehabt hätte."[36]

---

[32] Armes Amerika, arme Welt, Stuttgart 1994, S. 74. Vgl. auch Serious Questions, S. 6: „In every gloomy pessimist there is a tiny beaming optimist who wants out".
[33] Alphabetische Anschläge, S. 36.
[34] Das Feuer des Heraklit, S. 257.
[35] Alphabetische Anschläge, S. 40; vgl. auch Warnungstafeln, S. 92 f.
[36] Georg Christoph Lichtenberg: Ein Traum, in: Schriften und Briefe, hrsg. v. W. Promies, München 1968-1992, Bd. 3: Aufsätze, Entwürfe, Gedichte, Erklärung der Hogarthischen Kupferstiche, 1972, S. 108-111 (Erstveröffentlichung: 1794).

FÜR EINE KLEINE NATURWISSENSCHAFT

„Fiat scientia et pereat mundus!" [37]

Für Chargaff haben die Naturwissenschaften jedenfalls nicht die Aufgabe, als „Versuchsstation für neue Naturphänomene" zu dienen: „Wenn es die eigentliche Aufgabe der Naturwissenschaften ist, die Wahrheiten der Natur zu ergründen, die Wirklichkeit der Welt zu enthüllen, so sollte solches Lehren höhere Weisheit mit sich bringen, eine größere Liebe zur Natur und, in manchen, eine tiefere Bewunderung für die Gewalt der Gottheit."[38] Chargaff ist in langer wissenschaftlicher Tätigkeit mehr und mehr zum Skeptiker geworden, der über die Begrenztheit der Erkenntnis nachdenkt: „Ein Gefühl für die tastende Natur des Erkennens; ein Begriff von dem vorläufigen und fragmentarischen Charakter aller menschlichen Einblicke in die Natur; ein Bewußtsein davon, wie viel Anmaßung und Voreiligkeit sogar das tiefste Verständnis begleiten, wenn es sich anschickt, verallgemeinernde Feststellungen über das Leben zu machen: all das wird ein Teil des Vermächtnisses sein, mit dem die vielen Jahre den alternden Forscher belastet haben."[39] Was aber soll die Alternative sein, auf was will der Kritiker hinaus? Er selbst nennt es: „mein donquichottischer Versuch, Naturwissenschaft mit einem menschlichen Gesicht zu bewahren. Das bedeutet kleine Wissenschaft, eine Wissenschaft, für die der einzelne einstehen, in der eine Menschenstimme noch gehört werden kann."[40] Das ist kein Programm, es ist nicht mehr als ein Hinweis auf eine Richtung. Die Lawine der Großforschung rollt in die andere Richtung.

Chargaff warnt vor einer möglicherweise kommenden, durch menschliche Eingriffe ‚verbesserten' Natur: Die westliche Welt stehe „unter dem immer verheerender werdenden Fluch des Machbaren. Wahrhaftig, sehr viel ist machbar geworden in unserer Zeit! Das Atom ist gespalten worden, der Zellkern wird manipuliert. Bald wird Hand angelegt werden können an das Erbgut des Menschen, das seit undenklicher Zeit in den Chromosomen verschlossen ruht. Das Geschäft der Natur, rätselhaft seit der Entstehung der Erde, jetzt werden wir es in die Hand nehmen, und wir werden es besser

---

[37] Bemerkungen, S. 125 (ein Satz aus dem Jahr 1970).
[38] Das Feuer des Heraklit, S. 167.
[39] Das Feuer des Heraklit, S. 174.
[40] Das Feuer des Heraklit, S. 245 f.

machen als die Natur es vermag. *Eritis sicut dei.*[41] Im vollen Sinn wird erst
die biotechnisch veränderte Natur eine ‚zweite Natur' sein, eine, die sich
selbst reproduzieren kann. Insofern schaffen wir derzeit etwas, was wir
selbst prinzipiell nicht überblicken können, da das Neugeschaffene unsere
eigene Situation innerhalb der Natur, sogar unsere eigene Stellung zu uns
selbst verändern kann. Chargaff variiert die alte Warnung vor der menschlichen Hybris. Immer wieder erliegen Adam und Eva der Lockung der
Schlange: Ihr werdet sein wie Götter, erkennend Gut und Böse. „‚Nun geht
es darum, daß er nicht noch seine Hand ausstrecke, sich am Baume des
Lebens vergreife, davon esse und ewig lebe!' So wies Gott, der Herr, ihn aus
dem Garten Eden fort" (Gen 3, 22).

ADORNO UND CHARGAFF

„Laß dich nicht blöd machen."[42]

Es mag gestattet sein, zwei Moralisten, Kultur- und Wissenschaftskritiker,
die voneinander keine Notiz genommen haben, nämlich Theodor W. Adorno (1903-1969) und Erwin Chargaff, in einigen Punkten zu vergleichen.
Adorno erwähnt (den bis in die 70er Jahre hinein fast nur in Biochemiker-
Kreisen bekannten) Chargaff nirgends, Chargaff zahlt es ihm mit gleicher
Münze heim. Sachlich und biographisch gibt es eine Reihe von Berührungspunkten: Beide sind Altersgenossen (Jahrgang 1903 bzw. 1905), beide haben
eine Zeitlang, sogar in derselben Zeitspanne, in Wien gelebt. Beide äußern
sich essayistisch zum späten Hölderlin, zu Kierkegaard und Kafka; für beide
stehen Philosophie, Musik und Literatur im Zentrum ihrer Lebensinteres-
sen. Beide sind polyglott (Deutsch, Englisch, Französisch, Italienisch; Chargaff konnte wohl auch etwas Russisch). Für beide spielt offizielle Religion
keine nennenswerte Rolle, wohl aber das in den Religionen aufbewahrte
Potential einer Kritik am Bestehenden.

---

[41] Alphabetische Anschläge, S. 40.
[42] Chargaff: Armes Amerika – arme Welt, S. 75 – Vgl. Theodor W. Adorno: Minima Mora-
      lia: Reflexionen aus dem beschädigten Leben, Frankfurt (Suhrkamp) ³1970 (1. Aufl.
      1951), S. 67: „Die fast unlösbare Aufgabe besteht darin, weder von der Macht der ande-
      ren, noch von der eigenen Ohnmacht sich dumm machen zu lassen."

Beide sind erst, könnte man sagen, durch Hitler zu Juden geworden, beide waren vor 1933 deutschsprachige Weltbürger (und sind es trotz Hitler auch nach 1933 geblieben). Für beide ist der Nationalsozialismus mit seinen Verbrechen das entscheidende politische Ereignis ihres Lebens. Beide sind Kritiker der Wissenschaft, wobei jeder von ihnen diejenigen Wissenschaften schärfer kritisiert, in denen er eher zuhause ist. Für beide ist Karl Kraus eine unbestrittene Autorität, was das Denken über Sprache anbelangt. Beide lieben den Aphorismus, die zugespitzte Formulierung, die sarkastische Pointe, die Übertreibung im Negativen. Beide verharren in der negativen Einstellung zu Grundstrukturen der modernen Welt (Kapitalismus, Großwissenschaft, Konsumkultur, Massenmedien) mit dem Pathos des von der Welt abgewandten und verkannten Einzelnen, der sein wohlbegründetes ‚Trotzdem' sagt. Dass so etwas wie Auschwitz und Hiroshima inmitten einigermaßen normaler und sogar halbwegs gebildeter Zeitgenossen geschehen konnte, ist für beide das Geschichtszeichen und das Rätsel ihrer Zeit. (Chargaffs Mutter wurde 1943 aus Wien deportiert und kam in Auschwitz ums Leben.)

Beide sind Rhetoriker des Neinsagens, des Dagegenseins, der Warnung. Beide kritisieren die Gefährdungen, die sich aus der zusammengeballten Macht menschlicher Arbeit, von Menschen gemachter Technik ergeben. Adorno spricht hier von einem ‚Verblendungszusammenhang', von einer ‚zweiten Natur', in der die lebendigen Menschen nur noch als Anhängsel fungieren; Chargaff sieht eine ähnliche Entwicklung für den wissenschaftlich-industriellen Komplex. Vielleicht hätte Adorno den polemischen Satz Chargaffs unterschreiben können: „Kapitalismus und Naturforschung": „Diese ist geradezu als der bewaffnete Arm von jenem anzusprechen. Das kommende Jahrhundert wird die Früchte dieses verhängnisvollen Bundes begrüßen können."[43]

Ob sie einander gemocht hätten, wenn sie einander begegnet wären? Wahrscheinlich nicht. Beide schätzen gewöhnlich keine mit der ihren konkurrierende Gegenwartsanalyse. Differenzen sind unverkennbar. Adorno ist an den Kirchenvätern der Moderne orientiert (Kant, Hegel, Marx, Nietzsche, Freud), Chargaff eher an den paradoxen Gläubigen wie Pascal, Kierkegaard, Charles Péguy. Adorno ist im Hinblick auf die Zukunft vorsichtiger, er gibt weniger Prognosen und Prophezeiungen. Für ihn ist die potentielle Zerstörung der Natur noch nicht das wichtigste Thema seiner Kritik, für Chargaff unbedingt. Für Adorno sind die Geisteswissenschaften weitgehend frei von Geist, für Chargaff steht niemand der Natur so fremd und

---

[43] Die Aussicht vom 13. Stock. Neue Essays, Stuttgart 1998, S. 33.

zugleich pseudo-überlegen gegenüber wie der zünftige Naturwissenschaftler. Das ‚sacrificium intellectus‘ sieht Adorno in der Selbstgleichschaltung vieler Geisteswissenschaftler 1933, Chargaff im Mitmachen der Naturwissenschaftler bei der Vorbereitung von Hiroshima und Nagasaki.

PESSIMISMUS

> „Da die Bestialisierung der Naturwissenschaften in diesem Jahrhundert so schnell vor sich gegangen ist, läßt es sich gar nicht ermessen, was Forschung und Technik der Welt noch bringen werden".[44]

Die wenigen Therapievorschläge, die Chargaff macht, wenden sich meist an den einzelnen. Möglicherweise wenig realistisch ist der zentrale Ratschlag: Den Weg zurück zu einer ‚kleinen Naturwissenschaft‘ gehen. Vieles hat etwas von moralischem Appell: Jeder soll sich um selbständiges Denken bemühen, die Sprache nicht weiter verhunzen, die großen Denker, Dichter und Warner der Vergangenheit ernst nehmen, sich nicht vom Getriebe vereinnahmen lassen. Es sind Motive der philosophischen Selbstvergewisserung (Pascal, Kierkegaard), der Spätaufklärung (Kants „Sapere aude!"), nicht zuletzt der Sprachkritik von Karl Kraus.

Viel Hoffnungsvolles ist von Chargaff nicht zu hören, Auswege aus der Misere sind für ihn kaum zu sehen. Am Ende des 21. Jahrhunderts werde die Erde vermutlich, so Chargaff, nur mehr von einem Zehntel der Zahl der Menschen bewohnt sein, die sie zu Beginn dieses Jahrhunderts noch beherbergte. Die Naturwissenschaft ist wesentliche Triebkraft eines Prozesses der Degeneration und Gefährdung, die Unruhe im Uhrwerk der Moderne, die die Uhr, die aber eigentlich eine Höllenmaschine ist, immer schneller ticken lässt. Aber keine Ausmalung einer schwarzen Zukunft ohne ein ‚Und doch‘: „Kann es anders kommen? Natürlich. Es kann immer anders kommen. Selbst Kassandra kann im Falle des Nichtfunktionierens umgetauscht werden. [...] Ein wahrer Halt würde eine ungeahnte Umwälzung erfordern, eine Revolution, die weder politisch noch sozial zu nennen wäre, sondern gleichkäme einem riesenhaften befreienden Erbrechen der Menschheit, worin mit

---

[44] E. Chargaff: Mörderische Versuche, die Krankheit zum Tode zu heilen. Über die ethische Kurzsichtigkeit der Naturwissenschaften und ihre Arbeit an der Bestialisierung des Menschen, in: Frankfurter Allgemeine Zeitung, Nr. 73 vom 28. 3. 1994, S. 29.

der Galle auch der Haß ausgespien würde, mit der Furcht vor dem Tode
auch die Furcht vor dem Leben."[45] Das ist bemerkenswert wenig konkret.
Andere Kritiker des losgelassenen Fortschritts wie Jeremy Rifkin und Ernst
Ulrich von Weizsäcker haben sich über mögliche Alternativen präziser geäußert.[46] Aber Kassandra sieht als ihre Aufgabe die große Warnung vor der
hereinbrechenden Dunkelheit, nicht das Bereitstellen von Kerzen.

Literatur

Theodor W. Adorno: Minima Moralia: Reflexionen aus dem beschädigten Leben,
    Frankfurt (Suhrkamp) ³1970 (1. Aufl. 1951).
Erwin Chargaff: Das Feuer des Heraklit. Skizzen aus einem Leben vor der Natur,
    Stuttgart (Klett-Cotta) 1979.
- Unbegreifliches Geheimnis. Wissenschaft als Kampf für und gegen die Natur,
    Stuttgart (Klett-Cotta) 1980.
- Bemerkungen, Stuttgart (Klett-Cotta) ²1982 (1. Auflage 1981).
- Warnungstafeln. Die Vergangenheit spricht zur Gegenwart, Stuttgart (Klett-Cotta)
    ²1988 (1. Aufl. 1982).
- Kritik der Zukunft. Stuttgart (Klett-Cotta) 1983.
- Serious Questions. An ABC on Skeptical Reflections, Boston – Basel –Stuttgart
    (Birkhäuser) 1986.
- Alphabetische Anschläge, Stuttgart (Klett-Cotta) 1989.
- Vorläufiges Ende. Ein Dreigespräch (Cotta's Bibliothek der Moderne 92), Stutt-
    gart (Klett-Cotta) 1990.
- Zeugenschaft. Essays über Sprache und Wissenschaft (Sammlung Luchterhand
    904), Frankfurt am Main 1990.
- Armes Amerika, arme Welt. Ein Essay, Stuttgart (Klett-Cotta) ²1994 (1.Aufl.
    1994).
- Mörderische Versuche, die Krankheit zum Tode zu heilen. Über die ethische
    Kurzsichtigkeit der Naturwissenschaften und ihre Arbeit an der Bestialisierung
    des Menschen, in: Frankfurter Allgemeine Zeitung, Nr. 73 vom 28. 3. 1994, S.
    29.
- Die Aussicht vom 13. Stock. Neue Essays, Stuttgart (Klett-Cotta) 1998
Marcus Düwell / Klaus Steigleder (Hg.): Bioethik. Eine Einführung, Frankfurt am

---

45 Zeugenschaft, S. 172.
46 Jeremy Rifkin: Das biotechnische Zeitalter. Die Geschäfte mit der Genetik, München
    (Bertelsmann) 1998.

Main (Suhrkamp) 2003.

Jürgen Habermas: Die Zukunft der menschlichen Natur. Auf dem Weg zu einer liberalen Eugenik? Frankfurt (Suhrkamp) ⁴2002 (1. Auflage 2001).

Aldous Huxley: Vorwort zur Neuausgabe von 'Brave New World' (1949), deutsch von H. E. Herlitschka, Frankfurt/M.1983.

Georg Christoph Lichtenberg: Schriften und Briefe, hg. v. W. Promies, München (Hanser) 1968-1992, Bd. 3: Aufsätze, Entwürfe, Gedichte, Erklärung der Hogarthischen Kupferstiche, 1972.

Jeremy Rifkin: Das biotechnische Zeitalter. Die Geschäfte mit der Genetik, München (Bertelsmann) 1998.

Jan Ross: Abscheu vor der Weltgeschichte. Ein Karl Kraus von heute: Der Biochemiker und Wissenschaftskritiker Erwin Chargaff wird neunzig, in: Frankfurter Allgemeine Zeitung vom 11. 8. 1995, Nr. 185, S. 27.

Heimo Schwilk: „Wohin mit dem Homunculus?" Genforschung und Machbarkeitswahn (Interview mit Chargaff), in: Welt am Sonntag, Nr. 27 vom 8. 7. 2001, S. 37.

Die Kantische Moraltheorie im Kontext der modernen Medizinethik

Nikola Biller-Andorno

Einleitung

Die Kantische Pflichtenethik ist eine der klassischen Moraltheorien, deren Aktualität sich bis heute erhalten hat. In der Tat ist auch in der modernen Medizinethik der Einfluss der Kantischen Moraltheorie unverkennbar: Abhandlungen zu den Grundlagen der Medizinethik beziehen sich zumeist ausdrücklich auf Kant (Baumann-Hölzle 1999, Beauchamp/Childress 2001, Green 2001, Schöne-Seifert 1996), und auch normierende Texte, wie z.B. die Grundsätze der Bundesärztekammer zur ärztlichen Sterbebegleitung, verwenden Begriffe und Argumentationsstrukturen, die in der Kantischen Ethik eine zentrale Rolle spielen.

Es ist jedoch eine Tendenz zu beobachten, Kant zwar generell als wichtigen Ausgangspunkt anzuerkennen, dann aber die Diskussion ohne weiteren Bezug auf die theoretischen Grundlagen zu führen. Nun ist das Bestreben verständlich, sich in der Medizinethik auf allgemein anerkannte Prinzipien mittlerer Ebene zu konzentrieren, wie z.B. das Prinzip des „Respekts vor der Selbstbestimmung des Patienten", welche gleichsam einen Extrakt aus umfassenderen Moraltheorien darstellen. Dennoch ist ein solches Verfahren mit Gefahren verbunden: Zum einen werden auf diese Weise möglicherweise problematische Aspekte der Kantischen Moraltheorie kommentarlos übernommen, statt thematisiert zu werden; zum anderen können Vorzüge der Kantischen Begrifflichkeit durch unsachgemäße Verwendung ungenutzt bleiben oder gar in ihr Gegenteil verkehrt werden.

Diese Gefahren lassen sich vermeiden, wenn moraltheoretische und medizinethische Diskussion explizit aufeinander bezug nehmen. Wenn die theoretischen Grundlagen medizinethischer Debatten greifbar sind, erleichtert dies einen bewussten und reflektierten Umgang mit zentralen Konzep-

ten und Argumentationsfiguren der betreffenden Theorie.[1] Der vorliegende
Beitrag möchte in diesem Sinne zunächst zentrale Elemente der Kantischen
Ethik identifizieren, die im heutigen medizinethischen Sprachgebrauch eine
wichtige Rolle spielen. In einem weiteren Schritt sollen Einwände gegen die
Kantische Moraltheorie in der moralphilosophischen Diskussion aufgezeigt
und gefragt werden, inwiefern diese Einwände für die Medizinethik von
Belang sind und wie sie zu bewerten sind.[2] Abschließend wird versucht, den
Beitrag Kantischer Moraltheorie zur heutigen Medizinethik zu umreißen.

ELEMENTE DER KANTISCHEN MORALTHEORIE IN DER HEUTIGEN MEDIZINETHIK

Es soll an dieser Stelle also nicht um spezifische Äußerungen Kants zu medizinethischen Fragen seiner Zeit gehen,[3] sondern vielmehr um zentrale
Begriffe und Argumentationsstrukturen der Kantischen Moraltheorie in
ihrer Bedeutung für die heutige Medizinethik. Die wesentlichen Elemente
sollen im Folgenden kurz skizziert werden.

Die Vernunft – und nicht etwa die Natur oder moralische Intuitionen –
ist die Quelle der Gebote, in deren Befolgung nach Kant die Sittlichkeit
besteht. Das oberste Sittengesetz lautet in seiner allgemeinen Form: „Handle
nur nach derjenigen Maxime, durch die du zugleich wollen kannst, daß sie
ein allgemeines Gesetz werde." (Kant 1785, 421) Ich soll also jeden Grundsatz, den ich mir gebe, daraufhin beurteilen, ob er auch als allgemeines Gesetz taugen würde. Diesen sogenannten Universalisierungstest kann zum
Beispiel folgende Maxime nicht bestehen: „Wenn ich mit den Ergebnissen
meiner wissenschaftlichen Untersuchung nicht zufrieden bin, fälsche ich die
Daten." Was hier wie eine Karikatur wirken mag, war für Kant ein ernsthaf-

---

1 Damit soll nicht gesagt sein, dass sich die gegenwärtige medizinethische Diskussion nur
   auf eine zugrundeliegende Theorie stützt oder stützen soll; vielmehr findet sich ein –
   durchaus begrüßenswerter – methodischer und theoretischer Pluralismus. Doch gerade
   wenn Argumentationsfiguren aus verschiedenen Theorien verwendet werden, ist eine
   Vertrautheit mit dem jeweiligen theoretischen Rahmen von großer Bedeutung, wenn die
   Folge nicht definitorische und argumentative Unklarheit sein sollen.
2 Selbstverständlich konnten für diesen kurzen Beitrag nur einige Argumente ausgewählt
   und skizziert werden. Für eine umfassendere Darstellung s. Biller-Andorno 2001.
3 Wie z.B. Kants Stellungnahme gegen die Pockenimpfung (vgl. Kordelas/Grond-
   Ginsbach 2000).

tes Anliegen, da er sich in seiner Ethik nicht auf moralische Intuitionen verlassen möchte. Kants Begründung lautet nun: Die Maxime muss verworfen werden, denn ein solcher Grundsatz würde schwerlich als allgemeines Gesetz taugen – denn dies würde dazu führen, dass es das Konzept der „Wissenschaft" sinnvollerweise nicht mehr geben kann. Das ist die allgemeine Form des Kategorischen Imperativs, wie ihn Kant in der „Grundlegung zur Metaphysik der Sitten" von 1785 formuliert hat. Während reine Vernunftwesen das Sittengesetz um seiner selbst willen beachten würden, müssen wir Menschen, die wir nicht nur Vernunft-, sondern auch Sinnenwesen sind, dazu genötigt werden. Das Sittengesetz muss also die Form eines Imperativs annehmen. Kategorisch ist dieser Imperativ, da er ohne Einschränkung, also unabhängig von konkreten Gegebenheiten, gültig ist, im Unterschied zu hypothetischen Imperativen, die einer bestimmten Absicht dienen („wenn ich etwas erreichen möchte, muß ich mich an folgendes halten").

Die Vernunft gibt uns also die Fähigkeit, nach Grundsätzen zu handeln; wir sind autonom, d.h. bei Kant: frei zur Selbstgesetzgebung. Ein freier Wille und ein „Wille unter sittlichen Gesetzen" sind für ihn gleichbedeutend (Kant 1785, 447). Außer dem formalen Kriterium der Universalisierbarkeit sagt die Kantische Ethik jedoch zunächst nichts darüber aus, welche Maximen man sich zu eigen machen soll. Dies ist jedem selbst überlassen: „Denn darin besteht eben die Vollkommenheit eines anderen Menschen als einer Person, daß er selbst vermögend ist, sich seinen Zweck nach seinen eigenen Begriffen von Pflicht zu setzen...", so Kant in der Metaphysik der Sitten (Kant 1797, 386). Dieses Vermögen der moralischen Autonomie muss respektiert werden.

Zugleich gründet in der Vernunftbestimmtheit und der Fähigkeit zur Selbstgesetzgebung die Würde des Menschen, die weder durch das betreffende Individuum selbst oder durch andere Personen relativiert werden darf. Dies drückt Kant in einer weiteren Fassung des Kategorischen Imperativs aus, die ein Instrumentalisierungsverbot beschreibt: „Handle so, daß du die Menschheit sowohl in deiner Person als in der Person eines jeden anderen, jederzeit zugleich als Zweck, niemals bloß als Mittel brauchst." (Kant 1785, 429). Personen sind also unverfügbar; sie haben einen absoluten, keinen relativen Wert.

Wie könnte nun die Anwendung dieses theoretischen Konzepts auf eine konkrete medizinethische Fragestellung aussehen? Dies soll an einem Bei-

spiel illustriert werden, und zwar der Sterbehilfe-Thematik.[4] Aktive Selbsttötung kann nach Kants Ethik nicht erlaubt sein, da auch die eigene Person
unverfügbar ist. Durch den Akt der Selbsttötung würde der Betreffende das
Subjekt der Sittlichkeit in seiner eigenen Person zerstören (vgl. Kant 1785,
429; Kant 1797, 423). Auch die Beihilfe zur Selbsttötung kommt aus diesem
Grund nicht in Frage. Jedoch müssen den Vorstellungen des Patienten bezüglich der Gestaltung seines Lebensendes Rechnung getragen werden, z.B.
bezüglich einer Fortsetzung therapeutischer Bemühungen. Seine Autonomie
muss also respektiert werden, auch wenn er sie in der gegebenen Situation
nicht mehr manifestieren kann. In diesem Fall muss ein Vertreter oder eine
Patientenverfügung an die Stelle der direkten Willensäußerung treten. Respekt vor der Patientenautonomie sowie das Universalisierungsgebot verlangen zudem, dem Patienten die Fakten wahrheitsgemäß zu berichten, die er
wissen möchte. Der Respekt vor der Würde und der absolute Wert, der mit
dem Personsein einhergeht, gebieten schließlich, therapeutische oder pallia-
tivmedizinische Entscheidungen nicht von wirtschaftlichen Erwägungen
abhängig zu machen. Wenn man sich vor diesem Hintergrund nun den
maßgeblichen Text zur medizinischen Standesethik in Deutschland in dieser
Frage, die Grundsätze der Bundesärztekammer zur ärztlichen Sterbebegleitung, ansieht, stellt man fest, dass diese eine dezidiert Kantische Position
vertritt (Bundesärztekammer 1998).

Auch viele andere medizinethische Themen lassen sich im Rahmen der
Kantischen Begrifflichkeit diskutieren: Der Respekt vor der Autonomie
macht die Aufklärung von Patienten oder Probanden und die Einholung
ihrer informierten Zustimmung notwendig, bevor irgendwelche diagnosti-
schen oder therapeutischen Eingriffe oder Studien durchgeführt werden
können; das Prinzip wissenschaftlicher Redlichkeit folgt, wie wir gesehen
haben, aus dem Universalisierungsgebot; und schließlich ließe sich diskutieren, ob das Instrumentalisierungsverbot zur Zurückweisung des Organhan-
dels oder des reproduktiven Klonierens führt.

---

[4]   Es soll an dieser Stelle noch einmal betont werden, dass es in diesem Falle nicht um
Kants historisch bedingte Position in einzelnen Aspekten geht, sondern um die Frage,
wie sich die zentralen Argumentationslinien seines Konzeptes aus heutiger Sicht anwenden lassen.

EINWÄNDE GEGEN DIE KANTISCHE ETHIK UND DEREN BEWERTUNG

Welche Einwände sind nun gegen die Kantische Ethik vorgebracht worden, worin besteht ihre Bedeutung im medizinethischen Kontext, und wie sind sie schließlich vor dem Hintergrund der aktuellen moralphilosophischen Diskussion[5] zu beurteilen?

1. EXKLUSIVITÄT:

Ein Einwand lautet: Wenn die Kantische Ethik von vernünftigen, zur Selbstbestimmung fähigen Individuen ausgeht, ist sie dann nicht zu exklusiv? Heißt das nicht, dass nur autonomen, rationalen Menschen der Status und die Würde des Personseins zukommen (Engelhardt 1996)? Werden nicht gerade diejenigen ausgeschlossen, die den Schutz am meisten bräuchten (vgl. z.B. Eibach 1997, White 1994)?

Für eine medizinische Ethik scheint dies besonders unangemessen, denn zahlreiche Patienten sind entweder vorübergehend oder permanent zu vernünftigem und selbstbestimmtem Handeln nicht in der Lage. Wie aber ist dann der moralische Status von Demenzkranken, Neugeborenen oder komatösen Patienten zu beurteilen? In keinem Falle kann es mit ärztlichem Ethos vereinbar sein, gerade den Schwachen, Vulnerablen Achtung und Wertschätzung zu verweigern.

Dem kann entgegnet werden: Die Kantische Ethik vertritt keine empirische Auffassung von Autonomie, Würde und Vernunft (vgl. Secker 1999). Das heißt, diese Charakteristika kommen prinzipiell allen Menschen zu, unabhängig von ihrer individuellen oder aktuellen Ausprägung. Es handelt sich um ein Proprium, eine Eigentümlichkeit des Menschen, nicht um ein Accidens, eine erworbene Eigenschaft (vgl. Beckmann 1998). Hierfür lassen sich mindestens drei Belege anführen: 1) Bereits in der Vorrede zur Grundlegung zur Metaphysik der Sitten macht Kant deutlich, daß es ihm um eine „von allem Empirischen sorgfältig gesäuberte" Moraltheorie geht (Kant 1785, 389). Das Sittengesetz gilt also a priori, d.h. unabhängig von konkreten Gegebenheiten. 2) Der Kategorische Imperativs bezieht sich explizit auf

---

die Menschheit, nicht einen Teil davon („Handle so, daß du die Menschheit sowohl in deiner Person als in der Person eines jeden anderen, jederzeit zugleich als Zweck, niemals bloß als Mittel brauchst." (Kant 1785, 429)). 3) Kant wendet sich in der „Metaphysik der Sitten" dezidiert gegen das Kriterium des britischen Philosophen Locke, der ein kontinuierliches Bewusstsein seiner Selbst als Kriterium für das Personsein vorgeschlagen hat (Kant 1797, 223). Kant geht es nicht um die psychologische Dimension des Personseins, sondern um die moralische, und die kommt jedem Menschen zu.

Der potentiell gewichtige und oft vorgebrachte Einwand der Exklusivität, der in der Tat einer Anwendung der Kantischen Moraltheorie auf medizinethische Belange in vieler Hinsicht im Wege stünde, beruht somit auf einer Fehlinterpretation des Kantischen Personbegriffs und kann klar zurückgewiesen werden.

2. INDIVIDUALISMUS:

Ein zweiter Einwand zielt auf die individualistische Ausrichtung der Kantischen Ethik. Dieser liege, so wird vorgebracht, die Vorstellung eines isolierten, reflektierenden Individuums zugrunde. Demgegenüber sei das menschliche Selbst doch viel angemessener als ein In-Beziehung-Stehendes zu fassen. Diesen Wesenszug menschlichen Daseins lasse Kant jedoch ganz außer acht (Baier 1995, van Hooft 1996).

Am Krankenbett zeigt sich paradigmatisch die herausragende Bedeutung, die Beziehungen für die individuelle Existenz haben. Die Arzt-Patient-Beziehung und ihre besondere moralische Bedeutung ist ein gewichtiges Thema in der Medizinethik. Hinzu kommen die Beziehungen zwischen Patienten und Angehörigen sowie zwischen Angehörigen und Arzt, die ebenfalls berücksichtigt werden müssen. Eine Ethik, die moralische Akteure als isolierte Individuen betrachtet, könnte in der Tat die Wirklichkeit der medizinischen Praxis nicht erfassen. Die Kantische Ethik, so der Einwand, kann nur in sehr eingeschränktem Masse zur Beschreibung moralischer Konflikte in der Medizin beitragen, wenn sie solch zentrale Bereiche menschlicher Existenz vernachlässigt.

Wie ist der Einwand zu bewerten, Kants moralische Akteure seien isolierte Individuen? Dieser Einwand ist widerlegbar, denn wie sich zeigen lässt, berücksichtigt Kant grundsätzlich Beziehungen, und zwar auf der E-bene der Gesetze wie auch der Maximen: So weist der Kategorische Imperativ bereits ausdrücklich darauf hin, man möge andere Personen immer zugleich als Zweck brauchen. Das aber setzt eine Beschäftigung mit deren Lebenszielen und Vorstellungen voraus (O'Neill 1993). Auch das „Gedankenspiel" der Universalisierung impliziert eine Beschäftigung mit den Überzeugungen und den Reaktionsweisen anderer (Nagl-Docekal 1998). Wenn meine Maxime als Grundlage einer allgemeinen Gesetzgebung dienen können soll, heißt das, dass ihr grundsätzlich auch andere zustimmen können müssen. Wenn ich meine Maxime entwickle, muss ich also die Reaktionen anderer mitbedenken. In manchen Fällen wird es überdies notwendig sein, gemeinsam Maximen zu entwickeln: Wie seine Schriften zur Rechtslehre und politischen Theorie zeigen, ist Kant sich durchaus bewusst, dass Personen in einem Netz von Beziehungen stehen und interagieren müssen.

Vor diesem Hintergrund lässt sich also dem Einwand widersprechen, das Kantische Ich sei ein isoliertes Individuum. Andererseits legt Kant seinen theoretischen Überlegungen in der Tat das ideale Modell einer symmetrischen Beziehung zwischen gleichberechtigten Personen zugrunde. Die Tatsache, dass die Mehrzahl der Beziehungen diesem Modell nicht entsprechen kann, interessiert ihn in seiner Moraltheorie nicht. Er würde dieses Thema in eine praktische Anthropologie verweisen (Kant 1798). Ethik umfasst für Kant jedoch beides - die „rationale" Moraltheorie sowie die „empirische" praktische Anthropologie (Kant 1785, 388).

Für die Medizinethik bedeutet dies: Die Kantische Moraltheorie erfasst zwar grundsätzlich Beziehungen, auch in ihrer moralischen Bedeutung, aber sie bezieht sich nicht auf den konkreten Charakter dieser Beziehungen, die im medizinischen Kontext eben oft nicht symmetrisch und nicht frei gewählt sind. Bei Kant findet sich keine erschöpfende Untersuchung der Vielfalt menschlicher Beziehungen und ihrer moralischen Konsequenzen. Der Einwand des Individualismus kann somit zwar grundsätzlich widerlegt werden, verweist aber tatsächlich auf einen wenig entwickelten Bereich der Kantischen Ethik.

3. RATIONALISMUS:

Ein weiterer Einwand, der häufig gegen die Kantische Ethik vorgebracht wird, ist der des Rationalismus: Ist denn die Ausrichtung am Menschen als Vernunftwesen angemessen? Und werden nicht die Qualitäten des Menschen als Sinneswesen, insbesondere seine Emotionalität, in ihrer positiven Rolle für die menschliche Moral unterschätzt (Nelson 1997, Thomas 1990)?

Auch dieser Einwand spielt für die Medizinethik eine wichtige Rolle. Im medizinischen Kontext geht es häufig um extreme und existentielle Situationen, die bei allen Beteiligten mehr oder weniger starke Emotionen hervorrufen. Angst, Trauer, Mitleid, Zorn, Erleichterung – all diese Gefühlsreaktionen haben de facto unmittelbare Auswirkungen auf die Wahrnehmung und Beurteilung der Situation und auf das Handeln. In der klinischen Praxis werden also moralische Konflikte in einem mehr oder weniger intensiven emotionalen Kontext wahrgenommen und entschieden. An Ärzte und Pflegende werden emotionale Appelle gerichtet (z.B. „hilf mir", „tröste mich", „beruhige mich"), auf die sie reagieren müssen; ganz im Gegensatz zu einem Philosophen, der sich an den Schreibtisch zurückziehen und damit distanzieren kann, um sich mit entsprechenden Fragen zu beschäftigen. Wie hilfreich kann also eine Ethik sein, nach der moralische Entscheidungen rein verstandesgemäß getroffen werden sollen, wenn dies mit der Wirklichkeit doch nicht viel zu tun hat? Der Einwand, die Kantische Ethik könne dem Faktum menschlicher Emotionalität nicht Rechnung tragen, wäre also für die Medizinethik ein ernstzunehmendes Problem.

Die Beurteilung dieses Einwands setzt eine genauere Analyse der Rolle von Emotionen in der Kantischen Ethik voraus, die hier nur kurz skizziert werden kann (Biller-Andorno 2001, Pauer-Studer 1996, Sherman 1995). Kant gesteht die Sinneskomponente der menschlichen Natur ohne weiteres zu, wie auch ihren Einfluss auf menschliches Handeln. Aus eben diesem Grund muss ja das Sittengesetz die Form eines Imperativs einnehmen. Auch können Gefühle wie Mitleid uns helfen, moralisch relevante Situationen zu identifizieren und uns für die Erfüllung einer Pflicht empfänglicher machen. Der Prozess der moralischen Urteilsfindung sollte sich jedoch rein rational vollziehen: „Das Gefühl des Mitleids..., wenn es vor der Überlegung, was Pflicht sei, vorhergeht und Bestimmungsgrund wird, ist wohldenkenden Personen selbst lästig, bringt ihre überlegenen Maximen in Verwirrung..." (Kant 1788, 118). Was sodann die Umsetzung eines moralischen Urteils betrifft, so soll diese nach Kant primär durch die Vernunft motiviert sein. Als Motiv zählt letztlich nur das Handeln aus Pflicht, Gefühle haben jedoch eine adjuvante Funktion. Kant gesteht auch zu, dass Emotionen moralisches Handeln begleiten; so kann sich z.B. Befriedigung einstellen, wenn man einem anderen eine Wohltat erwiesen hat. Zur Begründung von Normen kann wiederum nur die Vernunft, nicht aber das Gefühl herangezogen werden – eine Handlung kann also nicht allein deswegen gut sein, weil der Handelnde ein „gutes Gefühl" bei ihrer Ausführung hatte.

Auf der Ebene des Einzelurteils, der primären Motivation für moralisches Handeln und der Begründung von Regeln, Maximen und Gesetzen haben Emotionen bei Kant also keine konstitutive Funktion; dies ist innerhalb seiner Pflichtenethik auch nicht möglich. Dennoch billigt er Emotionen eine Rolle in der Wahrnehmung moralischer Konflikte, der Ausübung moralischen Handelns und als Kofaktor in der Motivation zu. Kant vernachlässigt also das Thema Emotionen nicht, sondern integriert sie, wo seine Theorie es ihm erlaubt.

Besonders im Hinblick auf die Anwendbarkeit der Kantischen Moraltheorie in der Medizinethik verdient noch das Argument Erwähnung, dass es für Kant eine „Pflicht zur teilnehmenden Empfindung" gibt, die er in der Metaphysik der Sitten beschreibt und die aus dem „Vermögen und Willen" besteht, „sich einander in Ansehung seiner Gefühle mitzuteilen" (Kant 1797, 456). Man ist somit verpflichtet, am Schicksal anderer teilzunehmen und sich mitzuteilen. Kant plädiert also für einen reflektierten und offenen Umgang mit den eigenen Emotionen und denen des Gegenübers; Qualitäten, die insbesondere für die Beziehung von Arzt und Patient von besonderer Bedeutung sind.

Im Rahmen der Kantischen Moraltheorie ist in der Tat allein die Vernunft konstitutiv (Steigleder 2002), insofern ist der „Vorwurf" des Rationalismus gerechtfertigt. Obwohl Kant die Rolle von Emotionen für den Prozess moralischen Wahrnehmens und Urteilens nicht umfassend ausgearbeitet haben mag, ist dennoch der pauschale Einwand, Kant lasse in seiner Theorie die menschliche Emotionalität außer acht, als unzutreffend zurückzuweisen.

4. RIGORISMUS:

Der letzte hier aufzuführende Einwand gegen die Kantische Ethik ist der des methodischen Rigorismus. So wird als Frage aufgeworfen, inwiefern sich die Kantische Ethik angesichts ihrer Ausrichtung an allgemeingültigen, objektiven Gesetzen auf konkrete situative Gegebenheiten einlassen kann (Benhabib 1987, Carse 1998, Flanagan/Adler 1983). Wie kommt man von der abstrakten Forderung der Verallgemeinerungsfähigkeit zu Normen für den Einzelfall? Und wie können bisher unvorhergesehene Einzelfälle in diesem System bewertet werden?

Diese Fragen sind wiederum für die moderne Medizinethik von besonderer Bedeutung. Denn zum einen ist die Erarbeitung angemessener und handlungsorientierter Lösungsvorschläge für Einzelfälle von großer Wichtigkeit; solche Einzelfallentscheidungen gewinnen zudem nicht selten sogar paradigmatischen Charakter.[6] Zum anderen führen insbesondere wissenschaftlich-technologische Entwicklungen zu unvorhergesehenen Entscheidungssituationen, in denen umstritten ist, wie allgemeine Gesetze oder Prinzipien auf sie anzuwenden sind.[7] Eine Ethik, die über allgemeine Gesetze hinaus keine Aussagen zulässt, ist für den Bereich der Medizinethik nur bedingt hilfreich.

Dem Einwand des Rigorismus kann von seiten der Kantischen Ethik folgendermaßen entgegnet werden: Zum einen geht die Kantische Ethik nicht rein von allgemeinen Gesetzen zum Einzelfall deduzierend vor, denn bereits die Formulierung von Maximen, d.h. subjektiver Regeln der Lebensgestaltung, die dem Test des Kategorischen Imperativs unterzogen werden sollen, setzt moralisches Vorwissen voraus (Herman 1993). Die Maximen mehrerer Individuen können sehr verschieden sein, auch wenn das zugrundeliegende allgemeine Gesetz das gleiche ist (vgl. Kant 1797, 225). Die Vorstellung vom Kategorischen Imperativ als einem Mechanismus, durch den sich in rein deduktiver Weise moralisches Wissen produzieren ließe, ist also ein Zerrbild Kantischer Ethik. Was zum anderen die Frage der Überbrückung der Kluft zwischen Einzelfall und allgemeinem Gesetz betrifft, so bietet sich hier das Kantische Konzept der reflektierenden (im Gegensatz zur bestimmenden) Urteilskraft an, die zu einem Besonderen das Allgemeine sucht und somit das ansonsten deduktive Vorgehen der Kantischen Ethik ergänzen kann (Kant 1790).

Zwar ist zutreffend, dass Kant sich mehr für das Allgemeine als das Partikulare und mehr für das a priori Gegebene als das Empirische interessiert. Dennoch stellt der Einwand des Rigorismus die Kantische Ethik nicht grundsätzlich in Frage. Er macht aber auf Defizite und Entwicklungsmöglichkeiten aufmerksam, etwa im Bereich der Maximenethik oder der Fortentwicklung der Beziehung zwischen deduktiven und induktiven Elementen im Sinne eines kohärentistischen Modells (Quante/Vieth 2000, Rawls 1971).

---

6 Vgl. z.B. Rechtsprechungen zum Therapieabbruch.
7 Z.B. die Beurteilung der In-vitro-Fertilisation in den 1970er Jahren oder aktuell der Umgang mit menschlichen embryonalen Stammzellen.

SCHLUSSBETRACHTUNGEN

Die Medizinethik stellt hohe Anforderungen an eine ethische Theorie: Sie muss die Conditio humana in ihrer Fülle erfassen, komplexe Beziehungen berücksichtigen und den besonderen Umständen konkreter Situationen Rechnung tragen können. Die Kantische Moraltheorie lässt in dieser Hinsicht Spielraum zur Weiterentwicklung. Möglicherweise erfordert eine umfassende Behandlung medizinethischer Fragestellungen das Heranziehen mehrerer Ansätze, die sich auch in ihren unterschiedlichen Akzenten ergänzen können.[8] Um auf das Beispiel der Sterbebegleitung zurückzukommen: Die Kantische Ethik sagt nichts darüber, welche charakterlichen Eigenschaften dazu beitragen können, ein Gespräch mit einem Patienten bezüglich einer ungünstigen Prognose positiv zu gestalten (im Gegensatz zur Tugendethik); sie sagt nichts darüber, wie Beziehungsqualitäten zu beurteilen und zu gegebenenfalls zu beeinflussen sind (im Gegensatz zur Fürsorgeethik); und sie bietet keine Entscheidungshilfe, wenn gleichrangige Pflichten konfligieren, z.B. welchen Patienten knappe zeitliche und finanzielle Ressourcen vorrangig gewidmet werden sollen (im Gegensatz zum Konsequentialismus). Obwohl die Kantische Ethik also substantielle Aspekte zur Frage der Sterbehilfe beitragen kann, bleibt sie doch in anderem ergänzungsbedürftig.

Es gibt eine Tendenz in der Medizinethik, sich zunehmend auf zentrale Prinzipien mittlerer Reichweite (wie dem Prinzip des Nichtschadens oder auch des Respekts vor Autonomie) zu stützen und diese von ihren theoretischen Bezügen zu lösen. Dieses Anliegen ist nachvollziehbar und hat seine Vorteile. Wenn die theoretischen Grundlagen zunehmend in den Hintergrund treten, besteht jedoch die Gefahr, dass inhaltliche Präzision und methodisches Problembewusstsein verloren gehen. Schwachstellen einer Theorie können somit außer acht geraten und Vorzüge sich gar in ihr Gegenteil verkehren.

Die vorliegende Untersuchung hat den Versuch unternommen, den Beitrag der Kantischen Moraltheorie zur Medizinethik mit seinem spezifischen Profil zu umreißen. An (im Hinblick auf eine Anwendung in der Medizinethik) nachteiligen Aspekten der Kantischen Moraltheorie sind dabei zutage

---

[8]   Eine detaillierte Auseinandersetzung mit der Vereinbarkeit verschiedener theoretischer Ansätze kann nicht Gegenstand dieses Beitrags sein, sondern bedarf einer gesonderten Abhandlung.

getreten: die nachgeordnete Bedeutung konkreter empirischer Sachverhalte und ihre Loslösung von theoretischen Überlegungen; der Ausgang von symmetrischen Beziehungen de facto autonomer Personen als Modell für menschliche Interaktion; und die Wertschätzung des Menschen als Vernunftwesen. Diese Aspekte stellen nicht die Kantische Moraltheorie als solches infrage, verweisen aber auf ihre Ergänzungsbedürftigkeit durch eine „praktische Anthropologie", die Kant jedoch nicht in gleichem Maße ausgearbeitet hat.

Diesen Nachteilen stehen die Vorzüge der Kantischen Ethik gegenüber, darunter insbesondere die Freiheit zur Selbstbestimmung als moraltheoretische Grundlage, die im Hinblick auf gesellschaftliche Entscheidungen bezüglich der Nutzung biotechnologischer Entwicklungen als angemessene Ausgangsbasis erscheint; der Primat des Individuums vor anderen Interessen, der besonders in der Ethik der Forschung am Menschen von Bedeutung ist; die formale, säkulare Basis, die auch in pluralistischen Gesellschaften weithin konsensfähig ist; und schließlich die Verbindlichkeit und Allgemeingültigkeit, die der Problematik des Relativismus und der Beliebigkeit gegensteuern kann.

Werden nun in der medizinethischen Diskussion Kantische Elemente ohne Kenntnis ihres theoretischen Bezugsrahmens verwendet, so besteht die Gefahr von Verzerrungen. Ein Beispiel, das sich immer wieder in der Medizinethik-Literatur findet, ist die Einschränkung des Gültigkeitsbereichs des Instrumentalisierungsverbots durch eine empiristische Fehlinterpretation: es seien nur diejenigen Individuen eingeschlossen, die de facto autonom (im Sinne von entscheidungsfähig) seien und rational handeln könnten. Dieses Beispiel verdeutlicht noch einmal das Anliegen dieses Beitrags: Nur wenn die Medizinethik klar auf ihre moraltheoretischen Grundlagen Bezug nimmt, kann das Potential der jeweiligen Theorie bestmöglich genutzt werden. Eine eklektizistische Verwendung von Konzepten, losgelöst von ihrem theoretischen Rahmen, birgt hingegen die Gefahr inhaltsleerer Rhetorik oder moralisch fragwürdiger Schlussfolgerungen.

Literatur:

Baier, Annette C.: The Need for More than Justice. In: Held, Virginia (Hg.): Justice and Care. Essential Readings in Feminist Ethics. Boulder, CO: Harper Collins, 1995, S. 47-58.

Baumann-Hölzle, Ruth: Autonomie und Freiheit in der Medizinethik. Immanuel Kant und Karl Barth. Freiburg/München: Alber, 1999.

Beauchamp, Tom L., Childress, James F.: Principles of Biomedical Ethics. 5. Aufl., Oxford: Oxford University Press, 2001.

Beckmann, Jan P.: Patientenverfügungen: Autonomie und Selbstbestimmung vor dem Hintergrund eines im Wandel begriffenen Arzt-Patient-Verhältnisses. Zeitschrift für medizinische Ethik 44(2):143-56, 1998.

Benhabib, Seyla: The Generalized and The Concrete Other: The Kohlberg-Gilligan Controversy and Moral Theory. In: Kittay, Eva F., Meyers, Diana T. (Hgg.): Women and moral theory. Totowa, NJ: Rowman and Littlefield, 1987, S. 154-77.

Biller-Andorno, Nikola: Gerechtigkeit und Fürsorge. Zur Möglichkeit einer integrativen Medizinethik. Frankfurt a.M.: Campus, 2001.

Bundesärztekammer: Grundsätze zur ärztlichen Sterbebegleitung, Deutsches Ärzteblatt 95, Heft 39 (25.09.1998), S. A-2365-2367, 1998.

Carse, Alisa L.: Impartial Principle and Moral Context: Securing a Place for the Particular in Ethical Theory. J Med Phil 23(2):153-69, 1998.

Eibach, Ulrich: Vom Paternalismus zur Autonomie des Patienten? Medizinische Ethik im Spannungsfeld zwischen einer Ethik der Fürsorge und einer Ethik der Autonmie. Zeitschrift für Medizinische Ethik 43:215-231, 1997.

Engelhardt, Tristram H.: The Foundations of Bioethics. 2. Auflage, Oxford/New York: Oxford University Press, 1996.

Flanagan, Owen J. Jr., Adler, Jonathan E.: Impartiality and Particularity. Social Research 50(3):576-96, 1983.

Green, Ronald M.: What Does it Mean to Use Someone as "A Means Only": Rereading Kant. KIEJ 11(3):247-262, 2001.

Herman, Barbara: The Practice of Moral Judgement. Cambridge, MA: Harvard University Press, 1993.

Höffe, Otfried: Immanuel Kant. 3. Aufl., München: C.H. Beck, 1992.

Kant, Immanuel: Grundlegung zur Metaphysik der Sitten (1785). Hamburg: Meiner, 1994.

Kant, Immanuel: Kritik der praktischen Vernunft (1788). Hamburg: Meiner, 1993.

Kant, Immanuel: Kritik der Urteilskraft (1790). Hamburg: Meiner, 1993.

Kant, Immanuel: Die Metaphysik der Sitten (1797). Stuttgart: Reclam, 1990.

Kant, Immanuel: Anthropologie in pragmatischer Hinsicht (1798). Stuttgart: Reclam, 1983.

Kordelas, Lambros, Grond-Ginsbach, Caspar : Kant über die „moralische Waghälsigkeit der Pockenimpfung». NTM 8:22-33, 2000.

Nagl-Docekal, Herta: Jenseits der Geschlechtermoral. Eine Einführung. In: Nagl-Docekal, Herta, Pauer-Studer, Herlinde (Hgg.): Jenseits der Geschlechtermoral. Beiträge zur feministischen Ethik. Frankfurt a.M.: Fischer 1993, S. 7-32.

Nelson, Hilde L.: Introduction. In: Nelson, Hilde L. (Hg.): Stories and Their Limits

- Narrative Approaches to Bioethics. New York and London: Routledge, 1997.

O'Neill, Onora: Einverständnis und Verletzbarkeit: Eine Neubewertung von Kants Begriff der Achtung für Personen. In: Nagl-Docekal, Herta, Pauer-Studer, Herlinde (Hgg.): Jenseits der Geschlechtermoral. Beiträge zur feministischen Ethik. Frankfurt a.M.: Fischer, 1993, S. 335-367.

Pauer-Studer, Herlinde: Das Andere der Gerechtigkeit. Moraltheorie im Kontext der Geschlechterdifferenz. Berlin: Akademie-Verlag, 1996.

Quante, Michael, Vieth, Andreas: Angewandte Ethik oder Ethik in Anwendung? Überlegungen zur Weiterentwicklung des principlism. Jahrbuch für Wissenschaft und Ethik 5:5-34, 2000.

Rawls, John: A Theory of Justice. Oxford u.a.: Oxford University Press, 1971.

Schöne-Seifert, Bettina: Medizinethik. In: Nida-Rümelin, Julian (Hg.): Angewandte Ethik. Die Bereichsethiken und ihre theoretische Fundierung. Stuttgart: Kröner, 1996, S. 552-648.

Secker, Barbara: The appearance of Kant's deontology in contemporary Kantianism: concepts of patient autonomy in bioethics. Journal of Medicine and Philosophy 24(1):43-67, 1999.

Sherman, Nancy: The Place of Emotions in Kantian Morality. In: Flanagan, Owen, Rorty, Amélie O. (Hgg.): Identity, Character, and Morality: Essays in Moral Psychology. Cambridge, MA: MIT Press, 1990, S. 149-70.

Steigleder, Klaus: Kants Moralphilosophie. Die Selbstbezüglichkeit reiner praktischer Vernunft. Stuttgart/Weimar: Metzler, 2002.

Thomas, Lawrence: Trust, Affirmation, and Moral Character: A Critique of Kantian Morality. In: Flanagan, Owen, Rorty, Amélie O. (Hgg.): Identity, Character, and Moral Psychology: Essays in Moral Psychology. Cambridge, MA: MIT Press, 1990, S. 235-57.

van Hooft, Stan: Bioethics and caring. Journal of Medical Ethics 22:83-89, 1996.

White, Becky C.: Competence to Consent. Washinton, D.C.: Georgetown University Press, 1994.

DAMMBRUCHARGUMENTE IN DER BIOETHIK

Thomas Zoglauer

In der aktuellen Debatte um die Präimplantationsdiagnostik (PID), die Stammzellenforschung und das therapeutische Klonen werden immer wieder Dammbruchargumente verwendet, die vor der Einführung dieser neuen Techniken warnen, weil sie den ersten Schritt zu einer verhängnisvollen Entwicklung darstellen, die zu einer eugenischen Menschenselektion, Menschenzüchtung und letztlich zu einer Instrumentalisierung und Entwertung menschlichen Lebens führt. Die Verbreitung solcher Dammbruchargumente steht in einem merkwürdigen Missverhältnis zu ihrer philosophischen Wertschätzung. In der Ethik haben sie einen schlechten Ruf: "Slippery slope arguments are mostly bad arguments" (Whitman 1994, S. 95), "they are seldom convincing arguments" (Burg 1998, S. 130), so lautet das vernichtende Urteil. Für manche Autoren stellt das Dammbruchargument "eher den Ausdruck eines vage verspürten Unbehagens als ein wirkliches Argument dar" (Düwell 1998, S. 45) und andere argwöhnen, dass die Rhetorik seine "offensichtlichen philosophischen Fehler" überdecke (McGleenan 1995, S. 354). In einigen Lehrbüchern über angewandte Logik wird das Dammbruchargument sogar als Fehlschluss behandelt (Barry 1976, Hurley 1982). Angesichts dieses massiven Misstrauens und der Geringschätzung will ich die Dammbruchargumente in der Bioethik genauer analysieren und die Richtigkeit dieser Einschätzung überprüfen.

Das Dammbruchargument hat die folgende Form:

1.) Aus A folgt B oder A führt über eine Kette von Zwischenschritten zu B.
2.) B ist moralisch nicht wünschenswert.
3.) Daher dürfen wir A nicht zulassen.

Wenn die Handlung A geeignet ist, allgemein anerkannte Normen aufzuweichen und eine Entwicklung in Gang setzt, die langfristig zu einer moralisch inakzeptablen Praxis führt, darf die Handlung A nicht erlaubt sein. Mit der Freigabe von A würde man sich auf eine schiefe Ebene begeben, auf der es kein Halten gibt und man unweigerlich in einen moralischen Abgrund gezogen wird, aus dem man sich nicht mehr befreien kann.

In der Ethik unterscheidet man zwischen einem logisch-begrifflichen und einem empirisch-kausalen Dammbruchargument. Das logische Dammbruchargument postuliert eine begriffliche Unschärfe bzw. einen Gradualismus zwischen den Handlungen A und B, zwischen denen es eine Grauzone verschiedener Zwischenschritte A_1, A_2, ..., A_n gibt, die sich kaum unterscheiden oder trennen lassen. Das heißt, wenn man einmal den ersten Schritt A gewagt hat, folgt daraus zwangsläufig die Handlung B. Daher kann es auch keine scharfe moralische Grenze zwischen A und B geben. Wenn man A akzeptiert, ist man gezwungen, auch die Konsequenz B zu akzeptieren.

Das empirische Dammbruchargument dagegen bestreitet nicht die Möglichkeit einer sauberen begrifflichen Trennung der Zustände A und B, vielmehr bezweifelt es, dass wir *praktisch* (z.B. durch geeignete gesetzliche Regelungen) diese Trennung aufrecht erhalten können und wir deshalb unaufhaltsam in eine bedrohliche Richtung voller moralischer Abgründe abdriften. Das Argument warnt somit vor der Vergeblichkeit, moralische oder juristische Barrieren zur Vermeidung eines Dammbruchs aufzubauen, weil der Damm unweigerlich brechen wird. Dies impliziert eine Art Determinismus, der sehr anschaulich durch die Metapher von der rutschigen schiefen Ebene (slippery slope) illustriert wird, die wir unaufhaltsam hinabrutschen, sobald wir einen falschen Schritt gemacht haben. Ein solcher Determinismus ist natürlich eine sehr starke Annahme. Man muss aber nicht unbedingt so weit gehen, um das empirische Argument aufrecht zu erhalten. In einer abgeschwächten Form besagt das empirische Dammbruchargument, dass die Zulassung der Praxis A dazu *tendiert*, wenngleich mit einer hohen Wahrscheinlichkeit, dass auch B irgendwann erlaubt wird (Whitman 1994, S. 91). Diese entschärfte Formulierung macht auf eine Schwäche des empirischen Dammbrucharguments aufmerksam: Es ist nämlich keineswegs *sicher*, dass die Dämme wirklich brechen. Daher müsse man die gesetzlichen Regelungen eben nur streng genug handhaben, um jeden Missbrauch oder eine Aufweichung der Regeln zu vermeiden, so versuchen die Kritiker des Dammbrucharguments zu beruhigen. Entscheidend sei, dass wirklich eine scharfe Trennungslinie zwischen legalem Gebrauch und verwerflichem Missbrauch gezogen werden kann.

Die Plausibilität des logischen Dammbrucharguments lässt sich am Beispiel der Präimplantationsdiagnostik (PID) sehr gut demonstrieren. Die PID wird nach einer künstlichen Befruchtung im Reagenzglas (In-vitro-Fertilisation, kurz: IVF) angewendet, wenn sich der Embryo im Vier- oder

Acht-Zell-Stadium befindet. Dabei werden ein oder zwei Zellen aus dem Zellverband herausgelöst, in einer Zellkultur vermehrt, bis genügend Zellen vorhanden sind, um an ihnen eine Genomanalyse durchführen zu können. Dem Embryo wird dadurch nicht geschadet, da die Zellen im Acht-Zell-Stadium noch undifferenziert (totipotent) sind und er sich daher unversehrt weiterentwickeln kann. Im Endeffekt werden bei einer PID Embryonen selektiert und nur gesunde Embryonen, die nicht das Merkmal einer Erbkrankheit aufweisen, in den Mutterleib eingepflanzt. Fällt der Gentest negativ aus, d.h. wird ein genetischer Defekt festgestellt, werden nicht nur die entnommenen Zellen, sondern der ganze Embryo (im Acht-Zell-Stadium) vernichtet. Das Embryonenschutzgesetz von 1990 verbietet derzeit eine solche verbrauchende Embryonenforschung. Im Ausland dagegen wird sie teilweise angewandt. Daher wächst auch hierzulande der Druck, die PID zuzulassen.

Die Befürworter der PID verteidigen das Verfahren mit dem Argument, dass die Verwerfung eines Embryos nicht schlimmer sei als eine Abtreibung, im Gegenteil: die Föten, die bei einer Abtreibung getötet werden, sind viel weiter entwickelt als die Zellklumpen, die bei der PID verworfen werden. Es stellt sich daher die Frage, weshalb in unserer Gesellschaft die Abtreibung geduldet wird, andererseits aber der Verbrauch weniger Tage alter Embryonen, die aus nur wenigen Zellen bestehen, verwerflich sein soll. Eine Abtreibung wird zwar als "rechtswidrig, aber straffrei" angesehen, weshalb sollte dann nicht auch die PID akzeptiert werden? Nicht wenige sehen darin eine Inkonsequenz des Gesetzgebers, wenn nicht gar einen Fall von Doppelmoral. Wenn man In-vitro-Fertilisationen (IVF) erlaubt, müsse man konsequenterweise auch die PID zulassen, fordert der Berliner Bioethiker Volker Gerhardt (2002, S. 18).

Der Vergleich der Verwerfung in vitro gezeugter Embryonen mit einer Abtreibung übersieht jedoch einen wichtigen Unterschied: Die Duldung eines Schwangerschaftsabbruchs, der innerhalb einer bestimmten Frist und nach vorhergehender Beratung erfolgt, wird mit der Notlage begründet, in der sich die Schwangere befindet. Ethisch betrachtet liegt ein Normenkonflikt vor: Das Lebensrecht des ungeborenen Kindes steht gegen die Interessen der Mutter, die sich in einer medizinischen, psychologischen oder sozialen Notlage befindet. Wenn zwei Normen im Widerspruch stehen, können nicht beide Normen befolgt werden. Daher können wir nicht anders als eine Norm zu verletzen. Welche der beiden konkurrierenden Normen Vorrang hat, ist durch eine Güterabwägung zu entscheiden. Eine Abtreibung ist da-

her moralisch legitim, wenn die Interessen der Schwangeren höher zu bewerten sind als die Rechte des Kindes. Bei einer Schwangerschaftskonflikt-
beratung soll der Frau, die eine Abtreibung beabsichtigt, deutlich gemacht
werden, dass bei ihrer Entscheidung neben ihren eigenen Interessen auch
die potenziellen Interessen des Kindes zu berücksichtigen sind. Leider messen viele Frauen dem Lebensrecht des Kindes zu wenig Gewicht bei. Otfried Höffe nennt es daher zu Recht einen Skandal, dass manche Frauen
einen Abbruch allein aus dem Grund vornehmen lassen, "weil eine Schwan-
gerschaft in die Karriere oder gar bloß in eine Urlaubsplanung nicht passt"
(Höffe 2002, S. 90).

Während im Fall der Abtreibung das bereits existierende Kind Ursache
dieses Konflikts ist, sieht es bei einer PID anders aus: Hier entschließen sich
Eltern, die erblich vorbelastet sind, aber trotz des hohen genetischen Risikos
ein Kind haben wollen, zu einer In-vitro-Fertilisation mit anschließender
Embryonenselektion. Das heißt, und das ist der entscheidende Unterschied,
wenn sich die Eltern zu einer PID entschließen, existiert noch kein Normenkonflikt. Hier steht einzig und allein das Interesse der Eltern im Vordergrund, ein Kind haben zu wollen – nicht irgendein Kind, sondern ein
gesundes Kind. Erst durch die künstliche Befruchtung wird die Konfliktsituation herbeigeführt, die eine ergebnisoffene Güterabwägung aber nicht mehr
erlaubt, da die bereits beschlossene PID mit der Tötung oder zumindest des
Sterbenlassens von Embryonen verbunden ist. Die Verwerfung von Embryonen lässt sich daher keinesfalls mit einer Konfliktsituation entschuldi-
gen, da diese noch nicht existiert, wenn sich die Eltern zur Tat entschließen.
Es geht auch nicht darum, irgendeinen Schaden abzuwenden oder zu verhindern. Sollte ein krankes Kind als Schaden betrachtet werden, kann er
auch durch eine konventionelle Abtreibung oder Schwangerschafts-
verhütung abgewendet werden. Worum es der PID in Wirklichkeit geht, ist,
den Eltern zu einem gesunden Kind zu verhelfen: sie ist als ein Instrument
zur Mehrung ihres Glücks zu sehen und nicht zur Verhinderung eines Schadens. Solange es aber kein "Recht auf ein gesundes Kind" gibt, steht die
PID moralisch auf schwachen Füßen.

Die PID ist aber auch aus einem anderen Grund umstritten, weil sie
zwangsläufig mit einer Selektion guter und schlechter Embryonen verbunden ist. Die Gegner der PID kritisieren den fließenden Übergang von einer
negativen zu einer positiven Selektion. Eine negative Selektion zielt auf eine
Vermeidung von Krankheiten und Behinderungen, wobei kranke Embryonen bzw. solche mit einer entsprechenden Erbanlage ausgemustert

werden, während die positive Selektion gezielt Embryonen mit erwünschten Merkmalen auswählt und diejenigen Embryonen, die diesen Qualitätsanforderungen nicht genügen, vernichtet. Bei der PID besteht die Gefahr, dass die negative Selektion, wie sie routinemäßig in der Pränataldiagnostik betrieben wird, unmerklich und unaufhaltsam in eine positive Auslese übergeht. Beschränkt man die PID auf "schwere Erbkrankheiten", wie es die Bundesärztekammer (2000) empfiehlt, stellt sich die berechtigte Frage, welche Krankheiten darunter fallen sollen. Die Bezeichnung "schwere Erbkrankheit" ist ein typisch *unscharfer* Begriff, der keine klaren Abgrenzungen zulässt: Sollen unbehandelbare, spät ausbrechende Krankheiten dazugehören, auch wenn die Betroffenen, z.B. im Falle von Chorea Huntington, viele Jahre ein gesundes und unbeschwertes Leben führen können? Soll die Anlage zu einer Krebserkrankung, die nur mit einer bestimmten Wahrscheinlichkeit zum Ausbruch kommt, in den Indikationenkatalog aufgenommen werden? Was soll man unter einem "hohen" Risiko verstehen und wo will man quantitativ die Grenze ziehen? Sind Kleinwüchsigkeit, die Veranlagung zu Fettleibigkeit oder die Anfälligkeit für zivilisationsbedingte Allergien Krankheiten?

Stellt man einen Indikationenkatalog, d.h. eine Liste von Krankheiten, auf, die eine Verwerfung betroffener Embryonen erlaubt, drängt sich unweigerlich die Frage auf: Weshalb nimmt man die Krankheit A in die Liste auf, nicht aber die Krankheit B, obwohl sie doch genau so schlimm wie die Krankheit A ist? Die Motivation und Begründung, A als zulässige Indikation anzusehen, trifft möglicherweise mit der gleichen Berechtigung auch auf B zu. Selbst wenn solche Indikationen sehr restriktiv gehandhabt werden, besteht die Gefahr, dass dieser Katalog im Laufe der Zeit, gerade unter Hinweis auf vermeidbare Erkrankungen, aufgeweicht wird, die Liste unerwünschter Krankheiten ständig erweitert wird und somit eine Erosion moralischer Maßstäbe droht. Es liegen daher alle Voraussetzungen für einen Dammbruch vor: eine begriffliche Unschärfe, die keine strenge Unterscheidung zwischen erlaubten und verbotenen Indikationen zulässt, aber auch starke politische Tendenzen, die PID zumindest in einer restriktiven Form einzuführen. Sobald aber der erste Schritt in diese Richtung unternommen wurde, ist nicht absehbar, wie ein Dammbruch dann noch aufgehalten werden kann.

Wie realistisch die Gefahr eines Dammbruchs ist, zeigt die Situation in Großbritannien: Dort durfte die PID bisher lediglich zum Ausschluss schwerer Erbkrankheiten angewendet werden. Künftig sollen aber auch Kinder selektiert werden, damit sie als Blut- oder Gewebespender für andere

Kinder (in der Regel ihre eigenen Geschwister) zur Verfügung stehen. Eine Familie aus Nottingham, deren Kind an β-Thalassämie (Sichelzellenanämie) erkrankt ist, stellte an die Human Fertilisation and Embryology Authority den Antrag, per PID ein zweites "geschwisterkompatibles" Kind auswählen zu dürfen, aus dessen Nabelschnur Blut gewonnen werden kann, das geeignet ist, das Leben des anderen Kindes zu retten (FAZ 13.12.2001). Die zuständige Ethikkommission erlaubte daraufhin die Selektion eines "Designer-Babys" (Süddeutsche Zeitung 18.12.2001). Da die β-Thalassämie nicht heilbar ist und die Bluttransfusionen von Zeit zu Zeit wiederholt werden müssen, wird das Kind im Laufe seines Lebens wohl noch mehrfach um eine Blutspende gebeten werden. Ob das Kind dann noch genau so geliebt wird, wenn es die Spende verweigert, sei dahingestellt. Wenn die Rettung von Menschenleben die PID legitimiert, dann werden künftig vielleicht auch Organspender auf Abruf bereitgestellt werden.

In den USA werden menschliche Embryonen inzwischen sogar schon auf Grund eines erhöhten Krebsrisikos aussortiert (Süddeutsche Zeitung 13.6.2001). Dabei muss es bei den Betroffenen, die eine solche diagnostizierte Risikodisposition besitzen, gar nicht zum Ausbruch der Krankheit kommen. Und selbst wenn es bei einem schweren Defekt sicher ist, dass die Krankheit irgendwann einmal ausbricht, können die Betroffenen bis dahin noch viele Jahre bei bester Gesundheit verbringen. Wenn aber schon eine verkürzte Lebenserwartung oder nur ein Risiko dazu als Indikation für eine Embryonenselektion ausreicht, ist der Weg zu einer positiven Selektion und "Qualitätssicherung" nicht mehr weit, die schon jetzt von vielen Medizinern gefordert wird (FAZ 10.7.2002). Denn ein bekanntes Problem der In-vitro-Fertilisation ist die geringe Effektivität der Methode: nur ca. 15% der in vitro befruchteten Embryonen nisten sich anschließend wie gewünscht in die Gebärmutter ein. Zudem besteht die Gefahr einer Mehrlingsschwangerschaft mit einer entsprechenden Gesundheitsgefährdung für Mutter und Kind. Für Retortenbabys ist das Risiko, mit Gesundheitsschäden auf die Welt zu kommen, signifikant höher als bei "natürlich" gezeugten Kindern. Zur Minderung der Risiken wird eine Qualitätskontrolle der Embryonen vorgeschlagen. Denn die Risiken der IVF sind um so geringer, je "gesünder" die Embryonen sind. Natürlich wehren sich die Ärzte vehement gegen den Vorwurf der Eugenik: Die Selektion der Embryonen solle lediglich dazu dienen, Gesundheitsschäden zu verhindern, daher handele es sich in diesem Fall um eine "negative" Selektion, bei der ein drohender Schaden für das Kind abgewendet werden soll. Dennoch zeigt dieser Fall sehr deutlich, wie unscharf die Unterscheidung zwischen positiver und negativer Selektion ist und wie leicht sich ein Dammbruch ergeben kann. Die Eugenik drängt sich durch die Hintertür herein. Denn schließlich werden bei dieser "Qualitätsoffensive" keine kranken Embryonen verworfen, sondern gezielt die "fittesten" und "gesündesten" Individuen ausgewählt. Daher liegt eher ein Fall von positiver Selektion vor. Sollte dieses Verfahren Schule machen, könnte der Genpool der Menschheit auf diese Weise Schritt für Schritt verbessert werden.

In jüngster Zeit stellt sich auch die Frage, ob es bei der PID erlaubt sein sollte, unter dem Angebot an Embryonen nicht das gesündeste, sondern ganz bewusst ein Embryo mit einer gewünschten Behinderung auszuwählen. Die Diskussion wurde in den USA von einem lesbischen Paar ausgelöst, bei dem beide Partner taub sind. Sie suchten sich gezielt einen ebenfalls gehörlosen Samenspender aus, dessen Taubheit genetisch veranlagt war und der daher die Gewähr bot, durch künstliche Befruchtung ein taubes Kind zu zeugen. Wohlgemerkt handelt es sich dabei um keine PID mit Embryonenselektion. In den USA ist das Verfahren der Samenspende völlig legal und gehorcht marktwirtschaftlichen Prinzipien. Das Paar hat das Recht, ein Kind mit jedem beliebigen Partner zu zeugen. Erst im Kontext der kontroversen Debatte um die PID erregte der Fall weltweites Aufsehen. Das Paar betrachtet Taubheit nicht als Behinderung, sondern lediglich als Ausdruck ihrer eigenen kulturellen und sozialen Identität. In der Sprache der Political Correctness wird ohnehin nicht mehr abwertend von "Behinderung", sondern euphemistisch von "Andersbegabtheit" gesprochen. Warum sollte es daher in einer liberalen Gesellschaft bestimmten sozialen Gruppen nicht erlaubt sein, ihre kulturelle Identität zu bewahren? Dies macht den Wunsch verständlich, die PID zur Auswahl von Embryonen mit bestimmten "Begabungen" anzuwenden. Der britische Bioethiker Julian Savulescu glaubt, dass dem tauben Kind durch die In-vitro-Selektion kein Schaden zugefügt wird (Savulescu 2002). Denn Gehörlosigkeit wird in der Community der Gehörlosen nicht als Behinderung oder Schaden empfunden, im Gegenteil: nur ein normalhörendes Kind, das andere Kommunikationsformen bevorzugt, wäre von Nachteil. Dem tauben Kind werde schon allein deswegen nicht geschadet, weil es ohne die PID gar nicht auf der Welt wäre. Im übrigen, so lautet ein weiteres Argument, könne sich das Paar auf ihre Freiheitsrechte berufen, die angeblich auch das Recht auf freie Reproduktion einschlössen. Die Berufung auf ein vermeintliches "Recht auf reproduktive Freiheit" ist aber kein Argument, erstens weil es ein solches Recht nicht gibt (Zoglauer 2002, S. 84

f.) und zweitens weil daraus alles Beliebige folgt: Mit dem gleichen Recht könnten andere Eltern die Forderung nach geklonten oder genetisch designten Wunschkindern erheben. Die PID würde so zu einer Lifestyle-Technik, die jedem Paar zu einem Kind nach Wunsch, und seien die Wünsche noch so bizarr, verhelfen kann. Ein solches genetisches Disneyland ist aber kaum wünschenswert.

Das Beispiel der PID zeigt, dass das logische Dammbruchargument durchaus ein ernstzunehmendes Argument ist. In diesem Fall wird der Dammbruch nicht allein durch eine vage Begrifflichkeit ("schwere Erbkrankheit") begünstigt, sondern vor allem durch einen starken gesellschaftlichen Druck, möglichst nur gesunde Kinder zur Welt zu bringen und durch eine libertäre Grundhaltung, die allein dem "pursuit of happiness" verpflichtet ist. Insofern handelt es sich hierbei auch um einen empirischen Dammbruch, der keineswegs wie eine Naturkatastrophe über uns hereinbricht und somit kein unvermeidbares Fatum darstellt, sondern von sozialen Leitbildern und menschlichen Wünschen und Interessen getrieben wird.

Das zweite Beispiel, bei dem Dammbruchargumente eine wichtige Rolle in der öffentlichen Debatte spielen, betrifft die Embryonenforschung. Die Embryonalentwicklung stellt einen kontinuierlichen Prozess von der befruchteten Eizelle bis zum erwachsenen Menschen dar. Die Festlegung eines Zeitpunkts, bis zu dem eine verbrauchende Embryonenforschung erlaubt sein soll, bedeutet eine unnatürliche Zäsur. Ähnlich wie bei der PID sind auch hier zwei Möglichkeiten denkbar: Entweder zieht man eine willkürliche Grenze und erlaubt die verbrauchende Embryonenforschung bis zu einem bestimmten Zeitpunkt (z.B. 14 Tage nach der Befruchtung) oder man nennt eine Eigenschaft, die ein menschliches Wesen als eine Person mit Rechten auszeichnet und eine Tötung aus medizinischen Gründen verbietet. Eine solche Regelung könnte etwa so aussehen: "Alle menschlichen Wesen mit der Eigenschaft oder Fähigkeit P sind schützenswert." Daraus ließe sich dann eine Frist ableiten, innerhalb der Embryonenforschung erlaubt ist, wenn man weiß, dass sich die Eigenschaft P erst ab dem Zeitpunkt t ausbildet. In der aktuellen Bioethik werden folgende Eigenschaften als geeignete Kandidaten diskutiert:

- die Individualität des Embryos, die sich durch die Ausbildung eines Primitivstreifens manifestiert (Warnock 1990),
- die Empfindungsfähigkeit, die durch ein funktionierendes Nervensystem angezeigt wird (Sass 1989),
- die Fähigkeit zur Selbstachtung (Nida-Rümelin 2001),

- der Besitz von Selbstbewusstsein (Singer 1990), oder
- das Vorhandensein eines Lebensinteresses (Harris 1995, Hoerster 1995).

Der Beginn der Individuierung wird morphogenetisch mit der Ausbildung des sog. Primitivstreifens identifiziert, der sich erfahrungsgemäß am 14.Tag nach der Befruchtung bildet. Bis zum 14. Tag kann ein menschlicher Embryo noch nicht als Individuum betrachtet werden, da sich bis zu diesem Zeitpunkt verschiedene Individuen aus einer Zygote entwickeln können. Der Zellhaufen kann sich z.B. in zwei Zellhaufen aufspalten, aus einem Embryo können sich eineiige Zwillinge entwickeln. Umgekehrt können in einem frühen Stadium auch zwei Zellhaufen zu einem Zellhaufen verschmelzen (Chimärenbildung) (Kuhse/Singer 1994, S. 69 f.). Spätestens ab der 2. Lebenswoche beginnt der biologische Individuierungsprozess, die Zellen verlieren ihre Totipotenz und die Embryonen werden unterscheidbar. Vor diesem Zeitpunkt kann demnach ein Embryo in seiner individuellen Menschenwürde nicht verletzt werden, weil er sich noch nicht zu einem unverwechselbaren Individuum differenziert hat. Daher wird von manchen Ethikern der Zeitpunkt der Individuierung als die entscheidende Grenze angesehen, innerhalb der Embryonenforschung erlaubt sein könne und jenseits der sie verboten sein müsse. In diesem Sinne empfahl die Warnock-Kommission der britischen Regierung, die Forschung an Embryonen bis zum 14. Lebenstag zu erlauben (Warnock 1990, S. 228).

Diese zeitliche Festlegung ist insofern problematisch, da die Datierung des Beginns menschlicher Individualität kontingent ist. Angenommen, eines Tages könnte die Geschwindigkeit der Embryonalentwicklung durch biotechnische Verfahren derart beschleunigt werden, dass die Ausbildung des Primitivstreifens bereits früher, z.B. schon 7 Tage nach der Befruchtung, erfolgt. Damit würde die Fristenregelung ihr eigentliches Ziel, den Schutz der Menschenwürde, verfehlen und eine Forschung an Embryonen erlauben, denen bereits eine Individualität zukommt. Es lässt sich auch bezweifeln, dass ausgerechnet die Ausbildung des Primitivstreifens der entscheidende Schritt zur Individuierung des Menschen bedeutet. So ist die Bildung siamesischer Zwillinge auch nach der Entstehung des Primitivstreifens noch möglich (Knoepffler 1999, S. 96). Um solche Ausnahmefälle zu berücksichtigen, wäre man gezwungen, den Zeitpunkt der Individuierung noch weiter nach hinten zu verschieben. Dies würde allerdings einen Dammbruch heraufbeschwören.

Die anderen genannten Kriterien haben zur Konsequenz, dass nicht nur Embryonen in einem frühen Stadium kein Lebensrecht beanspruchen können, sondern unter Umständen auch alte, kranke und debile Menschen. So plädiert z.B. Julian Nida-Rümelin (2001) dafür, nur solchen menschlichen Wesen eine Menschenwürde zuzusprechen, die die Fähigkeit zur *Selbstachtung* besitzen. Da Embryonen nicht zur Selbstachtung fähig sind, besitzen sie demnach auch keine Menschenwürde. Ein solcher Schluss ist gefährlich, weil seine Konsequenzen weit über die Embryonenforschung hinausreichen. Es stellt sich zwangsläufig die Frage, ab wann ein menschliches Individuum zur Selbstachtung fähig ist, worauf auch Nida-Rümelin keine schlüssige Antwort zu geben vermag. Wenn man die Menschenwürde an die Fähigkeit zur Selbstachtung und dadurch indirekt an das Selbstbewusstsein bindet, müsste man sie konsequenterweise nicht nur Embryonen, sondern auch Geisteskranken, Komapatienten und Alzheimer-Patienten im Endstadium absprechen, die dann ebenso wie Embryonen zur verbrauchenden Menschenforschung freigegeben wären. In diesem Fall kann man keinem wünschen, jemals ins Koma zu fallen, weil man damit – nach Nida-Rümelin – aus dem Schutzbereich der Menschenwürde fallen würde. Und was ist mit depressiven und selbstmordgefährdeten Menschen, deren Selbstachtung so weit gesunken ist, dass sie bereit sind, sich selbst zu töten? Darf man sie auf die gleiche Stufe wie Embryonen stellen?

Ähnliches gilt auch für die anderen genannten Kriterien Empfindungsfähigkeit, Selbstbewusstsein und Lebensinteresse. Das Lebensinteresse drückt den Wunsch aus, auch in Zukunft weiterzuleben. Dies setzt zumindest die Fähigkeit voraus, sich eine potenzielle Zukunft vorzustellen. Für John Harris und Peter Singer bedeutet der Tod eines Wesens ohne Selbstbewusstsein keinen Verlust, weil dieses Wesen den Wertverlust gar nicht empfinden könne und somit keine Überlebensinteressen verletzt seien.

Nun lässt sich die Existenz eines Selbstbewusstseins allerdings nicht so leicht feststellen wie das Vorhandensein eines Nervengewebes oder Gehirns. Ab welchem Zeitpunkt seiner Entwicklung kann dem Menschen ein Überlebensinteresse zugesprochen werden? Unleugbar dürfte eine Wertschätzung des eigenen Lebens vorhanden sein, wenn der Mensch seine Interessen sprachlich ausdrücken und artikulieren kann. Harris billigt dies allenfalls noch Schimpansen zu, die eine rudimentäre, von Menschen beigebrachte Zeichensprache beherrschen. Embryonen, Föten und Säuglinge, ebenso wie debile alte Menschen gehören nicht zu dem Kreis der Privilegierten und besitzen somit auch kein Lebensrecht. Norbert Hoerster glaubt zu wissen, dass Kleinkinder frühestens ab dem vierten Lebensmonat ein Ichbewusstsein und somit ein Lebensinteresse entwickeln.

Recht verstanden dürften, wenn man das Hoerstersche Kriterium zugrundelegt, auch suizidgefährdete und depressive Menschen, die jedes Interesse an ihrem eigenen Leben verloren haben, kein Lebensrecht besitzen. Denn wer kein Lebensinteresse besitzt, besitzt auch kein Lebensrecht. Die absichtliche Tötung eines Selbstmordkandidaten wäre nicht schlimmer als eine legale Abtreibung, wobei nach Hoerster eine Abtreibung selbst bis zur Geburt noch straffrei bleiben sollte. Hoerster (1996, S. 890) schreibt: "Eine Tötung, die im Interesse des Betroffenen selbst liegt, verletzt nicht sein Recht auf Leben."

Wie steht es mit alten, debilen Menschen? Oftmals verlieren wir im Alter die Fähigkeit, verantwortungsvolle Entscheidungen zu treffen und können unsere Lebenssituation nicht mehr richtig einschätzen. Alzheimer-Patienten kommt jedes Gefühl für Vergangenheit und Zukunft abhanden, sie leben in einer permanenten Gegenwart und haben keine Wünsche mehr hinsichtlich ihrer eigenen Zukunft. Folglich besäßen sie auch kein Lebensinteresse.

Man könnte darüber spekulieren, ob auch schlafende oder bewusstlose Menschen ihrem Leben einen Wert zuschreiben können. Harris lässt diesen Einwand jedoch nicht gelten. Er argumentiert, dass sie jederzeit ihr Bewusstsein wiedererlangen und somit ihrer Erleichterung Ausdruck verleihen können, dass sie noch am Leben sind (Harris 1995, S. 58). Es gehe nicht darum, ob ein Mensch empirisch oder faktisch ein Lebensinteresse besitzt oder dies artikulieren kann (ein schlafender Mensch kann dies nicht), sondern ob man ihm potenziell ein solches Interesse zuschreiben kann. Implizit verwendet Harris ein Potenzialitätsargument: Schlafende und bewusstlose Menschen besitzen ein Recht auf Leben, weil sie die Fähigkeit oder das Potenzial besitzen, ihrem Leben einen Wert zuzuschreiben. Damit wird Harris aber inkonsequent. Denn überträgt man dieses Potenzialitätsargument auf den Embryo, so lässt sich für ihn auf dieselbe Weise ein Lebensrecht begründen, da auch ein Embryo alle Anlagen und das Potenzial besitzt, sich zu einem Menschen mit Selbstbewusstsein zu entwickeln, der fähig ist, sein Leben zu schätzen. Jedenfalls dürften Embryonen wesentlich schneller in den Genuss kommen, ihr Leben zu schätzen als dass chronisch depressive Menschen ihren Lebensmut wiedererlangen.

Der beste Schutz gegen eine schleichende Erosion unserer Wertmaßstäbe scheint mir die konservative Auffassung von Menschenwürde als genealogischer Eigenschaft zu bieten, die jedem Mitglied der Gattung Mensch ab

dem frühestmöglichen Zeitpunkt, d.h. ab der Verschmelzung von Samen-
und Eizelle, von Natur aus zukommt (Spaemann 2001). Die Menschenwürde kann nicht an kognitiven Fähigkeiten wie Bewusstsein, Selbstbewusstsein, Selbstachtung oder Empfindungsfähigkeit festgemacht werden.
Denn im Gegensatz zur Gattungszugehörigkeit lassen solche Eigenschaften
quantitative Abstufungen zu: Ein Mensch kann über mehr oder weniger
Bewusstsein oder Selbstachtung verfügen und besäße damit auch mehr oder
weniger Würde. Die Konsequenz wäre, dass behinderte oder minderbegabte
Menschen mit weniger Respekt behandelt würden. Die Rechte, die man
Embryonen abspricht, spricht man in gleichem Maße auch Alten, Kranken
und Behinderten ab.

Das hier vorgestellte Dammbruchargument gegen die Tötung von Embryonen zu medizinischen Zwecken beruht nicht auf der Kontinuität der
Embryonalentwicklung und der Unmöglichkeit einer logisch-begrifflichen
Grenzziehung – auf die Schwächen dieses Kontinuitätsarguments hat Douglas Walton (1992, S. 46-49) aufmerksam gemacht –, vielmehr handelt es sich
um ein Kohärenzargument bzw. dem Nachweis, dass eine Freigabe der
Embryonenforschung unweigerlich inakzeptable Konsequenzen in anderen
Bereichen, z.B. bei der Behandlung kranker Menschen, nach sich ziehen
würde. Insofern handelt es sich hierbei nicht um ein rein empirisches Argument, sondern um eine Kombination verschiedener Argumente. Douglas
Walton (1992, S. 160 ff.) spricht in diesem Fall von einem "full slippery
slope argument".

Eine Schwäche des empirischen Dammbrucharguments besteht darin,
dass die postulierte Kausalverknüpfung oder Zwangsläufigkeit nicht in jedem Fall vorhanden ist. Den Pessimisten und Kritikern der Gentechnik
wird oft Schwarzmalerei und Panikmache vorgeworfen. Es sei keineswegs
sicher, dass die Entwicklung nicht mehr rückgängig gemacht werden kann.
Es könnte im Gegenteil sein, dass das Erschrecken über den angerichteten
Schaden und der Missbrauch der neuen Technik zu einem Umdenken und
schärferen gesetzlichen Regelungen führt, die einen künftigen Missbrauch
verhindern. In vielen Fällen sei der "point of no return" nicht bestimmbar,
von dem ab die Entwicklung irreversibel und irreparabel wird. Eine inflationäre Anwendung von Dammbruchargumenten könnte zur Ablehnung jeder
neuen Technologie führen, nur weil man neben den positiven auch negative
Folgen befürchtet. Man könnte z.B. der Meinung sein, dass die technische
Entwicklung von der Erfindung des Rads bis zur Atombombe unaufhaltsam
und zwangsläufig war, dennoch wird niemand mehr in die Steinzeit zurück-

kehren wollen. Seriöse Dammbruchargumente sollten sich daher nicht auf vage Mutmaßungen und Befürchtungen stützen. Die Unausweichlichkeit und Zwangsläufigkeit eines Dammbruchs wird in jedem Einzelfall genau zu begründen sein.

Gegen das logische Dammbruchargument wird oft eingewendet, es komme weniger darauf an, eine rationale und überzeugende Grenze zu ziehen als vielmehr eine effektive Regelung einzuführen, die einen Dammbruch verhindert. Die Unplausibilität von Dammbrüchen wird gerne an Beispielen wie diesem demonstriert: Wenn es eine Geschwindigkeitsbegrenzung von 50 km/h innerhalb geschlossener Ortschaften gibt, besteht keine Gefahr, dass das Limit auf 100 km/h erhöht wird, obwohl es einen kontinuierlichen Übergang zwischen den Geschwindigkeiten gibt (Burg 1991, S. 48; McGleenan 1995, S. 352). Es besteht keine Notwendigkeit und es ist auch wenig wahrscheinlich, dass die bestehende Regelung in Zukunft aufgeweicht wird.

Es gibt sicherlich keinen deterministischen kausalen Zusammenhang zwischen der Zulassung der PID und einer zukünftigen Eugenik. Eine solche unheilvolle Entwicklung kann jederzeit aufgehalten werden, wenn der Wille dazu besteht. Aber eben diese Voraussetzung ist bedeutsam. Denn ein solcher Wille zur Verhütung künftiger Dammbrüche und zur Einhaltung gesetzlicher Regelungen ist nicht bei jedem Forscher vorhanden. Man denke dabei etwa an den unbeugsamen Ehrgeiz mancher Forscher, sich über jede moralische Schranke hinwegzusetzen und Menschen klonen zu wollen. Die Warnung vor einem Dammbruch ist daher in erster Linie als eine Warnung vor der menschlichen Willensschwäche und moralischen Korruptibilität zu verstehen. Die Gefahr eines Dammbruchs wird bei dem Geschwindigkeitslimitbeispiel kaum bestehen, da niemand eine Erhöhung der Höchstgeschwindigkeit innerhalb geschlossener Ortschaften fordert. In der Gentechnikdebatte dagegen wird die Forderung nach einer Erweiterung der Forschungsfreiheit und des moralisch Erlaubten inzwischen lautstark und medienwirksam erhoben, nicht nur von irgendwelchen sensationsheischenden Sektierern, sondern auch von durchaus ernst zu nehmenden Wissenschaftlern und Philosophen. Dabei geht es längst nicht mehr um so harmlos erscheinende Dinge wie PID oder therapeutisches Klonen, sondern um das Klonen und Züchten von Menschen nach Maß. Die beschwichtigenden Beruhigungsreden, nach denen keine Dammbrüche zu befürchten seien, werden dabei ausgerechnet von solchen Leuten vorgetragen, die am stärksten und konsequentesten die Erweiterung unserer gentechnischen Möglichkeiten fordern und uns ermuntern, den Weg der schiefen Ebene zu beschreiten. So hält z.B. Gregory Pence die Warnungen der Apokalyptiker und Dammbruchpessimisten für völlig unrealistisch (Pence 1998, S. 67 f., 145 f.), gleichzeitig jedoch kann er nichts schlimmes daran finden, zukünftigen Kindern ein besseres genetisches Erbe zu schenken (Pence 1998, S. 102) und schreckt auch vor den eugenischen Folgen einer solchen Klon- und Genindustrie nicht zurück. Insofern bestätigt Pence die Warnungen der Skeptiker. Je nachdrücklicher die Befürworter der Gentechnik eine Beseitigung gesetzlicher Hindernisse fordern, desto mehr dürfen sich die Kritiker in ihren Warnungen bestätigt fühlen.

Ebenso wie Pence hält auch Reinhard Merkel die Befürchtungen eines Missbrauchs der Stammzellenforschung und Dammbrüche für "in jeder Hinsicht unplausibel" (Merkel 2002, S. 208). Dabei schiebt Merkel den Vertretern der Dammbruchargumente die Beweislast zu. Die von ihnen beschworenen "Horrorszenarien" hält er für unrealistisch. Ein solches Dammbruchszenario könnte so aussehen: "Schon der bloße Import von Stammzellen zur Forschung dürfe nicht zugelassen werden; andernfalls werde man irgendwann dem Druck der Wissenschaftler nachgeben und ihnen auch die Gewinnung solcher Zellen, also die Tötung von Embryonen, gestatten. Darauf werde der nächste Schritt folgen: die Erlaubnis zur Herstellung von Embryonen allein zu Forschungszwecken (sog. Forschungsembryonen). Und schließlich werde am Ende die Zulassung des ‚therapeutischen Klonens' stehen, weil man sich davon weitere Forschungs- und Therapieerfolge verspreche." (Merkel 2002, S. 203) Selbst wenn man Merkels Beteuerungen glaubt, dass ein Dammbruch "in jeder Hinsicht unplausibel" ist, verwundert es doch, wenn er gleich im nächsten Satz diesen Dammbruch ausdrücklich propagiert: "Es ist aber keineswegs klar, dass alle diese Folgen moralisch negativ zu beurteilen wären. (...) Vielmehr könnte man die vorhergesagte Entwicklung als nicht verwerflich, möglicherweise sogar als wünschenswert bezeichnen." (Merkel 2002, S. 203 f.)

In einer Empfehlung zur Änderung des Embryonenschutzgesetzes schlägt Merkel vor, überzählige Embryonen für die Stammzellenforschung freizugeben (Merkel 2002, S. 271). Damit geht er über die bestehenden Gesetze hinaus und bereitet den ersten Schritt zu einem Dammbruch vor. Auch wenn er beteuert, dass die absichtliche Erzeugung von menschlichen Embryonen nach wie vor verboten bleiben soll, ist dies nicht mehr als ein Lippenbekenntnis. Denn die Erzeugung von Forschungsembryonen solle nur deshalb verboten bleiben, weil eine Freigabe zum gegenwärtigen Zeit-

punkt politisch nicht durchsetzbar ist und eine "verbreitete intuitive Abneigung großer Teile der Bevölkerung" dagegen besteht. Merkel schreibt: "Es
wäre derzeit nicht nur politisch, sondern auch moralisch falsch, solche Intuitionen mit der Durchsetzung der eigenen Ansicht zu überrollen, auch wenn
sich diese langfristig als die richtige erweisen sollte." (Merkel 2002, S. 264)
In dem Nebensatz lässt Merkel seine Zurückhaltung fallen und drückt offen
aus, dass er die gezielte Erzeugung von Forschungsembryonen moralisch
für geboten hält. Auch gegen den letzten Eskalationsschritt, das Klonen von
Menschen, hat Merkel keine moralischen Bedenken (Merkel 1998).

Diese Ausführungen Merkels zeigen, dass ein Dammbruch durchaus eine
realistische Gefahr ist. Diese Gefahr geht nicht von einer veränderten Einstellung der Bevölkerung zu Fragen der Biopolitik aus – die weit verbreitete
Ablehnung der Bevölkerung gegen liberalere Gesetze zur Embryonenforschung wird von Merkel ja gerade beklagt –, auch nicht von der Schwierigkeit, klare juristische Grenzen zu ziehen – ich denke, dass sich in den meisten Fällen durchaus starke gesetzliche Barrieren gegen drohende Dammbrüche errichten lassen. Die eigentliche Gefahr droht vielmehr von dem weit
verbreiteten und deutlich artikulierten Willen ehrgeiziger Forscher, diese
Dämme zu durchbrechen und der moralischen Rückendeckung von Seiten
mancher Bioethiker, die sie in ihren Forderungen nach mehr Forschungsfreiheit unterstützen. Der moralische Dammbruch findet nicht auf der juristischen, sondern auf der moralisch-argumentativen Ebene statt, weshalb
man auch von einem *argumentativen Dammbruch* sprechen kann. Es sind nicht
die möglicherweise löchrigen Gesetze oder die unaufhaltsame Wucht des
technischen Fortschritt, die den Dammbruch heraufbeschwören, sondern
die stets gut gemeinten utilitaristischen Argumente, die unsere Moral immer
mehr aufweichen.

Ein argumentativer Dammbruch hat die folgende Form:

1.) Die Ereignisse A_1, A_2, ..., A_n bilden eine Folge von Handlungen, die
    sich immer weiter von dem heute Erlaubten entfernen.

2.) Das Endglied dieser Kette A_n ist moralisch nicht erstrebenswert.

3.) Dennoch gibt es gute Gründe, die Handlung A_1 zuzulassen. Als sol-
    che "guten Gründe" werden in der Regel genannt: der Wunsch,
    Krankheiten zu heilen, Menschenleben zu retten oder die For-
    schung voranzubringen. Manchmal werden auch ökonomische
    Gründe genannt.

4.) Die guten Gründe, die dafür sprechen, die Handlung A_k zuzulassen,
    sprechen auch dafür, die Handlung A_{k+1} zuzulassen.

5.) Daran kann man erkennen, dass die guten Gründe, die uns dazu
verleiten, A_1 zuzulassen, trügerisch sind, weil sie einen Dammbruch
heraufbeschwören.

Auf das Beispiel der Stammzellen- und Embryonenforschung übertragen
sieht der Dammbruch so aus: Aufgrund "guter Gründe" plädiert man dafür,
die PID, das therapeutische Klonen und die Forschung an Embryonen bis
zum 14.Tag nach der Befruchtung zuzulassen. Man stellt, ähnlich wie es die
Warnock-Kommission in Großbritannien getan hat, strenge gesetzliche Regeln in der Hoffnung auf, damit einen (empirischen) Dammbruch zu verhindern. Einige Forscher werden sich mit dieser Regelung allerdings nicht
zufrieden geben und eine Aufweichung der Norm fordern. Dabei verwenden sie dieselben Argumente, mit denen man eben diese Regel begründet
hat. Mit dem Vorwand, Leben retten und Leid vermeiden zu wollen, mit
dem man bei der PID für die negative Selektion von Embryonen argumentiert, wird man eine positive Selektion fordern.

Man wird sich auch nicht mehr mit dem therapeutischen Klonen zufrieden geben und das reproduktive Klonen fordern. Wenn es geboten ist, Leben zu retten, dann könne es nicht verwerflich sein, tote Menschen in Form
von Klonen wiederauferstehen zu lassen oder Klone als Organspender bereitzustellen, so argumentiert Philip Kitcher: "Etwa wenn der einzige Sohn
einer Familie eine Nierentransplantation benötigt und weder Eltern noch
Verwandte in der Lage sind, diese zu spenden. Ein geklonter Bruder könnte
in so einem Fall zum Lebensretter werden." (Kitcher 1998) Dass in diesem
Fall ein Mensch einzig und allein zu dem Zweck künstlich gezeugt wird, um
später als unfreiwilliger Nierenspender herangezogen zu werden, scheint
Kitcher nicht weiter zu beunruhigen. Er hält es offensichtlich auch nicht für
nötig, den Klon um sein Einverständnis für die Nierentransplantation zu
fragen. Was aber, wenn der Klon sich weigert, seinem kranken Bruder eine
Niere zu spenden? Hat hier das Gebot, ein Menschenleben zu retten, Vorrang vor dem Recht auf körperliche Unversehrtheit? Angenommen, man
würde zufällig einen anderen Menschen finden, der nicht mit der Familie
verwandt ist und dessen Gewebe mit dem des Nierenkranken verträglich ist.
Dann würde sich das Klonen erübrigen. Aber dürfte man dem potenziellen
Organspender einfach eine Niere "stehlen"? Sollten solche utilitaristischen
Güterabwägungen Schule machen, wie sie Kitcher insinuiert, könnten wir
unserer Nieren (und anderer Organe) nicht mehr sicher sein. Diese Überlegungen zeigen, dass die größte Gefahr für künftige Dammbrüche in der
Bioethik nicht so sehr von ehrgeizigen Forschern droht, die um jeden Preis

Menschen klonen wollen, als vielmehr von einer utilitaristischen Ethik, die für ein Recht auf reproduktive Freiheit und eine Steigerung der individuellen Lebensqualität eintritt und damit das reproduktive Klonen erst gesellschaftsfähig macht.

Literatur:

Barry, Vincent E. (1976): Practical Logic, New York: Holt, Rinehart and Winston

Bundesärztekammer (2000): Diskussionsentwurf zu einer Richtlinie zur Präimplantationsdiagnostik, Deutsches Ärzteblatt Heft 9 (3. März 2000)

Burg, Wibren van der (1991): The Slippery Slope Argument, Ethics 102, S. 42-65

Burg, Wibren van der (1998): Slippery Slope Arguments, in: Ruth Chadwick (Ed.): Encyclopedia of Applied Ethics, Vol. 4, San Diego - London: Academic Press, S. 129-142

Düwell, Marcus (1998): Ethik der genetischen Frühdiagnostik – eine Problemskizze, in: Marcus Düwell / Dietmar Mieth (Hrsg.): Ethik in der Humangenetik, Tübingen: Francke, S. 26-48

Gerhardt, Volker (2002): Die Biopolitik unter Generalverdacht und das besondere Problem der Deutschen, Zeitschrift für Biopolitik, Nr. 2, S. 15-23

Harris, John (1993): Is Gene Therapy a Form of Eugenics?, Bioethics 7, S. 178-187

Harris, John (1995): Der Wert des Lebens, Berlin: Akademie-Verlag

Höffe, Otfried (2002): Medizin ohne Ethik?, Frankfurt a.M.: Suhrkamp

Hoerster, Norbert (1995): Neugeborene und das Recht auf Leben, Frankfurt a.M.: Suhrkamp

Hoerster, Norbert (1996): Menschenrecht auf Leben und Tötungsverbot, Merkur 50, S. 880-892

Hurley, Patrick J. (1982): A Concise Introduction to Logic, Belmont: Wadsworth

Kitcher, Philip (1998): Jeden gibt's nur einmal, Die Zeit 15.1.1998, S. 34

Knoepffler, Nikolaus (1999): Forschung an menschlichen Embryonen, Stuttgart - Leipzig: Hirzel

Kuhse, Helga / Singer, Peter (1994): Beginning of Life. The Issue of Moral Status, in: H. Kuhse / P. Singer: Individuals, Humans, Persons. Questions of Life and Death, St. Augustin: Academia Verlag, S. 67-81

McGleenan, Tony (1995): Human Gene Therapy and Slippery Slope Arguments, Journal of Medical Ethics 21, S. 350-355

Merkel, Reinhard (1998): Die Fürsorge maskiert den Egoismus, Die Zeit, 5.3.1998, S. 37 f.

Merkel, Reinhard (2002): Forschungsobjekt Embryo, München: dtv

Nida-Rümelin, Julian (2001): Wo die Menschenwürde beginnt, Der Tagesspiegel

3.1.2001

Pence, Gregory E. (1998): Who's Afraid of Human Cloning?, Rowman & Littlefield

Sass, Hans-Martin (1989): Hirntod und Hirnleben, in: H.-M. Sass (Hrsg.): Medizin und Ethik, Stuttgart: Reclam, S. 160-183

Savulescu, Julian (2002): Deaf Lesbians, "Designer Disability", and the Future of Medicine, British Medical Journal (BMJ) 325, S. 771-773

Singer, Peter (1990): Praktische Ethik, Stuttgart: Reclam

Spaemann, Robert (2001): Gezeugt, nicht gemacht, in: Christian Geyer (Hrsg.): Biopolitik, Frankfurt a.M.: Suhrkamp, S. 41-50

Walton, Douglas (1992): Slippery Slope Arguments, Oxford: Clarendon Press

Warnock, Mary (1990): Haben menschliche Zellen Rechte?, in: A. Leist (Hrsg.): Um Leben und Tod, Frankfurt a.M.: Suhrkamp, S. 215-234

Whitman, Jeffrey P. (1994): The Many Guises of the Slippery Slope Argument, Social Theory and Practice 20, S. 85-97

Zoglauer, Thomas (2002): Konstruiertes Leben. Ethische Probleme der Humangentechnik, Darmstadt: Primus-Verlag

ÄRZTLICHE ETHIK – AGAINST INTERPRETATION? ZUM VERHÄLTNIS VON HERMENEUTIK UND ETHIK

Martin W. Schnell

Am Anfang steht die Frage, wie man es nennen sollte[1]. Die Rede vom *Medizinsystem* impliziert, dass es in der Hauptsache um eine wissenschaftliche Disziplin gehen würde. Das Wort *Gesundheitswesen* basiert hingegen auf einem philosophischen Konzept, nämlich dem der Gesundheit, welches sich von der Lebensführung und der Selbstsorge/-pflege her bestimmt (vgl.: Dörner 2002). Passend ist möglicherweise der im Alltag allerdings ungebräuchliche Begriff der *Krankenbehandlung*. Er legt nahe, dass wir es mit kranken Menschen zu tun haben, denen Experten (und auch Laien) helfen sollten. Die Konzentration auf diesen Begriff hat natürlich Konsequenzen. „Der positive Wert ist die Krankheit, der negative Wert die Gesundheit. Nur Krankheiten sind für den Arzt instruktiv, nur mit Krankheiten kann er etwas anfangen." (Luhmann 1989, 186f)

Es ist die Krankenbehandlung, die sich in einer Krise befindet und zwar in mehreren Hinsichten gleichzeitig. Steigendes Leistungsangebot, steigende Begehrlichkeit und steigende Kosten können nicht auf einmal realisiert werden. Sollte einer dieser Aspekt vorrangig sein oder wäre eine allgemeine Dämpfung ratsam? Die Antwort auf diese Frage ist unklar und das ist nicht einmal alles. Es stellt sich nämlich die Frage, wie Patienten die Krankenbehandlung lebend überstehen und wie Behandlungs- und Begleitungsexperten (Ärzte, Therapeuten, Pflegende) ihre Aufgaben bewältigen sollen, ja wie sie diese überhaupt definieren.

Die nachfolgenden Überlegungen sind eine Engführung, da sie sich auf den letztgenannten Aspekt und darin wiederum auf die Ärzteschaft beschränken. Das, was außerhalb der Grenzen einer Begrenzung liegt, ist auch wichtig, wird aus methodischen Gründen aber derzeit nicht angemessen

---

[1] Dieser Text geht auf meine Antrittsvorlesung an der Fakultät für Medizin der Universität Witten/Herdecke zurück.

gewürdigt. Das vorrangige Interesse an der Problematik des Arztes mag im Rahmen meiner Ausführungen damit zu tun haben, dass der Beruf des Arztes derzeit eine rasante gesellschaftliche Abwertung erfährt.

Ärzte, die es mit Krisensituationen zu tun haben, sind heutzutage offenbar weniger denn je zu beneiden. Selbst das *Deutsche Ärzteblatt* schlägt seit einiger Zeit Alarm. Ärzte können demnach der hohen Verantwortung für das Leben anderer immer schwerer nur gerecht werden. Sie sind mit Sterben und Tod konfrontiert, mit den Problemen dieser Fragen aber nicht genügend vertraut. Sie werden an den unrealistischen Heilserwartungen gemessen, die man fälschlicherweise mit der Biotechnologie verbindet. Die Selbstmordrate unter Ärzten ist beunruhigend (vgl.: DÄ, H. 47, 23. Nov. 2001, C-2447ff). Gründe für den anscheinenden Niedergang sind unter anderem darin zu sehen, dass die Ethik und die sozialen Kompetenzen, so das *Deutsche Ärzteblatt*, in der Ausbildung einen zu geringen Stellenwert besitzen. Es habe sich gezeigt, wie es weiter heißt, dass nicht alle angehenden Ärzte entsprechende Moralvorstellungen von Haus aus mitbringen würden (vgl.: DÄ, H. 6, 08. Feb. 2002, C- 263ff).

Diese aus der Sicht der Ärzteschaft selbst vorgenommene Diagnose enthält mehrere Aspekte, die das Selbstverständnis und die Aufgaben des Heilberuflers betreffen. Ich benenne diese in vier Frage. 1) *Anthropologie*: als wer oder was wird der bedürftige andere Mensch betrachtet und behandelt? 2) *Hermeneutik*: wie kann ich den Anderen verstehen? 3) *Ethik*: wie kann ich dem Anderen als Anderen gerecht werden? 4) *Ausbildung*: was hat eine Universität zu leisten, die den Heilberufler für die Fragen ausbildet, die nicht oder nicht in erster Linie mit Naturwissenschaft und Technik, sondern mit der Begleitung eines kranken, pflegebedürftigen oder behinderten Menschen zu tun haben?

Ich werde vor allem auf die zweite und die dritte Frage eingehen und nur nebenbei etwas auf die erste und vierte sagen. Es geht also in der Hauptsache um das Verhältnis von *Ethik* und *Hermeneutik* im Hinblick auf die ärztliche Medizin und zwar im Sinne einer Grundlagenreflexion. Diese wird so ausfallen, dass von vornherein auch einige zentrale Gesichtspunkte der Pflegewissenschaft angesprochen sind. Ich stimme mit den wissenschaftstheoretischen Arbeiten von Hjördis Nerheim darin überein, dass das Verstehen des anderen Menschen und das Eingehen auf ihn zu den fundamentalen Bemühungen der Pflege zählt (vgl.: Nerheim 2001, Schnell 2002a, Wettreck 2001).

DAS EIGENTLICHE DES ARZTSEINS

Eine Grundlagenreflexion darf nicht zuviel voraussetzen, ganz voraussetzungsfrei wird sie allerdings nie sein können. Schon die Sprache, derer sie sich bedient, kann nicht zugleich thematisieren und thematisiert werden. Beginnen wir deshalb mit einer Grundfrage, die möglichst voraussetzungsfrei ist. Sie lautet: *was ist das Eigentliche des Arztseins?* Diese Frage wird bekanntlich von Victor von Weizsäcker gestellt und zwar angesichts der Moderne. Man darf sich von der mittlerweile vielleicht etwas altmodisch anmutenden Sprache der Daseinsanalyse nicht vom rechten Verständnis abbringen lassen. Die Arzttätigkeit wird von politischen, juristischen, ökonomischen, naturwissenschaftlich-technischen und theologischen Imperativen mitbestimmt und daran gibt es schlechthin gar nichts auszusetzen. Weizsäckers Frage nach dem Eigentlichen des Arztseins muss deshalb als Frage nach etwas verstanden werden, das nicht aus der unvermeidlichen Bindung der Medizin an gesellschaftliche Systeme hergeleitet werden kann. Dieses *Eigentliche* ist für Weizsäcker die Hinwendung zum kranken Menschen und dessen Krankheit. Arzt ist, wer diese Hinwendung vollzieht und zwar als Antwort auf eine Affektion. „Das wirkliche Wesen des Krankseins ist eine Not und äußert sich als eine Bitte um Hilfe." (Weizsäcker 1928, 13)

DIE FREMDE BITTE

Das gesuchte Eigentliche des Arztseins ist das Angerufensein vom anderen Menschen, aus einer Not heraus mit der Bitte um Hilfe. Die durch Bitte und Hinwendung realisierte Beziehung zwischen Arzt und krankem Menschen ist das irreduzible Urphänomen, welches von Weizsäcker in einer so grundsätzlichen Weise beschrieben wird, dass es paradoxerweise auch für Therapie und Pflege Geltung besitzt. Ich erinnere nur an Hildegard Peplaus Konzept der *Interpersonal Relations in Nursing Practice* (vgl.: Peplau 1997).

Die Struktur einer *fremden Bitte* beinhaltet verschiedene Aspekte, die ich hier nur andeuten kann. Zunächst gilt, dass die Bitte vom anderen Menschen an mich ergeht. Sie verstrickt mich mit dem Anderen, unabhängig davon, ob ich dieses möchte oder nicht möchte. Die Bitte gibt mir auf, etwas zu tun, ohne vorzuschreiben, was genau ich zu tun hätte. Diese in bestimmter Hinsicht negativen Bestimmungen bilden den elementaren ethischen Gehalt der Beziehung zu einem Anderen. Negativ auch deshalb, damit das heilberufliche Tun nicht mit falschen Heilserwartungen überfrachtet und auf unrealistische Bahnen gelenkt wird. Die fremde Bitte versetzt mich demnach in eine „Nicht-Indifferenz" (Levinas 1992, 361). Die Nicht-Gleichgültigkeit ist eine Unruhe, die das Eigentliche des Arztseins in Bewegung hält.

ÄRZTLICHE HERMENEUTIK

Auf den skizzierten Grundlagen errichtet Weizsäcker nun eine Hermeneutik, die er die „Lehre vom ärztlichen Verstehen" (Weizsäcker 1928, 23) nennt. Zu verstehen ist für den Arzt der Hilferuf des Anderen. Genauer gesagt, gibt der Hilferuf den anderen Menschen in zweifacher Hinsicht zu verstehen auf. Als *etwas*, das krank ist und als *jemanden*, der sich in Not befindet. Der Arzt soll die Krankheit erkennen und zugleich den kranken Menschen in dessen individueller Biographie verstehen. Der gute Arzt, wie Weizsäcker mit einer Formulierung sagt, die später Klaus Dörner übernehmen wird, erfährt den anderen Menschen als „ein Du für mich" (ebd., 26), der schlechte Arzt ist im Unterschied dazu ein Künstler der *Vergegnung*. Darunter kann man mit Zygmunt Bauman alle Techniken fassen, einer Begegnung mit dem Anderen aus dem Weg zu gehen (vgl.: Bauman 1995, 229ff), etwa in Patienten- oder Angehörigengesprächen, die eigentlich keine sind.

Die ärztliche Hermeneutik kann offenbar einen Universalitätsanspruch stellen. Alles ist den hermeneutischen Operationen zugänglich, überall gibt es etwas zu verstehen und zu interpretieren. Bei genauerer Betrachtung zeigen sich allerdings bestimmte Voraussetzungen und Grenzen dieser Operationen.

Allein das Verstehen dessen, was der Andere äußert, ist an Voraussetzungen gebunden. Es bedarf erstens einer zu sagenden Erfahrung, zweitens einer Ausdrucksfunktion der Sprache, so dass es drittens geäußertes Leben gibt, welches verstanden werden kann. Diesen Einzelvoraussetzungen möchte ich hier allerdings nicht nachgehen. Ich verweise deshalb pauschal auf den Arzt und Philosophen Herbert Plügge und dessen Studie zum Thema *Der sprachliche Ausdruck für unser Befinden* (vgl.: Plügge 1967, 95-116).

Mich interessiert an dieser Stelle vielmehr ein allgemeineres Problem. Es bleibt nämlich grundsätzlich zu fragen, was eigentlich geschieht, wenn der

Arzt weder das versteht, *was* der Andere hat, noch *ihn* (den Anderen) selbst? Was soll der Arzt dann tun? Als wen oder was soll er den Anderen dann ansehen und behandeln? Normalerweise bezeichnen wir das, was wir nicht verstehen, als Kunst oder als verrückt. Museum oder Irrenhaus oder beides. Wenn wir die beliebte Praktik einmal ausklammern, welche lediglich darauf hinausläuft, dass wir die, mit denen wir nichts anfangen können, abschieben, bleibt eine vertiefende Nachfrage an die Hermeneutik. Weizsäcker bemerkt an einer Stelle, dass die Hinwendung zum Kranken auf bestimmte Weise ein Spezialfall der Hinwendung zum Anderen sei. Sofern das Leben, in dem diese Hinwendung geschieht, durch das Verstehen hindurchläuft, können wir uns an die allgemeine Hermeneutik und damit an Wilhelm Dilthey mit der Frage wenden: *Gibt es aus hermeneutischer Sicht ein Interesse am anderen Menschen, auch wenn dieser nicht verstanden wird?*

ALLGEMEINE HERMENEUTIK

Eine Hermeneutik ist eine allgemeine, wenn sie grundsätzliche Aussagen trifft. In diesem Sinne geht Dilthey von der These aus, dass der Mensch „sich nur auf dem Umweg des Verstehens selbst kennenlernt" (Dilthey 1981, 99). Der Umweg ist unhintergehbar, weil sich das Leben der Authentizität des Augenblicks entzieht. Was wir als Gegenwart erleben, ist stets Erinnerung an das, „was eben gegenwärtig war" (ebd., 239). Das Leben wird in Lebensäußerungen objektiviert. Wir verhalten uns verstehend gegenüber dem Leben, dem eigenen wie dem fremden. Der Grund dafür, dass der Mensch quasi zum Verstehen verurteilt ist, liegt auch im praktischen Alltag. „Einer muß wissen, was der andere will" (255), wie Dilthey bemerkt. Das diesbezügliche Verstehen richtet sich insbesondere auf die Lebensäußerungen. Beispiele: an Urteilen sind die Geltungsgründe zu verstehen, an Handlungen die Beweggründe, an Erlebnisausdrücken die Wahrhaftigkeit, an Kunstwerken deren Gehalt usw. Der Hilferuf, den Victor von Weizsäcker zu den Anfangsmotiven des Arztes zählt, kann nun als spezielle Lebensäußerung des kranken Menschen angesehen werden.

Es zeigt sich hier, wie Weizsäckers Lehre vom ärztlichen Verstehen einen Anschluss an die allgemeine Hermeneutik gewinnt und wie die allgemeine Hermeneutik in die Wissenschaften der Heilberufe hineinragt. Ich selbst habe an einem anderen Ort in einer Gegenüberstellung zwischen Wilhelm Dilthey und Alois Alzheimer die Grenzen der Geisteswissenschaften in der Fremdheit der Demenz vermutet (vgl.: Schnell 2000). Die vorliegenden Ausführungen sollen auch dazu dienen, dieser, aus heutiger Sicht etwas kurzschlüssigen These, mehr Plausibilität zu verleihen. Zu diesem Zweck müssen wir den Vorgang des Verstehens genauer betrachten.

Das Verstehen verläuft induktiv „vom Besonderen zum Besonderen" bis sich das darin enthaltene „Allgemeine" (Dilthey 1981, 270) enthüllt. Lebensäußerungen, zu denen auch die Artikulationen des kranken Menschen zählen, werden verstanden, indem ich auf „ein dem Ich und den Du Gemeinsames" (ebd., 256) Bezug nehme, sei dieses Allgemeinsame nun vorhanden oder erst zu ermitteln. Dilthey denkt an folgendes Beispiel: Ein Mann geht über die Straße, greift an das, was er auf dem Kopf trägt, hebt es hoch und lässt es wieder auf den Kopf sinken. „Die in einem bestimmten Kulturkreis festgelegte Ordnung des Benehmens macht es möglich, daß Begrüßungsworte oder Verbeugungen in ihren Abstufungen eine bestimmte geistige Stellung zu anderen Personen bezeichnen und als solche verstanden werden." (258) Das heißt: ich verstehe den Gruß des anderen Menschen als Gruß, weil er der allgemeinen Ordnung des Grüßens entspricht, welche Regeln für menschliche Zugewandtheit und Höflichkeit enthält. Lebensäußerungen sind hingegen *un*verständlich, wenn sie nicht auf ein allgemeines Kulturmuster bezogen werden können. In diesem Fall muss die Induktion halt weitergehen, bis es gelingt. Diese These der Hermeneutik ist Ausdruck der Ansicht, dass alle Phänomene wie das Allgemeine und das Besondere prinzipiell zueinander passen. In ihr wird ein Vertrauen in die Harmonie der Vernunft bekundet. Als ob alles gut ist oder gut wird!

Das Politische, die Kunst und die Wissenschaften der Heilberufe sind Orte der Infragestellung des Glaubens an die Harmonie der Vernunft und der Ethik. Was passiert, so lautet unsere Frage, mit Phänomenen, die sich nicht der Harmonie des Sinnverstehens einfügen? Aus Richtung der allgemeinen Hermeneutik kommen wir damit zurück auf die Problematik der Grenzen des ärztlichen Verstehens.

AN DER GRENZE DER HERMENEUTIK: DIE FRAGE NACH DER ETHIK

Als pathologisch oder krank gilt ein Verhalten, das in keinem Kulturmuster Platz findet. Ein solches Verhalten ist unsinnig oder nicht einmal das. Krankhaftes Verhalten, das man nicht verstehen kann, wird aus dem Bereich des Menschlichen ausgeschlossen. *Bestialisch* oder *teuflisch* wird es genannt. Warum sollte man an ‚kranken' Menschen überhaupt interessiert sein? Die berühmte *Wut verstehen zu müssen*, also die hermeneutische Grundabsicht, könnte dafür nicht verantwortlich gemacht werden, denn das Verstehen bezieht sich auf die Lebensäußerungen und nicht auf den anderen Menschen! Dilthey: man muss wissen, was der Andere will. Weiß man es, dann ist der Andere als Anderer unwichtig geworden. Weiß man es nicht, weil man nicht verstehen kann, was er meint oder will, ist er erst recht unwichtig. Die Ethik ist die Grenze der Hermeneutik. An den Grenzen des Verstehens drängt sich der Andere als Anderer auf, der Andere in seiner Würde unabhängig davon, was er in die Waagschale zu geben hat. Ethik gilt dem Anderen jenseits seiner Lebensäußerungen, mögen sie verständlich oder unverständlich sein. Ärztliche Ethik ist das Eingehen auf den Anderen, auch wenn es dort nichts zu verstehen gibt.

Ein Arzt soll den Anderen sehr wohl verstehen, seine Krankheit diagnostizieren, erkennen und erfolgreich behandeln. Die Ethik bezieht sich nicht auf diese Maßnahmen und will sie auch nicht begrenzen oder skeptisch beurteilen, sie bezieht sich auf eine *ethische Andersheit*, die im Verstehen nicht aufgeht (vgl. dazu: Schnell 2001, 109ff). Diese ist einerseits Anstoß zur Ausbildung einer genuinen Ethik, die als *nichtexklusiver Schutzbereich* zu konzipieren ist, wie ich anderswo dargelegt habe (vgl.: Schnell 2002b). Sie ist andererseits Motiv dafür, dass hinter den Regeln und Normen der Ethik der andere Mensch nicht verschwindet.

Ethisches bildet somit einen Kontrapunkt innerhalb hermeneutischer Operationen, um mit Schleiermacher zu sprechen. Seit Susan Sontag ist für einen solchen Kontrapunkt die Formel *Against Interpretation* reserviert, oder, für die Freunde der Rockmusik als Imperativ formuliert: *Stop making sense!* Wir dürfen uns gleichwohl nicht von diesen Formulierungen berauschen lassen, behält doch die Hermeneutik zunächst die Oberhand, da sich die Frage stellt, was genau das alles bedeuten soll?

ARZT VOM ANDEREN HER

Klaus Dörner nimmt Victor von Weizsäckers Rede vom *guten Arzt* auf und radikalisiert sie durch ein Ethos, das er als „Arzt vom Anderen her" (Dörner 2001, 63) bezeichnet. Dabei ist von vornherein eine doppelte Reichweite im Spiel, denn der ‚Arzt von Anderen her' ist ein singulärer Fall, wenn es einen solchen überhaupt geben kann, des ‚Menschen vom Anderen her'. Weizsäckers Lehre des ärztlichen Verstehens weiß sich auf die allgemeine Hermeneutik Diltheys rückbezogen, Dörners Lehre der eigentlich unlehrbaren ethischen Grundhaltung verweist auf Emmanuel Levinas' *Humanismus des anderen Menschen*. Ethik und Hermeneutik stehen dadurch in einem Verhältnis zueinander.

In Dörners Lehre treten diese beiden Momente als unterschiedliche zusammen auf. Das macht sich gleich in der ersten grundlegenden These bemerkbar. Demnach kommen Menschen als Menschen und Personen nur in Beziehungen vor. Jede Beziehung, auch die zwischen Arzt und Patient, ist zugleich „Un-Beziehung", Nähe ist immer auch „unendlicher Abstand" (ebd., 67). Von dieser Grunddifferenz aus wird die Arzt/Patient-Beziehung in drei notwendigen Hinsichten entfaltet.

Die *paternalistische Haltung* entspricht dem ärztlichen Vorsprung an Macht und Wissen, dem sich Patienten in der Regel freiwillig unterstellen. Die *partnerschaftliche Haltung* betont die vertragsförmigen Dimensionen der Beziehung. Die *Haltung vom Anspruch des Anderen her* ist schließlich die ärztliche Grundhaltung schlechthin. Sie ist aber nicht eine unter drei Haltungen, sondern eine „vor-intentionale" (75) Grundlage, die die anderen beiden intentional strukturierten Beziehungsmodalitäten erst „ermöglicht" (91). Praktisch gesprochen: Paternalistische und partnerschaftliche Beziehungen, die beide ein Eigenrecht haben, ruhen nicht in sich selbst, da ihnen meine Beziehung zum anderen Menschen immer schon vorausgegangen ist. Auch wenn Dörner selbst es häufig anders darstellt – die Annahme einer vor-intentionalen Beziehung zum Anderen lässt ein Plädoyer für völlig uneingeschränkte Patientenautonomie nicht zu, aber eben auch keines zugunsten des ärztlichen Paternalismus.

In jeder der erwähnten Beziehungen zum Patienten ist ärztliches Verstehen unverzichtbar. Das Verstehen weist Diagnose, Therapie und allem weiteren Handeln den Weg. Verstehen als Element aller heilberuflichen Tätigkeiten wird vom Patienten geradezu erwartet. Nicht nur Verständnis, auch das Verstehen und dessen Techniken! Allerdings stößt das Verstehen an

Grenzen. Dörner spricht von einer „Nichtverstehbarkeit" (79) des anderen Menschen, welche als Grenze der Hermeneutik die Ethik ermöglicht. Die Grenzen, an die das Verstehen dabei stößt, sind nicht vorläufiger, sondern definitiver Natur. Ethik ist die Beziehung zum Anderen, jenseits dessen, was an ihm zu verstehen wäre. Ethik ist keine Fortsetzung der Hermeneutik mit anderen Mitteln, sondern anders als Hermeneutik!

Diese Bestimmungen sind in keiner Weise realitätsfern oder gar arztfern, wie gelegentlich behauptet worden ist. Im Gegenteil! Ein Blick in moderne Literatur zur ärztlichen Kunst, die eher als typisch gelten dürfte, zeigt, dass dort der mögliche Bruch und Konflikt zwischen Ethik und Hermeneutik verschleiert wird, so dass die Argumentation unvermittelt vom Verstehen ins Ethische hinüberspielt. Daran stimmt konzeptionell meist gar nichts! Ein eher vages Verständnis von Hermeneutik wird mit einem staubigen Begriff des Ethischen auf unlogische Weise verbunden. Aber auch praktisch nicht: als ob Ethik und Hermeneutik bruchlos und kommentarlos miteinander verschmelzen würden! Jürgen von Troschke bezeichnet in seiner Abhandlung *Die Kunst, ein guter Arzt zu werden*, die im völligen Unterschied zu Dörners Modell nicht vom Anderen, sondern von den guten Absichten des Heilberuflers ihren Ausgang genommen hat, das „Verstehen als Prinzip der ärztlichen Heilkunde" (Troschke 2001, 141). Wörtlich oder der Sache nach erwächst aus dem verstehenden dann der *verständnisvolle* und *verantwortungsbewußte* Arzt. Wenn, dann müsste diese Unterstellung als unrealistisch gelten, weil sie angesichts empirischer Gegenbefunde nur wiederholen kann, dass Prinzip eben gleich Prinzip sei. Genau dadurch wird die ärztliche Kunst zur macht- und kritiklosen Haltung, allenfalls schöngeistig, meist unbrauchbar. Völlig anders stehen die Vorzeichen, wenn man, wie Dörner, einen möglichen Konflikt, jedenfalls keine Harmonie, zu den Grundlagen ärztlicher Kunst zählt. Nichtverstehbarkeit lässt sich nicht erweichen und bedeutet deshalb Widerstand.

Es stellt sich nun die Frage, *in welcher Hinsicht jene Nichtverstehbarkeit das Ethische ausmacht*. Ethik ist hier durch das Phänomen der Beziehung zum Anderen gekennzeichnet und daher müsste die Nichtverstehbarkeit wiederum mit dem anderen Menschen zu tun haben. Emmanuel Levinas bezeichnet das „Bedeuten" des Anderen als eine „Abstraktion" (Levinas 1964, 41) und zwar im wörtlichen Sinne, d.h. als eine Ablösung von lebensweltlicher Bedeutung. Dörner folgt dieser Spur, die den Anderen durch einen „fremden Anspruch" (Dörner 2001, 86) ausweist. Der Andere erscheint somit als Fremder, die Fremdheit des Anderen ist seine Nichtverstehbarkeit.

Fremdheit bedeutet, dass der Andere unverfügbar ist, in gewissem Sinne unerreichbar, dass er nicht in Definitionen aufgeht, dass er *außerhalb* steht. Diese Flucht aus der Kategorie ist äußerst wichtig für die Heilberufe, denn sie offenbart ihnen ihr *zentrales ethisches Grundmotiv*: im Durchgang durch die unverzichtbaren Institutionen ist es der bedürftige andere Mensch, der im Mittelpunkt der Gesundheitsversorgung steht und der die Systemroutine überschreitet. Eine Gesundheitsversorgung, die den Anderen aus dem Blick verlieren würde, wäre unmenschlich!

HUMANISMUS UND WISSENSCHAFTLICHKEIT

Man frage einmal positiv, worin der Humanismus der Medizin bestehen könnte. Ein klassisches Kriterium bietet die Wissenschaftstheorie Poppers. Demnach ist Medizin human, wenn ihre wissenschaftlichen Grundlagen der Falsifizierbarkeit unterliegen (vgl.: Köbberling 1997). Eine solche Medizin passt nämlich am besten zur offenen Gesellschaft. Weltanschauliche und allzu alternative Heilmethoden versprechen wie schlechte Religionen uneinlösbares Heil. Auch hier, so wäre zu bemerken, bietet Poppers Konzeptpapier lediglich eine Bedingung der Möglichkeit. Ohne Falsifizierung mag es nicht gehen, mit ihr allein ist eine Sicherung von Humanität allerdings auch nicht möglich. Das hatte Otto Neurath einst schon festgestellt. Denn es stellt sich die Frage, wo eigentlich der Mensch in der Wissenschaftstheorie vorkommt. In Poppers Version gar nicht, weil Popper das Wissen von Wissenschaften thematisiert und alles implizite und verkörperte Wissen bereits ausklammert. Wenn dieser Schnitt einmal vollzogen ist, führt kein direkter Weg mehr von der Wissenschaftstheorie zur Menschlichkeit. Man sieht sehr deutlich, warum Dörner auch hier anders ansetzt, indem er der Fremdheit einen gewissen Vorzug einräumt.

Dörner verwendet einen speziellen und ungewöhnlichen Begriff von *Fremdheit* und zwar im Anschluss an die auf Bernhard Waldenfels zurückgehende *Phänomenologie des Fremden* (vgl.: Dörner 2001, 41ff). Waldenfels kommt seinerseits Dörner entgegen, indem er Reflexionen über den *Kranken als Fremden* unternimmt.

DER KRANKE ALS FREMDER

Waldenfels geht mit Foucault davon aus, dass die Praxis der Medizin und der Heilberufe in einer Ordnung stattfindet, die prinzipiell begrenzt ist. Selbst die gesprächsorientierte Therapie, die einen Patienten nicht als Objekt, sondern möglichst als Partner zu gewinnen versucht, kommt nicht ohne eine solche Begrenzung aus. In ihrem Fall erweist sich der gemeinsame Rahmen der Verständigung als beschränkt. Statt von Rahmen könnte man auch mit Dilthey oder Gadamer von Kultur oder Horizont oder allgemein von der Normalität der bürgerlichen Gesellschaft sprechen. *Fremd* ist der Kranke nun, sofern er „aus dem Rahmen fällt" (Waldenfels 1998, 135). Wir sind damit wieder bei unserer kritischen Anfrage an die Adresse der ärztlichen Hermeneutik angelangt. Die Harmonie der Verstehens und der Verständigung ist problematisch, weil sie offenbar durch ein Überspielen unvermeidlicher Grenzen erkauft wird. Demgegenüber erfordert der Umgang mit dem Fremden andere Wege.

Fremdheit bedeutet zunächst, dass der Fremde unzugänglich und unzugehörig ist. Eine totale Fremdheit ist damit nicht gemeint, denn das Fremde hebt sich ab von dem Rahmen, aus dem es ausgeschlossen wird. Ein therapeutischer Umgang mit dem Kranken müsste einen Sinn für das Fremde und Außerordentliche wecken und ggf. von einer Anpassung an bestehende Normalität zugunsten einer neu zu erfindenden Lebensordnung Abstand nehmen. Das Ethos der ärztlichen Ethik würde in einer *Achtsamkeit* bestehen, wie man vielleicht sagen könnte (vgl. dazu auch: Conradi 2001).

Die Besonderheit dieser Überlegungen besteht darin, dass es ihnen nicht um den anderen Menschen geht, sondern speziell um den Kranken. Nicht der andere Mensch ist hier der Fremde, sondern der kranke Mensch. Fraglich ist der Status der Fremdheit. Ist die Fremdheit vorläufig oder endgültig? Wenn jeder andere Mensch ein Fremder wäre, wäre dann jeder auch ein Kranker? Gibt es in diesem Fall überhaupt einen spezifisch heilberuflichen Begriff von Krankheit? Oder sind Kranke ‚anders' fremd als andere? Wäre Fremdheit in diesem Falle nicht zu vernichten? Schließlich: ist Krankheit Fremdheit und Gesundheit nicht? Ich beschränke mich an dieser Stelle auf die Beantwortung einer weiteren, jedoch für die anderen Punkte grundlegenden Frage. *Resultiert die Fremdheit des Kranken aus Vergleich oder Transzendenz?*

Vergleich hieße, dass es in der Interpretation, wer der Kranke ist und woran er leidet, Unverständliches gibt, welches aber in verständlichen Sinn zu überführen ist. Dabei liegt das Schwergewicht auf der Macht des Arztes. *Transzendenz* hieße wiederum, dass es jenseits aller Deutungen Unzugängliches gibt, dass sich außerhalb meiner Verfügungsgewalt befindet. Das Schwergewicht liegt jetzt in der Außerordentlichkeit des Kranken, allerdings unterstützt von einem allgemeinen Humanismus des anderen Menschen. *Insgesamt* sind beide Antworten in ihrer Unterschiedlichkeit bedeutsam. Heilberufliches Handeln als Kontrakt-, Partnerschafts- oder Expertenhandeln setzt den Anstoß einer Affektion durch den kranken anderen Menschen voraus. Darin liegt seit Victor von Weizsäcker das eigentliche Motiv des ärztlichen und des heilberuflichen Handelns.

ANTHROPOLOGIE, HERMENEUTIK, ETHIK UND AUSBILDUNG

Kommen wir nun zum *Ergebnis* unserer Überlegungen, indem wir auf die eingangs gestellten Fragen zurücksehen, die auf eine bestimmte Krise der Medizin hinweisen, jedenfalls auf eine Krise der Medizin, die es nicht in erster Linie mit biomedizinischen Fragen, sondern mit lebenden und kranken Menschen zu tun hat. Als Leitfaden zur Beantwortung der Fragen wähle ich das Konzept des *guten Arztes*, welches über den Umweg über den anderen Menschen zur Eigenbedeutung des Arztseins gelangt. Kurz gesagt: nur durch die Beziehung zum Anderen konkretisiert sich die Bedeutung des guten Arztes. Der Andere ist sicher nicht alles, aber ohne ihn ist alles nichts.

1) *Anthropologie*: In ihrem Zeichen ist der Mensch als in Zusammenhang stehend zu betrachten und zu behandeln. Die Anthropologie ist keine substantielle Wesenslehre, sondern die Betonung des Zusammenhangs und damit Grundlage aller anderen Gesichtspunkte. Wie wichtig der Zusammenhang ist, zeigt das Beispiel von Menschen im Wachkoma. Die Medizin versteht die Bewusstlosigkeit als physiologische Angelegenheit, die Pflege die Begleitung von Menschen Wachkoma als lebensweltliche und die Ethik die Beurteilung des sog. Lebenssinns als formalrechtliche Frage. In diesem Fall liegen drei Perspektiven vor, die überhaupt nicht miteinander ins Gespräch kommen, weil sie auf drei völlig verschiedenen Ebenen ansetzen. Anthropologisch zu denken heißt demgegenüber, die Fragen nach dem Bewusstsein, nach der Lebenswelt und nach der Ethik von einem gemeinsamen Gesichtspunkt her zu entwickeln (vgl. dazu: Gustorff/Hannich 2000).

2) *Hermeneutik*: Das Verstehen des Anderen und die Verständigung mit ihm sind die zentrale Zugangsweisen, in denen ein Mensch als jemand und als etwas identifiziert wird. Der gute Arzt bemüht sich zu verstehen, auch jenseits des Wortes.

3) *Ethik*: Innerhalb hermeneutischer Operationen und auf Grundlage der Anthropologie bildet das Ethische einen Widerstand gegen die Auflösung des Menschen, indem es den Anderen als Anderen zur Geltung bringt, als Selbstzweck und als nichts sonst.

4) *Ausbildung*: Diese Frage befasst sich nicht mehr mit dem kranken Menschen, sondern mit dem Arzt und dem Heilberufler selbst. Genauer: mit den Fähigkeiten, die zu erlernen sind und zwar in der Ausbildung, deren Ort die Universität ist. Ich beschließe meine Ausführungen mit einigen programmatischen Bemerkungen, die sich dem Sinn nach an Jacques Derrida orientieren.

DIE UNIVERSITÄT ALS ETHISCH VERSTANDENE INSTITUTION

Derrida spricht von einer *L'université sans condition*, was auf gut deutsch oder besser auf gut kantisch mit *Die unbedingte Universität* übersetzt wird. Unbedingtheit besagt, dass die Universität unbedingt ist und dass alle unverzichtbaren Bedingungen, deren Existenz und Notwendigkeit nicht zu leugnen sind, diese Unbedingtheit nicht annullieren. Anders als bei Foucault und Bourdieu liegt das Hauptgewicht hier nicht auf den positiv einschränkenden Bedingungen einer Institution, die für das Elend der ärztlichen Kunst mitverantwortlich sind (vgl.: Kathan 2002). Vielmehr geht es um Aufgabe und Verantwortung der Universität, allerdings anders als noch in Heideggers Rede von der *Selbstbehauptung der deutschen Universität*.

Die Universität ist nämlich, paradox gesagt, der Ort, an dem gesagt werden soll, was sonst wo nicht besagt werden kann. Sie ist geradezu „das Recht, öffentlich auszusprechen, was immer es im Interesse eines auf *Wahrheit* gerichteten Forschens, Wissens und Fragens zu sagen gilt". Diese Art der Frage nach der Wahrheit ist nun an die „Frage nach dem Menschen gebunden" (Derrida 2001, 10). Wahrheit und Menschheit zu denken, erfordert „neue Humanities" (ebd., 11). Die Universität ist der Ort, wo erstritten wird, welche Anthropologie, Hermeneutik und Ethik diese Humanwissenschaften vertreten. Darin liegt die treibende Kraft als das, worum es eigentlich geht.

Es sei kurz erwähnt, dass die Humanwissenschaften hier nicht von den klassischen Geisteswissenschaften her gedacht sind, gleichwohl kann von einem Ende des Menschen (Fines hominis) auch nicht (mehr) die Rede sein, denn im Mittelpunkt steht sehr wohl der Menschen. Die gesuchte Wissenschaft vom Menschen liegt der Aufteilung des homo sapiens in verschiedene Teile (besser: Kolonien, also Herrschaftsbereiche) voraus. Die Verantwortung für den Menschen in seinen Zusammenhängen obliegt den Wissenschaften vom Menschen.

Im Hinblick auf die Ausbildung von Ärzten und Heilberuflern müsste die *Vision neuer Humanities* folgende Punkte berücksichtigen:

1) Eine gute Fachausbildung ist unverzichtbar, sie allein reicht aber nicht aus, wenn es um den Umgang mit lebenden Menschen in Krisensituationen geht, wie die deutsche Ärzteschaft selbst betont.

2) Die Medizin ist ein gemischter Diskurs mit deutlichen geistes- und sozialwissenschaftlichen Anteilen. Diese Anteile müssten gestärkt und ausgebaut werden durch den Dialog mit anderen Heil- und Therapieberufen (vgl.: Wettreck 1999).

3) Die Medizin widersetzt sich der eindeutigen Aufteilung in Diskurse. Daraus folgt der Einspruch gegen die Annahme, dass es an sich rein naturwissenschaftliche Sachverhalte gäbe. Etwa alle Biotechnologien sind auch Sozialtechnologien und damit Gegenstand politischer Anthropologie, wie Helmuth Plessner sagen würde.

4) Medizinisch zu denken heißt mit dem Andersseinkönnen der Wirklichkeit zu rechnen. Malerei, Literatur und vor allem die Musik sind hervorragende Medien, um Auge und Ohr dieses Andersseinkönnen zu zeigen (vgl. als Beispiel: Dörner 1988).

5) Die universitäre Ausbildung hat schließlich das Ereignis der Möglichkeit neuer Humanities im Zeichen des Denkens über Mensch und Wahrheit zu *verantworten*. Das ist zweifellos ein sehr hohes Ethos zu dem es allerdings keine Alternative gibt, jedenfalls dann nicht, wenn man Auswege aus der eingangs skizzierten Krise der Medizin zu suchen bereit ist.

Literatur:

Bauman, Z. (1995): Postmoderne Ethik, Hamburg.
Conradi, E. (2001): Take Care. Grundlagen einer Ethik der Achtsamkeit, Frankfurt/New York.

Derrida, J. (2001): Die unbedingte Universität, Frankfurt/M.

Dilthey, W. (1981): Der Aufbau der geschichtlichen Welt in den Geisteswissenschaften, Frankfurt/M.

Dörner, K. (1988): Über die Randständigkeit des Menschen, in: T. König (Hg.): Sartre. Ein Kongreß, Reinb. bei Hamburg 1988.

-:(2001): Der gute Arzt. Lehrbuch der ärztlichen Grundhaltung, Stuttgart/New York.

-:(2002): Gesundheitssystem. In der Fortschrittsfalle, in: *Deutsche Ärzteblatt* H. 38 (20). September 2002), C-1970ff.

Gustorff, D./Hannich, H.-J. (2000): Jenseits des Wortes. Musiktherapie mit komatösen Patienten auf der Intensivstation, Bern.

Kathan, B. (2002): Das Elend der ärztlichen Kunst, Berlin.

Köbberling, J. (1997): Trug der sanften Medizin, in: *Die Zeit* Nr. 18 (25. April 1997), S. 33f.

Levinas, E. (1964): Die Bedeutung und der Sinn, in: Ders. (1989): Humanismus des anderen Menschen, Hamburg.

-:(1992): Jenseits des Seins oder anders als Sein geschieht, Freiburg/München.

Luhmann, N. (1989): Der medizinische Code, in: Ders. (1990): Soziologische Aufklärung 5, Opladen.

Nerheim, H. (2001): Die Wissenschaftlichkeit der Pflege, Bern.

Peplau, H. (1997): Zwischenmenschliche Beziehungen in der Pflege. Ausgewählte Werke, Bern.

Plügge, H. (1967): Der Mensch und sein Leib, Tübingen.

Schnell, M.W. (2000): Fremdheit der Demenz – Grenze der Geisteswissenschaften, in: P. Tackenberg/A. Abt-Zegelin (Hg.): Demenz und Pflege. Eine interdisziplinäre Betrachtung, Frankfurt/M 2000.

-:(2001): Medizinische Ethik im Zeichen einer Andersheit, in: H. Friesen/K. Berr (Hg.): Praktizierende Philosophie – Angewandte Ethik, Emden 2001.

-:(2002a): Die Wissenschaftlichkeit der Pflege. Hjördis Nerheims Paradigmata, Modelle und kommunikative Strategien für eine Philosophie der Pflege- und Gesundheitswissenschaften, in: Die Pflege (1/2002).

-:(2002b): Ethik als Lebensentwurf und Schutzbereich. Einleitung zu einem Dialog zwischen Pflegewissenschaft und Philosophie, in: Ders. (Hg.)(2002): Pflege und Philosophie. Interdisziplinäre Studien über den bedürftigen Menschen, Bern.

Troschke, J. v. (2001): Die Kunst, ein guter Arzt zu werden, Bern.

Waldenfels, B. (1998): Der Kranke als Fremder, in: Ders. (1998): Grenzen der Normalisierung. Studien zur Phänomenologie des Fremden 2, Frankfurt/M.

Weizsäcker, V.v. (1928): Der Arzt und der Kranke, in: Ders. (1980): Gesammelte Schriften Bd. V, Frankfurt/M.

Wettreck, R. (1999): „Arzt sein – Mensch bleiben": Eine qualitative Psychologie des Handelns und Erlebens in der modernen Medizin, Münster.

-:(2001): „Am Bett ist alles anders" – Perspektiven professioneller Pflegeethik, Münster.

BERATUNG STATT VORSCHRIFT. ÜBER EIN MODELL DER GESTALTUNG DES VERHÄLTNISSES VON ARZT UND PATIENT[1]

Annemarie Gethmann-Siefert

In den Diskussionen um die Gestaltung des Verhältnisses zwischen Arzt und Patient wird man gegenwärtig dahingehend ein Einverständnis erzielen, dass ein rein paternalistisches Konzept nicht zureichend sein kann. Allerdings wird in aller Regel ein scheinbar schlagendes Gegenargument gegen die Ablösung des Paternalismus durch alternative Interaktionsformen, insbesondere durch eine Form der diskursiv gestalteten Interaktion mündiger Individuen, vorgebracht. Das Unbehagen am Paternalismus unterstellt, wird dennoch betont, dass im Extremfall – und dieser Extremfall ist dann letztlich jeder Fall medizinischer Behandlung unter Zeitknappheit – dieses Interaktionsmodell zumindest das pragmatisch gebotene, wenn auch nicht das normativ gerechtfertigte sein müsse. Vorderhand erscheint die Begründung plausibel: Eine durch Einsicht geleitete Absprache zwischen Arzt und Patient, d.h. eine gelingende Beratung und eine auf dieser Basis durchgeführte Behandlung, ist nur unter Idealbedingungen möglich. Normalerweise sind diese Bedingungen nicht erfüllt und auch nicht erfüllbar. So ist es pragmatisch geradezu zwingend, am Paternalismus festzuhalten, weil er faktisch erfolgreich ist und generell – trotz der prinzipiellen Bedenken wegen der Autonomie des Patienten – verfolgt wird. Unter den gegenwärtigen Bedingungen knapper Zeit und knapper Mittel lässt sich absehen, dass diese Argumentation für den Paternalismus letztlich wieder zu einer universalen, nun aber nicht ethisch-normativen, sondern pragmatischen Rechtfertigung des generellen Verfahrens der Behandlung und Beratung im Sinne des Umgangs mit unmündigen Partnern führen wird.

---

[1] Dieser Aufsatz wurde auf Englisch bereits veröffentlicht unter dem Titel: *Consultation instead of prescription – a model for the structure of the doctor-patient relationship*. In: Poiesis & Praxis. International Journal of Ethics of Science and Technology Assessment. 2003. 2, p 1-27.

In den folgenden Überlegungen werden gegen die gängige Tendenz des unreflektierten Festhaltens am paternalistischen Modell der Arzt-Patient-Beziehung und gegen die explizit pragmatische Rechtfertigung einige anthropologische und medizinethische Bedenken vorgebracht. Es geht *erstens* um den Nachweis, dass und warum die Sprachlosigkeit des Patienten – sei sie unfall-, krankheits- oder intelligenzbedingt – nicht den Weg einer Rückkehr zum Paternalismus eröffnen darf. *Zweitens* soll anhand eines alternativen Modells der Beziehung von Arzt und Patient, gemäß dem Modell diskursiver (sprachlich vermittelter) Interaktionen mündiger Personen, das prinzipielle Gebot des Festhaltens an der Anerkennung der Mündigkeit des Patienten[2] gerechtfertigt werden. Alternativ zur Forderung, man müsse im Fall der Nichtansprechbarkeit des Patienten – die bei Krankheit in abgestufter Weise vorliegt – die Rückkehr zu einem moderaten Paternalismus fordern[3], wird *drittens* skizziert, wie durch ein Modell stellvertretenden (tutorischen)[4] Handelns das pragmatische Bedenken gegen die unterstellten „Idealbedingungen" ausgeräumt werden kann, ohne dass die prinzipielle Unterstellung, es handele sich in der Arzt-Patient-Beziehung um die Interaktion mündiger Individuen, aufgegeben werden muss. Die alternativen Modelle, das Vertragsmodell und das „Konsummodell", werden inhaltlich nicht berücksichtigt, da ihre Tragfähigkeit strukturell von der Argumentation für den Paternalismus abhängig ist. An den beiden antagonistischen Modellen, nämlich der Konzeption intersubjektiver Beratung und Hilfeleistung anstelle der fürsorglichen Bestimmung, lassen sich die pragmatisch, d.h. funktionell bzw. ethisch prinzipiell tragfähigen Konzepte in hinreichender Breite erörtern.

---

[2] Um das gängige Missverständnis zu vermeiden, „Autonomie" sei die Befähigung des Patienten, eigenmächtige Entscheidungen in medizinischen Belangen zu fällen (wie es in der – dann berechtigten – Kritik an der Forderung der Patienten-Autonomie unterstellt wird), wird der Begriff Autonomie durch den ebenfalls von Kant eingeführten Vollzugsbegriff „Mündigkeit" im Sinne der zu unterstellenden, zu fordernden, aber auch delegierbaren Ausübung der Autonomie benutzt.

[3] Vgl. dazu die Überlegungen von *Klaus Gahl: Der Patient al Kunde? Aspekte des Wandels der Arzt-Patient-Beziehung.* In: *Das Arzt-Patient-Verhältnis.* Hrsg. von J.P. Beckmann, A. Gethmann-Siefert et al. Studienbrief im Weiterbildungsstudienangebot „Medizinische Ethik" des Instituts für Philosophie der FernUniversität in Hagen, Kurs 73101, Hagen 2002.

[4] Vgl. dazu *C.F. Gethmann: Langzeitverantwortung als ethisches Problem im Umweltstaat.* In: Gethmann, C.F.; Kloepfer, M.; Nutzinger, (Hrsg.): *Langzeitverantwortung im Umweltstaat.* Bonn 1993, S. 1-21.

PATERNALISMUS UND ETHIK DER FÜRSORGE

Die so genannten „guten Gründe" für einen Paternalismus als Gestaltungs-
konzept der Beziehung zwischen Arzt und Patient laufen im Wesentlichen
auf drei Gedanken hinaus[5]:

1) Eine eingeforderte Hilfeleistung entspringt der bewussten Erfahrung
eigener Hilflosigkeit und impliziert (durch die Wendung an den Arzt mit der
Bitte um Bereitstellung entsprechenden medizinischen Wissens und Könnens) das Eingeständnis des eigenen Unvermögens und damit die Akzeptation der Überlegenheit des Helfenden. Die Situation ist also durch eine A-
symmetrie des Wissens und Könnens gekennzeichnet, in der der Arzt der
kompetent Handelnde, der Patient aber derjenige ist, der sich den Direkti-
ven dieses sachkundig gesteuerten Handelns unterwirft, weil sie seinem
wohlverstandenen Selbstinteresse entsprechen. Durch den Gang zum Arzt
bzw. die Inanspruchnahme medizinischer Versorgung hat der Patient diese
Einsicht implizit vollzogen, durch die Übernahme der entsprechenden Vorschriften vollzieht er sie explizit, so dass im Rahmen der fürsorglichen ärztlichen Hilfe und der „compliance" des Patienten die Autonomie des Patienten letztlich gewahrt bleibt.

2) Aus dieser Situation ergibt sich die Schlussfolgerung, der Hiat im Wissen und Können von Arzt und Patient mache es plausibel, dass eine Gestaltung der Situation der Hilfeleistung nur im Sinne des pädago-
gisch/andragogischen Modells der Anleitung Unmündiger der Sachlage
angemessen, zumindest aber jeder anderen Interaktionsform pragmatisch
vorzuziehen sei. Nur eine prinzipielle Gestaltung der Situation, die die A-
symmetrie zwischen Wissen und Können der beiden Handlungspartner
berücksichtigt, kann einen ungestört-effektiven Einsatz des medizinischen
Wissens und Könnens des Arztes garantieren. Da er nicht nur derjenige ist,
der die nötigen Kenntnisse und das nötige Können einbringt, sondern

---

[5] In ausführlicher Fassung wird das folgende Konzept für die Gestaltung des Verhältnisses von Arzt und Patient in einem Studienbrief des Weiterbildungsangebots der Fern-
Universität in Hagen zur medizinischen Ethik entwickelt; dort sind auch die alternativen
Ansätze, das paternalistische Modell und das Vertragsmodell eingehender diskutiert worden, auf die hier nur hingewiesen werden kann (*A. Gethmann-Siefert: Das Gespräch zwischen
Arzt und Patient. Strukturen und Voraussetzungen*. In: *Das Arzt-Patient-Verhältnis*, a.a.O., S. 56
ff.). – Hier wird nur das paternalistische, das Vertragsmodell und das diskursiv-
dialogische Interaktionsmodell diskutiert. Eine weitere gängige Variante der Bestimmung
der Arzt-Patient-Beziehung ist das von Klaus Gahl dargestellte Konsummodell. Vgl. dazu Anm. 3.

zugleich derjenige, der für diese Leistung die Verantwortung übernehmen muss, sollte auch die Form der Interaktion dieser Asymmetrie Rechnung tragen. Es geht in der Beratung um Vorschriften – Ver- bzw. Vorschreibung der für die jeweilige Situation adäquaten Mittel – und es geht in der Behandlung um die therapeutisch erforderlichen Schritte, die der Arzt vorschreibt, der Patient akzeptiert. Die Situation lässt sich also grundlegend als die Entwicklung von (Be-)Handlungsvorschriften und Befolgung (die in der wissenschaftlichen Analyse viel berufene und studierte „compliance") charakterisieren.

3) Zu diesen situationsabgeleiteten Überlegungen, die in sich zumindest normative Einsprengsel haben – so die Überlegung, dass, wer entscheidet, auch verantworten (können) muss – kommt ein rein pragmatischer Gesichtspunkt. Jede Infragestellung ist Verzögerung, jede Verzögerung birgt zusätzliche Gefährdung. Da ein reibungsloser Behandlungsablauf das von beiden Seiten Gewünschte ist, was man aus der grundlegenden Situation, nämlich der Anforderung von Hilfeleistung ohne weitere Überlegungen ableiten kann, erweist sich das Modell von Vorschrift und Befolgung als das effizienteste, damit als das gebotene. Auch dieser zunächst rein pragmatische Aspekt hat ein „normatives Einsprengsel", und zwar die Absolutsetzung (d.h. die Immer-Gültigkeit ohne Rücksicht auf die Situation) einer Maxime des medizinischen Ethos: nil nocere.

Diese Reflexionen bilden ein Geflecht wissenschaftlich-technischer, pragmatischer und normativer Gründe für die offensichtlich einzig legitime Variante der Gestaltung des Arzt-Patient-Verhältnisses, nämlich den Paternalismus. Die paternalistische Form der Interaktion zwischen Arzt und Patient legt sich zudem nicht nur aus medizinischen sondern auch aus ökonomischen Gründen nahe, weil – so wie so – der reibungslos-zielsichere Verlauf das Optimum, seine Gewährleistung daher das Gebotene ist. Aus prinzipiell ethischen wie praktischen Gründen erscheint es geradezu zwingend, diese Form der Interaktion zu bevorzugen, sie nicht nur als die gängige – d.h. in der Regel von allen Betroffenen *akzeptierte* – sondern einzig akzeptable Form auszuweisen.

Hinzu kommen weitere Gesichtspunkte, die sich aus der Verschärfung der Situation bei – sei es zeitbedingt oder prinzipiell – nicht zustimmungsfähigen Patienten ergeben. Sprachlosigkeit macht Fürsprache, Handlungsunfähigkeit Fürsorge zwingend. Es gibt aus der Sicht der Gestaltung einer konsistenten (für alle Fälle gleichermaßen gültigen) Interaktion nur ein Muster: das der fürsorglichen Vorschrift und des – im wohlverstandenen Selbstinteresse – fraglos aufzubringenden Gehorsams. Will man ein ethisches Modell zugrunde legen, das das Ethos des Arztes und zugleich den Handlungsspielraum der Interaktion zwischen Arzt und Patient normativ absteckt, so ist dies weder die gängige utilitaristische noch eine deontologische Ethik, sondern allenfalls die aus den USA importierte – und schon darum für neu, begehrenswert und unüberbietbar gehaltene – ethics of care. Hier werden die entsprechenden Vorschriften für ein verantwortetes Miteinanderhandeln, eine verantwortete Übernahme der Verpflichtung auf das Wohl eines Hilfsbedürftigen entwickelt. Auch in der Ethik der Fürsorge werden die beiden prinzipiellen Gesichtspunkte des Paternalismus in das Zentrum gerückt, nämlich 1) die Asymmetrie in Wissen und Können und 2) die situationsgenerierte Forderung der effizienten Hilfeleistung. Die Ethik der Fürsorge greift die mit dem Eingeständnis der Hilflosigkeit, der Behandlungsbedürftigkeit verknüpfte normative Implikation auf, indem sie hieraus die Forderung der Für-Sorge legitimiert. Fürsorge ist die sorgende Bekümmerung um ein nicht-selbständiges Individuum.

Im Verbund mit dem Paternalismus zeichnet sich diese ethische Grundlegung durch einen unschätzbaren (wenn auch nur faktischen) Vorteil aus, nämlich ihre Bewährung in der Realität. Allerdings gehen in diese Überlegungen eine ganze Reihe ungeprüfter und schon dadurch problematischer Voraussetzungen ein, ganz zu schweigen von der nicht weiter gerechtfertigten Verweigerung der Mündigkeit im Fall krankheitsbedingter Beeinträchtigung.

BEHANDLUNG STATT BERATUNG

Es ist nicht möglich, die Vorurteile dieser Argumentation für den Paternalismus hier im Einzelnen näher zu erläutern, wohl aber in aller Kürze eine prinzipielle Konsequenz auf ihre Voraussetzungen hin zu überprüfen.[6] Grundlegend für diese Gestaltung des Verhältnisses von Arzt und Patient ist die generelle Situation der modernen Medizin. Vor allen Dingen sind die anthropologischen Grundüberzeugungen – das so genannte „Menschenbild" der Medizin, das diese Situation maßgeblich mitbestimmt hat – für die normative Einschätzung verantwortlich. Die dualistische Anthropologie, die

---

6　Eine nähere Charakteristik sowohl des Modells als auch der Probleme findet sich im ersten Teil der genannten Untersuchung von A. Gethmann-Siefert, s.o. Anm. 5.

sich zu Beginn der modernen naturwissenschaftlichen Medizin sozusagen –
was sich besonders eindeutig an den Abhandlungen des Philosophen und
Arztes René Descartes zeigen lässt – Hand in Hand mit der Medizin als
Wissenschaft ausgebildet hat, geht von einer ausgesprochen wirkungsvollen
Utopie aus, der sich auch die naturwissenschaftliche Medizin verschreibt.
Diese Utopie besteht in der Annahme, man könne durch Gesetzeswissen
eine optimale Erkenntnis der Ursachen körperlicher Störungen und ebenso
ihre zielsichere Beseitigung erreichen. Der Mensch als Gegenstand des medizinischen Wissens und Könnens ist nun ein solcher Körper mit Funkti-
onsstörungen. Gezieltes Handeln im Sinne der Störungsbeseitigung bedarf
eines Wissens, das offensichtlich derjenige, der Hilfe zur Störungsbeseitigung suchen muss, nicht besitzt. Da niemand es für sinnvoll halten würde,
einem kundigen Mechaniker „ins Handwerk zu pfuschen", erscheint es auch
wenig sinnvoll, denjenigen, die durch entsprechendes Wissen die verfügbaren Techniken der Störungsbeseitigung kennen und sie anwenden können,
als Unwissender in ihr Handeln hineinzureden. Solange man diese (in der
Kürze der Beschreibung selbstverständlich hoffnungslos überspitzte) Charakteristik medizinischen Vorgehens zumindest für den Idealfall optimalen
Gelingens als letztlich doch korrekt anzusehen geneigt ist, bleiben alle Teil-
aspekte des paternalistischen Modells vollinhaltlich in Geltung. Auf der
Basis der Akzeptanz des dem Arzt zur Verfügung stehenden Wissens und
Könnens kann der Patient nur in dessen Vorschriften einstimmen, d.h. er
kann sie an seinem Körper vollziehen lassen, da es zu seinem eigenen Besten ist.

Da das paternalistische Modell die Erwartungen und die Erfüllung dieser
Erwartungen optimal abdeckt, wird es ohne weitere Reflexion der Grundlagen auf die Situation nicht nur der Behandlung, sondern auch auf die dieser
Behandlung und ihrer funktionellen Zwangsläufigkeit vorausgehende Situation des Gesprächs zwischen Arzt und Patient übertragen. Auch für diesen
Bereich sieht man keine Notwendigkeit, die Situation als ganze nochmals
grundlegend zu überdenken. Vor allen Dingen bleibt die Kompetenzasymmetrie zwischen Arzt und Patient auch für die der Behandlung vorausgehende Beratung unterstellt.

Auch in der Situation des Beratungsgesprächs besitzt offensichtlich allein
der Arzt die Kompetenz, die notwendigen und wissenschaftlich vorgegebenen Schritte der Therapie informierend darzulegen und sie – da sie wegen
ihrer Wissenschaftlichkeit gesetzmäßig, d.h. wohlbegründet und zwangsläufig sind – auch vorzuschreiben. Von daher versteht es sich von selbst, dass

der Arzt auch die Verantwortung für die Situation als ganze zu übernehmen hat; die einzige Form „mündiger" Verantwortung des Patienten liegt in der einsichtigen Befolgung des „Nötigen". Dadurch wird gegenwärtig das wohl schwerwiegendste Problem des paternalistischen Modells in der „non-compliance" des Patienten gesehen.

Das hat zur Folge, dass das Hauptproblem der Interaktion von Arzt und Patient nicht in der grundlegenden (paternalistischen) Konzeption vermutet wird, sondern darin, wie man durch zusätzliche wissenschaftliche Untersuchungen die (einsichtige oder zumindest pünktliche) Befolgung von Vorschriften sicherstellen, d.h. am besten „erzeugen" kann. Da dies nicht ohne weiteres gelingt, werden wiederum mechanistisch-funktionelle – nun psychologische – Wege gesucht und vorgeschlagen, wie es sich an den zahlreichen, vor allen Dingen in den USA entstandenen Studien zur „non-compliance" zeigen ließe. Immerhin unterstellt die Einsicht in die Notwendigkeit solcher Suche nach den Mechanismen einer psychischen Beeinflussung, dass der Mensch außer Körper noch Weiteres ist. Zugleich wird aber dieses Weitere, das „Geistige", „Psychische" in der gleichen Weise geregelt und geordnet wie die Körper-Funktionsstörungen. D.h., auch die Psyche des Menschen wird zum wissenschaftlichen Objekt und damit für eine Handlungssteuerung funktionell erschlossen. Handeln wird dadurch als berechenbares Verhalten konzipiert, denn nur so kann es einer wissenschaftlichen Psychologie zugänglich gemacht werden.[7]

Probleme dieser gegenseitigen Stützung von naturwissenschaftlicher Medizin und wissenschaftlicher Psychologie zeigen sich insbesondere in der Übertragung des paternalistischen Modells medizinischer Behandlung auf das der intersubjektiven Beratung. Da es in einer medizinischen Beratung

---

[7] Die Probleme der wissenschaftlichen Psychologie werden insbesondere unter dem Stichwort des „Leib-Seele-Problems" bis heute diskutiert. Folgt man dem Ideal einer wissenschaftlichen, d.h. im Sinne des naturwissenschaftlichen Gesetzeswissens vorgehenden Erschließung, so wird die Psychologie zum geeigneten Instrument der Verhaltensvoraussage, damit für die entsprechenden, in der Medizin benötigten Untersuchungen brauchbar. Gibt man aber diese Parallelität von naturwissenschaftlicher Erklärung physischer und mentaler Ereignisse auf, so kann die Psychologie nur bedingt gezielte Voraussagen ermöglichen, leistet also nicht die erforderliche prognostische Garantie. Es kann hier nicht weiter diskutiert werden, mit welchen Kosten ein naturwissenschaftliches Konzept der „so genannten" wissenschaftlichen Psychologie erkauft wird. Diese Konsequenzen sind immerhin in ähnlicher Weise erheblich, wie die durch solche Modelle der wissenschaftlichen Psychologie – sollen sie funktionieren – in der Gegenwart aus den nämlichen Gründen häufig (aber bei geändertem Wissenschaftskonzept) wiederholte Reduktion des cartesischen Dualismus auf einen materialistischen Monismus.

nicht allein um die Beseitigung körperlicher Störungen, sondern um den Vorschlag möglicher, gegebenenfalls alternativer Formen der Therapie geht, kann der Patient, insofern er eine einsichtige Zustimmung (informed consent) leisten muss, nicht von vornherein im Sinne der medizinischen Objektivierung auf einen „Vorschriftenempfänger" und „-vollzieher" reduziert werden, von dem lediglich eine pünktliche (evtl. zusätzlich einsichtige) Therapietreue (compliance) erwartet wird bzw. dem eine solche durch entsprechende weitergehende psychologische Maßnahmen antrainiert wird.

Die Situation der Beratung unterscheidet sich nämlich zumindest in einem wesentlichen Punkt von der der medizinischen Behandlung: Hier kann nicht von vornherein die Akzeptanz bzw. Akzeptabilität der Hilfeleistung als implizit mitgesetzt unterstellt werden, sondern sie soll durch die Beratung ja gerade plausibel gemacht werden, um den Patienten zur (möglichst einsichtig vollzogenen) Akzeptation zu motivieren.

Hält man am paternalistischen Modell fest, dann ist der Patient im Gespräch wie in der Behandlung allein der auf Vorschriften reagierende Part. Er kann, darf und muss in der Beratung zur compliance verpflichtet oder gar durch Überredung oder Überlistung zur Einhaltung dieser Verpflichtung angehalten werden, um den Behandlungserfolg nicht zu gefährden. Gerechtfertigt ist diese Maßnahme, weil der Behandlungserfolg selbstverständlich im wohlverstandenen Interesse des Patienten liegt, weil er selbst dieses Interesse durch das Aufsuchen der Beratung und die Forderung einer Behandlung unbezweifelbar signalisiert hat. Durch eine Rückforderung seiner „Autonomie" hätte der Patient mit der Leugnung der Kompetenzverteilung die Gefahr in Kauf zu nehmen, dass sein berechtigtes Interesse an der Heilung von Krankheit dem nun als vorrangig eingebrachten Interesse an Selbstbestimmung geopfert wird. Will man das paternalistische Modell kritisieren, so ist es also wenig sinnvoll, dies durch die „Rück-Forderung" der so genannten „Patientenautonomie" zu bewerkstelligen.

Hinzu kommt, dass die Situation der Gesprächsfähigkeit des Patienten im doppelten Sinne die Ausnahme bildet: Kaum je ist der Patient medizinisch hinreichend gebildet, um die Vorschläge des Arztes als solche gewichten, evtl. zu Alternativen greifen oder selbst Alternativen vorschlagen zu können. Von daher erscheint es bereits als Erfolg, wenn man im Beratungsgespräch die nötigen Vorschriften als unbedingt zwingend plausibel machen kann. Verschärft sich die Situation durch zeitweise oder prinzipielle Unfähigkeit zur Einstimmung, so reduziert sich die Beratung wieder auf jenes Gespräch des Arztes mit sich selbst, nämlich die Erwägung geeigneter Maßnahmen im gegebenen Fall, die durch den Rückgriff auf vorhandenes Wissen und Können allein hinreichend begründet ist. Letztlich ist diese Situation die grundlegende, denn die hier auch physisch manifest werdende „Sprachlosigkeit" des betroffenen Patienten unterscheidet sich nicht grundlegend von seiner Sprachlosigkeit im Sinne der Unfähigkeit, den medizinischen Dialog aus hinreichender Sach- und Sprachkenntnis mitzuvollziehen. Durch diese Argumente, die zur Rechtfertigung des Paternalismus explizit vorgebracht werden, wird die Notfallsituation zur grundlegenden Form der Interaktion zwischen Arzt und Patient hochstilisiert, seine faktische Zustimmungsunfähigkeit zur prinzipiellen, damit normativ belangvollen Größe umgedeutet.

Bei aller pragmatischen Effizienz hat das paternalistische Modell damit einen gravierenden Schönheitsfehler: Es muss den kranken Menschen in der Weise zum Objekt einer Behandlung stilisieren, dass ihm eine wesentliche Fähigkeit, die Artikulations- und Reflexionsfähigkeit über seine eigene Situation, aus kontingenten Gründen der physischen Störung und aus wissenschaftlichen Gründen der faktischen Uninformiertheit abgesprochen wird. In der medizinischen Behandlung ist die Sprachlosigkeit des Patienten der Regelfall; in der Beratung wird nur insoweit eine Ausnahme von diesem Regelfall nötig, als hier das mehr oder weniger informierte Zustimmen und die Übernahme der Vorschriften erzeugt, nicht freiwillig vollzogen werden muss. In den folgenden Überlegungen soll dieses Modell und insbesondere die Grundannahme, einer der Dialog- und Handlungspartner sei in der Regel durch Sprachlosigkeit charakterisiert, in Zweifel gezogen werden.

Da in der Diskussion um alternative Gestaltungsmöglichkeiten immer wieder der Vorwurf geäußert wird (der wegen seiner Effizienzbasierung eine gewisse Alltagsplausibilität für sich beanspruchen darf), die Unterstellung eines dialogfähigen Patienten sei eine Illusion, die an der Wirklichkeit vorbeigehe, damit zu völlig unrealisierbaren Forderungen führe, sei zur Markierung des Gangs der Kritik der Kürze halber Hegels Ausruf zitiert: „Um so schlimmer für die Wirklichkeit!" Dieser Ausspruch markiert gerade nicht die Weltfremdheit der Philosophen, sondern den gängigen Grundirrtum der naturalistic fallacy. Der Übergang von der Situationsbeschreibung zur Normsetzung, von der deskriptiven zur normativ-ethischen Argumentation besteht in der Erhebung des Faktums zur Norm bzw. zur Grundlage einer Norm, im Nachweis der Akzeptabilität durch faktische Akzeptation. Eine solche Identifikation von faktischer Akzeptation und prinzipieller Akzeptabilität lässt sich nur durch das utilitaristische Prinzip des größten Glücks der größten Zahl als Prinzip der Ethik, nicht aber transempirisch-normativ rechtfertigen. Ist man also nicht *zugleich* bereit, die Normendiskussion im Sinne eines auch in den eigenen Reihen der Mediziner angezweifelten, wenn nicht längst überholten Utilitarismus zu führen, so verbietet sich das oben genannte „Argument aus der Praktikabilität". Es ist also erneut zu fragen, wie denn – zunächst prinzipiell, dann selbst unter erschwerten Bedingungen – das Verhältnis von Arzt und Patient bestimmt werden sollte.

INTERSUBJEKTIVE BERATUNG STATT FÜRSORGLICHER BE-STIMMUNG

Zunächst gilt es, einige Voraussetzungen des vorgeschlagenen Modells der Beziehung zwischen Arzt und Patient zu thematisieren, d.h. insbesondere die Alternativen zum Paternalismus durch eine Reflexion auf dessen Voraussetzungen zu klären.

Im Unterschied zum bislang skizzierten paternalistischen Modell geht die Forderung einer intersubjektiven Beratung von der Umkehr des Grundlegungsverhältnisses aus. Nicht die Situation der Behandlung auf Bitten eines Hilfesuchenden gibt die grundlegende Struktur des Verhältnisses von Arzt und Patient vor, sondern die der Behandlung vorausgehende Situation gemeinsamer Beratung über die Art der Hilfeleistung.

Diese Umkehr macht ernst mit einer grundlegenden Infragestellung des Sprachlosigkeitsarguments, d.h. der Unterstellung, der Patient sei, weil generell uninformiert und speziell in seinem Bewusstsein eingeschränkt, der „sprachlose" Gesprächs- und Handlungspartner. Geht man von der Situation medizinischer Beratung aus, so erscheint das Sprachlosigkeitsargument selbst als therapiebedürftig. D.h., das prinzipielle Defizit der Beratungs- und Behandlungssituation, das Ausblenden der Artikulationsfähigkeit eines mündigen Partners wegen seiner Beeinträchtigung, muss durch eine ethische Überprüfung therapiert werden. Überprüft wird dabei das altehrwürdige, der Antike und dem christlichen Mittelalter entstammende ärztliche Ethos einer Hilfeleistung ohne Ansehung der Person und Situation, dem in der modernen Medizin ein erhebliches Störpotential im Sinne der dualistischen Anthropologie und der Reduktion der Person auf Befindlichkeitsstörungssyndrome körperlicher Art implantiert wurde. Dieses Störpotential wird eigentlich bereits an einer Beschreibung der für die Behandlung unterstellten „Si-

tuation" und einer daraus gewonnenen Bestimmung der Rolle der „Person"
– hier des Patienten – ersichtlich.

Ist nämlich die Behandlung das strukturell grundlegende Modell, so folgen sowohl die Asymmetrie der Kompetenz als auch ihre Voraussetzung:
die abstrakte Auffassung des Menschen als Objekt der wissenschaftlichen
Medizin und Technik, zwangsläufig. Die Charakteristik der Situation ärztlicher Hilfeleistung als ganzer (d.h. Behandlung wie Beratung) ist am Modell
wissenschaftlicher Objektivierung orientiert. Denn nur in dieser Form des
abstrakten Zugriffs auf den Menschen liegt der hinlängliche Grund für die
Kompetenzasymmetrie auf der einen Seite und die strukturelle Identität von
Behandlung und Beratung auf der anderen Seite. Während die Behandlung
zu Recht eine Objektivierung des Menschen im Sinne des „Gegenstandes"
medizinischen Wissens und Könnens vornimmt, ist diese Reduktion für die
Situation der Beratung nicht zulässig. Die Beratung wäre dann nämlich nur
eine Information über jenes aus dem wissenschaftlichen Wissen resultieren-
de technische Können, das dem Arzt zur Verfügung steht, um körperliche
Defizite zu beheben. Der Patient akzeptiert dieses Können (ohne Einsicht)
als gegeben und gehorcht den entsprechenden therapeutischen Vorschriften. Er reduziert seine Ansprüche an die Beratung dahingehend, dass er sich
selbst als Person nur hinsichtlich seiner körperlichen Defizite in das Gespräch einbringt. Konsequent bezieht sich dann auch die Beratung nur auf
Bedürfnisse dieser Art. Die „methodische Reduktion" der Bestimmung des
Menschen wird zur prinzipiellen Reduktion der betroffenen Person auf ein
Objekt der naturwissenschaftlich fundierten Medizin.[8]

Diese methodische Reduktion des Menschen auf seinen Körper ist im
Beratungsgespräch in doppelter Hinsicht zurückzunehmen: Schon die unterschiedlichen therapeutischen Ansätze und ihre Konsequenzen komplizie-
ren die Situation derart, dass nicht „objektiv", also durch eine Medizin, die
im Sinne der Naturwissenschaft gesetzesartiges Wissen und sichere Prognose vorgeben und damit vorschreiben kann, festgelegt wird, was in einer bestimmten therapeutischen Situation das Nötige ist. Vor allen Dingen kann in
dieser Perspektive, in der sich vielleicht noch die Alternativen dessen, was
„gebraucht" wird, entscheiden lassen, nicht die zweite Perspektive, nämlich
die der *Akzeptabilität*, mitentschieden werden. Bei der Information über eine
nahe liegende Therapie oder über alternative Therapiemöglichkeiten muss
zumindest die der Behandlung (also der medizinischen Operation mit ihren

---

8   Zur Kritik siehe *Wilhelm Kamlah: Philosophische Anthropologie.* Sprachkritische Grundlegung
    und Ethik. Mannheim/Wien/Zürich 1973 (2. Aufl. 1984), bes. S. 55.

vorgeschriebenen zwangsläufigen Handlungssequenzen [Arzt] und Verhaltensabfolgen [Patient]) vorausgehende Beratung ein Einvernehmen darüber herstellen, was „begehrt" und was damit verbunden als Folgelast vom Patienten „akzeptiert" wird. Die Akzeptabilität einer Therapie legt sich nicht allein aus dem medizinisch-wissenschaftlichen Sachzwang der Behandlung, sondern zugleich aus der allein vom Patienten zu vertretenden Risikobereitschaft bzw. der Bereitschaft der Übernahme der Folgelasten dar. Akzeptabilität ist damit nicht generell zu definieren, sondern jeweils situationsbezogen zu erheben. Im Beratungsgespräch geht es darum zugleich mit dem Therapievorschlag um eine Erhebung, was dem individuell betroffenen Patienten in seiner Situation und seiner Selbsteinschätzung entsprechend als das für sich Gewünschte erscheint, was er jeweils zu akzeptieren bereit ist.

Dass die für die Behandlung im Sinne der Funktionalität nötige, also zumindest aus medizinischer Perspektive vertretbare „methodische Reduktion" des Menschen auf das Objekt eines selbst wieder nur eingeschränkt, aber darum eben zielsicher greifenden Handelns nicht generalisiert werden darf, darüber informiert uns sozusagen „intuitiv" das Unbehagen an der hochtechnisierten modernen Medizin. Deren Folgen werden schon von Medizinern und Ärzten selbst nicht mehr generell als uneingeschränkt positiv gesehen.[9] Auf diese Probleme hat Karl Jaspers in seinen Überlegungen über die Rolle des Arztes im technischen Zeitalter hingewiesen. Er sieht in der Situation der „Beschränkung auf die naturwissenschaftliche Medizin" für den Forscher keine Gefahr, wohl jedoch für den Arzt,[10] der der Effizienz der Behandlung die individuell zugeschnittene Hilfeleistung, die Anerkennung der persönlichen Voraussetzungen des Patienten opfert. Diese Gefahr der Verobjektivierung des Individuums nicht nur in der Wissenschaft sondern auch in dem wissenschaftlich-technisch gestützten ärztlichen Handeln lassen sich nur vermeiden, wenn man das Verhältnis Arzt-Patient

---

[9]   D. von Engelhardt hat darauf hingewiesen, dass die dem naturwissenschaftlich-technischen Selbstverständnis der Medizin inhärente Bestimmung des Verhältnisses von Arzt und Patient nicht für alle Situationen medizinischer Beratung und ärztlicher Hilfeleistung gilt (D. von Engelhardt: Die Arzt-Patient-Beziehung – gestern, heute, morgen. In: Die Arzt-Patient-Beziehung im Wandel. Hrsg. von E. Lang und K. Arnold. Stuttgart 1996). – Diese Überlegungen verschärfend sollen die folgenden Ausführungen zeigen, dass gerade die Kombination des ärztlichen Ethos mit den anthropologischen und den daraus gefolgerten ethischen Grundlagen der modernen Medizin zu den genannten Problemen führt.

[10] Diese Überlegungen finden sich bereits in einem 1958 gehaltenen Vortrag mit dem Titel Der Arzt im technischen Zeitalter. Vortrag, gehalten auf der 100. Tagung der Gesellschaft Deutscher Naturforscher und Ärzte 1958 in Wiesbaden; hier zit. nach: K. Jaspers: Der Arzt im technischen Zeitalter. München, Zürich, 1986, S. 57.

nach dem Ideal einer mündigen Interaktion entwirft. Dieses Ideal wiederum führt zu einer Neubestimmung der Rolle des Patienten, zum Ersatz der medizinischen Vorschrift durch den ärztlichen Vorschlag, zur Entwicklung eines Modells der Entscheidungshilfe unter Wahrung der Autonomie und schließlich zu einer Konzeption tutorischen Handelns anstelle der paternalistischen Vorsorge.

DAS „IDEAL" MÜNDIGER INTERAKTION

In den angeführten anthropologischen, aber auch in den medizinethischen Überlegungen findet sich eine Charakteristik der nicht paternalistischen, sondern mündigen Interaktion, die der Prägnanz halber referiert sei: Wie W. Kamlah hat auch K. Jaspers eine Rücknahme der „methodischen Reduktion" naturwissenschaftlich-technischer Medizin für die Bestimmung der Interaktion zwischen Arzt und Patient gefordert. Auch er stellt die Beratung als die für die Entwicklung eines Interaktionsmodells grundlegende Situation an den Anfang. Beratung ist eine Interaktion mündiger Individuen, die darauf abzielt, durch „naturwissenschaftliche Erkenntnis und (...) technisches Können" einem durch Krankheit betroffenen Individuum zu helfen. „Die Grundauffassung des Arztes der letzten Jahrhunderte war diese: Die Krankheit ist ein Naturvorgang, der den Leib befällt. Der Kranke muss mit ihm fertig werden. Der Arzt steht mit ihm diesem unerwünschten Naturvorgang gegenüber. In Einmütigkeit mit dem Patienten hilft er aufgrund naturwissenschaftlich begründeten Könnens. Der Patient wird belehrt, weiß dann, worum es sich handelt, und wirkt mit bei der sinnvollen Durchführung der Therapie. Er stimmt zu, lässt sich im Zweifelsfalle überzeugen oder verwirft den vorgeschlagenen ärztlichen Eingriff."
Es zeigt sich, dass die Situation medizinischer Beratung zwei Komponenten hat, nämlich einmal die Diagnose eines „unerwünschten Naturvorgangs", zum anderen eine Diskussion darüber, welches gemeinsame Handeln in diesem Fall sinnvoll, weil sowohl aus der Sache geboten, wie persönlich erwünscht ist. So gesehen ist „das Verhältnis von Arzt und Patient (...) in der Idee der Umgang zweier vernünftiger Menschen, in dem der wissenschaftliche Sachkundige dem Kranken hilft".[11] Dieses *Ideal einer mündigen Interaktion* wird häufig als unrealisierbar abgetan, weil die faktische Komple-

---

[11] K. Jaspers: *Der Arzt im technischem Zeitalter*, S. 57.

xität der Situation, die Spezialisierung des Wissens und technischen Könnens und die Unabschätzbarkeit des Bildungsgrades und damit der An-
sprechbarkeit des Patienten als Behinderungsgründe der faktischen Durchführung (nicht der Durchführbarkeit) nicht zu leugnen sind.

Statt wegen faktischer Probleme das Ideal mündiger Interaktion aufzugeben und damit in der Begründung dieser Aufgabe den typischen
Grundfehler ethischer Argumentation, nämlich die Infragestellung einer
Norm durch das Faktum zu vollziehen, soll im Folgenden geprüft werden,
wie sich ein solches Ideal unter gegebenen Bedingungen realisieren lässt.

Grundlegend für das Ideal einer mündigen Interaktion ist eine Kritik am
„Sprachlosigkeitsargument" der Befürworter des Paternalismus. Statt der
faktischen Sprachlosigkeit beziehungsweise Artikulations- und Einsichtsun-
fähigkeit des Patienten sollte prinzipiell unterstellt werden, dass der hilfsbedürftige Mensch, der sich in die Beratung und Behandlung des Arztes begibt, eine mündige Person ist. Niemand wird durch Krankheit zum unmündigen, weil unselbständigen und hilfsbedürftigen Akteur; niemand wird beraten werden können, als sei er ein bloßer „Fall" wissenschaftlicher Gesetzmäßigkeit oder technischen Könnens. Auch der Hilfsbedürftige, in seinen
faktischen Kapazitäten eingeschränkte, weil kranke Mensch ist eine mündige
Person. Dies muss auch dann noch – kontra-faktisch – unterstellt werden,
wenn eindeutig auch durch ärztliche Hilfeleistung der faktische Status des
bewussten Vollzugs selbstbestimmten (also autonomen und mündigen, weil
selbstverantworteten) Handelns nicht mehr erreicht werden kann. Das Ideal
einer mündigen Interaktion basiert auf der *kontra-faktischen* Unterstellung der
Mündigkeit. Diese Unterstellung der Mündigkeit des Patienten, damit die
Anerkennung seines Personseins, seine Würde und Selbstbestimmung wird
(aufgrund des Wissenschaftsverständnisses der Medizin) in bestimmten
Operationen ausgeklammert, da die Effizienz medizinisch-technischer Behandlung das abstrakte Menschenbild, die Bestimmung des Menschen als
Körper und damit als Objekt medizinischen Handelns voraussetzt. Den-
noch darf die Vollbestimmung des Menschen nicht grundsätzlich ausge-
blendet werden. Der hilfsbedürftige Patient ist Person, er bleibt auch als
Objekt des medizinischen Wissens und Könnens ein hilfsbedürftiger *Mensch*.

Durch die Reklamation des Personseins, der Personwürde wird allerdings eine Kritik provoziert, die anscheinend wiederum zu Gunsten des
paternalistischen Modells spricht und die Durchführbarkeit einer strukturell
anderen Interaktions-Gestaltung problematisiert. Der hilfsbedürftige
Mensch ist gerade nicht derjenige, der im vollen Sinn selbstbestimmt han-

deln kann; der Kranke, sich in Qualen windende Mensch ist nicht der, der seine Situation in Würde trägt; der medizinisch Ungebildete und Uneinsichtige ist nicht der, der sein wohlverstandenes Selbstinteresse artikulieren kann, und schließlich ist derjenige, der nicht nur temporär all dieser Fähigkeiten beraubt ist, sondern prinzipiell nie in ihrem Besitz gewesen ist beziehungsweise nicht mehr sein können wird, ersichtlich (d.h. empirisch-faktisch) keine selbständige, mündig entscheidende und zu befragende Person.[12]

Gibt man die Identifikation von Ersichtlichkeit der Mündigkeit, Personwürde und Sprachfähigkeit mit dem Vorhandensein, der Existenz menschlicher Würde auf, d.h. negiert man (aus guten Gründen) den empiristischen Ansatz in der Bestimmung der Würde, der bis heute virulent ist, so gibt es prinzipiell *zwei Möglichkeiten* der kontra-faktischen Begründung der Würde der Person.

Man kann Personsein und Personwürde als eine dem Menschen zugewachsene Gabe verstehen, als eine metaphysische Qualität des Mensch-seins oder – theologisch begründet – als eine im Willen des Schöpfers liegende Auszeichnung des Menschen. Dann muss Personalität und die mit ihr verbundene Würde des Menschen auch dann unterstellt werden, wenn sie sich an der empirischen Erscheinung, im Vollzug menschlicher Existenz nicht zeigt. Der Vorteil dieser Unterstellung ist die absolute und unüberspringbare Forderung der Akzeptation menschlicher Würde. Der Nachteil liegt in einer letztlich nicht mehr einsichtig zu machenden, weil die Mittel endlicher Vernunft übersteigenden Begründung.

---

[12] Diese Skepsis hat natürlich auch wieder ein philosophisches Fundament, das bis in die Gegenwartsdiskussion, bis in die umstrittenen Thesen von Peter Singer fortwirkt, nämlich die Annahme, Personalität, Vernunft und Mündigkeit sei nur dann zu unterstellen, wenn sie sich empirisch verifizierbar artikuliert. Die Folgen einer solchen empiristischen Konzeption der Person, die Bindung der Personalität an die *Artikulation* von Selbstbewusstsein, zeigen sich exemplarisch in der Untersuchung von *F.W. Nuland: Wie wir sterben. Ein Ende in Würde?* München 1994; 1996 (*How We Die.* New York 1993). Nuland vertritt die These, dass menschliches Sterben in Leid und Qualen – deren er einige aus medizinischer Kenntnis sehr drastisch zu beschreiben versteht – gegen die Annahme eines Sterbens in Würde spricht. „Im Großen und Ganzen ist das Sterben mühsam" (a.a.O. S. 217), alles andere als geeignet, personale Würde anzuzeigen. Vielmehr erscheint und erfährt sich der Mensch in seinem ganzen kreatürlichen Elend. Diese empirische Unersichtlichkeit der Würde führt Nuland dann dazu, nicht mehr von einem Sterben „in Würde" reden zu wollen. Hier zeigt sich das typische Missverständnis eines empiristischen Ansatzes, nämlich die Verknüpfung von Ersichtlichkeit und Anerkennung menschlicher Würde.

Für die folgenden Überlegungen soll daher gegen die medizinische Grundannahme, was nicht ersichtlich sei, könne nicht als situationsbestimmend unterstellt werden, aber auch gegen die metaphysisch/theologische Annahme einer zu unterstellenden Qualität des Mensch-seins eine dritte Konzeption von Personsein/Personwürde eingeführt werden: Die Würde der Person ergibt sich aus einer kontrafaktischen, aber notwendigen gegenseitigen Anerkennung. Die Fundierung der Personwürde in der Anerkennung ist für die Verteidigung des „Ideals einer mündigen Interaktion" besser geeignet als die beiden anderen Begründungen, weil sie sich der empiristischen Beschränkung entschlägt und gleichwohl nicht durch das Begründungsdefizit metaphysisch/theologischer Annahmen belastet ist.[13] Person-Sein ist weder bei empirischer Unersichtlichkeit in Abrede zu stellen noch eine metaphysische Qualität im Sinne einer dem Individuum aus eigenem oder göttlichem Vermögen zufallenden Dignität.

Sowohl die empiristische als auch die theologisch-metaphysische Variante gehen von einem Vorurteil aus; einmal ist die Nicht-Ersichtlichkeit der Würde der Grund für die Nicht-Vorhandenheit, zum anderen ist dieselbe empirische Nicht-Ersichtlichkeit der Grund für das Vorhandensein der Würde aus anderer Quelle. Die Nicht-Ersichtlichkeit führt hier wie dort in die Aporie, die allgemeine Zumutbarkeit der Annahme der Würde ist empirisch gesehen nicht rational darstellbar, also verallgemeinerbar, metaphysisch gesehen aber ebenso wenig.

Anstelle der empiristischen und der theologischen Variante des Auswegs aus der Nicht-Ersichtlichkeits-Aporie soll hier eine methodische Variante gewählt werden, nämlich die der kontrafaktischen Unterstellung von Personwürde. Diese Unterstellung erweist sich – will man zwischenmenschliche Interaktion als Interaktion vernünftiger und freier Wesen gestalten (was der Definition des Menschen entspräche) – als die Variante mit den geringsten Voraussetzungen. Menschenwürde im Sinne des Personseins ist in dieser Konzeption das Resultat einer Zuschreibung, d.h. sie beruht auf unbedingter und unabdingbarer gegenseitiger Anerkennung. Anders formuliert: Personwürde als unverzichtbarer, sozusagen zur Definition des Menschen hin-

---

[13] Die im folgenden bevorzugte Bestimmung der Person hat sich m.E. gerade für die ethische und medizinethische Debatte als folgenreich erwiesen, denn nicht nur für die Diskussion um die Bestimmung des Verhältnisses Arzt-Patient, sondern auch für zahlreiche weitere, gegenwärtig höchst aktuelle medizinethische Diskussionen wie z.B. die Erlaubnis oder Inhibierung der Forschung an menschlichen Embryonen, die Diskussion um die Präimplantationsdiagnostik u.a.m. hat der unterstellte Personenbegriff erhebliche Folgen.

zugehöriger „Besitz" – mit Kant: als der Inbegriff des Personseins – entspringt der *gegenseitigen Anerkennung*, unbeschadet und ohne Voraussetzung der Fähigkeit des Einzelnen, Anerkennung für die eigene Person auch aktiv einklagen oder faktisch dem anderen gegenüber vollziehen zu können. Solche Anerkennung bedarf zu ihrer Stützung keiner faktischen Vorkommnisse, sondern nur des prinzipiellen Ausweises zwangsläufigen Misslingens humaner Interaktion bei Nicht-Unterstellung. Im Sinne einer solchen in Kritik methodisch und inhaltlich aufgelösten bzw. durch Kritik verschlankten Metaphysik lässt sich m.E. der Personbegriff in seiner Funktion für die adäquate Gestaltung und ethische Überprüfung zwischenmenschlicher Interaktion durchaus aufrechterhalten und sinnvoll nutzen.

Die Anerkennung der Personwürde (mit Kant das strikte Verbot der Instrumentalisierung einer anderen Person) ist das grundlegende ethische Prinzip der Gestaltung eines *humanen* Zusammenlebens.[14] Die Konsequenzen für die Diskussion um das adäquate Modell der Interaktion zwischen Arzt und Patient sind ersichtlich: Der Patient wird als Person anerkannt, auch wenn er als hilfsbedürftig *de facto* gerade *nicht* bzw. im Extremfall *nie mehr* empirisch seine Kapazitäten artikulieren kann. Präzise formuliert: Faktische Sprachlosigkeit und Hilflosigkeit dürfen kein Argument gegen den Anspruch auf eine Behandlung als Person, d.h. den Anspruch auf Beratung statt Vorschrift, darstellen.

---

[14] Aus dieser Verknüpfung von Personwürde und Anerkennung ergeben sich Weiterungen insbesondere – wie gesagt – im Problem der Pränataldiagnostik, der Forschung an Embryonen, die hier nicht diskutiert werden können. Auch in diesem Kontext erscheint es m.E. sinnvoller, auf eine metaphysische oder gar theologische Grundlage zu verzichten, wenn man die zu unakzeptablen ethischen Konsequenzen nötigende empiristische Bestimmung der Person/Personalität vermeiden will. Allerdings ist diese metaphysisch voraussetzungsarme Konzeption von Personalität nur um den Preis zu erhalten, dass man zur Vermeidung eines Kulturrelativismus und der Willkür des Umgangs mit Personen ein hohes Aufkommen an diskursiver Prüfung und Absicherung auf sich zu nehmen hat. Eine Gesellschaft, die auf „gesicherte" Wertvorstellungen verzichtet, weil sie heteronome Garantien nicht mehr akzeptieren kann und sollte, ist eo ipso komplizierter als eine traditionalistisch fundierte. Sie erweist sich aber eben gerade in dieser Komplexität – d.h. wegen der Angewiesenheit auf den ethischen Diskurs um politische Festlegungen – als humaner.

Beratung und tutorisches Handeln – Eine alternative des Arzt-Patient-Verhältnisses

Will man das *Ideal* einer Interaktion mündiger Personen in der Gestaltung der Beratung und Behandlung, also in der Strukturierung des Arzt-Patient-Verhältnisses generell realisieren, so muss die Gestaltung dieses Verhältnisses eine ethische Norm erfüllen: die kontrafaktische Anerkennung des Anderen als Person. Diese Verpflichtung auf die Personwürde auch unter Bedingungen der wissenschaftlich-technischen Objektivation ist unabdingbar (kategorisch); sie liegt der medizinisch nötigen Objektivierung des Menschen als notwendige normative Basis zugrunde. Denn nur aus der umfassenden Bestimmung des Menschen legitimiert sich die in der Medizin als (Natur-) Wissenschaft vom Menschen vollzogene Abstraktion; nur wenn die Möglichkeit besteht und bewusst bleibt, die Objektivation (Reduktion auf den Körper) in eine umfassende Bestimmung des Menschen zu reintegrieren, lässt sich der Übergang vom medizinischen Wissen und Können zum ärztlichen Handeln rational sichern. Im ärztlichen Handeln wird nämlich nicht nur die Anwendung wissenschaftlicher Ergebnisse und technischer Fertigkeit auf den individuellen Fall einer Störung vollzogen, sondern hier wird das verfügbare medizinische Störungs-Beseitigungs-Wissen in die Hilfeleistung für einen Menschen übersetzt. Der Transfer geschieht in der Interaktion von Arzt und Patient. Die Forderung der kontrafaktischen Anerkennung der Personwürde für die Strukturierung dieser Interaktion Arzt-Patient ist die ethische Re-Formulierung der Direktive für das ärztliche Ethos, die Karl Jaspers aufgestellt hat. In die Situation übersetzt lautet diese Direktive, dass der Arzt den hilfsbedürftigen Patienten, auch wenn er als Objekt des medizinischen Wissens und Könnens in seinen Kompetenzbereich fällt, als hilfsbedürftigen *Menschen* akzeptiert und behandelt. Für diese Art der Behandlung ist nicht die faktisch vorhandene, sondern die prinzipiell zu unterstellende Entscheidungs- und Artikulationsfähigkeit des betroffenen Patienten geboten, um eine nicht-instrumentalisierende Beratung und eine ebensolche Behandlung zu gewährleisten.

Der methodische Trick für die Sicherung der Gestaltung des Verhältnisses von Arzt und Patient im Sinne einer Interaktion mündiger Personen liegt – wie oben gezeigt – darin, dass man für die Entwicklung eines Modells der Interaktion eine Umkehr von begründendem und abgeleiteten Exempel der faktischen Interaktion vornimmt. Nicht die Behandlung des Patienten, sondern die Beratung gibt die Struktur der Interaktion vor. In der Behandlung ist der Übergang von der Hilfeleistung zur technisch-gebotenen Störungsbeseitigung faktisch der Regelfall. In der Beratung erweist sich die Objektivierung des Patienten zum „Fall von" zumindest als unbefriedigend. Daher erleichtert die vorgeschlagene methodische Umkehr der Begründungsverhältnisse zwischen Behandlung und Beratung die Berücksichtigung der prinzipiell gebotenen Anerkennung des Hilfsbedürftigen als Person. Die Situation der Beratung gibt also die Struktur der Interaktion mündiger Personen vor, an der sich die Behandlung zu orientieren hat. Geht man von der Beratung als der grundlegenden Interaktionsform aus, dann lässt sich nämlich die medizinische Behandlung, die Durchführung therapeutischer Maßnahmen als die abstraktere, auf der ersten aufruhende Umgangsform bestimmen. Erst in der therapeutischen Behandlung wird der kranke Mensch zum „Patienten", zum Fall einer körperlichen Störung, und damit zum „Objekt" medizinischen Wissens und Könnens. Der Sinn und die Legitimität dieser Abstraktion, des Absehens von der individuellen Person zugunsten der Beseitigung ihrer gesundheitlichen Beeinträchtigung durch die generalisierende Perspektive (ein Fall von ... zu sein), erweist sich aus der grundlegenden Situation der Interaktion von hilfsbedürftiger und hilfeleistender Person als nötig, weil der Intention des betroffenen Patient gemäß. Er begibt sich in die Situation, „Objekt" medizinischen Wissens und Könnens zu sein, weil es in seinem wohlverstandenen Selbstinteresse liegt.

Die strukturelle Bestimmung der Situation ändert sich gegenüber dem paternalistischen Interaktionsmodell in zwei wesentlichen Punkten: Die Situation der Hilfeleistung ist nicht von einer Kompetenzasymmetrie geprägt, und die Verbindlichkeit therapeutischer Maßnahmen muss – entsprechend modifiziert – nicht die Qualität von Vorschriften oder Geboten haben, sondern ärztliche Vorschrift ist durch die gemeinsam getragene Therapieentscheidung zu ersetzen; an die Stelle der Vorschrift tritt ein therapeutischer Vorschlag. Aus der vorgeschlagenen Umstrukturierung der Interaktion zwischen Arzt und Patient ergibt sich eine Reihe von Folgen. Zunächst muss die grundlegende Annahme des paternalistischen Modells, das Handeln des Arztes und das Verhalten des Patienten werde durch eine Kompetenzasymmetrie bestimmt und im Sinne fürsorglicher Vorschrift gerechtfertigt, in Frage gestellt werden. Daraus ergibt sich eine Neubestimmung der Rolle des Patienten, die Forderung der gegenseitigen Anerkennung der Autonomie des Handelns und die Notwendigkeit, für den Notfall (den generellen Fall, auf den sich das paternalistische Konzept beruft) eine Sonderregelung im Sinne der Aufrechterhaltung mündiger Interaktion zu treffen.

A) MEDIZINISCHE KOMPETENZ UND RISIKOAKZEPTATION: ZUR NEUBESTIMMUNG DER ROLLE VON ARZT UND PATIENT

Im Unterschied zum an der Grundsituation der Behandlung orientierten paternalistischen Modell setzt das Modell der Beratung zwei gleichermaßen unverzichtbare Kompetenzen voraus, nämlich die medizinische Kompetenz des Arztes und die Entscheidungskompetenz des Patienten über die eigene Risikoakzeptanz. Auch hinsichtlich der Verantwortung der Therapie gibt es damit zwei Träger der Verantwortung. Diese Kompetenz- und Verantwortungssymmetrie bedeutet nicht, dass jeder der Partner sozusagen im Bereich des anderen mitentscheiden dürfte, denn die jeweilige Kompetenz und Verantwortung des Arztes bzw. des Patienten erstreckt sich auf unterschiedliche Bereiche.

Der hilfsbedürftige Patient sucht die Beratung und stellt dadurch einen Anspruch an die Fertigkeiten des Arztes; dieser antwortet gleichsam mit einem Hilfsangebot bzw. mit der Darlegung alternativer Möglichkeiten eines solchen Hilfsangebotes. Heilungserwartung wie Hilfsangebot erscheinen beiderseits als von mündigen (freien) Gesprächspartnern vorgebrachte und verantwortete Eingaben. D.h., das Angebot darf nicht zur Vorschrift, die Erwartung von Hilfe und Heilung nicht zum einklagbaren Anspruch auf eine geschuldete Leistung degenerieren, wie es beim paternalistischen Modell der Fall ist. Dadurch sind im Behandlungsvorschlag und der Entscheidung zur Therapie beziehungsweise zu einer bestimmten Therapie wiederum zwei Kompetenzen erforderlich. Auf der einen Seite steht die medizinische Kompetenz des Arztes, der das dem Patienten nicht verfügbare Wissen und Können einbringt. Auf der anderen Seite stehen Überlegungen zur erwarteten Hilfe, zur möglichen Toleranz von Leiden beziehungsweise von Folgen nicht therapierbarer Krankheiten oder von Risiken. Dies sind Überlegungen zur Risikoakzeptanz, die nicht der Arzt, sondern nur der Patient selbst einbringen kann. Da die Kompetenz des Arztes in der Charakteristik des paternalistischen Modells hinreichend genau bestimmt ist, soll im Folgenden die Kompetenz des Patienten genauer bestimmt werden. Aus dieser Neubestimmung der Rolle des Patienten ergibt sich dann eine geänderte Bestimmung der Rolle des Arztes.

Die Ausgangsthese bleibt folgende: Kompetenz und Verantwortung von Arzt wie Patient sind prinzipiell in gleicher Weise konstitutiv für das Gelingen des Beratungsgesprächs und der an dessen Ausgang orientierten Behandlung, wenn sie sich auch nicht auf den gleichen Bereich beziehen. Zunächst ist in der Situation der Beratung eine *gemeinsame Gesprächskompetenz* zu unterstellen, die zu einer gemeinsamen Entscheidung für eine Therapie, damit zu einer gemeinsamen Verantwortung führt. Innerhalb dieser Beratung aber sind beide Gesprächspartner für unterschiedliche Bereiche kompetent und verantwortlich.

Der *Arzt* hat im Sinne der Dienstleistung sein medizinisches Wissen und Können zur Behandlung einer vom Patienten vorgetragenen Störung einzubringen, Chancen und Risiken darzulegen. Der *Patient* hat zu entscheiden, wieweit er den Therapievorschlag in seine Lebensformvorstellung integrieren kann. Erst nachdem diese Beratung mit der Akzeptanz einer bestimmten vorgeschlagenen Therapie abgeschlossen ist, erst wenn die medizinische Behandlung durchgeführt wird, differenzieren sich Kompetenz und Verantwortung. Dann begibt der Patient sich (freiwillig) in die Rolle des „Objektes" medizinischer Behandlung. Er befolgt Vorschriften, die er sich aus freier Entscheidung selbst hat auferlegen lassen. Der Arzt begibt sich freiwillig in die Rolle des instrumentellen Zulieferers, d.h. er stellt sein Wissen und Können nach bestem Vermögen bereit. Letztlich ist damit das Splitting von Kompetenz und Verantwortung (vom dem das paternalistische Konzept als dem grundlegenden Schritt ausgeht) der zweite, weil abstraktere, nicht der grundlegende Schritt. Erst im Anschluss an die Situation der Beratung zweier mündiger Partner wird der Unterschied zwischen einem Handelnden und einem Behandelten relevant. Auch durch diese „Objektivierung" verliert der Patient aber nicht seine Autonomie und Verantwortung. Die Autonomie hat er durch die Zustimmung zur Therapie aufgrund der Beratung vollzogen, seine Verantwortung ist innerhalb der Behandlung die der Regelbefolgung, der compliance, weil diese in seinem Sinn, d.h. im Sinne der Wiederherstellung seiner freien Handlungsmöglichkeiten liegt.

Wird das Beratungsmodell als für die Interaktion von Arzt und Patient grundlegend angesetzt, dann hat dies zugleich eine Konsequenz für die Bestimmung der ärztlichen Behandlung. Die ärztliche Behandlung ist nicht bloß ein Operieren aus wissenschaftlich-technischer medizinischer Kompetenz, sondern die Behandlung eines Menschen mit den aus dieser Wissenschaft und Technik gewonnenen verfügbaren Mitteln. Dadurch wird das Selbstverständnis der Medizin als Wissenschaft und das Selbstverständnis des Patienten als des Leistungsempfängers in eine ganzheitliche Betrachtung zurückgebunden. Die jeweils eingeschränkte Berechtigung der methodisch nötigen Abstraktion, der Betrachtung eines Menschen als „Fall", wird aus dem Gesamtkontext der Interaktion: der Hilfeleistung für einen Menschen begründet.

Fragt man nach der ethischen Rechtfertigung dieser Gestaltung der Interaktion von Arzt und Patient, so kann das Beratungsmodell den Pluspunkt für sich verbuchen, das umfassendere Modell zu sein. Die mündige Interaktion setzt eine gemeinsame und zugleich geteilte, inhaltlich zu differenzierende moralische Verantwortung beider Partner voraus, und diese Verantwortung liefert die Rechtfertigungsgründe für die jeweils notwendige „Objektivierung" des einen wie des anderen Handlungspartners aus dem geteilten Zweck, nämlich der Erbringung gezielter Hilfeleistung. Weil sowohl der Arzt als auch der Patient der Instrumentalisierung bzw. Objektivierung aus einem moralisch vertretbaren Interesse der Hilfeleistung oder aus Eigeninteresse prinzipiell zugestimmt haben, geben sie im Interaktionszusammenhang der Behandlung diese moralische Dimension gegenseitiger Anerkennung und die mit ihr verbundenen Ansprüche auf Autonomie des Arztes wie des Patienten nicht auf.

Durch die geänderte Einschätzung der Situation und der Bedeutung des Patienten in der medizinischen Beratung und infolgedessen auch der Behandlung, ändert sich auch die Bestimmung der *Rolle des Arztes*. Er wird nicht mehr bloß als der kompetente Wissenschaftler und Techniker betrachtet, sondern als derjenige, der sein Können als Hilfeleistung, also auf einen von ihm als solchen akzeptierten (im ärztlichen Ethos ist dies vorab geschehen) Bedarf orientiert. Die *Situation des Arztes in der Beratung* ist durch die Forderung gekennzeichnet, dass er seine wissenschaftliche Kompetenz in der Anwendung als Möglichkeit zu heilen konkretisieren muss, d.h. dass er auf eine jeweils bestimmte Anforderung zu antworten hat. Der Anforderungscharakter bestimmt sich aus der jeweiligen Notsituation des Patienten, die Antwort, d.h. die Therapie als Hilfeleistung, muss dieser Anforderung entsprechen. Allerdings steht auch die Forderung des Patienten unter der Vorgabe, dass sie sich verantwortlich vertreten lassen muss. Während es der *Rolle des Patienten* im paternalistischen Modell durchaus gemäß sein konnte, eine „Reparatur" körperlicher Defizite und damit die Wiederherstellung der Gesundheit einzuklagen, muss er nun seine Anspruchshaltung entsprechend ändern. Er hat in der Situation der Hilflosigkeit und Krankheit ein Recht auf Hilfe, aber kein Recht auf die Realisation utopischer Vorstellungen oder die Durchführung von Behandlungsmethoden, die sich nur aus einem fehlgeleiteten Vorverständnis rechtfertigen lassen. Umgekehrt übernimmt er mit der

Zustimmung zur Therapie die Verpflichtung, eine Lebensformänderung (etwa diätetische Maßnahmen oder auch nur die pünktliche Konsumtion therapeutischer Mittel) nicht nur in Kauf, sondern in die eigene Verantwortung zu nehmen.

Auf diese Weise ist die Anforderung des Patienten nicht nur die Forderung nach einer „Reparatur" körperlicher Defizite, sondern sie muss (ebenfalls vom Arzt) als Anforderung eines hilfsbedürftigen Menschen verstanden werden. Dadurch ergibt sich auch die Notwendigkeit, das *Konzept der ärztlichen Handlung* zu erweitern, das bisher als Anwendung einer wissenschaftlich-technischen Kompetenz verstanden wurde. Das gilt insbesondere für Situationen – und die Beratung ist die ausgezeichnete Situation dieser Art –, in der der Arzt nicht als Wissenschaftler gefragt ist, sondern als ein menschliches Individuum, das eine spezifische wissenschaftliche und technische Kompetenz hat und sie für einen anderen einsetzen will und soll.

B) VORSCHLAG STATT VORSCHRIFT: ANERKENNUNG DER AUTONOMIE

Chancen und Probleme des Beratungsmodells lassen sich in einer Charakteristik der Rolle des Patienten zusammenfassen: Der Patient ist als „Objekt" der Beratung über eine Therapie „Subjekt", nämlich ein mündiges Individuum, das seine Zustimmung nicht zwangsläufig (bei hinreichender wissenschaftlicher Informiertheit) vollzieht, sondern nach einem Beurteilungsprozess, ob und wieweit er die Therapie mit Chancen und Risiken „für sich" akzeptieren möchte. Dagegen wird er zum „Objekt" medizinischer Behandlung, sobald er diese Urteilskompetenz über die eigene Akzeptation vollzogen und die Durchführung der medizinisch-technischen Kompetenz des Mediziners überantwortet hat.

Es ist m.E. leicht ersichtlich, dass durch diese für die Situation der Beratung konstitutive Rolle des Patienten das medizinische Wissen und Können durch eine Konzeption des „Gegenstandes" dieses Wissens und Könnens in seiner Bedeutung eingegrenzt wird. Die Medizin konstituiert einen Handlungszusammenhang, in dem der Patient zum „Objekt" wird. Unter der Perspektive der *Anwendung* lässt sich aber zeigen, wie man die wissenschaftliche Eingrenzung des Objektbereichs der Medizin, die funktionell notwendig ist, nochmals durch die kritische Frage überprüft, wie weit sich Wissen und technische Möglichkeiten der Medizin als Hilfsangebot an den kranken Menschen thematisieren lassen. Eine derartige Überprüfung ergibt sich zwingend, wenn im Beratungsgespräch der Kranke als menschliches Gegenüber, nicht als bloßes Objekt der (Be-)Handlung ernst genommen wird. Das geschieht de facto durch die Anerkennung der Tatsache, dass die Anwendung verschiedener Methoden und Therapieformen zur Disposition steht, dass Beratung nötig ist. Wenn die Beratung nicht als bloße Information über medizinische Hilfsangebote, sondern als gemeinsamer Entscheidungsprozess (als mündige Interaktion) gestaltet wird, dann muss der Arzt allerdings im Bewusstsein der für die Medizin konstitutiven methodischen Reduktion beraten.

Dadurch ändert sich die normative Qualität der Therapieerfordernisse von der Vorschrift zum Vorschlag, den der betroffene Patient aus freien Stücken zu akzeptieren hat. In einer freien, gemeinsam getragenen Vorentscheidung über eine der möglichen Behandlungen oder auch die einzig mögliche Behandlung muss der Arzt von der dogmatischen, weil nur wissenschaftlich begründeten, nicht individuell als sinnvoll ausgewiesenen Vorschrift abrücken. An die Stelle der Vorschrift aus medizinischer Kompetenz treten Vorschläge, durch die entweder alternative Behandlungsmöglichkeiten in ihrer Akzeptabilität für die individuelle Situation geprüft und ausgewählt, oder, sollte nur eine Therapie verfügbar sein, eine Diskussion über Chancen und Risiken der Entscheidung zugrunde liegen muss. Diese Disponibilität ist die unabdingbare Voraussetzung für ein sinnvoll geführtes Beratungsgespräch. In der Sache ist deshalb die Forderung eines Patienten prinzipiell berechtigt, dass er zumindest im Vorfeld medizinischer Behandlung nicht als Objekt, bloß als weiterer, etwa für eine wissenschaftliche Forschung aufschlussreicher „Fall" der Anwendung bestimmter festliegender Methoden angesehen werde. Der Arzt muss seine Fachkompetenz im Konnex mit den Lebensformvorgaben des Patienten nicht durch Information und Vorschrift (Indoktrination), sondern im Sinne der Vorbereitung einer mündigen Entscheidung als Ermöglichung der Einsicht in Chancen und Risiken einbringen. Er muss in Kooperation mit dem Patienten dessen „Selbstinteresse" an Heilung auf der Folie seiner Risikotoleranz eruieren und die Therapie entsprechend gestalten. Seine Kompetenz liegt im wissenschaftlich begründeten Vorschlag, dessen individuelle Akzeptabilität der jeweiligen Beurteilung durch den Patienten unterliegen muss. (Diese Beurteilung kann selbstverständlich nicht die Kontrolle der Sachkundigkeit des Arztes sein – die Verantwortung für ein Handeln nach bestem Wissen und

Gewissen obliegt dem Arzt bzw. der Wissenschaftlergemeinschaft –, sondern betrifft nur die individuelle Akzeptabilität seiner Therapievorschläge.)

Dadurch ergibt sich methodisch eine andere Gewichtung der medizinischen Fachkompetenz. Wird in der Beratungssituation die wissenschaftlich-technische Kompetenz des Arztes als Hilfsangebot für einen konkreten Fall, für einen bestimmten kranken Menschen thematisiert, dann steht die Anwendung der wissenschaftlich-technischen Kompetenz nicht einfachhin an, sondern sie *steht zur Debatte*. Anwendung bedeutet Abwägung verschiedener Möglichkeiten eines objektivierenden, gezielt funktionellen Handelns unter Einbeziehung weiterer Gesichtspunkte, d.h. vor allem unter Einberechnung der Tatsache, dass das betroffene Individuum nur bedingterweise „Objekt" medizinischer Wissenschaft und Technik sein kann. Das Therapieangebot muss in dieser Situation der Beratung als lebensformrelevante Hilfe bei körperlicher Dysfunktion dargestellt und vermittelt werden. In der medizinischen Beratung, im Gespräch zwischen Arzt und Patient, geht es um die Lebensform eines erkrankten Menschen, der als Patient zwar bereit ist, zum „Objekt" medizinischen Wissens und Könnens zu werden, der die Therapie aber nur „über sich ergehen lässt", um seine Lebensform, die Erfüllung seiner Lebensansprüche wieder zu erlangen.

So ist der Mensch in der Medizin nicht „Objekt" im Sinne naturwissenschaftlicher Objekte überhaupt. Er kann sich seiner Würde, seines Rechts auf Selbstbestimmung und des mündigen Vernunftgebrauchs nur unter der Bedingung begeben, dass er sie nach dem Durchgang durch freiwillige „Verobjektivierung" zumindest in ungestörterer Weise wiedererlangen kann. Dies muss im Beratungsgespräch als Ziel des ärztlichen Handelns mitbedacht werden. Dieses Ziel ärztlichen Handelns ist auf der Basis einer prinzipiellen Zweiteilung des Menschen in Körper und Geist nicht als unabdingbares Moment des ärztlichen Ethos thematisierbar, weil der Mensch im medizinischen Behandeln nur als der „funktionsgestörte Körper" im Zentrum der Aufmerksamkeit und des Zugriffs stehen kann. Folgt die Behandlung der Beratung in dem doppelten Sinn einer Legitimation des medizinisch notwendigen Handelns aus der gemeinsam getragenen Therapieentscheidung und in dem Sinn einer strukturellen Ableitung jener aus dieser, so wird deutlich, dass das Ethos des Arztes, die Verpflichtung auf allgemeine Hilfeleistung, diese Zielvorstellung bereits enthält bzw. sie auch unter den geänderten Bedingungen der neuzeitlich-wissenschaftlichen Medizin aufrecht erhalten müsste. Das bedeutet, dass die „Verobjektivierung" des Menschen im medizinischen Handlungszusammenhang als notwendiges Mo-

ment des „Heilens" eigens legitimiert werden muss. Nur so lässt sich die
Autonomie des Patienten aus einem gemeinsamen Handlungsinteresse begründen, nur so wird er als Person respektiert und die Hilfeleistung wird
nicht zur „überwältigenden" Fürsorge, sondern zur menschlichen Hilfe.
Die Grundlage dieser Gestaltung der Interaktion zwischen Arzt und Patient liegt nicht in einem Vermögen der Reklamation der Autonomie, das
der Patient jeweils zu aktualisieren hätte, sie liegt auch nicht in einer Würde
im Sinne einer metaphysischen Qualität des Mensch-seins. Die Grundlage
der Gestaltung des Verhältnisses von Arzt und Patient im Sinne der Interaktion mündiger Personen ist vielmehr die gegenseitige Anerkennung als Person, damit die Inhibierung der Instrumentalisierung des einen wie des anderen. Anthropologisch gesehen wird auf diese Weise das Selbstverständnis
der Medizin als Wissenschaft und das Selbstverständnis des Patienten als
eines bloßen Leistungsempfängers von Funktionsstörungs-Beseitigungs-
Maßnahmen in eine ganzheitliche Betrachtung eingebunden, die zugleich die
ethischen Erfordernisse zwischenmenschlichen Umgangs, nämlich unbedingte Akzeptation des anderen als Person und die Unabdingbarkeit dieser
Personwürde für den jeweils Betroffenen, unterstellt.

– ABER DER NOTFALL?

War für die Verteidigung des paternalistischen Modells der Notfall die faktisch ausgezeichnete Situation, so wird dieser Fall für das Beratungsmodell
zum experimentum crucis. Es ist der Einwand zu prüfen, dass das Modell
der partnerschaftlichen Beratung, damit auch die unterstellte, auf zwei Personen verteilte Kompetenz und Verantwortung nur in wenigen Ausnahmen
die Realität trifft. Damit mag es zwar als *Ideal mündiger Interaktion* sowohl
anthropologisch wie ethisch gerechtfertigt sein, scheitert aber an der Wirklichkeit. Gravierende Gründe für die Nichtanwendbarkeit des Beratungsmodells liegen in der generellen Uninformiertheit der Patienten, bestärken
sich in Extremfällen, in denen ein Patient entweder de facto oder prinzipiell
nicht ansprechbar ist, also auch nicht als mündiger Partner auftreten kann.
Ganz abgesehen von dem müßigen Streit, ob diese Fälle den Großteil oder
nur geringfügige Ausnahmen ausmachen, muss sich das Beratungsmodell an
solchen Extremfällen testen lassen. Auch im Fall eines nicht ansprechbaren
Patienten müssten sich die Grundprinzipien, nämlich die Akzeptation des
Hilfsbedürftigen als Person, eine ganzheitliche Sicht des Menschen und eine

unbedingte Anerkennung seiner Personwürde durchhalten lassen. Ein Fall dieser Art liegt beispielsweise bereits dann vor, wenn infolge von Bewusstlosigkeit eine Entscheidung über die Therapie vom Patienten selbst nicht mitgetroffen und damit mitgetragen werden kann, sondern allein vom behandelnden Arzt getroffen werden muss. Das gleiche gilt – möglicherweise verstärkt – für Patienten, die prinzipiell zu einer solchen Entscheidung nicht, nicht mehr oder noch nicht fähig sind (Kinder, in ihrer intellektuellen Kapazität eingeschränkte Patienten, komatöse Patienten).

MÜNDIGE INTERAKTION

Soll sich das Beratungsmodell auch in diesen Fällen bewähren, so muss es um eine Konzeption stellvertretenden (tutorischen) Handelns erweitert werden.[15] Im tutorischen Handeln wird unterstellt, dass einer der beiden Handlungspartner zwar nicht seine Interessen als mündige Person einbringen kann, dass er aber in der Interaktion kontrafaktisch als eine solche Person anerkannt und dass entsprechend im Sinne seines wohlverstandenen Selbstinteresses gehandelt werden muss. Diese Konzeption tutorischen Handelns erlaubt es, die Fürsorge für den Patienten als *hilfsbedürftige Person* (und damit als eines prinzipiell, wenn auch nicht de facto, zu freier Entscheidung fähigen Wesens) mit in die Entscheidung des Arztes hineinzuverlegen. Ärztliches Handeln ist auch in diesem Extremfall nicht allein die Anwendung wissenschaftlich-technischen Wissens und Könnens der Medizin auf einen Fall, sondern – in struktureller Analogie zur Beratungssituation als Interaktion mündiger Personen – die Mitvertretung der Interessen des artikulationsunfähigen Gesprächspartners.

A) ENTSCHEIDUNGSUNFÄHIGKEIT UND ANERKENNUNG ALS PERSON

Da die genannten Situationen keine vernachlässigbaren Einzelfälle darstellen, ist die Durchführung eines solchen tutorischen Handelns im Sinne der

---

[15] Dieser Gedanke wird genauer entwickelt bei *C.F. Gethmann: Langzeitverantwortung als ethisches Problem im Umweltstaat* (s.o. Anm. 4).

Behandlung des bewusstlosen Patienten rechtlich bereits geregelt: Es handelt sich um eine Geschäftsführung ohne Auftrag (gemäß §§ 677-687 BGB). Analog zum Herbeiholen von Hilfe für einen Verletzten (nach BGH 33, 251) liegt auch in der Behandlung bewusstloser Patienten die Übernahme eines Geschäfts vor, das unmittelbar zum Rechtskreis eines anderen gehört, denn die gefährdete Gesundheit wird in diesem Fall als Rechtsgut des Verletzten/Bewusstlosen angesehen. Ein Behandlungsvertrag kann zwar nicht durch konkludente Willenserklärung des Betroffenen abgeschlossen werden,[16] liegt aber in seinem Interesse. Der Arzt hat dann das Interesse und den wirklichen oder mutmaßlichen Willen des Patienten zu berücksichtigen, wobei ein solches Interesse des betroffenen Patienten (juristisch: des Geschäftsherrn) unterstellt werden kann, wenn die Übernahme des Geschäfts für den Arzt (juristisch: Geschäftsführer) dem Patienten nützlich ist, was im Falle des bewusstlosen Patienten unterstellt werden darf. Der Arzt handelt insofern bei Übernahme der Behandlung zum Wohl des Patienten. In seiner therapeutischen Entscheidung muss aber zugleich der wirkliche (d.h. ausdrücklich oder konkludent gegenüber dem Arzt oder Dritten geäußerte) bzw. der mutmaßliche Wille des Patienten berücksichtigt werden. Im Fall, dass sich keine ausdrücklich geäußerten oder aus anderen Äußerungen erschließbaren Anhaltspunkte finden, die es erlauben, den wirklichen Willen zu eruieren, ist für die Erschließung des mutmaßlichen Willens die Frage zu stellen, was der Patient bei objektiver Beurteilung aller Umstände geäußert haben würde.

Da es auch bei der Übernahme der Therapie durch den Patienten nicht um die Zustimmung zur Anwendung medizinischen Wissens gegangen ist, sondern um eine *Risikoabwägung*, muss dieser Aspekt im tutorischen Handeln ebenfalls berücksichtigt werden. Allerdings ändert sich in diesem Interaktionskontext dann aufgrund einer Asymmetrie von Inkaufnahme und Zumutung von Risiken der Inhalt der therapeutischen Entscheidung. Für die tutorische Entscheidung wird nämlich eine *symptomatische Orientierung der Risikozumutung* wichtig. Die Übernahme des Risikos ist und bleibt immer eine individuelle Entscheidung, deren Parameter nicht ohne Berücksichtigung der Lebensumstände eruierbar sind und die nicht durch eine andere, sei es scheinbar objektive, sei es selbst individuelle Entscheidung ersetzt werden kann. „Der vom Arzt zu führende fiktive Diskurs zwischen Arzt und Pati-

---

16 Ohne Auftrag handelt der behandelnde Arzt immer dann, wenn nicht vorab ein Behandlungsvertrag mit dem Patienten vorliegt, dessen Inhalt genau die Krankheit ist, die zur Bewusstlosigkeit geführt hat. Für die juristischen Hinweise danke ich A.J. Gethmann.

ent soll ermitteln, wie sich ein singulärer Patient zu entscheiden hätte, wenn er kognitiv und operativ vollständig rational wäre." Da sich im Normalfall des Beratungsgesprächs diese Ermittlung auf die „impliziten oder expliziten Angaben über Einsatzbereitschaft und Handlungsfolgenbewertung" des Patienten stützen muss, so dass „der Therapeut tendenziell die gesamten Lebensumstände einzubeziehen hat", lässt sich dies im Fall der tutorischen Entscheidung nicht im Vollsinn realisieren.[17]

Da die Berücksichtung der Lebensumstände, damit die Risikotoleranz des Patienten im Fall tutorischen Handelns nicht oder allenfalls nur teilweise möglich ist, muss die Entscheidung für die Zumutung eines Risikos im Unterschied zu der eigenen Entscheidung des Patienten zur Inkaufnahme von Risiken quasi objektiv abgesichert werden. Weder kann die individuelle Risikoakzeptanz und -toleranz des Patienten zugrunde gelegt werden, die für den Normalfall im Beratungsgespräch eruiert wird, noch *darf* die ebenfalls individuelle Risikotoleranz des Arztes an deren Stelle die Parameter für die Therapieentscheidung abgeben. Während man in der Risikoabwägung mit dem Patienten eine Entscheidung aufgrund der Beratung so gestalten muss, „dass die Summe der Risiken der zu einer Therapie gehörenden Handlungen höchstens gleich dem Risiko der maximal riskanten Handlung sein darf, das zu übernehmen der Patient bereit ist", muss man für den Fall tutorischer Entscheidung diese individuelle Komponente der Risikotoleranz aussetzen. Es empfiehlt sich, im Fall des tutorischen Handelns eine Therapie zu wählen, für die aus medizinischem Sachverstand eine maximale Ausgewogenheit von Risiken und Chancen zu unterstellen ist. Diese tutorische Entscheidung kann dann im Sinne der juristischen Regelung der Geschäftsführung ohne Auftrag als diejenige unterstellt werden, die dem Interesse des Patienten entspricht, zur Wiedererlangung seiner Gesundheit nützlich ist und gleichzeitig – im Sinne der moralischen Verantwortung eines solchen Handelns –

---

[17] *C.F. Gethmann: Akzeptanz und Akzeptabilität von Risiken.* In: *Milde Hypertonie und leichte Fettstoffwechselstörungen.* Nutzen, Schaden und Kosten der Intervention. Hrsg. von M. Anlauf und K.D. Bock. Darmstadt 1986, S. 158. Auch diese Bestimmung des Verhältnisses von Arzt und Patient geht vom hier unterstellten Sinn des ärztlichen Handelns aus: „Eine therapeutische Maßnahme ist (...) nicht die Anwendung von Expertenwissen auf einen konkreten 'Fall', der da nur noch etwas gutes Zureden benötigt. Ein solches Verständnis würde fälschlich unterstellen, eine Risikoentscheidung sei letztlich doch 'objektiv' (transsubjektiv) berechenbar (...) Es wäre beruhigend, wenn sich an dieser Stelle das Bedenken einstellen würde, dass dies ja das Verfahren ist, das jedenfalls die 'guten' Ärzte immer schon angewendet haben" (ebd.).

eine Minimalisierung der unwägbaren Elemente des Entscheidens für sich ins Feld führen kann.

Der philosophische Gedanke des tutorischen Handelns und Entscheidens unterfängt also das bereits juristisch bis in die Schadensansprüche bei Nichterfüllung hinsichtlich seiner formalen Bedingungen geregelte Handeln im wohlverstandenen Selbstinteresse eines Dritten.[18] Diese Ausdifferenzierung der Intention und Rechtfertigung des Handelns für einen anderen bedeutet für die Situation der Beratung, dass die Erwägungen, die normalerweise der Patient in das Gespräch einbringt, seine individuelle Risikobereitschaft und seine Lebensformvorstellung, als wirklicher oder mutmaßlicher Wille auch weiterhin in die Entscheidung einbezogen werden müssen. Rechtlich ist zwar geregelt, dass „auf die Erklärung und Einwilligung des Patienten in die vorgesehene ärztliche Maßnahme verzichtet werden" kann, wenn beim Patienten keine Einsichtsfähigkeit besteht, so dass er nicht aufklärbar ist und wenn nachweislich zusätzlich „eine vitale Indikation zur ärztlichen Maßnahme" besteht.[19]

Im Sinne der (kantischen) Forderung der Nicht-Instrumentalisierung durch Berücksichtigung des wohlverstandenen Selbstinteresses ist in diesem Fall eine Entscheidung über evtl. mögliche alternative Therapien so zu treffen, dass sie entweder die eruierte Risikobereitschaft berücksichtigt oder sich im Fall der Unterstellung eines mutmaßlichen Selbstinteresses prinzipiell für die Therapie mit einem ausgewogenen Risiko-Chancen-Verhältnis ausspricht, da unterstellt werden darf, dass diese im Sinne des Patienten ist. Kann man zeigen, dass die gewählte Therapie a) den Regeln der Kunst entspricht (also der objektiven Überprüfung durch Fachkollegen standhält),

---

18 Die quasi-objektive Minimierung von Risiken bei Aufrechterhaltung der Chancen stellt sich juristisch so dar, dass die Zuwiderhandlungen bereits benannt sind. Handelt nämlich ein Geschäftsführer ohne Auftrag gegen den Willen des Geschäftsherrn und musste er dies erkennen (d.h. entscheidet er die unwägbaren, weil individuellen Parameter der Risikozumutung beispielsweise in einem selbst wieder nicht überprüfbaren Sinn), so entstehen daraus Schadensersatzansprüche. Auch die Beweislastregelung liegt bereits vor, wobei die juristische Regelung in der Hintanstellung des Willens des Geschäftsherrn (des Patienten) so weit geht, dass dieser unbeachtlich ist, wenn ohne die Handlung entweder Pflichten verletzt werden, deren Erfüllung durch den Patienten im öffentlichen Interesse liegt, oder wenn die Abwendung einer dringenden Gefahr nachweislich vorliegt. In diesem Fall wird nicht die tutorische Entscheidung, sondern nur „Vorsatz" und „grobe Fahrlässigkeit", die zu Schäden des Patienten führen, für eine Schadensersatzpflicht beurteilt werden müssen.

19 Vgl. dazu die differenzierteren Überlegungen im Studienbrief *Arzt und Patient* (s.o. Anm. 5) bei *R. Souchon: Das Gespräch mit dem unheilbar kranken Patienten.*

dass sie b) das nach dem gegenwärtigen Wissensstand ausgewogenste Risi-ko-Chancen-Verhältnis bietet, d.h. aus einem Wissens- und Könnenszu-sammenhang als gezieltes (finalisierbares) Handeln mit hoher Wahrschein-lichkeit zum gewünschten Effekt führt und c) aus der Sicht auf das Interesse des Patienten damit als sein wohlverstandenes Selbstinteresse definiert wer-den darf, so ist sie gerechtfertigt. Auf diese Weise lässt sich auch das *tutori-sche Handeln als ein rational durchschaubarer Prozess* gestalten. An die Stelle des kompetenten fürsorglichen Handelns aus Mitleid (der Forderung der ethics of care) tritt der Nachweis, dass und aus welchen Gründen sich eine Thera-pieentscheidung als im Sinne des Betroffenen, seinem Selbstinteresse ent-sprechend, einsichtig rechtfertigen lässt. Durch die Übernahme dieser Rechtfertigung werden die Bedingungen für eine intersubjektive Beratung und ein Handeln zwischen mündigen Individuen prinzipiell aufrechterhal-ten, auch wenn sie faktisch nicht von jedem der beiden Interaktionspartner aktualiter vollzogen sind.[20]

---

[20] Um dieses Verfahren der Abwägung und Eruierung des mutmaßlichen Selbstinteresses im Sinne eines wohlverstandenen Selbstinteresses des Patienten darzustellen, wurde in den vorhergehenden Überlegungen bewusst der Begriff der Risikobereitschaft und der Zumutbarkeit von Risiken übernommen, wie ihn C.F. Gethmann in seiner Überlegung zur Zumutbarkeit und Inkaufnahme von Risiken entwickelt hat, und nicht der andernorts vorgeschlagene Rekurs auf „Wertvorstellungen" (vgl. dazu z.B. die Forderung, durch nar-rative Anamnese eine „value history", damit die mutmaßlichen spezifischen Wertüberle-gungen des Patienten herauszufinden: L. *Honnefelder: Grundlagen der medizinischen Ethik.* In: *Ärztliches Urteilen und Handeln.* Zur Grundlegung einer medizinischen Ethik. Hrsg. von L. Honnefelder und G. Rager. Frankfurt a. M. 1994, S. 183 ff.). Eine rationalisierbare und damit überprüfbare Strategie der Risiko-Chancen-Abwägung erscheint als Grundlage des tutorischen Handelns darum glücklicher, weil die Abwägung, damit die Bestimmung des mutmaßlichen Selbstinteresses, leichter möglich ist als durch den (philosophisch weit weniger klar zu fassenden) Begriff der Wertvorstellung. Auf welche inhaltlichen Wertvor-stellungen sich ein Patient, den ich über seinen Lebensentwurf nicht mehr befragen kann, festgelegt haben mag, wieweit diese in zumutbarer Weise einschränkbar sind, bleibt prin-zipiell unabsehbar, weil solche Vorstellungen sowohl großen individuellen Unterschieden unterliegen als auch dem Individuen selbst oft nicht klar bewusst sind. Wertvorstellungen lassen sich darum an schon getroffenen Risikoentscheidungen (d.h. im Blick auf die Le-bensumstände) leichter fassen als durch eine dem Arzt als Mediziner möglicherweise auch fachlich gar nicht mögliche Anamnese.

B)   ENTSCHEIDUNGSHILFE ALS AUTONOMIEVERZICHT?

Das gleiche Modell eines stellvertretenden Mitentscheidens im Sinne des tutorischen Handelns, das sich auf das wohlverstandene Selbstinteresse des Patienten beruft, deckt auch die faktisch immer wieder auftretende Situation ab, die durch die Frage eines prinzipiell ansprechbaren und damit entscheidungsfähigen Patienten in der Beratung entsteht: „Wie würden Sie *in meiner Lage* entscheiden?"; oder „Wie würden Sie *für sich* entscheiden?" Auch die Antwort des Arztes auf diese Frage bedeutet weder eine prinzipielle Inkraftsetzung des Paternalismus, noch eine Korruption des partnerschaftlichen Dialogs in der Beratungs- und Therapieentscheidung. Hier wird lediglich eine Entscheidungshilfe im Sinne einer Rückversicherung erbeten, wie ein (sachkundiger) anderer, wenn er seine Kompetenz auf sich anzuwenden hätte, entscheiden würde. Letztlich ist hier im Sinne des Symmetriegebots (also einer der Konsistenzbedingungen des Kantischen kategorischen Imperativs) eine hilfsweise Überprüfung der Art gefordert, dass gezeigt wird, ob die vorgeschlagene Entscheidung für den Arzt als Betroffenen (also als hypothetischen Patienten) genauso vertretbar wäre, wie sie ihm als Akteur sinnvoll erscheint. Eine solche Konsistenzprüfung dient letztlich nicht der Verweigerung von Eigenentscheidung, sondern einer nochmaligen intersubjektiven Absicherung, die zur Zustimmung oder Ablehnung wichtig sein kann. Eine entsprechende Auskunft des Arztes ist folglich auch keine Entmündigung, sondern eine Entscheidungshilfe für den Patienten. Vor allen Dingen indiziert diese häufig gestellte Frage *nicht,* dass das paternalistische Modell auch für das Bedürfnis des Patienten das eigentlich geforderte Konzept der Interaktion ist.

Auch in diesen Extremsituationen ist der Arzt nicht allein als ausgebildeter naturwissenschaftlicher Mediziner gefordert, sondern als ein Partner im Dialog, der bereit sein muss, das wohlverstandene Selbstinteresse des Patienten, also dessen *vermutliche* freie Entscheidung, mit in Rechnung zu stellen. Formuliert man den Sachverhalt durch die entsprechenden philosophischen Kategorien, so heißt das: Er muss die Würde des Patienten als Person achten, um sein Handeln auch in der Situation der Entscheidungsunfähigkeit des Betroffenen in dessen Sinn vollziehen zu können.[21]

---

[21] Die bestehende Diskussion, ob zur Entscheidungsfindung über Selbstinteresse, Risikoverhalten etc. die „nächsten Angehörigen" gehört werden sollen und sozusagen den Part des nicht mehr rezeptions- und entscheidungsfähigen Patienten übernehmen müssen,

C) DER „MONOLOGISCHE DIALOG" – ODER DIE NOTWENDIGE ABSICHERUNG DER AKZEPTATION DES PATIENTENINTERESSES

Im Fall der Rückversicherung durch die Konsistenzprüfung des ärztlichen Vorschlags, besonders aber im Fall der Entscheidungsunfähigkeit des Betroffenen kann man die Situation am besten durch eine paradox anmutende Beschreibung charakterisieren, nämlich in dem Sinn, dass hier ein „monologischer Dialog" geführt werden muss. Der Arzt muss sozusagen mit sich selbst zu Rate gehen, wie er anstelle des Patienten als Mensch entscheiden würde – wobei er die Konsequenzen der Entscheidung möglicherweise besser als der Patient überblickt. Allein ausschlaggebend für die Frage, ob das dialogische Modell tragfähig ist, auch diese Situation abzudecken, ist hier die prinzipielle Gestaltung der Beratung. Diese kann *entweder* wieder auf das funktionell einfache paternalistische Modell zurückgeschraubt, damit die Kompetenzverteilung allein auf die medizinische Seite zurückgenommen werden. Dann wird die „methodische Reduktion", d.h. die für die Medizin berechtigte eingeschränkte Betrachtungsweise des Menschen als ein Objekt der Be-Handlung aufrechterhalten. *Oder* sie kann im Konzept der Stellvertretung gestaltet werden, was bedeutet, dass in der Festlegung der Behandlung der Patient als hilfsbedürftiger Mensch in seinen Bedürfnissen berücksichtigt werden kann. Die Situation ist dann sozusagen ein Dialog zwischen zwei Orientierungen, der medizinischen und der individuell menschlichen, obwohl sie entweder exemplarisch (in Antwort auf die Frage „Wie würden Sie an meiner Stelle für sich entscheiden?") oder in Übernahme der Geschäftsführung ohne Auftrag auch in der Risikoeinschätzung (im Fall des akut oder chronisch entscheidungsunfähigen, weil unansprechbaren Patienten) an den Arzt zurückfällt. Die für die dialogische Interaktion konstitutiven Gesichtspunkte der Lebensformvorstellungen und Risikotoleranz des Patienten sind beachtet; weder eine Kompetenzasymmetrie noch die methodische Reduktion des Menschen auf seinen Körper sind für die Entscheidung in Anschlag gebracht worden.

---

wird hier bewusst ausgespart. Eine solche Frage kann philosophisch nicht vorentschieden werden. Selbst wenn die Situation sich aber so extrem zuspitzt, dass keine „nächsten Angehörigen" als Gesprächspartner und Entscheidungsträger greifbar sind, lässt sich die Interaktion zwischen Arzt und Patient noch im Sinne des Beratungsmodells gestalten.

Allerdings wird die Entscheidungsfindung komplexer, schwieriger, langwieriger, und – so ist zu fürchten – sie kostet nicht nur mehr Zeit, sondern auch mehr Geld. Die erste Komplikation ist eine, die auf ein Ausbildungsdefizit hinweist. Die Ausbildung der Ärzte müsste – und kann – entsprechend erweitert werden. Die zweite Komplikation ist ohne Zweifel letztlich ein ökonomisch zu lösendes Problem. Bei genauerem Hinsehen möchten sich aber durch die Erhöhung der Beratungsinvestition hohe Summen einer hochtechnischen Behandlung vermeiden oder gezielter einsetzen lassen. Wie im faktischen Dialog zweier mündiger Partner könnte und dürfte nämlich auch in der Übernahme des wohlverstandenen Selbstinteresses des Patienten vorausgesetzt werden, dass dieser sich um eine seiner Situation adäquate Therapieform bemühen würde – und die Entscheidung über das bei gegebener Situation Sinnvolle darf aus medizinischer Erwägung entschieden werden.

Selbst da, wo in der Beratung tutorisches Handeln notwendig wird, lässt sich diese Situation anthropologisch und ethisch so gestalten, dass die Akzeptation des betroffenen Patienten als Person in der Situation der Behandlung gewahrt bleibt, denn auch im Extremfall der Entscheidung „aus einer Hand" kann es nicht um eine Entscheidung und Verantwortung aus alleiniger Kompetenz gehen. Eine Wiederholung des paternalistischen Modells würde den Anforderungen nicht gerecht werden, den Patienten als prinzipiell entscheidungsfähiges Individuum, als Person zu akzeptieren. Das heißt aber, dass die faktischen Probleme einer mündigen Interaktion das Konzept des Beratungsmodells nicht aufheben müssen, ja dürfen. Faktische Schwierigkeiten sind generell keine guten Argumente gegen normative Prinzipien; in diesem Fall lassen sie sich sogar durch eine Erweiterung des Beratungsmodells im Sinne der Aufrechterhaltung der Bedingungen mündiger Interaktion trotz der faktischen Einschränkung der Entscheidungsfähigkeit des Patienten vermeiden. Durch Wahrung der formalen Bedingungen mündiger Interaktion lässt sich nämlich durch die Konzeption tutorischen Handelns selbst bei *faktischer Entscheidungsunfähigkeit* eines Handlungspartners kontrafaktisch seine Entscheidungs*möglichkeit* aufrechterhalten. Wo immer das Individuum seinen eigenen Anspruch auf freies, autonomes Handeln nicht mehr selbst artikulieren kann, wo die Handlungsmöglichkeiten durch Krankheit korrumpiert sind, fällt die Vertretung dieses Anspruches dem handlungskompetenten Teil im Dialog, dem Arzt, nach Vorgabe der Situation (sc. der Einschränkung durch die Krankheit) zu.

Der Arzt übernimmt also in der Beratung de facto zwei Rollen, die des Mediziners mit spezifischer technisch gestützter Handlungskompetenz und die des Menschen mit dem Anspruch auf möglichst untangierte Lebensrealisation. Beide Ansprüche müssen dem Patienten zugute gehalten werden. Kann der Patient auch faktisch seinen Autonomieanspruch, seinen Anspruch auf Selbstrealisation nicht mehr erheben, weil er kontingenterweise nicht mehr dazu fähig ist, so muss er in jedem Fall davon ausgehen können und dürfen, dass diese Ansprüche für das Handeln des Arztes maßgeblich bleiben. Das Ethos des Arztes, Hilfeleistung ohne Bedingung und Privilegierung zur Verfügung zu stellen, müsste nachweislich diesen Anspruch des Patienten, in der Hilfeleistung als autonomes Subjekt akzeptiert zu werden, mit abdecken, da es nur so der neuzeitlichen Ethik genügt. Jegliche moralische Orientierung (jedes Ethos) steht und fällt mit dem Nachweis der unbedingten (kategorischen) Akzeptation des Menschen als vernünftigen und freien Wesens.

NORMATIVE VORZÜGE: EIN ETHISCHES PLÄDOYER GEGEN DIE REDUKTION VON KOMPLEXITÄT

Analysiert man die Berechtigungsgründe für das Beratungsmodell und stellt sie gegen die faktische Komplizierung der Situation, so zeigt sich, dass – will man nicht das Faktum gestörter Interaktion zur Norm zwischenmenschlicher Beziehungen erheben – die höhere Komplexität der Situationsgestaltung die ethisch gebotene und dem Menschen gemäße ist. Daraus ergibt sich die Forderung, die Situation der Beratung als Modell der Interaktion von Arzt und Patient kontrafaktisch aufrechtzuerhalten und sie gegebenenfalls durch eine Konstruktion der Handlungssituation zu stützen, die die Verteilung von Interessen und Verpflichtungen aus einer Hand, aber für beide Seiten akzeptabel gestaltet. Auch bei faktisch fehlender Fähigkeit des Patienten, seine eigene Situation, seine Risikobereitschaft einzuschätzen und damit im Beratungsgespräch seine eigenen Interessen so zu vertreten, dass sie in die Therapieentscheidung eingehen, darf das Resultat der Beratung nicht zur fürsorglich erlassenen Vorschrift degenerieren. Das ist nur zu vermeiden, wenn bei Entscheidungsunfähigkeit, aber auch schon bei Entscheidungsunsicherheit eine stellvertretende Übernahme der „Patientenkompetenz", seiner Selbsteinschätzung und Risikobereitschaft durch den

beratenden Arzt oder – im Extremfall – durch ein Beratungsteam übernommen wird. Medizinischer, menschlicher Sachverstand und ethische
Prüfung der im Ethos des Arztes verpflichtend übernommenen Hilfeleistung „ohne Ansehen der Person und Situation" unter Vermeidung jeglichen
vermeidbaren Schadens wird gleichermaßen nötig. Wobei der Zusatz für
eine Anpassung des Ethos an die Situation der modernen Medizin lauten
müsste: unter unabdingbarer Anerkennung der Person des Betroffenen. Zur
Sicherung dieser ethischen Direktive ist ein rein empiristischer, also der
Wissenschaftsgläubigkeit noch sehr nahe stehender philosophischer Ansatz
untauglich, ebenso aber auch eine metaphysische Begründung der Personwürde. Eine ethische Ausdifferenzierung empiristischer Philosophie würde
allenfalls den Utilitarismus eines größten Glücks der größten Zahl in Anschlag bringen können, wenn das Individuum faktisch seine Eigeninteressen
und seine autonome Entscheidung nicht einklagen kann. Eine metaphysische Begründung wäre zwar ihrem eigenen Anspruch nach eine Letztbegründung, könnte die Unabdingbarkeit der Personwürde verbindlich festhalten, würde aber aufgrund der nicht jedermann einsichtigen Begründungsschritte letztlich die Debatte wieder auf eine pragmatische Abschätzung des
Machbaren und ökonomisch Vertretbaren zurückwerfen.

Offensichtlich ist nur die ethisch konsistente Forderung einer im Sinne
der humanen Gestaltung der Wirklichkeit unumgänglichen unbedingten
gegenseitigen Anerkennung des Menschen als Person hinreichend voraussetzungsarm, dass sie für Jedermann in ihren positiven – wie bei Missachtung negativen – Folgen für die Gestaltung einer Gemeinschaft einsichtig
ist. Daher erscheint sie auch im speziellen Fall der medizinethischen Rechtfertigung des Interaktionsmodells Arzt-Patient als die geeignete philosophische Grundlage. Auf der Basis einer unbedingten Anerkennung der Person
bleibt selbst in der Situation des Notfalls eine Prämisse unabdingbar, nämlich die prinzipielle Gleichberechtigung zur Anerkennung der individuellen
Autonomie des Arztes wie des Patienten bei partieller Beschränkung auf
Seiten eines Gesprächs- bzw. Handlungspartners. Beratung und Behandlung
sind prinzipiell und bei faktischer Hinderung durch Zusatzregelungen als
Interaktion zweier freier vernünftiger Individuen zu gestalten, die in der
Situation der Hilfsbedürftigkeit Verpflichtung und Interessenvertretung
miteinander in ein rational abzuwägendes Spiel bringt. Dieses Spiel lässt sich
charakterisieren als der Dialog um menschliche Selbstverwirklichung unter

Vorgabe unterschiedlicher Realisationsmöglichkeiten auf der einen wie anderen Seite.[22]

---

22 Dass sich dieses Modell nicht nur auf dem Papier, sondern auch in der Wirklichkeit ärztlicher Beratung und Behandlung sinnvoll einsetzen lässt, zeigen abschließende Überlegungen aus praktischer Perspektive im Studienbrief „Das Verhältnis von Arzt und Patient" (s.o. Anm. 5). In diesem für ein Weiterbildungsangebot „Medizinische Ethik" entwickelten Studienmaterial werden Gestaltungsmöglichkeiten unterschiedlicher Situationen von der Beratung bis zur die Beratung begleiteten Behandlung im Sinne des hier vorgeschlagenen Modells der Interaktion mündiger Personen vorgestellt, die sich in der Praxis bewährt haben.

6.

Zur Problematik der „Lebenskunst"

GIBT ES EINE LEBENSKUNST?

Malte Hossenfelder

Seit den Zeiten der Sophisten haben die griechischen Philosophen behauptet, ihre Wissenschaft sei in der Lage zu lehren, wie man gut und glücklich lebe. In der Epoche des Hellenismus wurde dies sogar zur eigentlichen Aufgabe der Philosophie, sodass alle wissenschaftlichen Bemühungen diesem alleinigen Zweck untergeordnet wurden. In diesem Sinne definiert Epikur die Philosophie geradezu als „eine Tätigkeit, die durch Argumentation und Diskussion das glückselige Leben verschafft" und im selben Sinne vergleichen die Stoiker die Philosophie mit ihren drei Disziplinen mit einem Obstgarten: Die Logik gleicht der schützenden Mauer, die Angriffe abwehrt; die Physik gleicht den Bäumen, die die Früchte tragen; den Früchten selbst aber, um derentwillen der ganze Obstgarten angelegt wurde, gleicht die Ethik, die das gute Leben lehrt.[1] Die antiken Skeptiker haben diesem Anspruch vehement widersprochen. Sie argumentierten, dass es die von den Dogmatikern behauptete Lebenskunst überhaupt nicht geben könne. Denn eine solche Kunst setze voraus, dass es objektive Werte gebe, die sich aber nicht nachweisen ließen. Und selbst wenn es die Lebenskunst gäbe, so könnte sie doch nicht gelehrt werden, weil jede Lehre überhaupt unmöglich sei. Aber auch wenn die Lebenskunst jemandem auf andere Weise zuteil würde, so würde sie ihm nichts nützen, sondern im Gegenteil schaden, weil die von den Lebenskünstlern verlangte Selbstbeherrschung ihm größte Seelenqualen verursachen würde.[2] Wenn man heute die Frage nach der Möglichkeit einer Lebenskunst stellt, so wird man vermutlich auf ähnliche skeptische Vorbehalte stoßen. Es herrscht die Überzeugung vor, dass sich keine allgemeinen Lebensregeln aufstellen ließen, weil sich überhaupt keine Normen allgemeingültig begründen ließen. All unsere Normen seien gebunden an die jeweiligen gesellschaftlichen Verhältnisse, die Epoche, den Kulturkreis usw.

---

[1] Vgl. M. Hossenfelder, Antike Glückslehren. Kynismus und Kyreanismus, Stoa, Epikureismus und Skepsis. Quellen in deutscher Übersetzung mit Einführungen, Stuttgart 1996, S. 179; 73.

[2] Sextus Empiricus, Grundriss der pyrrhonischen Skepsis, eingel. u. übers. v. M. Hossenfelder, 3. Auflage, Frankfurt/M. 1993, S. 287 ff. (PH 3, 239 ff).

Jeder müsse daher sein Leben nach seinen persönlichen Umständen selbst einrichten. Ich möchte diesem ethischen Relativismus entgegentreten und eine Lanze für die alten Dogmatiker brechen, indem ich zeige, dass sich sehr wohl Normen allgemein geltend begründen lassen und dass man aus ihnen eine Lebenskunst entwickeln kann. Zu diesem Zweck werde ich den Begriff eines gelingenden Lebens aufgreifen und als Gegenstand der Lebenskunst vorschlagen. Sodann werde ich untersuchen, welchen Regeln ein gelingendes Leben unterliegt. Und schließlich möchte ich erörtern, wieweit das Glück Gegenstand der Lebenskunst sein kann.

DER BEGRIFF DER LEBENSKUNST

Zuvor müssen wir uns darüber verständigen, was Lebenskunst heißen soll. Die griechische Bezeichnung war *techne peri bion* und unter *techne* verstanden die Griechen jedwede Fertigkeit (von der handwerklichen bis zur wissenschaftlichen) sowie das dazugehörige Regelsystem, auf Grund dessen jeder die *techne* erlernen konnte (sofern er die notwendigen körperlichen und geistigen Voraussetzungen erfüllte). Im selben Sinn möchte ich von Lebenskunst sprechen, beschränke mich aber auf den theoretischen Teil, sodass meine Frage ist, ob sich ein System von Regeln aufstellen lässt, nach dem jeder ein gutes Leben führen kann.

Das wirft allerdings die nächste Frage auf, nämlich was ein gutes Leben sei. Der Begriff „gut" ist weitgehend leer, sodass jeder unter einem guten Leben etwas anderes verstehen kann. Unter den sonst so zerstrittenen Griechen herrschte in diesem Punkt freilich Einigkeit. Da sie durchweg eudämonistisch dachten, war klar, dass ein gutes Leben ein glückliches Leben sein musste. Uns Heutigen ist damit jedoch wenig gesagt, weil „Glück" für uns ein genauso inhaltsarmer Begriff ist wie „gut", sodass mit einem glücklichen Leben genauso Heterogenes gemeint sein kann wie mit einem guten Leben. Der eine braucht Macht und Einfluss, der andere findet sein Glück in einem abgeschiedenen Gelehrtendasein; dem einen geht die Familie über alles, der andere wechselt von Partner zu Partner usw. Trotz der Gegensätzlichkeit dieser Lebensweisen finden wir nichts dabei, wenn alle sich in der ihren glücklich schätzen, und wir glauben auch nicht, dass es sinnvoll sei, sie zu etwas anderem bekehren zu wollen, oder dass wir dies könnten; weil jeder auf seine Fasson selig werden müsse.

In der Antike verhielt es sich ganz anders. Die Griechen hatten einen durchaus allgemein gültigen Glücksbegriff. *Eudaimonia* bedeutet etymologisch „einen guten Dämon haben", „unter einem guten Stern stehen", also einfach, dass es einem wohl ergeht. Dabei dachte man in älteren Zeiten vor allem an das äußere Wohlergehen, an Schönheit, Gesundheit, Reichtum, Macht usw. Die innere Befindlichkeit spielte keine Rolle. In der Klassik, die besonders durch Platon und Aristoteles repräsentiert wird, wurden die Werte dann ins Innere verlagert. Am Beispiel des Sokrates zeigt Platon, dass es nicht auf die äußere Schönheit ankommt, sondern auf die Schönheit der Seele. Das änderte aber nichts daran, dass der Zustand des Glücks für alle derselbe war: Glücklich war derjenige, dessen Seele wohl geordnet war, d.h. dessen Vernunft die Herrschaft über die anderen Seelenteile innehatte. Das individuelle Empfinden war weiterhin ohne Bedeutung, es spielte unter dem Namen der Lust eine allenfalls marginale Rolle. Das wurde erst anders in der Epoche des Hellenismus. Für Epikur liegt alles Gut und Übel, und das heißt alles Glück und Unglück, in der subjektiven Empfindung. Man kann die Entwicklung, die das Denken der Griechen genommen hat, grob so rekonstruieren: Glück war für die Griechen, allgemein gesprochen, die Erfüllung aller vorgesetzten Zwecke. Für die Klassiker waren die zu erfüllenden Zwecke durch die kosmische Ordnung vorgegeben: Der Mensch war das vernünftige Lebewesen, also bestand seine Aufgabe darin, seiner Vernunft zu leben. Die Hellenisten hatten dagegen ein individualistisches Weltbild; für sie war nicht mehr die Verwirklichung der kosmischen Ordnung das Ziel, sondern das Heil des Einzelnen. Daraus folgte, dass die Zwecke, in deren Erfüllung das Glück bestand, nicht mehr durch eine übergeordnete Weltordnung vorgegeben sein konnten, sondern der Einzelne sie sich selbst setzen musste. Dadurch wurde das Glück zu einer rein subjektiven Angelegenheit; denn da es in der Erfüllung aller selbst gesetzten Zwecke bestand, konnte jeder nur für sich allein entscheiden, wann alle seine Zwecke erfüllt waren. Trotz dieser Privatisierung des Glücks glaubten die hellenistischen Denker dennoch, allgemeine Glücksregeln aufstellen zu können. Das lag daran, dass sie die Zweckwahl einschränkten. Wenn dass Glück in der Befriedigung aller selbst gewählten Zwecke besteht, dann kann man es entweder dadurch erreichen, dass man sich möglichst viel Befriedigung verschafft oder dass man sich möglichst wenig Zwecke setzt. Im Gegensatz zur Neuzeit wählten die Hellenisten den zweiten Weg und rieten, dass man sich nur solche Zwecke setzen solle, die man jederzeit aus eigener Kraft verwirklichen könne. Welche Zwecke sich aber verwirklichen lassen, ist nicht ins subjektive Belieben gestellt, sondern ein objektiver Tatbestand.[3]

DAS GELINGENDE LEBEN ALS GEGENSTAND DER LEBENS-KUNST

Dieses Konzept der Zweckökonomie ist im weiteren Verlauf der Geschichte in Vergessenheit geraten. Geblieben sind aber der Individualismus und die Privatisierung des Glücks, die schließlich zu der erwähnten Inhaltsarmut des Begriffs geführt hat, sodass er für die Ethiker immer uninteressanter wurde; denn dadurch dass jeder nur allein über sein Glück befinden kann, deckt der Begriff alles Beliebige, sodass sich mit ihm keine allgemein geltenden Verhaltensregeln mehr begründen lassen. Man hat deshalb vorgeschlagen, ihn durch den Begriff eines gelingenden Lebens zu ersetzen, wohl weil man hoffte, dadurch einen besser objektivierbaren Begriff zu erhalten. Aber der Begriff ist an sich genauso nichtssagend, denn wann ein Leben als gelungen zu betrachten ist, ist stark erläuterungsbedürftig. Doch deswegen ist man in der Regel nicht so sehr in Verlegenheit. In der Nachfolge Kants lässt sich argumentieren, dass ein Leben nicht schon dann als gelungen gelten könne, wenn es ein glückliches Leben sei; es müsse vielmehr auch moralisch wertvoll sein. Und auf dem Gebiet der Moral müssten, wenn überhaupt, am ehesten objektive, allgemein geltende Regeln zu finden sein. Denn die moralischen Gebote träten als unbedingte Imperative auf, die in jedem Fall zu befolgen seien, unabhängig von den jeweiligen besonderen Gegebenheiten. Ein Versprechen etwa müsse unter allen Umständen gehalten werden. Diese Unbedingtheit wird auch dort hoch gehalten, wo man es eigentlich nicht erwarten sollte, z.B. bei den Utilitaristen. Ihr Prinzip ist, das größte Glück der größten Zahl anzustreben, und es lassen sich sehr leicht viele Situationen angeben, in denen es insgesamt glücksfördernder wäre, ein Versprechen zu brechen als es zu halten. Dennoch haben die Utilitaristen, besonders die jüngeren Regelutilitaristen, allerhand geistige Verrenkungen angestellt, um die Unbedingtheitsforderung aufrechterhalten zu können.

---

3   Vgl. M. Hossenfelder, Stoa, Epikureismus und Skepsis, 2. Auflage, München 1995 (Geschichte der Philosophie, hg. v. W. Röd, Bd. III: Die Philosophie der Antike 3), S. 23 ff.; 32 ff.

Wenn nun die Zwecke von der Moral vorgegeben werden, dann scheint das eine Rückkehr zu den Auffassungen der griechischen Klassik zu bedeuten. Aber der Schein trügt. Den Griechen waren unbedingte Imperative gänzlich unbekannt, auch wenn immer wieder behauptet wird, die Stoiker hätten mit ihrem *kathekon* den kantischen Pflichtbegriff vorweggenommen. Das ist jedoch eine eindeutige Fehlinterpretation und man tut weder Kant noch den Stoikern einen Gefallen, wenn man beider Lehren miteinander verquickt. Bei den Griechen, den Hellenisten nicht anders als den Klassikern, wurden die moralischen Forderungen immer um der Glückseligkeit willen erhoben und das ist genau das, was Kant mit allem Nachdruck zurückweist: Wer der Tugend um der Glückseligkeit willen folgt, handelt nach Kant unsittlich. Das wäre den Griechen nicht verständlich zu machen gewesen. Die Unbedingtheitsforderung ist späteren Ursprungs, und zwar ist sie zunächst theologisch begründet und so auch nachvollziehbar. Die moralischen Gebote werden dann als Gebote Gottes aufgefasst und Gott verlangt unbedingten Gehorsam. Für einen Gläubigen ist das verständlich, zumal da gar keine Unbedingtheit im strikten, kantischen Sinne vorliegt; denn der Gläubige folgt Gott, weil dieser ihm das selige Leben verheißt. Im Zuge der Aufklärung wird Gott dann durch die Vernunft ersetzt, sodass sich bei Kant das Begründungsverhältnis geradewegs umkehrt: Nicht der Glaube an Gott bewirkt die Befolgung der moralischen Gebote, sondern die unbedingte Geltung des kategorischen Imperativs ist ein Faktum der Vernunft, das den Glauben an Gott begründet.

Das bleibt freilich unbegreiflich. Wie lässt sich erklären, dass der kategorische Imperativ unbedingte Geltung besitzt? Die Berufung auf ein Faktum der Vernunft hilft nicht weiter. Zum einen handelt es sich hier um einen – von Kant offenbar auch so verstandenen – paradoxen Begriff; denn die Vernunft ist das Vermögen der Prinzipien zur Erklärung der Fakten, nicht der Fakten selbst. Der Rückgriff auf ein Faktum der Vernunft besagt nichts anderes, als dass die Vernunft keine Begründung geben kann, was Kant selbst ausdrücklich einräumt.[4] Unbedingte Allgemeingeltung ist auf diese Weise keinesfalls zu erreichen, weil Fakten bloß empirische Gegebenheiten sind. Zum andern, selbst wenn einer die Faktizität des unbedingten Sollens anerkennt, so weiß er noch nicht, warum er ihm folgen soll. Das Sollen hat keine unmittelbare Wirkung auf unser Handeln. Wenn ich meine, dass ich etwas tun soll, so folgt daraus nicht unmittelbar, dass ich es auch tue. Nur

---

4   I. Kant, Metaphysik der Sitten (Werke in sechs Bänden, hg. v. W. Weischedel, Darmstadt 1956ff., Bd. 4, S. 338)

wenn ich etwas will, handle ich auch entsprechend. Alle Sollensethiken haben daher das Problem, zusätzlich zum Sollen noch ein Wollen angeben zu müssen, ein Motiv, warum man dem unbedingten Sollen folgen soll. Das aber misslingt regelmäßig, weil sich aus dem unbedingten Sollen kein Wollen herleiten lässt. Als Beispiel sei die vergebliche Mühe genannt, die Kant sich mit seinem Begriff der „Achtung vor dem Gesetz" macht. Dieses Scheitern ist unausweichlich, denn wenn ich eine Bedingung angeben kann, weshalb ich dem Sollen folgen soll, dann ist dieses eben nicht mehr unbedingt.

Eine Sollensethik ist demnach nicht geeignet, Gegenstand einer lehrbaren Lebenskunst zu sein; weder lässt sich die unbedingte Geltung des Sollens erklären noch lässt sich angeben, warum man ihm folgen solle. Letztlich ist die Sollensethik eine irrationale Angelegenheit; historisch gesehen, eine religiöse Ethik, der der Gott abhanden gekommen ist. Doch der Begriff des gelingenden Lebens, von dem wir ausgegangen waren, ist keineswegs an eine Sollensethik gebunden. Deshalb möchte ich ihn aufgreifen und als Gegenbegriff gegen den privatisierten Glücksbegriff verwenden, um mit seiner Hilfe zu demonstrieren, wie man eine Lebenskunst entwickeln kann.

Wenn man den Begriff wörtlich nimmt, müsste man sagen, dass ein Leben dann gelingend ist, wenn jemandem eben alles gelingt, wenn er alles erreicht, was er anstrebt, wenn er alle seine Zwecke verwirklicht. Freilich könnte man dann auch das Leben eines nie entdeckten Massenmörders gelungen nennen und aus seiner Sicht ist es das ja auch zweifellos, kaum aber wohl in den Augen seiner Mitmenschen. Wenn man die Zwecke, durch deren Verwirklichung ein Leben gelingt, beliebig sein lässt, dann bleibt der Begriff des gelingenden Lebens so inhaltsarm wie der des Glücks, sodass jeder darunter etwas anderes verstehen kann und sich keine allgemeine Lebenskunst darauf gründen lässt. Also dürfen die Zwecke nicht schlechthin beliebig sein. Dann aber scheint man wieder bei den objektiv vorgegebenen Zwecken und schließlich beim unverständlichen unbedingten Sollen zu enden. Das ist jedoch keine notwendige Konsequenz. Wie eine allgemeine Lebenskunst denkbar ist, lässt sich wesentlich einsichtiger aus dem rein egoistischen Wollen entwickeln, weil auch die subjektiven, selbst gesetzten Zwecke nicht vollkommen beliebig sind, sondern ihre Schranken in den Gesetzen der Logik und der Natur finden; niemand kann den Kuchen zugleich essen und behalten oder wie ein Vogel fliegen. Diese Einschränkung – und zwar durch die logischen Gesetze, da die Naturgesetze nur empirisch sind – macht es möglich, eine Ethik des Wollens aufzubauen, die in der Lage ist, auf analytischem Wege allgemein geltende Normen a priori zu begründen, ohne in die Schwierigkeiten der Sollensethik zu geraten, weil es Dinge gibt, die alle Menschen notwendigerweise wollen. Wie dies zu denken ist, habe ich ausführlich andernorts[5] dargelegt, ich darf mich daher hier auf eine eher thesenartige Zusammenfassung beschränken, um dann die Überlegungen in Richtung auf eine Lebenskunst weiterzuführen.

Wie gesagt, greife ich den Begriff des gelingenden Lebens auf und verstehe ihn im wörtlichen Sinne eines Lebens, in dem alles gelingt, in dem alle Zwecke sich realisieren. Es ist dann eine analytische Wahrheit, dass jeder ein solches Leben will, weil jeder alle seine Zwecke erreichen will. Das folgt aus dem Begriff des Zwecks, worunter ich dasjenige verstehe, das man tatsächlich erreichen will, dessen Verwirklichung man tatsächlich betreibt, im Unterschied zum bloßen Wunsch, der bestehen bleiben kann, auch wenn man nichts zu seiner Realisierung unternimmt. Es ist also ein analytischer Satz, dass jeder alle seine Zwecke erreichen will; denn wollte er es nicht, wären sie per definitionem nicht seine Zwecke. Damit hat man eine erste Maxime („Ich will alle meine Zwecke erreichen"), die notwendigerweise jeder hat und die daher eine allgemein geltende Norm darstellt.[6] Der entscheidende Begriff bei dieser Ableitung ist der der Zwecktätigkeit. Die genannte Maxime gilt somit notwendig nur für alle zwecktätigen Wesen. Ich erhebe nicht den unmöglichen Anspruch, eine absolute Notwendigkeit, die an gar keine Bedingung geknüpft wäre, beweisen zu können.

Da demnach alle ein gelingendes Leben wollen, könnte dieses der Gegenstand einer allgemeinen Lebenskunst sein; sie hätte zu lehren, wie ein gelingendes Leben zu gewährleisten ist. Das setzt freilich voraus, dass sich allgemeine Bedingungen für ein solches Leben angeben lassen, was in der Tat möglich ist. Als Erstes lässt sich zeigen, dass nur ein rechtliches Leben gelingen kann.

---

5   M. Hossenfelder, Der Wille zum Recht und das Streben nach Glück. Grundlegung einer Ethik des Wollens und Begründung der Menschenrechte, München 2000. Dort auch das Genauere zu den unten erwähnten Begriffen der Legalität, Moralität und des Glücks.

6   Ich gebrauche den Begriff Norm als Oberbegriff zu allen praktischen Grundsätzen, er umfasst also sowohl Sollens- wie Wollensgrundsätze. Maximen sind Wollensgrundsätze.

LEGALITÄT DES GELINGENDEN LEBENS

Als eine zweite allgemein gültige Maxime ergibt sich nämlich, dass jeder alle notwendigen Mittel zu seinen Zwecken ergreifen will. Diese Maxime folgt aus dem Satz: Wer den Zweck will, will auch die dazu unentbehrlich notwendigen Mittel, der ebenfalls, *was das Wollen betrifft*, analytisch ist, wie bereits Kant herausgestellt hat. Das hängt wiederum am Begriff des Zwecks, der eben dasjenige meint, was man tatsächlich zu verwirklichen strebt. Das aber geht nicht, ohne die notwendigen Mittel zu ergreifen.

Zu den Mitteln nun zählen nicht nur die Dinge, die die Verwirklichung des Zwecks unmittelbar befördern, sondern auch diejenigen, die ein entgegenstehendes Hindernis beseitigen oder vermeiden lassen. Denn für die Verwirklichung ist die Vermeidung dessen, was sie verhindert, unentbehrlich notwendig. Wer die Tür öffnen will, muss den Riegel zurückschieben. Welches im Einzelnen die geeigneten Mittel sind, hängt von den jeweiligen Zwecken ab und es herauszufinden, verlangt in der Regel empirische Erkenntnis. *Ein* Hindernis jedoch betrifft *alle* Zwecke und ist a priori einsichtig: der Fall, dass sie einander widersprechen. Wenn er eintritt, wenn sich im Verlauf meines Wirkens herausstellt, dass ich eine Sache sowohl tun als auch lassen will, dann muss ich einen meiner Zwecke aufgeben, weil ich nicht beide verwirklichen kann. Folglich ist es ein notwendiges Mittel zur Erreichung meiner Zwecke, dass sie miteinander verträglich sind.

Und dies gilt nicht nur für die eigenen Zwecke untereinander, sondern nicht minder für ihr Verhältnis zu denen der anderen. Insofern nämlich auch ein Konflikt mit den Zwecken anderer möglich ist, tritt dieselbe Situation ein: Von Zwecken, die einander widerstreiten, sodass die Verwirklichung des einen die der anderen ausschließt, kann nur einer beibehalten, alle anderen müssen aufgegeben werden, gleichgültig, ob eine oder mehrere Personen beteiligt sind. Wenn fünf Leute dasselbe Gemälde erwerben wollen, müssen vier ihren Zweck aufgeben. Das einzige Mittel nun, um a priori zu verhindern, dass man auf diese Weise einen Zweck aufgeben muss, ist, dass man es gar nicht erst zu einem Konflikt kommen lässt. Das aber gelingt nur, wenn man sich nur solche Zwecke setzt, die mit denen aller anderen verträglich sind. Da alle Zwecke jedoch auf freier Setzung beruhen, kann man a priori nicht wissen, welche Zwecke die anderen verfolgen werden. Die Konfliktvermeidung ist daher nur dann möglich, wenn es allgemeine Regeln gibt, die die Beliebigkeit der Zweckwahl einschränken, indem sie festlegen, wer sich welche Zwecke setzen darf und welche nicht, damit keine

Konflikte auftreten können. Nur unter dieser Voraussetzung kann man, indem man sich an die Regeln hält, seine Zwecke so einrichten, dass man keinen seiner Zwecke aus Konfliktgründen nicht erreicht. Da nun jeder seine Zwecke erreichen will und dies nur unter der Bedingung einer allgemeinen Harmonie der Zwecke möglich ist, sodass diese Harmonie ein notwendiges Mittel dazu darstellt, so darf man behaupten, dass jedermann eine allgemeine Harmonie der Zwecke nach allgemeinen Regeln will.

Wenn man allgemeine Regeln Gesetze nennt, dann ist eine allgemeine Zweckharmonie nur dadurch möglich, dass *gesetzlich* festlegt, wer welche Zwecke verfolgen darf. Dass nun jemand auf Grund der geltenden Gesetze etwas tun darf, ist gleichbedeutend damit, dass er ein Recht darauf hat, es zu tun. Denn wenn die Erlaubnis zu etwas von den geltenden Gesetzen erteilt wird, dann und nur dann wird sie zu dem, was man einen Rechtsanspruch nennt. Wenn der Bürgermeister dem Gemeindediener erlaubt, den Rathausgarten zu bewirtschaften, so wird niemand behaupten, dass der Gemeindediener ein Recht darauf habe. Wenn aber gesetzlich verankert ist, dass er den Garten bewirtschaften darf, dann hat er ein Recht darauf. Die Gesetze, die die Zweckharmonie regeln, erzeugen also den Begriff eines Rechts auf etwas. Sie heißen darum mit Fug Rechtsgesetze, weil ihre Funktion ist, Rechte zu schaffen. Der Begriff des Rechts entspringt also aus der Notwendigkeit einer Harmonisierung aller Zwecke. Da diese Notwendigkeit ihrerseits dadurch gegeben ist, dass jeder alle seine Zwecke erreichen will, so folgt, dass ein allgemeiner Wille zum Recht besteht.

Wendet man nun diese Überlegungen auf unseren Gedanken an eine mögliche Lebenskunst an, so darf man sagen, sie hätte zu lehren, dass eine allgemeine Bedingung eines gelingenden Lebens dessen Legalität sei. Freilich dürften sich alsbald Bedenken melden. So wird man sich fragen, warum es einer besonderen Kunst bedürfe, um die Leute zu lehren, dass sie etwas tun sollten, was sie ohnehin schon tun wollten; denn wir haben ja gezeigt, dass ein allgemeiner Wille zum Recht bereits besteht. Das seinerseits ruft die Frage hervor, wie es in Einklang mit dem vielen Unrecht zu bringen ist, das allenthalben geschieht: Wenn alle Menschen das Recht wollen, warum verstoßen sie fortwährend dagegen?

Die zweite Frage enthält zugleich die Antwort auf die erste: Eben weil es unbestreitbar viel Unrecht in der Welt gibt, ist es nötig, die Menschen darüber aufzuklären, dass Unrechttun gegen ihre eigenen Interessen ist. Meine These ist, dass alles Unrecht aus mangelnder Einsicht entsteht, sodass ich mit Sokrates übereinstimme, dass Tugend Wissen sei. Das ergibt sich, wie folgt: Aus logischen Gründen unbezweifelbar ist, dass alle Menschen eine allgemeine Zweckharmonie wollen. Nur über die geeigneten Mittel zu ihrer Herstellung herrscht nicht überall Einigkeit, weil einige Leute offenbar der Ansicht sind, dass Legalität kein unabdingbares Mittel sei, sondern sich in manchen Fällen die Harmonie besser durch Unrechttun herstellen lasse, indem man alle Zwecke, die den eigenen zuwiderliefen, gewaltsam unterdrücke; auch so trete schließlich Zweckharmonie ein. Dass das ein Irrtum ist, lässt sich zeigen, wobei ich wieder stark verkürze.

Abgesehen davon, dass sich echte Zweckharmonie nicht gewaltsam herstellen lässt, weil Zwecksetzung ein freier, innerer Bewusstseinsvorgang ist, müssen die Mittel, die wir zur Verwirklichung unserer Zwecke verwenden wollen, in unserer Macht stehen, sonst bleibt es beim bloßen Wunsch. Gewalt aber ist kein solches Mittel, von dem man behaupten könnte, dass es wirklich in unserer Macht stehe. Denn der Erfolg der Gewalt ist stets ungewiss. Ob es gelingt, die eigenen Zwecke dadurch zu erreichen, dass man die entgegenstehenden anderer unterdrückt, hängt immer von der aktivierbaren Stärke und dem Verteidigungswillen ab, die diese anderen aufbieten und die nie mit Gewissheit einzuschätzen sind. Folglich wird kein Vernunftgeleiteter sich seine Zwecke setzen in der Absicht, sie gewaltsam durchzudrücken. Freilich könnte man einwenden, dass wir uns dann überhaupt keine Zwecke mehr setzen würden, weil wir alles, was wir täten, unter Risiko täten. Wenn ich mich ins Auto setze, um zur Arbeit zu fahren, kann ich auch nicht mit absoluter Sicherheit wissen, ob ich dort ankommen werde. Oder wenn jemand ein Studium beginnt, wer will ihm garantieren, dass er das Diplom schaffen wird? Indessen es gibt einen entscheidenden Unterschied. In den zuletzt genannten Fällen ist die Unsicherheit prinzipieller Natur, weil unsere empirische Voraussagefähigkeit eingeschränkt ist. Wir können also gar nicht anders, als ein gewisses Risiko auf uns nehmen. Der Gewalttäter dagegen nimmt ohne Not ein vermeidbares Risiko freiwillig auf sich. Denn wenn es darum geht zu verhindern, dass andere meine Zwecke vereiteln wollen, so gibt es ein sicheres Mittel, nämlich das Recht. Wenn alle sich an die Rechtsgesetze halten, dann kann es nicht vorkommen, dass jemand die berechtigten Interessen eines anderen behindern will. Gewiss halten sich nicht alle an die Gesetze und fremde Gewalt hat man nicht zu verantworten. Aber wenn man selbst seine Zwecke mit Gewalt erreichen möchte, schafft man sich mutwillig ein Risiko, das vorher nicht vorhanden war. Da man gegen den Willen anderer handelt, erzeugt man Gegenwehr und ist somit selbst die Ursache, dass andere bestrebt sind zu vereiteln, dass man seine Zwecke erreicht. Gewalt ist demnach der Zweckverwirklichung hinderlich und damit gegen das eigene Interesse.

Die Tatsache, dass des öfteren Unrecht geschieht, widerlegt nicht die These, dass alle Menschen das Recht wollen. Auch die Übeltäter, vom kleinen Gauner bis zum Gewaltherrscher, wollen grundsätzlich das Recht. Was wollte der Taschendieb mit dem geraubten Geld anfangen, wenn es nicht Rechtsgesetze gäbe, die das Geld zum Zahlungsmittel machten? Und ebenso wenig kann der Gewaltherrscher auf das Recht verzichten. Niemand kann glauben, dass er ganz allein, aus eigener Kraft, alle anderen unterdrücken könnte. Der Gewaltherrscher braucht Gehilfen, die ihm freiwillig folgen, weil sie der Überzeugung sind, unter seiner Führung ihre Zwecke am besten verwirklichen zu können. Er braucht also unter den Gehilfen Zweckharmonie und Regeln, die sie erzeugen und die somit ein Recht darstellen (das freilich in dem Sinne, dass es gegen das übergeordnete Menschenrecht verstößt, unrecht ist).

Wenn nun alle Menschen das Recht wollen, dann kann das Unrecht nur auf Unwissenheit beruhen. Diese Ansicht ist seit Aristoteles immer wieder bestritten worden und auch heute halten wohl die meisten sie für falsch, weil sie meinen, dass das Rechte erkennen und das Rechte tun zwei verschiedene Dinge seien. Auf dem Grunde einer Sollensethik ist das auch durchaus gerechtfertigt; daraus, dass ich weiß, was ich tun *soll*, folgt nicht, dass ich es auch tue. In der Wollensethik dagegen verhält es sich anders. Dort ist das Rechttun nicht etwas, das ich soll, sondern etwas, das ich will, und das impliziert, dass ich es auch tue; denn wollen heißt zum Zweck haben und das heißt in die Tat umsetzen. Wenn daher jemand das Rechtmäßige will und es dennoch nicht tut, sondern das Unrecht wählt, so kann das, sofern er Herr seiner Sinne ist, nur daran liegen, dass er nicht weiß, dass es Unrecht ist, sondern es für Recht erachtet. Dementsprechend haben wir mit Fug behauptet, dass Unrecht immer auf Uneinsichtigkeit beruht. Denn da alle das Recht wollen, weil jeder seine Zwecke erreichen will und dazu das Recht unentbehrlich ist, so geschieht Unrecht nur deshalb, weil es als solches nicht erkannt, sondern für Recht gehalten wird. Der Unrechttäter ist der Überzeugung, dass er durch Gewalt seine Zwecke erreichen kann. In unseren Begriffen heißt das, dass er meint, er könne die allgemeine Zweckharmonie dadurch herstellen, dass er die den seinen widerstreitenden Zwecke der anderen zu Gunsten der eigenen gewaltsam unterdrückt. Da nun das Recht der Inbegriff der Bedingungen einer allgemeinen Zweckharmonie ist und der Täter private Gewalt für eine dieser Bedingungen hält, so hält er sie für ein Rechtsmittel. Das ist der Irrtum, der ihn Unrecht tun lässt, und es muss die Aufgabe der Lebenskunst sein, ihn von diesem Irrtum zu befreien und zur Einsicht zu bringen, dass er seine Interessen nur wahren und sein Leben nur gelingen kann, wenn er die Rechtsgesetze einhält.

Moralität des gelingenden Lebens

Damit haben wir zugleich den moralischen Aspekt des gelingenden Lebens erreicht. Wir haben ja gesagt, dass man das Leben eines nie entdeckten Massenmörders nicht gelungen nennen würde, weil ihm der moralische Wert fehlt. Moral ist ein schwieriger Begriff, weil er uneinheitlich gebraucht wird. Ich knüpfe an die sokratisch-stoische Tradition an, die sich über Kant fortsetzt und die die Moralität einer Handlung nicht in ihrem äußeren Ablauf ansiedelt, sondern im Motiv, aus dem sie beschlossen wird. So unterscheidet Kant zwischen der Legalität und der Moralität einer Handlung, wobei die Legalität in der äußeren Übereinstimmung mit dem Gesetz besteht, während die Moralität erst am Motiv zu erkennen ist. Jemand, der einen Betrüger anzeigt, weil er ihm die Freundin ausspannen möchte, handelt zweifellos legal, denn er tut, was das Gesetz von ihm verlangt; aber man wird seine Handlung schwerlich moralisch gut nennen wollen. Die Frage, welche Art Motiv einer Handlung moralischen Wert verleiht, beantworte ich ebenfalls in der genannten, rationalistischen Tradition, indem ich das Motiv in einer Vernunfterkenntnis sehe, nämlich, ähnlich wie die Stoiker, in der Einsicht in den Sinn der Legalität, also in der Einsicht, dass Legalität Bedingung dafür ist, dass man die eigenen Zwecke erreicht. Da die Lebenskunst eben diese Einsicht vermittelt, wird das gelingende Leben, das sie lehrt, auch immer ein moralisches sein.

So erhellt auch, warum es überhaupt sinnvoll ist, Moralität zu fordern, und warum eine moralische Handlung immer höher bewertet wird als eine bloß legale. An sich müsste die Legalität ausreichen; wenn alle sich tatsächlich strikt an die Gesetze halten, welche Motive sie dabei auch immer haben mögen, dann ist alles gegeben, um eine allgemeine Zweckharmonie aufrecht zu erhalten. Allein die moralische Einsicht ist das einzige Mittel, um zu gewährleisten, dass die Menschen sich durchgängig an die Gesetze halten. Wem sie fehlt, der wird sich bald legal, bald illegal verhalten, je nachdem wie es ihm für seine Zwecke dienlich zu sein scheint. Wer dagegen erkannt hat, dass Legalität das unverzichtbare Mittel zu *allen* seinen Zwecken ist, der wird sich stets legal und nie (absichtlich) illegal verhalten.

Legalität aus Einsicht nenne ich die Tugend der Gerechtigkeit. Sie ist immer für eine Kardinaltugend gehalten worden. Aber sie ist nicht die einzige Tugend, die die Moral ausmacht. Die andere Kardinaltugend, die immer und überall dafür gehalten wurde, nenne ich soziale Hilfsbereitschaft und verstehe darunter die Bereitschaft, Bedürftigen uneigennützig zu helfen. Diese Tugend wird oft als das Herzstück aller Moralität angesehen und auf eine besondere menschliche Veranlagung zurückgeführt, die unter dem Namen des Altruismus dem Egoismus des übrigen Strebens entgegengesetzt wird. Schopenhauer erblickt im Fehlen jeglichen egoistischen Antriebs sogar das eigentliche Kriterium der Moral, von dem er allerdings einräumt, dass es nicht ganz eindeutig sei, weil sich oft anscheinend altruistischen Handlungen dennoch egoistische Motive unterschieben ließen. Das ist unleugbar und ich behaupte, dass dies sogar immer möglich ist: dass sich für jede noch so offenkundig altruistische Handlung bei einiger Fantasie ein egoistisches Motiv denken lässt. Schon Kant hatte eingeräumt, dass man sich nicht einmal seiner eigenen Motivation ganz sicher sein könne. Schopenhauers Beispiel einer Tat, für die er sich keine egoistische Absicht denken könne, ist jener legendäre Arnold von Winkelried, der auf die gegnerische Phalanx zuschritt, so viel feindliche Speere umarmte, wie er fassen konnte, und sie sich in die Brust stieß, um so seinen Landsleuten eine Bresche zu schaffen. Dieses Beispiel erscheint mir doch sehr seltsam, weil ich mir nicht erklären kann, warum Schopenhauer gerade eine solche kriegerische Heldentat wählt, bei der doch jedem anderen ohne viel Nachdenken gleich eine Reihe egoistischer Motive einfällt. Wie dem auch sei, ich möchte mich nicht auf eine besondere, altruistische Veranlagung oder Neigung des Menschen berufen, was allenfalls zu einer empirischen Behauptung berechtigen würde, sondern wende mich wieder an die Vernunft, indem ich zeige – wiederum stark verkürzt –, dass es durchaus im eigenen, egoistischen Interesse ist, Bedürftigen selbstlos zu helfen, weil sich nur so die eigenen Zwecke sichern lassen.

Warum also soll jemand einem anderen, der in Not ist, uneigennützig und womöglich unter persönlichen Opfern beistehen? Die Antwort ist schnell gegeben und so alt wie die Frage selbst: weil jeder selbst in eine Notlage geraten und uneigennütziger Hilfe bedürfen könne. Diese Antwort ist freilich völlig unzureichend; daraus, dass ich möchte, dass mir etwas zuteil wird, folgt nicht unmittelbar, dass ich auch bereit sein muss, es anderen zuteil werden zu lassen. Niemand kommt auf den Gedanken zu folgern, dass, weil jemand morgens frische Brötchen möchte, er selbst auch Bäcker werden müsse. Deswegen führt auch die ins positive gewendete Goldene Regel, wie sie z.B. in der Bergpredigt vorkommt, nicht weiter: „Alles nun das ihr wollet, das euch die Leute tun sollen, das tut ihr ihnen auch."[7] Denn erstens verlangt diese Regel selbst eine Begründung und zweitens führt sie in dieser uneingeschränkten Allgemeinheit offenkundig zu absurden Konsequenzen; man denke nur an Leute mit abartigen Veranlagungen oder auch an das erwähnte Bäcker-Beispiel. Es bedarf also einer anderen Begründung. Die Frage lautet: Wie lässt sich daraus, das jemand möchte, das ihm in der Not selbstlos geholfen werde, ableiten, dass er seinerseits zu derartiger Hilfe bereit sein muss? Die Antwort ist: Sein Wunsch muss sein, dass *jeder* bereit ist, ihm in Not selbstlos zu helfen. Da er im Voraus nicht weiß, wann und wo er eventuell in Not gerät, und daher nicht vorsorgen kann, ist er darauf angewiesen, dass derjenige, der dann zufällig gerade zugegen und in der Lage sein wird, auch bereit ist, ihm beizuspringen. Weil er aber nicht wissen kann, wer das sein wird, muss er wünschen, dass grundsätzlich jeder diese Bereitschaft besitzt. Wie aber kann er das erwarten, wenn nicht einmal er selbst, der diesen Wunsch hegt, die Bereitschaft besitzt? Er würde dann verlangen, dass alle ihm beistehen, er selbst aber niemandem. Das wäre zwar ein möglicher Wunsch, weil auf dem Felde des Wünschens alles möglich ist, aber er wäre unsinnig, weil in höchstem Maße unrealistisch. Der Hilfsunwillige müsste doch eher damit rechnen, dass viele, wenn nicht alle, seine Haltung teilten, sodass sein Wunsch nach Hilfe gänzlich ins Leere ginge. Der Wunsch nach sozialer Hilfe impliziert, dass derjenige, der sie wünscht, auch gewillt ist, sie zu leisten. Zwar muss man dem, der im Zweifel ist, ob es für ihn gut ist, einem Bedürftigen zu helfen, natürlich einräumen, dass sich aus dem eigenen Verhalten keine zwingenden Folgen für das Verhalten der anderen ergeben. Wenn ich jetzt nicht helfe, so besagt das nicht, dass auch mir in entsprechender Lage nicht geholfen wird, und umgekehrt, wenn ich jetzt einem anderen helfe, so folgt nicht, dass auch mir von anderen geholfen werden wird. Aber in der *Idee* des Wunsches nach sozialer Hilfe liegt, dass ausnahmslos jeder sie leistet. Denn wenn nur ein Teil der Menschen dazu willens ist, dann hängt meine Rettung davon ab, ob unter den Anwesenden zufällig Hilfsbereite sich finden. Das entspricht zwar zweifellos den Tatsachen, aber ich kann es nicht sinnvollerweise wünschen. Dann wäre mein Wunsch nämlich nicht, dass mir in der Not geholfen werde, sondern ich würde stattdessen wünschen, dass meine Rettung von den wechselnden

---

[7] Matthäus 7,12

Zufälligkeiten der möglichen Helfer abhängig sein solle. Das aber wird niemand bei einigermaßen klarem Verstand wünschen. Warum sollte jemand schon in seinen bloßen Wünschen, in denen er vollkommen frei ist, seine Rettungsmöglichkeiten einschränken? Insofern ist im Sinn meines Wunsches nach sozialer Hilfe beschlossen, dass jeder sie leistet und also auch ich selbst. Das Motiv, soziale Hilfe zu leisten, ist also unmittelbar die Sicherung der allgemeinen sozialen Hilfe überhaupt. Aber dieses Motiv ist selbst wiederum fundiert in dem Wunsch, dass *mir* in Not geholfen werde, worin das eigentliche Motiv besteht. Es handelt sich somit durchaus um eine selbstsüchtige Selbstlosigkeit, einen egoistischen Altruismus.

Es ist indessen nicht das einzig denkbare Motiv. Es kann jemand auch aus Liebe, Mitleid oder auch aus Berechnung (wenn z. B. jemand aus steuerlichen Gründen karitativ spendet) usw. soziale Hilfe leisten. Es ist deshalb angebracht, analog zur Unterscheidung zwischen Legalität und Moralität auch zwischen der Güte einer Handlung und ihrer Moralität zu unterscheiden. Gut ist jedwede soziale Hilfe, gleichviel aus welchem Motiv heraus sie geschieht. Moralischen Wert hat sie nur dann, wenn sie aus Einsicht in den Sinn sozialer Hilfsbereitschaft geschieht, aus der Erkenntnis, dass diese in jedes ureigenstem Interesse liegt. Deswegen steht Moralität wie über der Legalität so auch über der bloßen Güte. Denn Gefühle, Neigungen (oder Steuergesetze) sind wandelbar, sodass man sich auf sie nicht wirklich verlassen kann. Einsichten dagegen sind wesentlich stabilere Eigenschaften. Wenn daher jemand eingesehen hat, dass, wenn er selbst nicht zu selbstloser Hilfe bereit ist, er auch nicht erwarten kann, dass alle anderen dazu bereit sind, sodass er nie sicher sein kann, alle seine Zwecke zu erreichen – wenn das jemand richtig verstanden und eingesehen hat, dann darf man sich darauf verlassen, dass er im Bedarfsfalle tatsächlich helfen wird. Da nun diese Einsicht zur Sicherung eines gelingenden Lebens notwendig ist, so ist ihre Vermittlung ein weiterer Gegenstand der von uns gesuchten Lebenskunst.

Wenn wir die Summe aus dem bisher Dargelegten ziehen, so ergibt sich, dass Gegenstand der allgemeinen Lebenskunst die Vermittlung der beiden Kardinaltugenden Gerechtigkeit und soziale Hilfsbereitschaft ist. Das lässt sich noch begrifflich zusammenfassen. Da Gerechtigkeit und soziale Hilfsbereitschaft als Tugenden Arten der Moralität sind, so darf man fragen, was das ihnen Gemeinsame, die Moralität allgemein, ist. Sie lässt sich definieren als die Einsicht, wie weit es notwendig ist, die Zwecke der anderen zu berücksichtigen, um die eigenen Zwecke zu erreichen; oder kürzer: die Einsicht in die Sinnhaftigkeit der Rücksichtnahme auf die Zwecke der anderen.

Das also wäre der allgemeine Gegenstand einer allgemeinen Lebenskunst; ihre Aufgabe ist es, moralische Bildung zu vermitteln, indem sie lehrt, dass und wie weit und warum die Zwecke der anderen Menschen beim eigenen Handeln zu berücksichtigen sind, wenn man alle seine Zwecke erreichen und damit ein gelingendes Leben führen will.

Freilich ist Moralität in unserem Sinne zwar eine notwendige, aber natürlich keine zureichende Bedingung eines gelingenden Lebens. Gerechtes und soziales Verhalten bieten keine ausreichende Gewähr, dass man alles erreicht, was man will. Es ist eine alte Klage der Menschheit, dass es zwischen Moralität und Wohlergehen keine genaue Entsprechung gebe; dass es den Guten nicht immer gut, den Schlechten nicht immer schlecht gehe. Allein die übrigen Bedingungen eines gelingenden Lebens können nicht mehr Gegenstand einer allgemeinen Lebenskunst sein. Um seine Zwecke zu erreichen, bedarf es des sicheren Wissens um die geeigneten Mittel. Diese zu erforschen ist aber in der Regel Aufgabe der Einzelwissenschaften. Um Wasser zu erhitzen, brauche ich physikalische, um einen Prozess zu gewinnen, juristische Kenntnisse. Da die Zwecke der Menschen verschieden sind, brauchen sie auch verschiedene Kenntnisse, um sie zu verwirklichen. Eine allgemeine Kunst oder Wissenschaft kann es nur für solche Zwecke geben, die notwendigerweise jeder hat, wie das bei dem Zweck der Fall ist, von dem wir ausgegangen sind, nämlich, dass jeder alle seine Zwecke erreichen will. Bedingung dafür ist der Besitz moralischer Bildung und da dessen weltweite Vermittlung zugleich der einzig sichere Weg ist, dass die Menschen überall auf der Welt in Frieden und gegenseitiger Unterstützung leben, muss es im gemeinsamen Interesse der Menschen liegen, alles zu unternehmen, damit allen Menschen die Möglichkeit verschafft wird, zu moralischer Bildung zu gelangen.

GLÜCK ALS GEGENSTAND DER LEBENSKUNST

Ich habe oben erwähnt, dass ich den Begriff des gelingenden Lebens als Gegenbegriff zum Glück verstehe. Es stellt sich jetzt die Frage, ob die Lebenskunst auch in der Lage ist zu lehren, wie man glücklich wird. Das war ja ihre ursprüngliche Aufgabe bei den Alten, die ihren Begriff geschaffen haben. Die Antwort hängt vom Begriff des Glücks ab, den man zu Grunde legt. Da dieser Begriff seit der Privatisierung durch die Hellenisten immer mehr an Inhalt verloren hat, muss jeder, der ihn heute verwendet, voraus-schicken, was er darunter verstehen will.

Ich definiere Glück als die Erfüllung aller Wünsche und glaube mich damit im Einklang mit einem gängigen Glücksbegriff, der Glück in Verbindung mit Zufriedenheit bringt, denn Zufriedenheit sehe ich darin, dass einer alles hat, was er sich wünscht. Ich behaupte nun, dass alle Menschen nach Glück in diesem Sinne streben, weil sie grundsätzlich ihren Wünschen folgen müssen. Denn zum Handeln benötigen sie Maximen, nach denen sie ihre Entscheidungen treffen können;[8] die Wahl der Maximen erfordert ihrerseits weitere Maximen, nach denen sie getroffen werden kann; die Wahl dieser weiteren Maximen erfordert wieder weitere Maximen usw. Wir würden also in einen unendlichen Regress geraten und nie zu einer Entscheidung kommen, wenn es nicht eine von unserem Wollen, unseren Maximen, unabhängige Instanz gäbe, die unmittelbar wertet. Diese Instanz nenne ich das Wünschen und definiere es aus dieser seiner Funktion als eine vom Wollen unabhängige, bewusste Beziehung des Subjekts zu bestimmten Sachverhalten, derart dass es ihre Wirklichkeit ihrer Nichtwirklichkeit vorzieht. Da wir nun nicht nicht handeln können, im Handeln aber auf das Befolgen unserer Wünsche angewiesen sind, das Glück wiederum in der Erfüllung der Wünsche besteht, so streben wir also notwendigerweise nach Glück.

Wenn dem so ist und das Glück somit ein allen Menschen gemeinsamer Zweck ist, dann müsste eine Lebenskunst auch allgemeine Glücksregeln aufstellen können. Das ist in der Tat auch möglich, allerdings nicht in strikter Allgemeinheit, sondern nur bedingt, nämlich soweit wir uns selbst um unser Glück bemühen. Dass wir selbst nach Glück streben, was wir als zwecktätige Wesen notwendigerweise tun, bedeutet, dass wir uns unsere Wünsche zu Zwecken machen, und dann gelten für die Wünsche dieselben Bedingungen, denen die Zwecke unterliegen, d.h. wer sein Glück aus eigener Kraft machen will, muss sich an die geltenden Gesetze halten und zu sozialer Hilfe bereit sein. Diese Glücksregeln fallen also mit den Regeln für ein gelingendes Leben zusammen. Doch sind sie keine Regeln für das Glücklichwerden schlechthin, sondern nur für das eigene Glücksstreben. Glücklich werden kann man aber auch ohne eigenes Zutun, aus anderen Ursachen. Denn die Wünsche haben keinen unmittelbaren Bezug zu ihrer Verwirklichung. Es ist ihnen gleichsam vollkommen egal, auf welche Weise sie erfüllt werden, ob durch unser eigenes Bemühen oder durch äußere Ur-

---

8 Vgl. Hossenfelder, Wille zum Recht, S. 19 ff. und 153 ff.

sachen oder gar durch Wunder oder sonst wie. Die meisten Menschen hätten es wohl lieber, wenn sie eine Million im Lotto gewönnen, als wenn sie sie durch eigene Anstrengung erarbeiten müssten. Zwar streben wir alle notwendigerweise nach Glück, aber das tun wir nicht deswegen, weil das Glück nicht anders erreichbar wäre, sondern weil wir anders nicht handeln könnten. Der Grund liegt also in unserer Zwecktätigkeit, nicht im Glücklichwerden. Es wäre durchaus denkbar, dass Wesen, die gar keiner Zwecktätigkeit fähig sind, dennoch, sofern sie Wünsche ausbilden, glücklich sein können. Und auch ein völlig missratenes Leben, das keinen seiner Zwecke erreicht, könnte nichtsdestotrotz als ein glückliches Leben enden, sofern die Wünsche auf andere Weise erfüllt würden; etwa wenn jemand, der sich sein Leben lang vergeblich abrackert, zu Reichtum zu gelangen und sich von Pleite zu Pleite hangelt, plötzlich durch eine unverhoffte Erbschaft reich wird.

Eine allgemeine Lebenskunst, die Glücksregeln lehren will, kann also zwar in der Tat allgemein geltende Regeln angeben, aber nicht in absoluter Allgemeinheit, sondern nur in hypothetischer, bezogen auf das eigene Glücksstreben, und auch das nur soweit sie mit den Regeln für ein gelingendes Leben zusammenfallen. Darüber hinaus ist Allgemeinheit nicht erreichbar; denn unsere Wünsche, in deren Erfüllung das Glück besteht, sind individuell so verschieden, dass eine Glückskunst für jedermann undenkbar ist. Hier stoßen wir wieder auf die Inhaltsarmut des Glücksbegriffs. Allerdings lassen sich immerhin allgemeine Strategien entwickeln und Ratschläge erteilen. Da das Glück in der Befriedigung der Wünsche besteht, mehrt jeder befriedigte Wunsch das Glück, das dann vollkommen ist, wenn alle Wünsche befriedigt sind. Um dieses Ideal zu erreichen, ist die oberste Regel, nur solche Wünsche zu haben, deren Erfüllung gesichert ist. Das setzt freilich voraus, dass wir überhaupt Einfluss auf unsere Wünsche haben, obwohl sie uns ja gegeben sind als eine von unserem freien Willen unabhängige Instanz. Diese Unabhängigkeit verhindert jedoch nicht, dass wir sie beeinflussen können, allerdings nicht, wie bei den Zwecken, durch eine freie Setzung, sondern indem wir die empirischen Gesetzmäßigkeiten, denen sie gehorchen, erforschen und sie mit deren Hilfe zu manipulieren versuchen. In wie weitem Maße das möglich ist, dafür legt die moderne Werbebranche ein beredtes Zeugnis ab. Die philosophische Lebenskunst kann hier freilich nicht weiterhelfen. Gefordert sind in erster Linie die Psychologen und Soziologen, um uns die Mittel, unsere Wünsche zu steuern, an die Hand zu geben. Aber der Philosoph kann und muss das Ziel und die Richtung vorgeben, in der die Wünsche beeinflusst werden sollen. Und da ist als oberste Regel für das eigene Glücksbemühen zu nennen, dass man nur solche Wünsche ausbilden sollte, deren Erfüllung gesichert ist. Damit wäre man wieder zur Strategie der hellenistischen Denker zurückgekehrt und diese haben sich auch Gedanken gemacht, wie das Ziel am sichersten zu erreichen wäre, nämlich dadurch, dass man überhaupt möglichst wenig Wünsche entwickelt; denn da die Erfüllung stets unsicher ist, kann jeder neue Wunsch nur die Unglücksgefahr erhöhen. Das würde freilich unser gegenwärtiges Wirtschaftsleben, das ja auf Bedarferweckung aufgebaut ist, auf den Kopf stellen. So weit der erste Ratschlag zur Glückssicherung.

Der zweite bezieht sich auf die Minderung des Unglücks, das in unerfüllten Wünschen besteht. Auch hier kann man an die Hellenisten anknüpfen und zwar an die pyrrhonischen Skeptiker, die, in der Überzeugung, dass ein vollkommenes Glück unerreichbar ist, wenigstens das Unglück in Maßen halten wollten. In unsere Begriffe lässt sich das so fassen: Wir sehen, dass zahllose unserer Wünsche unerfüllt und auch viele Zwecke unerreicht bleiben. Um das darin bestehende Unglück zu mindern, kann man sich die Tatsache zunutze machen, dass unsere Wünsche Intensitätsgrade aufweisen, sodass einige Wünsche stärker sind als andere. Wäre das nicht so, wären sie als handlungsleitende Instanz untauglich; denn um diese Funktion ausüben zu können, müssen sie in einer einigermaßen hierarchischen Ordnung stehen, damit im Konfliktfalle klar ist, welcher Wunsch zu befriedigen ist und welcher nicht. Diese Hierarchie wird durch die unterschiedliche Intensität gewährleistet, jedenfalls soweit, dass wir handlungsfähig sind.

Um nun das mögliche Unglück nicht zu stark werden zu lassen, scheint es ratsam, dass Intensitätsniveau unserer Wünsche, ohne ihre Hierarchie zu verletzen, insgesamt herabzusenken, im Idealfall soweit, dass unsere stärksten Wünsche nur mehr so groß sind, wie jetzt unsere schwächsten. Wie das angehen kann, ist natürlich eine empirische Frage. Aber vielleicht ist die Überlegung der Alten auch heute hilfreich, dass nichts auf der Welt so wertvoll sei, dass es unbedingt verwirklicht sein müsse. Das verschafft eine gehörige Distanz zu den Dingen, die eventuelle Misserfolge gelassen hinnehmen lässt. Überdies erleichtert sie den Umgang der Menschen miteinander in bedeutendem Maße; wenn alle bereit sind, die eigenen Wertvorstellungen zu relativieren, ist das eine bessere Voraussetzung für einen friedlichen Verkehr miteinander, als wenn jeder auf seinem Standpunkt beharrt. Freilich sollte man verhindern, dass das niedrige Intensitätsniveau der Wünsche dazu führt, dass auch das Glück bei erfüllten Wünschen entsprechend geringer ausfällt. Man könnte ja annehmen, dass das Glück bei der Erfüllung eines starken Wunsches größer sei als bei der Erfüllung eines schwachen. Das muss aber wohl nicht so sein, jedenfalls wenn man die Lebenserfahrung der Alten in die Waagschale wirft. Epikur bestritt, dass die Freude über die Einladung zu einem Gastmahl für denjenigen geringer sei, der sich nicht ärgere, wenn er übergangen werde. Sein Vorgänger Aristipp brachte diese Haltung in Bezug auf sein Verhältnis zur Hetäre Lais auf die Formel *echo, ouk echomai* (Ich bin ihr Herr, nicht ihr Sklave). Ideal wäre es, wenn es gelänge, allen Dingen gegenüber die Haltung einzunehmen, die man gegenüber einem Hauptgewinn im Lotto hat: Niemand rechnet ernsthaft mit ihm und grämt sich, wenn am Sonnabend die falschen Zahlen gezogen werden, aber wenn er dennoch eintritt, ist die Freude ungeschmälert.

Zum Schluss möchte ich noch einem Einwand vorsorglich begegnen, der sich gegen unseren Glücksbegriff wenden könnte, weil dieser einseitig und nicht weit genug hinterfragt sei. Viele Leute, wenn nicht die meisten, dächten bei Glück in allererster Linie an ein besonders schönes Gefühl, eine Art euphorischer Stimmung und das sei gerechtfertigt. Denn das Glück bestehe nicht in der Zufriedenheit selbst, also der Erfüllung der Wünsche, sondern in dem dadurch hervorgerufenen angenehmen Gefühl. Man dürfe nicht bei der Wunscherfüllung stehen bleiben, sondern müsse weiterfragen, warum wir denn unsere Wünsche verwirklicht sehen wollten. Die Antwort sei: wegen des damit verbundenen Glücks*gefühls*. Das ist, wenn konsequent zu Ende gedacht, die Position des Hedonismus, der jenes Gefühl unter dem Namen der Lust zum höchsten Gut erhebt, um dessentwillen wir alles unternähmen, was wir überhaupt unternähmen. Nun, dass wir unsere Wünsche verwirklicht sehen wollen, ist nach unserer Definition des Wünschens ein analytischer Satz; denn etwas wünschen heißt eben nichts anderes, als seine Wirklichkeit der Nichtwirklichkeit vorziehen. Aber natürlich darf man fragen, warum wir bestimmte Dinge wünschen und andere nicht. Wird dann geantwortet: weil wir sie schätzen oder gut finden o.ä., so ist die Frage bloß verschoben zu der Frage, warum wir sie schätzen oder gut finden o.ä. Der Hedonismus scheint hier auf den ersten Blick im Vorteil; seine Antwort ist, dass wir bestimmte Dinge wünschen, weil sie uns Lust bereiten, und die Frage, warum sie das tun, wäre eine Frage nach einer empirischen Gesetzmäßigkeit, die nicht mehr an den Ethiker zu stellen wäre, sondern an den Physiologen. Wenn wir diese Antwort akzeptieren, dann haben wir auf wundersame Weise unsere Wertbegriffe auf reine Naturbegriffe zurückgeführt; Lust wird hier ja als bloßes Naturphänomen betrachtet, das sich mit naturwissenschaftlichen Begriffen vollständig beschreiben lässt. Damit würde die ganze Diskussion um den naturalistischen Fehlschluss, die, ausgelöst durch G. E. Moore, die Philosophen des 20. Jahrhunderts umgetrieben hat, zum bloßen Affentheater. Aber die Frage an den Hedonismus darf natürlich nicht sein, warum bestimmte Dinge Lustempfindungen in uns auslösen; das zu klären, ist in der Tat Aufgabe der Naturwissenschaft. Die Frage muss vielmehr lauten, warum wir die Lustempfindungen positiv bewerten, und wenn dann geantwortet wird: weil sie uns angenehm sind, dann haben wir wieder die gleiche Problemverschiebung wie vorhin beim Wünschen, weil praktisch nur der Ausdruck geändert und durch einen synonymen ersetzt wird.

Das Problem, um das es geht, ist das des Ursprungs unserer Wertungen. Eine Sache positiv bewerten, heißt ihre Wirklichkeit der Nichtwirklichkeit vorziehen. Diese Beziehung zu der Sache nenne ich Wünschen. Wenn wir Dinge gut, angenehm, schön, schätzbar oder ähnlich nennen, dann besagt die Wertkomponente, die diese Ausdrücke enthalten, dass wir die Dinge wünschen. Damit ist nichts darüber ausgesagt, welcher Art psychischer Phänomene die Wünsche sind, und ebenso wenig ist etwas darüber ausgesagt, warum wir bestimmte Dinge wünschen und andere nicht. Das sind empirische Fragen, weil unsere Wünsche für uns bloße empirische Gegebenheiten sind. Wäre es anders, könnten sie ihre Funktion für unser Handeln nicht ausüben. Wie ich oben kurz skizziert habe, brauchen wir eine von unserem Wollen unabhängige Instanz, die die alternativen Handlungsmöglichkeiten wertet, sodass wir unsere Entscheidungen treffen können. Mehr als das für diese Funktion Notwendige enthält mein Begriff des Wünschens nicht: Wünschen heißt werten und das heißt die Wirklichkeit der Nichtwirklichkeit vorziehen. Wie das möglich ist und was sonst über die Wünsche ausgesagt werden kann, gehört in die empirische Forschung.

Die Wünsche sind demnach der alleinige Quell all unserer Wertungen. Zwar hat man uns seit den Tagen Epikurs immer wieder eingeredet, dass nur das sinnliche Gefühl unter dem Namen der Lust der Ursprung unserer Wertungen sein könne, weil nur dieses Gefühl im Gegensatz zur Vernunft, die nur mittelbar werten könne, unmittelbar werte. Und daher sei auch das Glück für uns nur deshalb ein Wert, weil die Erfüllung der Wünsche von einem angenehmen Gefühl begleitet sei. Ich frage jedoch dagegen: Was heißt angenehm? Da es ein Wertprädikat sein soll, so muss man uns erläutern, worin denn die Wertkomponente des Angenehmen besteht. Mein Vorschlag ist, dass sie im Gewünschtwerden besteht, sodass es sich nicht so

verhält, dass wir Dinge wünschen, weil sie angenehm sind, sondern umgekehrt, dass wir Dinge angenehm nennen, weil wir sie wünschen. Das scheint
zwar die gängige Auffassung auf den Kopf zu stellen, ist aber mit der Empirie durchaus im Einklang. So werden Schmerzen normalerweise als unange-
nehm empfunden; wenn sie jedoch erwünscht sind, sind sie angenehm, z.B.
einem Masochisten. Und ebenso kann es geschehen, dass es einem ehrgeizigen Koch den ganzen Wohlgeschmack verdirbt, wenn ein Gericht ihm nicht
so gelungen ist, wie er es sich gewünscht hatte, obwohl es seinen Gästen
ausgezeichnet schmeckt und auch ihm so schmecken würde, wenn es von
einem anderen zubereitet worden wäre. Die Sinnesempfindung kann folglich keine unmittelbare Wertung enthalten, diese liegt in etwas anderem,
nämlich in dem, was ich Wünschen nenne, und dann führt die angegebene
hedonistische Deutung des Glücksbegriffs auf eine Tautologie. Es heißt
dann nämlich, dass wir unsere Wünsche erfüllt sehen wollen wegen des
damit verbundenen angenehmen Gefühls, und angenehm bedeutet, dass es
einen Wunsch erfüllt. Also kommt heraus, dass wir unsere Wünsche erfüllt
sehen wollen wegen der damit verbundenen Wunscherfüllung. Damit möchte ich nicht das Glücksgefühl aus der Welt eskamotieren; ich möchte nur
klarstellen, dass es nicht der eigentliche Wertgeber ist, der das Glück ausmacht. Glück ist immer nur Wunscherfüllung und das Glücksgefühl heißt
so, weil es einen Wunsch erfüllt.

Wenn also das vollkommene Glück in der Erfüllung aller Wünsche besteht, dann kann es nicht Gegenstand einer allgemeinen Lebenskunst sein.
Denn die Wünsche sind von Mensch zu Mensch so verschieden, dass man
zwar plausible Ratschläge erteilen, aber keine wirklich allgemeinen Glücksregeln aufstellen kann. Ich habe deshalb dem Begriff des Glücks den eines
gelingenden Lebens gegenübergestellt, das in der Erreichung aller eigenen
Zwecke besteht. Dieses kann in der Tat Gegenstand einer allgemeinen Lebenskunst sein, weil es Zwecke gibt, die alle haben und deren Erreichen an
bestimmte Bedingungen geknüpft ist. Soweit das gelingende Leben Teil des
Glücks ist, erstreckt sich die Lebenskunst auch auf das Glücksstreben, aber
darüber hinaus reicht sie nicht.

ÜBER DEN VERSUCH ZUR GRUNDLEGUNG EINER PHILOSOPHIE DER LEBENSKUNST

Wilhelm Schmid

„Lebenskunst" scheint am Beginn des 21. Jahrhunderts ein gesteigertes Interesse auf sich zu ziehen. Lange nur ein mehr oder weniger populäres Wort, gilt das nun erwachende Interesse eher dem philosophischen Begriff. Wort und Begriff der Lebenskunst stammen allerdings aus der antiken Philosophie (*téchne tou bíou, téchne perì bíon, ars vitae, ars vivendi*), sind also von vornherein philosophisch und lediglich im Zeitraum der letzten zweihundert Jahre von der akademischen Philosophie weitgehend vergessen worden, vermutlich beginnend mit dem Neukantianismus: Die beginnende Moderne bedurfte einer Reflexion und Grundlegung der Wissenschaften, nicht aber einer Lebenskunst – sämtliche Lebensprobleme versprach die Moderne ja mithilfe von Wissenschaft und Technik zu lösen.

Was unter „Lebenskunst" zu verstehen ist, war vor allem in der stoischen Philosophie sehr genau, geradezu *normativ*, festgelegt. Unter Bedingungen moderner Freiheit wird allerdings alles an dieser Lebenskunst zu einer Frage der Wahl, daher verfährt die erneuerte Philosophie der Lebenskunst *optativ*: Optionen, Möglichkeiten eröffnend, sie vor den Augen des Individuums ausbreitend, das seine eigene Wahl zu treffen hat; nicht Normen vorschreibend, neue Verbindlichkeiten schaffend, auch wenn vielen genau das wünschenswert erscheint. Zu den Bedingungen moderner Freiheit gehört vor allem die Notwendigkeit der Selbstsorge und Selbstverantwortung des jeweiligen Individuums. Wenn Philosophie ein Innehalten und Nachdenken ist – ich plädiere für eine solch bescheidene Definition von Philosophie – dann ist mit Philosophie *der* Lebenskunst zunächst das *Nachdenken über die Grundlagen und möglichen Formen von Lebenskunst* gemeint.[1] Dies

---

1   Vgl. Wilhelm Schmid, *Philosophie der Lebenskunst – Eine Grundlegung*, Frankfurt/M. 1998, 9. Auflage 2003. In stark verkürzter Form und mit neuen Texten zu Gesundheit, Heiterkeit, Glück: Wilhelm Schmid, *Schönes Leben? Einführung in die Lebenskunst*, Frankfurt/M. 2000, 6. Auflage 2004.

ist nicht von vornherein identisch mit einer Philosophie *als* Lebenskunst, also einer gelebten Philosophie.

Gegenüber der populären Lebenskunst, die sich in der spontanen Bewältigung der Lebensprobleme und im unmittelbaren Lebensgenuss hervortut, bringt die philosophische Lebenskunst eine weitere Dimension ins Spiel: Die theoretische Einsicht in abstrakt erscheinende, jedoch grundlegende Zusammenhänge des Lebens, ihre Herkunft, ihre „Gründe" und ihre mögliche künftige Entwicklung, um die Lebensführung dazu in Bezug zu setzen, umsichtig und weitsichtig. Individuen können auf die pragmatische Kenntnis von Grundstrukturen, die die Existenz durchziehen, nicht verzichten, denn sie haben über den Umgang mit ihnen, ihre Akzeptanz oder Veränderung, zu entscheiden. Es geht aber nicht darum, die Theorie gegen die Praxis auszuspielen, sondern darum, Theorie und Abstraktion als Grundbestandteile einer reflektierten Lebenskunst zu begreifen.

Lebenskunst ist zunächst nichts weiter als die fortwährende *Gestaltung des Lebens und des Selbst*. Das Leben erscheint dabei als Material, die Kunst als Gestaltungsprozess. Das Werk dieser Kunst ist aber nicht eines, das irgendwann definitiv vollendet sein wird; es kann vielmehr fragmentarisch bleiben. Die Arbeit an diesem Werk geschieht vorzugsweise über die Arbeit an äußeren Werken, die im Grunde immer eine Arbeit des Selbst an sich bedeutet. Auch die Anderen arbeiten grundsätzlich mit an diesem Werk, das das Selbst und sein Leben ist. Mit der Arbeit der Gestaltung ist hier nicht beliebige Verfügung über das Material gemeint und auch nicht unbedingt nur ein aktives Tun, sondern ebenso ein passives Lassen. Nicht alles am Selbst und seinem Leben ist beliebig zu verändern, vieles ist vielmehr zu akzeptieren, wobei sich jedoch wiederum die Frage stellt, welche Haltung dazu einzunehmen ist; vieles kann aufgrund eigener Wahl auch bewusst gelassen werden.

1. RÜCKBESINNUNG AUF DIE GESCHICHTE DER PHILOSOPHIE

Die Konzepte philosophischer Lebenskunst haben ihre eigene, weit zurück reichende Geschichte; Michel Foucault lenkte in seinen letzten Arbeiten von

1984 das Augenmerk darauf.[2] Die Geschichte kann zeigen, dass die Thematik der Lebenskunst in der Philosophie nichts Neues, nichts Ungewöhnliches ist. Die Geschichte der Philosophie, wohl nicht nur im Abendland, sondern auch in anderen Kulturen, insbesondere der hinduistischen, buddhistischen, taoistischen, kann vor Augen führen, welche Bedeutung den Lebensfragen einst in der Philosophie zugemessen worden ist und welche Antworten eine philosophische Lebenskunst darauf zu geben versucht hat. Es gibt Gründe zu der Annahme, dass die philosophische Aktivität der abendländischen Denker zumindest in der Antike in hohem Maße auf die Frage der reflektierten, gekonnten Lebensführung konzentriert war; ein Indiz hierfür findet man etwa im 2. Jahrhundert bei Sextus Empiricus, der skeptisch gegen „die bei den Philosophen viel beredete Lebenskunst" argumentiert, worunter er eine auf dogmatischen Grundlagen aufruhende Lebenskunst versteht, wie er sie in den Schulen von Aristoteles, Epikur, der Stoa „und einigen anderen" vorfindet. Die Erkenntnis der Wahrheit des Seins oder die Frage nach dem Sein des Menschen waren demnach einst kein Selbstzweck, sondern dienten der Orientierung der Lebensführung. Und die Schule der Skepsis fällt aus diesem Lebenskunstdiskurs keineswegs heraus: Ihr Ziel war erklärtermaßen die Seelenruhe, die *Ataraxie*, ein typisches Lebenskunstziel.

Einige Konzepte antiker philosophischer Lebenskunst können bei der Neubegründung einer Philosophie der Lebenskunst wieder aufgenommen werden: So der wichtige Begriff der *Sorge des Selbst um sich* bzw. der *Selbstsorge*, der auf der Basis einer Anregung der Philosophin Aspasia in der sokratischen und platonischen Philosophie ausgearbeitet worden ist; Sorge, die zunächst ängstlicher Natur sein kann, unter philosophischer Anleitung jedoch zu einer klugen, vorausschauenden Sorge wird, die das Selbst nicht nur auf sich, sondern ebenso auf Andere und die Gesellschaft bezieht. Ebenso die *Selbstfreundschaft* und auf deren Grundlage die *Freundschaft mit Anderen*, die in der aristotelischen Philosophie kennzeichnend sind für den bewussten Lebensvollzug eines Selbst, das auf der Basis von Klugheit seine Wahl trifft und die Vernetzung mit Anderen sucht, um ein umfassendes Feld von Möglichkeiten zu gewinnen. Ferner die *Askese* als Arbeit des Selbst an sich zur Veränderung und Festigung seiner selbst, um *Autarkie*, Selbstmächtigkeit, zu erlangen, wie dies in der kynischen Philosophie weniger als Theorie, viel-

---

2   Michel Foucault: *L'Usage des plaisirs* und *Le souci de soi.* Beide Bücher Paris 1984. Siehe hierzu Wilhelm Schmid: *Auf der Suche nach einer neuen Lebenskunst. Die Frage nach dem Grund und die Neubegründung der Ethik bei Foucault* (1991), Frankfurt am Main 2000.

mehr als Lebenspraxis ausgearbeitet wird, um die möglichst weit gehende Verfügung des Selbst über sich und sein Leben zu ermöglichen, denn das ist der Sinn der „Askese". Die asketische Arbeit hat zum Ziel, das Selbst von Abhängigkeiten zu befreien, aber auch seiner neu gewonnenen Freiheit Formen zu geben. Ebenso das *lustvolle Leben*, das zum Charakteristikum der epikureischen Lebenskunst geworden ist, in deren Sicht das Selbst nicht Sklave der Lust ist, sondern die Lüste selbst zu wählen und zu kalkulieren versteht; sogar das Hinnehmen von Unlust und Schmerz kommt einer späteren größeren Lust wegen in Betracht. Schließlich die *Hinnahmefähigkeit* und *Unerschütterlichkeit*: Die stoische Philosophie, die völlig darin aufgeht, Lebenskunst zu sein, nahm sich intensiv jenes Bereichs an, den das Selbst als gegeben hinnehmen muss, innerhalb dessen es jedoch dennoch über seine Vorstellungen verfügt, die es sich von seiner Situation macht und die es selbst zu lenken vermag, ferner das Unabänderliche wählerisch zu gebrauchen und im Einzelnen auszugestalten versteht, im äußersten Fall aber die Freiheit der Aufhebung seiner eigenen Existenz sich vorbehält.

2.   EXISTENZIELLE ESSAYISTIK, ERNEUERTE MORALISTIK

Und doch kann es für die Neubegründung einer Philosophie der Lebenskunst bei diesen antiken Konzepten nicht bleiben, denn die Moderne stellt noch ganz andere Anforderungen. Inhaltlich festgelegte Konzepte von Lebenskunst, die zum Teil in sehr präzisen, Alternativen ausschließenden, von Schule zu Schule divergierenden Auffassungen zum Ausdruck kamen, können modernen Individuen nicht mehr als verbindlich dargeboten werden. Die Bedingungen und Möglichkeiten des Lebens sind in politischer, technologischer, ökonomischer, ökologischer Hinsicht sehr viel andere als in früheren Zeiten. Da nach und nach alle jemals als fest geglaubten Orientierungspunkte sich in der Moderne auflösen, ist für eine neu zu begründende Lebenskunst die *existenzielle Essayistik* entscheidend: Lebenskunst bedeutet unter modernen Bedingungen mehr als jemals, inhaltliche Festlegungen individuell selbst zu treffen und geradezu einen experimentellen Weg einschlagen zu müssen, ohne definitiv wissen zu können, wohin er führt. Normative Vorstellungen, wie etwa die eines wahren Seins oder eines mit sich identischen Subjekts, können nicht mehr aufrecht erhalten werden, und dies bedingt Versuche mit sich selbst, Versuche mit dem Leben, das in keiner

Weise mehr definitiv festzulegen ist und dessen Möglichkeiten nur durch ein Ausprobieren ausgelotet werden können.

Der erste, der dies für die Moderne geltend gemacht hat, war Montaigne, der Begründer der modernen Moralistik. Die Philosophie der Lebenskunst ordnet sich ein in das Projekt einer *neuen Moralistik*, für die an der Schwelle zum 21. Jahrhundert die Zeit reif zu sein scheint. Der Bedeutung einer individuellen, als Lebenskunst verstandenen Ethik Rechnung zu tragen, ergänzend zu Prinzipienethik und Angewandter Ethik, könnte das Anliegen einer solchen erneuerten Moralistik sein. Zwischen der populären und der philosophischen Lebenskunst versucht sie die Brücke zu schlagen, denn sie bewegt sich zwischen den Niederungen der alltäglichen Existenz, deren Bewältigung für die Lebensführung des Individuums unerlässlich ist, und den Höhen der theoretischen Reflexion, die den Einschluss in die Engstirnigkeit des Alltags verhindern kann. Die Möglichkeit neuer Erfahrungen ist die Voraussetzung dafür, überhaupt von einer Gestaltung des Lebens und des Selbst sprechen zu können.

3. Die grundlegenden Aspekte der Lebenskunst

Die entscheidende Frage hinsichtlich der Gestaltung des Lebens und des Selbst durch das Subjekt der Lebenskunst ist jedoch noch eine andere, denn auch dies, dass das Leben zu gestalten sei, kann keineswegs normativ vorausgesetzt werden. Ein gewichtiges Argument dafür ist allenfalls die *Kürze des Lebens*, unabhängig von seiner faktischen Länge, ein Argument, das schon in der antiken Philosophie eine tragende Rolle gespielt hat. Man kann es das *finale Argument* nennen, mit Bezug auf jene Möglichkeit des Lebens, die der Tod ist. Tod bedeutet nicht zwangsläufig, dass das Leben überhaupt, sondern dass es in dieser Form zu Ende ist. Der Tod ist eine Grenze, und die reflektierte Lebenskunst gründet im Bewusstsein von der Begrenztheit des Lebens. Man kann sogar sagen, dass dem Tod die Begrenzung des Lebens zu *verdanken* ist, denn wenn es diese Grenze nicht gäbe, könnte die Gestaltung des Lebens in der Tat als gleichgültig erscheinen. Der Tod als Grenze des Lebens fordert jedoch dazu auf zu leben und auf erfüllte Weise zu leben. Gäbe es den Tod nicht, müsste man ihn wohl erfinden, um nicht ein unsterblich langweiliges Leben zu führen, das darin bestünde, das Leben endlos aufzuschieben. Daher die Affirmation der Begrenzung: Um das Leben nicht einfach nur dahingehen zu lassen, sondern es wirklich zu leben, solange es währt.

Die *grundlegenden Aspekte* jeder reflektierten Lebenskunst ausfindig zu machen: Darum kümmert sich die Philosophie der Lebenskunst. In keinem Fall kann es darum gehen, Regeln vorzuschreiben und Rezepte zu liefern, sondern allenfalls Vorschläge zu formulieren, die im besten Fall Plausibilität für sich beanspruchen können – nicht in normativer, sondern in *optativer Absicht*: Möglichkeiten eröffnend, sie ausbreitend vor den Augen des Subjekts, dem die definitive Wahl obliegt und das nur seiner eigenen Einsicht folgen kann, denn schließlich verantwortet es seine Lebensführung selbst mit seiner Existenz. Nicht eine Theorie des guten Lebens, der nur nachzuleben wäre, steht in Frage, sondern eine theoretische Erörterung all dessen, was, wenn eine reflektierte Lebenskunst zu realisieren versucht wird, klugerweise nicht außer Acht gelassen werden sollte. Durch die philosophische Reflexion wird das Individuum in die Lage versetzt, seinen eigenen Lebensvollzug besser zu verstehen und gegebenenfalls in ihn einzugreifen, da ihm die gesamte Bandbreite der Möglichkeiten des Verstehens und Vorgehens zur Verfügung steht.

4. GRUNDLEGENDER ASPEKT DER MACHTSTRUKTUREN, PO-
    LITIK DER LEBENSKUNST

Als grundlegender Aspekt erscheint beispielsweise, dass die Beziehungen zu Anderen erfahrungsgemäß häufig vom *Phänomen der Macht* durchzogen sind. Immer wieder ist das Individuum im Lebensvollzug mit Fragen der Macht konfrontiert, und die Reflektiertheit seiner Lebensführung dürfte wohl mit dem Grad der Aufklärung von Machtstrukturen wachsen, um sich soweit wie möglich im Klaren zu sein über die eigene Verstricktheit in deren Geflecht, und um den Ansatzpunkt einer eigenen Einflussnahme darauf zu erkennen. In vierfacher Hinsicht sollte das Subjekt der Lebenskunst nach Machtstrukturen fragen: 1. Wie funktionieren die Machtstrukturen allgemein in der bestehenden Gesellschaft? 2. Was ist die besondere Macht Anderer über mich, was ist angesichts dessen meine Ohnmacht? 3. Was ist meine eigene Macht über mich und meine Ohnmacht in Bezug auf mich selbst? 4. Was ist meine eigene Macht über Andere und demzufolge deren Ohnmacht? Meist liegt es näher, die Ausübung äußerer Macht gegen das Selbst zu kritisieren, deren Folgen unmittelbar spürbar sind, als sich über die eigene Ausübung von Macht klarer zu werden, die als geringfügig, vernachlässigenswert und ohnehin immer schon „gut gemeint" erscheint.

Für das Selbst kommt es darauf an, *Macht über sich selbst* zu gewinnen, Selbstmächtigkeit, um eine innere Integrität zu organisieren, die jedoch auch bei diesem internen Umgang mit Macht auf eine einseitige Herrschaft (etwa des Intellekts über die Gefühle) verzichtet. Die Macht über sich ist die Grundlage für die *Unabhängigkeit* von äußeren Mächten, die erfahrungsgemäß ihren Weg ins Selbst nur finden, wenn sie sich die inneren Zwistigkeiten und unerfüllten Bedürfnisse des Subjekts zunutze machen, die sie zu lösen und zu erfüllen versprechen. Ebenso befähigt die Macht über sich dazu, eine *Mäßigung Anderer* hinsichtlich ihrer Machtausübung zu erreichen und mit der gewonnenen eigenen Macht der Forderung nach Umkehrbarkeit von Machtbeziehungen Nachdruck zu verleihen. Und schließlich kann die Macht über sich die *Mäßigung seiner selbst* hinsichtlich der eigenen Ausübung von Macht über Andere, auch über andere Wesen und vorgefundene Zusammenhänge zur Folge haben, um die eigene Machtausübung nicht zur Etablierung von Herrschaftszuständen zu missbrauchen. Dies zu leisten, ist die Aufgabe einer Politik der Lebenskunst.

5. Affirmation des Individuums, Sorge um die Gesellschaft

Lebenskunst hat von vornherein eine gesellschaftliche und politische Dimension. Wenn es dennoch das *Individuum* und die von ihm gelebte Existenz ist, die in der Philosophie der Lebenskunst so entschieden affirmiert wird, dann vor allem deswegen, weil die Ablehnung des Individuums zu korrigieren ist, die sich in der Geschichte des 20. Jahrhunderts überall dort, wo totalitäre Systeme dominierten, als so verhängnisvoll erwiesen hat. Das Individuum war das Ärgernis der totalitären Bewegungen, also ist es ein zuverlässiger Ansatzpunkt. An der Schwelle zum 21. Jahrhundert stellt sich darüber hinaus die Aufgabe, die demokratische Gesellschaft vom einzelnen Individuum her neu zu denken, um sie möglicherweise stärker als jemals auf eine individuelle Basis zu stellen. Denn dies ist die neue Herausforderung: Die Auflösungserscheinungen der modernen Gesellschaft zu bewältigen, für die vor allem egoistische Individuen verantwortlich gemacht werden, deren

Zusammenhalt jedoch nicht „von oben" her verordnet werden kann. Bleibt nur, ihre Selbstsorge, die mehr als nur eine Sorge des Selbst für sich ist, zu erweitern zu einer *Sorge um die Gesellschaft.*

Es geht dabei nicht um das abstrakte Projekt einer neuen Gesellschaft, nicht um das Ideal einer neuen Welt, sondern um die existierenden Menschen, ihre Verhaltensweisen, Stärken und Schwächen, mit denen wohl oder übel gerechnet werden muss. Durchaus kann man die Auffassung vertreten, dass es im Grunde nur Individuen, nicht „die Gesellschaft" gibt. Man kann sich dann am ehesten wieder von einem allzu abstrakt gewordenen Bild der Gesellschaft lösen und darauf achten, wie Gesellschaft von Grund auf entsteht. Die Gestaltung von Gesellschaft geschieht schließlich zwischen Individuen, die ihrer Begegnung Formen geben, um sie auf unterschiedliche Weise und bei verschiedenen Gelegenheiten, auch im Konfliktfall, zu realisieren. Persönlich gewählt und ins Werk gesetzt werden können ethische und stilistische *Umgangsformen,* die ausschließlich von der Haltung und dem Verhalten der Individuen abhängig sind, von ihren Gesten und ihrem Stil.

Reichtum und Geschmeidigkeit dieser Formen ermöglichen dem Subjekt, das Leben in Gesellschaft nicht nur als Last zu empfinden, sondern Genuss daraus zu ziehen, und dazu dienen nicht nur die Formen der Höflichkeit, sondern ebenso jene der Streitbarkeit, die den Zusammenstoß zwischen Individuen, der zur alltäglichen Erfahrung von Gesellschaft gehört, lebbar machen. Durch die Ausarbeitung von Umgangsformen wird der Andere nicht mehr primär als Träger einer Funktion, sondern als Person behandelt, Primat der Person vor der Funktion. Entscheidend ist nicht die Wiederherstellung von Gemeinschaft, sondern die Stärkung des kooperativen Elements in der funktionalen Gesellschaft, und zwar auf der Basis der Einsicht, zu der die Individuen selbst in der Lage sind.

6. GRUNDLEGENDER ANSATZPUNKT: DAS EIGENINTERESSE DES INDIVIDUUMS

Der grundlegende Ansatz der Philosophie der Lebenskunst wird daran deutlich: anzusetzen nämlich beim *Eigeninteresse des Individuums* und den Einsichten, zu denen es auf dieser Basis selbst kommen kann. Dies eröffnet die Möglichkeit, den Egoismus konsequent *zu Ende zu denken.* Zur Abwehr des Egoismus wird seit langem einseitig auf eine Sollensmoral gesetzt – aber es lässt sich beobachten, dass das Ich nackt dasteht, wenn die Sollensmoral wegfällt. Die Philosophie der Lebenskunst versucht, die Fähigkeit des Einzelnen, eigenständige Urteilskraft zu gewinnen, eine eigene Wahl zu treffen und entsprechend zu handeln, zu unterstützen. Denn dies erscheint als der *zentrale* grundlegende Aspekt: Jede Lebenskunst, wie immer sie inhaltlich ausgestaltet sein mag, dreht sich um die *Frage der Wahl*. Zwar muss, was nicht unmittelbar in der Macht des Subjekts steht, von diesem zunächst akzeptiert werden; aber selbst in diesem Fall obliegt dem Subjekt die Wahl des Verhaltens in dieser Situation.

Die Auseinanderlegung der verschiedensten Aspekte der Wahl dient dazu zu zeigen, wie man vorgehen kann, wie man einer Wahl sich nähern kann, welche Gesichtspunkte und Faktoren klugerweise zu berücksichtigen sind, was die notwendigen Voraussetzungen und möglichen Konsequenzen der Wahl sind, welche Zusammenhänge zu beachten sind und welche Unterscheidungen innerhalb der Wahl selbst getroffen werden können. Die Ausbildung von Sensibilität und Urteilskraft befördert das Entstehen jener Klugheit, auf deren Basis allein eine reflektierte Wahl getroffen werden kann. In die Klugheit finden sowohl das Denkvermögen als auch die Sensibilität Eingang, ihr Ort ist das „Zwischen": Zwischen Verstand und Wahrnehmung, zwischen Erkenntnis und Erfahrung, um in einem sensiblen Denken und einer leiblichen Intelligenz wieder zum Vorschein zu kommen.

Wenn die Klugheit beim Eigeninteresse des Individuums ansetzt, dann nicht, um dieses als anthropologische Konstante zu behaupten, sondern um bis zu jenem Punkt zurückzugehen, der dem ethischen und moralischen Verhalten nach allgemeiner Überzeugung am fernsten zu liegen scheint. Es war das Eigeninteresse, das die Klugheit im Laufe der abendländischen Geschichte dem Egoismus-Verdacht ausgesetzt hat (Durchsetzung des eigenen Vorteils, Streben nach Lustgewinn). Dabei dürften die Erfahrungen der Moderne zur Genüge gezeigt haben, dass jede Abwendung vom Eigeninteresse für eine Ethik und Moral zwar ehrenwert ist, jedoch folgenlos bleibt. Eigeninteresse bedeutet, dass es einem Selbst um sich und sein eigenes Leben geht, und dass es davon ausgehend seine Interessen vertritt. Um der Klugheit willen vermag das Selbst sein Eigeninteresse selbst in ein *aufgeklärtes Eigeninteresse* zu transformieren, denn es wäre absonderlich, das Eigeninteresse unklug, das heißt unüberlegt und unsensibel zu verfolgen. Die Klugheit besteht dann darin, nicht nur auf sich selbst, sondern auf das gesamte engere und weitere Umfeld zu achten, in dessen Rahmen das Leben gelebt wird; sie ist das Wissen davon und das Gespür dafür, was nicht nur jeweils

„für mich", sondern was „im Zusammenhang" gut ist. So führt sie konsequenterweise zu Rücksicht, Umsicht, Vorsicht und Voraussicht, die das aufgeklärte Eigeninteresse charakterisieren.

Der Angewiesenheit auf Andere und die Allgemeinheit trägt das Subjekt der Lebenskunst mit einer Maxime Rechnung, die als *Umkehrgebot der Klugheit* bezeichnet werden kann: „Berücksichtige das Eigeninteresse Anderer in derselben Weise, wie du das eigene geltend machst." Die Umkehrung der eigenen Perspektive erlaubt, die Perspektiven Anderer ebenso mitzubedenken, wie dies umgekehrt von Anderen auch für das Selbst erwartet wird. Die Umkehrung ist ein Bestandteil der Urteilsbildung und begründet die *amoralische Moral der Klugheit*, die nicht unbedingt als Moral intendiert ist, jedoch Konsequenzen zeitigt, die einer Moral vergleichbar sind, von der immer dann gesprochen werden kann, wenn ein Selbst sich von der eigenen Perspektive zu lösen vermag, um die Perspektiven Anderer in seinem Denken und Handeln zu berücksichtigen. Das Umkehrgebot nimmt Bezug auf die althergebrachte und in allen Kulturen bekannte, somit wahrhaft universelle Formel der *Goldenen Regel*. Jedoch nicht aus normativen Gründen wird diese Maxime hier ins Werk gesetzt, sondern aufgrund eigener Einsicht und kluger Selbstverantwortung des Subjekts, das seine Wahl trifft.

7. Das Ziel der Lebenskunst: Das schöne Leben

Grundlegend für die Lebenskunst ist schließlich auch, dem Leben ein Ziel zu geben. Dazu ist es nötig, das „Schöne" zu rehabilitieren und neu zu definieren, das, wie einst die antike *kalokagathía*, ethische und ästhetische Dimensionen in sich vereint: Schön ist das, was als *bejahenswert* erscheint. Als bejahenswert erscheint es in einer individuellen Perspektive, die keine Allgemeingültigkeit beanspruchen kann, und bezeichnet eine Existenz, die als bejahenswert und in diesem Sinne schön erscheint. Das sollte aber nicht zu einem ästhetizistischen Missverständnis führen: Die eigentliche Macht der Schönheit liegt nicht in der Perfektionierung, oberflächlichen Glättung und Harmonisierung der Existenz, sondern in der Möglichkeit ihrer Bejahung. Bejahenswert kann keineswegs nur das Angenehme, Lustvolle oder, wie es im ausgehenden 20. Jahrhundert gerne genannt wurde, das „Positive" sein, sondern ebenso das Unangenehme, Schmerzliche, „Negative". Das Schöne umfasst auch das Misslingen, entscheidend ist, ob das Leben insgesamt als bejahenswert erscheint.

Wenn das Motiv dafür, das Leben überhaupt zu gestalten, von der Kürze des Lebens herrührt, dann der Anstoß dazu, es *schön* zu gestalten, von der Sehnsucht nach der Möglichkeit, es voll bejahen zu können. Schön ist das, wozu das Individuum Ja sagen kann. Vor diesem Hintergrund kann der grundlegende Imperativ der Lebenskunst formuliert werden, der jeden einzelnen Schritt des Individuums in den Horizont der Gesamtheit der Existenz stellt und nur vom Individuum selbst in Kraft gesetzt werden kann, ein einfach erscheinender *existentieller Imperativ*: Gestalte dein Leben so, dass es bejahenswert ist. Das stellt den Prüfstein dar, an dem das eigene Leben immer wieder gemessen und beurteilt werden kann. Sollte das Leben so, wie es gelebt wird, nicht bejahenswert sein, dann wäre es zu ändern, denn es gibt nur diese eine „Sünde wider den heiligen Geist": Ein Leben zu führen, das nicht bejaht werden kann. Das schöne Leben ist auch *politisch* zum Argument zu wenden, um an gesellschaftlichen Verhältnissen zu arbeiten, die bejahenswerter sein könnten als die gegenwärtigen, und die im Gegenzug wiederum eine bejahenswertere Existenz ermöglichen würden. In keiner Weise ist mit der Rede von Bejahenswertem schon eine Aussage darüber gemacht, ob das Bestehende auch das Bejahenswerte sei.

So kann Lebenskunst tatsächlich heißen, *sich ein schönes Leben zu machen*, im Sinne von: Das Leben bejahenswerter zu machen, und hierzu eine Arbeit an sich selbst, am eigenen Leben, am Leben mit Anderen und an den Verhältnissen, die dieses Leben bedingen, zu leisten, um zu einem *erfüllten Leben* beizutragen, das nicht nur aus Glücksmomenten besteht und aus dem die Widersprüche nicht ausgeschlossen, sondern bestenfalls zu einer spannungsreichen Harmonie zusammengespannt sind; es handelt sich nicht unbedingt um das, was man ein leichtes Leben nennt, eher um eines, das voller Schwierigkeiten ist, die zu bewältigen sind, voller Widerstände, Komplikationen, Entbehrungen, Konflikte, die ausgefochten oder ausgehalten werden – all das, was gemeinhin nicht zum guten Leben und zum Glücklichsein zählt. Das Leben gut und – nach Maßgabe der Abwägung aller grundlegenden Aspekte – richtig zu führen, ist der Versuch zur Realisierung eines erfüllten Lebens, erfüllt vom Bewusstsein der Existenz, erfüllt von der Erfahrung des gesamten Spektrums des Lebens, erfüllt vom vollen Genuss und Gebrauch des Lebens. Das ist das Anliegen des Versuchs zur Neubegründung einer Philosophie der Lebenskunst.

ÜBER DAS STREBEN NACH LUST

Joachim Schummer

1. EINLEITUNG[1]

Aristoteles hat in seiner berühmten Abhandlung über die Lust eine Einteilung der Philosophenmeinungen bezüglich der Lust vorgenommen.[2] Die
einen, sagt er, halten die Lust für das höchste Gut; die anderen meinen, dass
die Lust ganz und gar schlecht sei. Unter den Lustgegnern nennt Aristoteles
wiederum zwei Gruppen. Die einen lehnen die Lust aus Überzeugung ab,
die anderen nur aus pädagogischen Gründen. Manchen liegt das Thema so
am Herzen, dass sie, wie Aristoteles bemerkt, aus pädagogischen Gründen
wider bessere Einsicht argumentieren.[3]

Solche Fälle philosophischer Unaufrichtigkeit mögen schon Anlass genug bieten, die Argumente der Lustgegner einmal genauer auf ihre Stichhaltigkeit zu überprüfen. Eine philosophische und unvoreingenommene Behandlung des Lustthemas ist aber auch aus ganz grundsätzlichen Überlegungen wichtig. Wenn man formalistische Versuche in der Ethik als aussichtslos
oder unzureichend erachtet, dann wird man in der allgemeinen Ethik nicht
ohne einen inhaltlichen Begriff des Guten auskommen.[4] Für eine inhaltliche
Bestimmung des Begriffs des Guten scheint aber – wie selbst Kant in der

---

[1] Eine frühere Fassung dieses Aufsatzes wurde vorgetragen auf dem Kongress der Gesellschaft für Analytische Philosophie, Universität München, 15.-18. September 1997.

[2] Aristoteles: *Nikomachische Ethik*, Stuttgart: Reclam 1985, 10. Buch.

[3] Moderne Fassungen „pädagogistischer" Ethik haben einen vermeintlich philosophischen
Platz gefunden im Rahmen des sog. Nonkognitivismus, der in der angelsächsischen Philosophie von Hume bis Russell nicht ohne Einfluss gewesen ist. Wenn man nonkogni-
tivistisch bestreitet, dass ethische Sätze eine deskriptive Bedeutung und rationale Rechtfertigung haben können, dann lassen sich ethische Sätze nur über ihre emotive, präskriptive
oder pädagogische Bedeutung verstehen. Wer sich dies jedoch in der Ethik zum Grundsatz macht, gibt den philosophischen Standpunkt im eigentlichen Sinne auf.

[4] Für einen Überblick zu Ansätzen in der deutschsprachigen Philosophie, siehe J. Schummer (Hrsg.): *Glück und Ethik*, Würzburg: Königshausen & Neumann, 1998.

Analytik der *Kritik der praktischen Vernunft*[5] mit aller Deutlichkeit betonte –
die Lust in erster Linie in Frage zu kommen. Unter 'Ethik' verstehe ich im
Folgenden nicht bloß die nach-kantianische, speziell deutsche Verkürzung
auf Moralphilosophie, sondern eine allgemeine praktische Theorie des Handelns, die auch den Bereich der Strebensethik oder Lebenskunstlehre umfasst. Für beide Bereiche ist seit der Antike die Lust als einheitliche Bestimmung des Guten vorgeschlagen worden in verschiedenen Varianten des
Hedonismus. Während die Lust jedoch unter Moralphilosophen vehemente
Gegnerschaft provoziert hat, scheint zumindest unkontrovers zu sein, dass
das Thema Lust von zentraler Bedeutung im Bereich der Strebensethik ist,
worauf ich mich im Folgenden konzentrieren werde. Die meisten Argumente gegen die Lust sind aber im Rahmen moralphilosophischer Überlegungen
geäußert worden, wo der Grundverdacht moralpädagogischer Absicht besteht. Daher erscheint es notwendig, diese Argumente noch einmal genauer
zu prüfen, wenn man für die Strebensethik eine klare, von moralpädagogischen Absichten freie Basis suchen will.

Im Folgenden werde ich verschiedene Varianten des Hedonismus diskutieren, also der Lehre, die das Streben nach Lust in den Vordergrund stellt.
Ich beginne mit dem *logischen Hedonismus*, um dabei zugleich auch eine vor-
bereitende Klärung der Begriffe Lust und Streben vorzunehmen. Ausführlich werde ich einige Standardargumente gegen den *psychologischen Hedonismus*
behandeln. Abschließend werde ich auf den *ethischen Hedonismus* eingehen
und dabei das sog. Grundparadoxon des Hedonismus analysieren.

2. DER LOGISCHE HEDONISMUS UND DIE BEGRIFFE LUST UND STREBEN

Sowohl der logische als auch der psychologische Hedonismus sind rein
deskriptive Theorien; d. h., sie erheben weder einen normativen Anspruch,
noch enthalten sie eine Güter- oder Wertlehre. Beide behaupten dieselbe
These, H_1, jedoch mit unterschiedlichem Geltungsanspruch:

> H_1: *Lust ist das einzige Objekt, das um seiner selbst willen erstrebt wird.*

---

5   2. Hauptstück, A101-2, 112.

Der logische Hedonismus behauptet, dass die These H_1 eine notwendige Wahrheit sei. Das hängt natürlich davon ab, welche Begriffe von 'Lust' und 'Streben' zugrunde gelegt werden. Dazu möchte ich jeweils drei Varianten anführen, auf die ich im Folgenden noch häufiger zurückkommen werde:

Lust$_1$: angenehmes Gefühl, das eine Tätigkeit oder Vorstellung (Wahrnehmung, Erinnerung, Erwartung) oder auch ein Streben begleitet (Lust als Begleitphänomen);

Lust$_2$: angenehmes Gefühl, das sich einstellt durch Erfüllung bzw. Befriedigung eines Strebens (Lust als Befriedigungsmoment);

Lust$_3$: Letztziel jedes Strebens;

Streben$_1$: Willensantrieb zu Handlungen, die eine bestimmte Veränderung des Zustandes oder Kontextes des Strebenssubjekts bewirken;

Streben$_2$: Willensantrieb zu Handlungen, die beim Strebenssubjekt Lust$_{1/2}$ hervorrufen bzw. erhalten;

Streben$_3$: Willensantrieb zu Handlungen, die ausschließlich zur Hervorrufung bzw. Erhaltung von Lust$_{1/2}$ beim Strebenssubjekt dienen.

Gegner des Hedonismus müssen sowohl Lust$_3$ als auch Streben$_3$ entschieden ablehnen, da sonst H_1 eine notwendige Wahrheit ist. Sie können jedoch Lust$_2$ und Streben$_2$, entweder nur eines oder beides zusammen, akzeptieren. Denn ein Streben, das bei Erfüllung stets Lust mit sich bringt, muss nicht notwendigerweise ausschließlich auf Lust um ihrer selbst willen gerichtet sein. Lust$_2$ könnte auch ein regulärer und angenehmer Begleiteffekt von Handlungen sein, die auf ganz andere Objekte um ihrer selbst willen abzielen. Lust$_1$ und Streben$_1$ sind schließlich völlig ungeeignet, den logischen Hedonismus zu stützen, da sie keinen notwendigen Zusammenhang begrifflich verankern.

Der logische Hedonismus, so lässt sich *zusammenfassend* feststellen, ist nur dann zu behaupten, wenn man an den sehr restriktiven Begriffen von Lust$_3$ oder Streben$_3$ festhält. Keiner von beiden scheint aber nur annähernd unserem Sprachgebrauch zu entsprechen; vielmehr sind es künstliche Begriffskonstruktionen, die nur um der philosophischen Argumentation willen geschaffen werden müssten. Ich werde daher den logischen Hedonismus fallen lassen und im folgenden nur noch die Begriffe Lust$_1$, Lust$_2$ und Streben$_1$,

Streben$_2$ betrachten, wobei besonderes Gewicht auf die Unterscheidung der beiden Lustbegriffe fällt.

Zwei Anmerkungen müssen zur begrifflichen Klärung vorausgeschickt werden:

Im Deutschen verwenden wir den Ausdruck 'Lust haben' auch im Sinne von Streben$_{1/2}$, wenn wir z. B. sagen 'Ich habe Lust auf Schokolade'. Diese Doppeldeutigkeit des Lustbegriffs, im Sinne eines angenehmen Gefühls einerseits und eines Strebens oder einer Sehnsucht andererseits, hat leider immer wieder zu begrifflichen Verwirrungen und philosophischen Fehlschlüssen geführt.[6] Ich klammere daher die zweite Bedeutung im Folgenden strikt aus und fasse sie unter den Begriff des Strebens.

Den Ausdruck 'Streben nach einem Objekt' interpretiere ich immer in dem allgemeineren Sinne von Streben$_1$, also als Streben nach einer bestimmten Veränderung des Zustandes oder Kontextes des Strebenssubjekts. Denn wir streben ja nicht einfach nach einem Objekt, sondern z. B. nach dem Besitz oder der Nähe eines Objektes; allgemeiner: nach irgendeiner Beziehung des Objektes zu uns selbst.

3. Der psychologische Hedonismus und seine Kritik

Der psychologische Hedonismus behauptet, dass H_1 zwar keine logisch notwendige Wahrheit, aber eine psychologisch gesicherte These sei. Dazu beruft man sich entweder auf die – bereits von Aristoteles geäußerte[7] – empirische These, dass alle Menschen nach Lust streben. Oder man versucht anhand theoretischer Modelle aufzuzeigen, dass unsere psychische Konstitution so beschaffen sei, dass wir letztlich nur nach Lust streben können.

Der psychologische Hedonismus ist durch Aufweis empirischer Einzelfälle schwer zu widerlegen und natürlich auch schwer zu bestätigen. Denn bei der Feststellung eines empirischen Einzelfalles müssen wir die Handlungsmotive stets von außen zuschreiben, und dabei bleibt stets zumindest ein Interpretationsspielraum offen. Selbst dem Märtyrer lässt sich z.B. ein

---

6   Selbst der ansonsten sehr sorgfältige und bis heute vorbildliche Sidgwick scheint beide Bedeutungen zu verbinden in seiner Definition von Lust als ein „Gefühl, das den Willen antreibt zu Handlungen, die das Gefühl erhalten oder hervorrufen können" (*Methoden der Ethik*, Bd. I, S. 50).

7   Aristoteles, *Nikomachische Ethik*, 1153b, 25ff.; 1172b, 10ff.

Luststreben zuschreiben, etwa im Sinne einer jenseitig erwarteten Lust als Belohnung für die Märtyrerhandlung.

Es sind jedoch eine Reihe von Einwänden gegen die theoretische Annahme erhoben worden, die den psychologischen Hedonismus zu widerlegen scheinen. Zumindest scheint die Mehrheit der Philosophen, die sich mit diesem Thema beschäftigt haben, von der Widerlegung überzeugt zu sein. Da das Streben nach der eigenen Lust als eine Form der Selbstliebe betrachtet wird, sind die Einwände insbesondere im moralphilosophischen Kontext der Widerlegung des psychologischen Egoismus formuliert worden – also der These, dass man letztlich nur nach seinem eigenen Wohl streben kann. Die Grundgedanken finden sich z.B. bei Butler, Hutcheson, Hume, Sidgwick, Russell, Scheler, Frankena, von Wright, u.v.a. Die wichtigsten Einwände lassen sich einteilen in starke und schwache Einwände.

3.1 SCHWACHE EINWÄNDE

Die schwachen Einwände beruhen meist auf Missverständnissen oder auf der introspektiv begründeten Versicherung der Autoren, dass sie selber auch nach anderen Objekten als Lust streben können.

Zur Klärung der Missverständnisse ist zu betonen, dass ein psychologischer Hedonist ohne Schwierigkeiten einräumen kann, dass wir nach allen möglichen Objekten (z.B. dem Besitz materieller oder geistiger Dinge wie Geld, Erkenntnis, moralische Tugenden, Macht etc.) streben können. Er behauptet lediglich, dass diese Objekte stets nur im instrumentellen Sinne zur Erreichung von Lust erstrebt werden. Oder noch vorsichtiger: Jedes Streben nach beliebigen Objekten lässt sich instrumentell als Streben nach Lust rekonstruieren.

Der klassische Einwand von Joseph Butler[8] gegen den psychologischen Hedonismus beruht darauf, dass er die Möglichkeit der Instrumentalisierung gar nicht erst in Betracht zieht. Er behandelt das Streben nach Objekten und das Streben nach Lust$_2$, die sich infolge einer Befriedigung durch diese Objekte einstellt, als zwei getrennte Strebeformen, ohne zu erwägen, dass das Streben nach Objekten nur um der Lust willen geschehen könnte. Da-

---

[8] Joseph Butler: *Fifteen Sermons Preached at the Rolls Chapel.* London, 2. Auflage, 1729 (erste Publikation 1726), insbes. Sermon 11 (dt. in D. Birnbacher & N. Hoerster (Hg.), *Texte zur Ethik*, München: dtv 1976).

her handelt es sich hierbei strenggenommen noch gar nicht um einen Einwand.

Demgegenüber sieht z.b. Henry Sidgwick sehr wohl die Möglichkeit der instrumentellen Verknüpfung; er bezweifelt sie jedoch für viele Fälle aufgrund eigener Introspektion. So sei etwa das Streben nach Nahrungsaufnahme ein direkter Impuls und gänzlich unabhängig von dem Bedürfnis, das Unlustgefühl des Hungers zu beseitigen.[9] Gegen solche introspektiven Argumente ließe sich jedoch auf psychoanalytischer Basis einwenden, dass sie nur die halbe Wahrheit erfassen. Der scheinbar direkte Impuls zur Nahrungsaufnahme könnte auch bloß eine Routinehandlung zur Entlastung alltäglicher Aufgaben sein (also gar kein echtes Streben). Das eigentliche Strebeziel (die Beseitigung von Hunger) wäre zwar nicht bewusst, aber doch latent gegenwärtig und stets aktualisierbar. Dafür und also gegen Sigdwick spricht z. B. eindeutig die Wirkung von starken Appetithemmern. Wenn der Appetit bzw. das Unlustgefühl des Hungers nicht mehr empfunden wird, dann kann der vermeintlich „direkte Impuls zur Nahrungsaufnahme" sogar bis zum Hungertod ausbleiben.

Das Beispiel macht deutlich, dass die introspektiven Argumente insgesamt äußerst schwach sind. Es kann nämlich sein, dass wir uns selber gar nicht im Klaren darüber sind, wonach wir letztendlich streben. Ich werde mich daher im Folgenden auf die sog. 'starken Einwände' konzentrieren.

3.2 STARKE EINWÄNDE

Die starken Einwände gegen den psychologischen Hedonismus versuchen zu zeigen, dass es zumindest einige Fälle gibt, bei denen die besagte Instrumentalisierung ausgeschlossen werden kann: d. h., ein bestimmtes Objektstreben lässt sich nicht mehr als ein Streben nach Lust rekonstruieren. Bei genauer Betrachtung lassen sich mindestens zwei voneinander unabhän-

---

[9]   „Das Verlangen des Hungers ist meiner Beobachtung nach ein direkter Impuls nach Nahrungsaufnahme. Das Essen ist nun zweifellos gewöhnlich von einem angenehmen Gefühl, das mehr oder weniger intensiv ist, begleitet. Man kann aber doch nicht sagen, daß dieses angenehme Gefühl der Gegenstand des Hungers ist und daß es die Vorstellung dieses Vergnügens ist, die den Willen des Hungernden antreibt." (Henry Sidgwick: *Die Methoden der Ethik* [nach der 7. engl. Auflage übertr. von Constantin Bauer], Leipzig: Klinkhardt 1909, S. 53. [1. Auflage, *Methods of Ethics*, MacMillan, 1874]).

gige Argumentationen rekonstruieren, die ich im Folgenden unter Ergänzung einer dritten Variante auf ihre Stichhaltigkeit überprüfen möchte.

1. Einwand: Lust ist nicht Zweck, sondern Begleitphänomen des Strebens

Ausgangspunkt ist hier der Begriff der $Lust_1$ als einer das Streben begleitenden $Strebelust_1$. Wenn die Tätigkeit des Strebens $Lust_1$ bereitet, so die Überlegung, dann muss sie nicht zusätzlich durch Aussicht auf $Lust_2$ bei Befriedigung motiviert sein, sondern kann sich im Prinzip auf beliebige andere Objekte richten. Ein Spezialfall der $Strebelust_1$ liegt z. B. vor bei der Neugierde (engl.: *curiosity, inquisitiveness*) als einem Streben, dessen Objektbereich noch relativ unbestimmt ist. Die Neugierde treibt uns zu verschiedenen Tätigkeiten an, ohne dass wir uns davon als Resultat eine $Lust_2$ versprechen; folglich streben wir dabei auch gar nicht nach $Lust_2$.

Dieser Einwand, der u.a. von Sidgwick vorgebracht wurde, wendet sich gegen die spezielle – allerdings verbreitete – Variante des psychologischen Hedonismus auf der einseitigen Basis von $Lust_2$. Und dagegen scheint er auch triftig zu sein.

Ein psychologischer Hedonismus auf der Basis von $Lust_1$ bleibt davon jedoch unberührt. Denn wenn das Streben nach beliebigen Objekten von $Lust_1$ begleitet ist, dann lässt sich dieses Streben stets auch instrumentell als Mittel zur Erreichung oder Erhaltung dieser $Lust_1$ interpretieren. Wir streben dann nicht nach einem Objekt, weil die Erfüllung $Lust_2$ verspricht, sondern weil die Tätigkeit des Strebens selber $Lust_1$ bereitet.

Hierbei ist zu beachten, dass ein instrumentelles Verhältnis nicht unbedingt ein Kausalverhältnis zwischen Ereignissen voraussetzt. Es reicht aus, wenn beide mehr oder weniger regelmäßig zusammen auftreten: Wenn A mit B korreliert, dann kann es durchaus vernünftig sein, nach A zu streben, um B zu erreichen.

In dieser Weise lässt sich übrigens auch Aristoteles deuten, der die Lust nicht als Wirkung, sondern als eine zur Tätigkeit hinzutretende Vollendung betrachtete.[10] Entgegen einer verbreiteten anti-hedonistischen Interpretation können für Aristoteles bestimmte Lustformen tatsächlich letzte Strebensziele sein.

Wir werden später allerdings sehen, dass ein direktes Streben nach $Strebelust_1$ einige praktische Probleme mit sich bringt, weil man dann mit dem sog. hedonistischen Strebeparadoxon konfrontiert ist.

---

[10] Aristoteles, *Nikomachische Ethik*, 1174b 33.

2. Einwand: Der Hedonismus setzt ein falsches Voraussetzungsverhältnis an

Der zweite Einwand, der u.a. von Bertrand Russell, William Frankena, Georg Henrik von Wright vorgebracht wurde,[11] im Großen und Ganzen jedoch auf Joseph Butler (s.o.) beruht, versucht zu zeigen, dass der Hedonismus von einem falschen Voraussetzungsverhältnis ausgeht. Ausgangspunkt ist hier der Begriff der Lust$_2$. Lust$_2$ setzt nach Definition ein Streben voraus, und ein Streben setzt wiederum ein Objekt voraus, das erstrebt wird. Um eine Zirkularität im Voraussetzungsverhältnis zu vermeiden, muss dieses Objekt von der Lust notwendigerweise verschieden sein. Der Hedonismus, so wird gesagt, „zäumt das Pferd vom Schwanze auf": Wir streben nicht nach Objekten, *weil* sie uns Lust verschaffen, sondern wir haben vielmehr Lust an ihnen, *weil* wir nach ihnen streben und sie unser Streben erfüllen.

Der Einwand übersieht, dass es sich in beiden Fällen gar nicht um gleichartige Voraussetzungsverhältnisse handelt, sondern einerseits um ein Instrumental- oder Zweck-Mittel-Verhältnis (das erste „weil" im letzten Satz im Sinne von „damit") und andererseits um ein Kausalverhältnis (das zweite „weil"). Wenn A die Ursache von B ist (A setzt B kausal voraus) und ich B

---

11 „Wenn ich eine Sache begehre, werde ich mehr oder weniger befriedigt sein, wenn ich sie erlange, und mehr oder weniger unbefriedigt, wenn ich sie nicht erlange. Daraus zieht man dann den Schluß, daß ich sie um der Befriedigung willen, die sie mir verschaffen würde, begehre und nicht um ihrer selbst willen. Aber damit zäumt man das Pferd vom Schwanze auf. Die Befriedigung, die wir aus einer Sache ziehen, hängt gewöhnlich davon ab, daß wir vorher ein Verlangen gehabt haben, das diese Sache befriedigt; die Befriedigung zum Beispiel, die uns Essen und Trinken verschaffen, ist abhängig von Hunger und Durst." (Bertrand Russell: „The Elements of Ethics", in: *Philosophical Essays*, London 1910 [dt. in: D. Birnbacher & N. Hoerster (Hg.): *Texte zur Ethik*, München, dtv 1976, S. 190]).
„Der psychologische Hedonismus zäumt das Pferd beim Schwanze auf. Wir streben nicht nach Erkenntnis und den übrigen Auszeichnungen der Seele, weil sie uns Vergnügen schaffen, wir haben vielmehr Vergnügen an ihnen, weil wir nach ihnen streben und sie unser Streben erfüllen." (William K. Frankena, *Ethics*, Englewood Cliffs: Prentice-Hall 1963 [dt.: *Analytische Ethik*, München: dtv 1972, S. 105)].
„Die Lust bei der Befriedigung eines Begehrens kann niemals das Objekt *desselben* Begehrens sein. Denn eine Befriedigung setzt ein Begehren voraus, und ein Begehren setzt wiederum etwas voraus, das wir begehren, ein Objekt. Deshalb muß das Objekt des Begehrens notwendigerweise verschieden sein von der Lust bei der Befriedigung *dieses* Begehrens. [...] Ob sich die ursprüngliche Lust der Befriedigung in ein Objekt eines [neuen, J.S.] Begehrens verwandelt, ist hingegen eine völlig kontingente Angelegenheit. Gerade die Kontingenz dieser Sache begründet nach meiner Überzeugung die Widerlegung des psychologischen Hedonismus." (Georg Henrik von Wright: *The Varieties of Goodness*, London: Routledge & Paul 1963, S. 83, meine Übersetzung).

erreichen möchte, dann ist B der Zweck für die Wahl von A (B setzt A instrumentell voraus). Das wechselseitige Voraussetzungsverhältnis ist also keine Zirkularität, sondern schlicht der Normalfall bei jedem Streben, das sich eines Kausalwissens bedient. Daher ist dieser vermeintlich logische Einwand, die Lust müsse vom Objekt des Strebens verschieden sein, nicht stichhaltig.

Im Übrigen übersieht der Einwand natürlich alle Formen der Lust₁, die – wie schon Platon im *Philebos* erläuterte – gerade kein Streben voraussetzen.

3. Einwand: Objektstreben geht der Lust zeitlich voraus

Der dritte Einwand ist eine Abwandlung von Einwand 2 und bisher nur in Andeutungen entwickelt (am ehesten bei von Wright). Er lässt sich aber als eigenes Argument formulieren und ist schwerer zu widerlegen, weil er entwicklungspsychologische Annahmen enthält.

Ausgangspunkt ist wiederum der Begriff der Lust₂ als Befriedigungsmoment eines Strebens. Anstelle des logischen wird nun das *zeitliche* Voraussetzungsverhältnis analysiert. Wenn sich Lust₂ erst bei der Erfüllung eines Strebens einstellt, so die Überlegung, dann geht das Streben stets *zeitlich* der Lust₂ voraus. Für jede Art des Strebens muss es auch ein erstes Mal geben, bei dem das Subjekt noch gar keine Befriedigung und daher auch keine entsprechende Lust₂ kennt. Zumindest ein solches ursprüngliches oder 'jungfräuliches' Streben kann also noch gar nicht auf Lust₂ gerichtet sein, sondern es muss ein anderes Objekt haben. Zwar kann später, sobald einmal die Lust₂ erfahren wird, ein Streben auf diese Lust₂ gerichtet sein, aber dieses spätere Streben ist eben von dem ursprünglichen Streben wegen der unterschiedlichen Objekte verschieden. Folglich sei der psychologische Hedonismus widerlegt.

Der Einwand beruht auf einer entwicklungspsychologischen Theorie, die erklärt, wie sich das Streben nach Lust₂ entwickelt haben könnte. Um die Stichhaltigkeit des Einwandes zu prüfen, ist zu untersuchen, ob es erstens eine alternative entwicklungspsychologische Erklärung im Sinne des Hedonismus gibt, und ob zweitens die Voraussetzungen dieser Theorie plausibel sind.

Eine alternative hedonistische Erklärung eines Strebens, das (noch) nicht durch Lust₂ motiviert ist, wurde bereits mit Einwand 1 geliefert. Ein Streben kann allein durch eine dieses begleitende Strebelust₁ motiviert sein; und das liegt, wie gezeigt, ganz im Rahmen des psychologischen Hedonismus. Mit der Entdeckung einer Lust₂ infolge der erstmaligen Befriedigung dieses

Strebens kann das Streben später auf Lust$_2$ gerichtet sein. Diese alternative Erklärung besitzt zudem eine entwicklungspsychologische Plausibilität. Man denke z.b. an kleine Kinder, die gerade an einem zeluninteressierten Spiel oft besonderen Gefallen finden. Mit dem Aufweis einer alternativen Erklärung ist aber der Einwand 3 erheblich geschwächt.

Der Einwand beruht zweitens auf wenig plausiblen Voraussetzungen. Die Annahme eines entwicklungspsychologisch primären, direkt auf bestimmte Objekte bezogenen Strebens setzt nämlich die kognitive Fähigkeit voraus, dass diese Objekte überhaupt erkannt werden können. Das ist in letzter Konsequenz nur denkbar, wenn man eine angeborene Objektrepräsentation voraussetzt. Auch wenn solche quasi instinktiv verankerten Objektorientierungen nicht auszuschließen sind, so ist erstens ihre Annahme doch erkenntnistheoretisch höchst voraussetzungsvoll und mit Vorsicht zu betrachten. Zweitens dürfte eine angeborene Objektorientierung, wenn überhaupt vorhanden, nur auf sehr grobe und rudimentäre Kategorien beschränkt sein. Und drittens bliebe es immer noch denkbar, dass die angeborene Objektrepräsentation mit einer Antizipation von Lust$_2$ verknüpft ist. In diesem Falle ließe sich also auch das primäre Streben immer schon hedonistisch deuten.

Weitaus plausibler als die Lehre von den angeborenen Ideen scheint die hedonistische entwicklungspsychologische Deutung zu sein, dass nämlich eine kognitive Orientierung auf äußere Objekte erst durch deren lust- oder unlustspendende bzw. indifferente Qualität ausgebildet wird. Belege dafür liefert z. B. die Wahrnehmungstheorie von James Gibson.[12] Ebenfalls plausibel scheint mir die aus der Objektpsychologie bekannte und daran anschließende These zu sein, derzufolge solcherart konstituierte Objekte durch Wunsch- bzw. Lustprojektion zu stellvertretenden Objekten des Luststrebens werden können. Daran wird allerdings auch deutlich, dass der psychologische Hedonismus als deskriptive Theorie unter bestimmten Bedingungen genötigt ist, auf unbewusstes Luststreben zurückzugreifen.

Zusammenfassend lässt sich sagen, dass alle betrachteten Einwände gegen den psychologischen Hedonismus nicht sehr stichhaltig sind. Die Mehrheit dieser sowie weiterer Einwände richtet sich einseitig gegen einen Hedonismus auf der Basis von Lust als Befriedigungsmoment (Lust$_2$) und übersieht oder ignoriert Lust als Begleitphänomen (Lust$_1$). Fasst man jedoch den Lust-

---

12 J.J. Gibson: *The Ecological Approach to Visual Perception*, Boston: Houghton Mifflin 1979 (dt.: *Wahrnehmung und Umwelt. Der ökologische Ansatz in der visuellen Wahrnehmung*, München: Urban & Schwarzenberg 1982).

begriff so weit, dass sowohl Lust$_1$ als auch Lust$_2$ darunter fallen, dann bleibt der psychologische Hedonismus eine plausible These, die der bisherigen philosophischen Kritik ohne Schwierigkeiten standhält. Auch wenn der psychologische Hedonismus dadurch noch lange nicht bewiesen ist, so sind doch die Grundplausibilität und der Mangel an gleich plausiblen Alternativen hinreichend dafür, dass sich jede seriöse Strebensethik oder Lebenskunstlehre ausführlich damit beschäftigen muss.

4. DER ETHISCHE HEDONISMUS UND DAS HEDONISTISCHE STREBEPARADOXON

4.1 DER ETHISCHE HEDONISMUS ALS GÜTERLEHRE

Die Grundthese des ethischen Hedonismus als einer Güterlehre besagt, dass Lust das einzige Gut an sich sei (H$_2$). Diese These lässt sich bekanntlich unter Vermeidung des sog. 'naturalistischen Fehlschlusses' aus dem psychologischen Hedonismus (H$_1$) ableiten, wenn man als 'Gut an sich' dasjenige definitorisch bestimmt, was um seiner selbst willen erstrebt wird (G$_1$).

H$_1$: Lust ist das einzige Objekt, das um seiner selbst willen erstrebt wird.

G$_1$: Ein Objekt, das um seiner selbst willen erstrebt wird, ist ein Gut an sich.

H$_2$: Lust ist das einzige Gut an sich.

Da der ethische Hedonismus im Konflikt mit vielen moralphilosophischen Ideen steht, wird verständlich, warum sich die moralphilosophische Kritik gegen den psychologischen Hedonismus (H$_1$) und die Güterlehre (G$_1$) gerichtet hat. Denn wer H$_1$ und G$_1$ akzeptiert, sollte vernünftigerweise auch H$_2$ akzeptieren, sofern nicht moralpädagogische Motive dominieren. Wir haben gesehen, dass die Kritik an H$_1$ nicht sehr stichhaltig ist; noch dürftiger ist es um die Kritik an der Güterlehre G$_1$ bestellt. Es mag moralphilosophische oder religiöse Gründe dafür geben, den Begriff eines Gutes unabhängig von jeglichem menschlichen Streben zu bestimmen. Für eine Strebensethik können jedoch solche 'transzendenten Güter' naturgemäß keine Bedeutung haben, weil der Ausgangspunkt jeder Strebensethik gerade menschliches Streben ist. G$_1$ kann vielmehr als ein unkontroverses Grundaxiom jeder prinzipienorientierten Strebensethik gelten. Daher bleibt der ethische Hedonismus als Güterlehre (H₂) eine plausible strebensethische These.

4.2 DER ETHISCHE HEDONISMUS ALS STREBENSETHIK

Ein grundsätzlicher Unterschied zwischen Strebensethik und Moralphilosophie besteht in den verschiedenen Formen des normativen Anspruchs. Während Moralphilosophen aus Güter- oder Wertlehren moralische Gebote und Werturteile ableiten – und dabei gelegentlich einem naturalistischen Fehlschluss erliegen – kann der normative Anspruch der Strebensethik nur empfehlenden und bedingt wertenden Charakter haben.[13] Darüber hinaus müssen strebensethische Empfehlungen auch von anderer Art sein, als moralische Gebote. Denn falls der psychologische Hedonismus Recht hat und Lust das einzige Objekt ist, das um seiner selbst willen erstrebt wird, dann wäre es sinnlos zu empfehlen, Lust um ihrer selbst willen zu erstreben. Strebensethische Empfehlungen auf der Basis des psychologischen und ethischen Hedonismus (H₁ und H₂) müssen sich vielmehr auf konkrete Fälle beziehen lassen, bei denen das Streben nach Lust mit sich selbst in Konflikt gerät. Die Hauptaufgabe der hedonistischen Strebensethik besteht dann in der Analyse und Differenzierung verschiedener Formen, Ebenen und Strategien des Luststrebens.

Interessanterweise sind gegen den ethischen Hedonismus verschiedene Pauschaleinwände erhoben worden, wonach das Streben nach Lust sich selbst im Wege stehe oder selbstwidersprüchlich sei. Daraus hat man geschlossen, dass der Hedonismus auf einer „irrtümlichen" bzw. ungeeigneten Güterlehre beruhe. Wenn der psychologische Hedonismus jedoch Recht hat, sind solche Schlussfolgerungen irrelevant. Die Einwände sind dann nicht als Kritik, sondern als Formulierung von Aufgaben einer philosophischen Strebensethik zu verstehen.

---

[13] Vgl. auch die grundlegenden Arbeiten zur Strebensethik von Hans Krämer: *Integrative Ethik*, Frankfurt/M.: Suhrkamp 1992.

4.3 Kritiken des Hedonismus als strebensethische Herausforderungen

Nach einer weitverbreiteten Auffassung impliziert der psychologische Hedonismus einen Willensdeterminismus. In Analogie zu einem moralphilosophischen Standardargument lässt sich dann argumentieren, dass eine Strebensethik, deren normative Aussagen empfehlenden Charakter haben, nur sinnvoll sein kann, wenn ein Spielraum der Willensfreiheit vorausgesetzt wird. Da eine hedonistische Strebensethik einerseits einen Willensdeterminismus begründungstechnisch voraussetzt und andererseits nur unter der Voraussetzung von Willensfreiheit sinnvoll ist, basiert sie auf widersprüchlichen Voraussetzungen.

Dieser Einwand übersieht, dass der psychologische Hedonismus nicht notwendigerweise einen Willensdeterminismus voraussetzt, wie er in Spielarten der klassischen Psychoanalyse vertreten wird. Denn wenn Lust das einzige Objekt ist, das um seiner selbst willen erstrebt wird, dann bleibt erstens ein sehr großer Erwägungsspielraum bei der Mittelwahl. Zweitens ist der psychologische Hedonismus, wie ich oben gezeigt habe, nur haltbar, wenn man zwei Arten von Lust berücksichtigt, so dass es einen Entscheidungsspielraum gibt in der Gewichtung von Lust$_1$ (Lust als Begleitphänomen) und Lust$_2$ (Lust als Befriedigungsmoment). Drittens ist der Zeithorizont für die angestrebte Lust$_2$ offen, was einen Abwägungsspielraum zwischen kurz- und langfristiger Lust$_2$ bedeutet. Viertens schließlich kann die hedonistische Strategie zwischen verschiedenen Strebensebenen wählen, worauf ich weiter unten bei der Behandlung des hedonistischen Strebensparadoxons eingehe.

Eine zweite Gruppe von Einwänden gegen den ethischen Hedonismus kritisiert – geradezu konträr zum Determinismus-Einwand – die Komplexität des hedonistischen Ansatzes. So bezweifelte Sidgwick die Praktikabilität des ethischen Hedonismus, weil wir nur über begrenztes Wissen über zukünftige äußere und innere Lustbedingungen verfügen.[14] Noch entschiedener hatte bereits Kant die Strebensethik aus dem Bereich der Philosophie verbannt, weil sie auf unsicheres „empirisches" Wissen angewiesen sei.[15] Für Hans Krämer[16], und in Ansätzen bereits für Hume, sind die Zweck-Mittel-Erwägungen des ethischen Hedonismus so komplex, dass dabei der psycho-

---

[14] Sidgwick, *Methoden der Ethik*, Buch II, Kap. 3.
[15] Kant: *Kritik der praktischen Vernunft*, 'Analytik der reinen praktischen Vernunft'.
[16] Krämer, *Integrative Ethik*, S. 135.

logische Hedonismus geradezu widerlegt wird, weil ein solches indirektes Streben nach Lust keine direkten Handlungsimpulse mehr liefert, im Unterschied zu direkten Strebimpulsen nach konkreten Objekten. Der rationale ethische Hedonismus, so ließe sich weiterhin kritisieren, erfordert eine radikale Intellektualisierung und Verplanung des Lebens, auf die Gefahr hin, dass das Leben dadurch weniger glücklich oder lustvoll wird.

Während die erste Gruppe von Einwänden das Streben nach Lust als deterministisches Geschehen ohne Wahlfreiheit, d. h. als intellektuelle Unterforderung, deutet, sieht die zweite Gruppe von Einwänden eine intellektuelle Überforderung bei der Wahl des richtigen Strebens nach Lust. Bemerkenswert ist daran nicht nur der Widerspruch, sondern auch die gemeinsame Zielrichtung der Argumentation, dass nämlich eine hedonistische Strebensethik als ein aussichtsloses philosophisches Unternehmen dargestellt wird, bevor hier überhaupt ein Anfang gemacht worden wird. Wenn jedoch der psychologische Hedonismus richtig ist – und die bisherigen philosophischen Einwände geben bisher wenig Anlass zum Zweifeln –, dann gibt es keine konstruktive Alternative zur hedonistischen Strebensethik. Dann kann man die Einwände lediglich als Rechtfertigung verstehen, weshalb die neuzeitliche christlich geprägte Philosophie – im Unterschied zur griechischen Antike und zur Philosophie fast aller anderen Kulturen – zu zentralen Fragen der philosophischen Ethik überwiegend geschwiegen hat.

Glücklicherweise lassen sich aus den Einwänden aber auch konstruktive Ansätze für eine Strebensethik entwickeln. Der Determinismus-Einwand fordert dazu heraus, genauer zwischen Dimensionen der Strebensfreiheit zu unterscheiden, also etwa zwischen der Wahl der Mittel, des Zeithorizonts, der Gewichtung der Lustarten und der Strebensebenen, um potentielle Strebenskonflikte und -harmonien besser zu verstehen. Der Komplexitätseinwand ist eine Einladung par excellence für Philosophen, auf geeigneter Abstraktionsebene notwendige und hinreichende Bedingungen für gelingendes Streben zu analysieren, wie dies beispielsweise Martin Seel mit Bezug auf Glück getan hat.[17]

Abschließend möchte ich an einem Beispiel illustrieren, dass philosophische Analyse geeignet ist, zentrale strebensethische Probleme zu verstehen und auch zu lösen.

---

[17] Martin Seel: *Versuch über die Form des Glücks*, Frankfurt/M.: Suhrkamp 1995.

4.4 Das hedonistische Strebeparadoxon

Das hedonistische Strebeparadoxon[18] zeigt auf, dass das Streben nach Lust unter bestimmten Bedingungen zum Gegenteil, zur Minderung von Lust führen kann. Obwohl es ursprünglich als Einwand gegen den ethischen Hedonismus gedacht ist, lässt sich das Strebeparadoxon doch nur hedonistisch verstehen und auflösen.

Nehmen wir an, eine Tätigkeit ist von einer Lust$_1$ begleitet. In dem Maße, in dem man gleichzeitig diese Lust (nun als Lust$_2$ bzw. als Befriedigungsmoment) direkt erstrebt, ist man von der ursprünglichen Tätigkeit abgelenkt. Infolge dieser Ablenkung schwindet auch die ursprüngliche Lust$_1$, wodurch außerdem noch das Streben nach ihr als Lust$_2$ frustriert wird und also zusätzliche Unlust resultiert. Das Streben nach Lust führt damit zwangsläufig zu Unlust. Ähnliche paradoxale Wirkungen ergeben sich, wenn der ethische Hedonismus zu einer hyperrationalen Lebensplanungsstrategie wird, die keine Empfindungen gegenwärtiger Lust$_1$ mehr zulässt,[19] oder wenn das Streben nach Lust$_2$ zur Sucht wird, so dass die Erfüllung von Lust$_2$ lediglich die Sehnsucht nach weiterer Lust$_2$ (also Unlust) auslöst.[20]

Das Strebeparadoxon und alle analogen Konstellationen, bei denen das Streben nach Lust zu Unlust führt, sind keine Widerlegungen des ethischen Hedonismus, sondern pathologische Formen des Strebens nach Lust. In allen Fällen liegt eine einseitige Konzentration auf Lust$_2$ vor auf Kosten von Lust$_1$. Lust$_2$, also Lust als Befriedigungsmoment, ist daher schon immer im Fokus philosophischer Kritik gewesen, so dass z.B. Aristoteles sie begrifflich ganz ausklammerte zugunsten von Lust$_1$ und Hedonisten wie Epikur eher als Asketen erscheinen.[21] Eine hedonistische Strategie zur Erhaltung

---

[18] Sidgwick (*Methoden der Ethik*, Buch II, Kap. 3) nennt es „Fundamental Paradox of E-goistic Hedonism".

[19] Vgl. hierzu auch Nicholas Rescher, *Rationalität*, Würzburg: Königshausen & Neumann, 1993, Kap. 13 („Rationalität und Glück"), S. 247-262 (i.O.: *Rationality*, Oxford: Clarendon Pr., 1988).

[20] Der Suchteinwand, u.a. von Schopenhauer und Nietzsche vorgebracht, geht zurück auf die vielschichtige Kritik der antiken Skepsis an den Kyrenaikern und Epikureern (vgl. Sextus Empiricus, *Against the Ethicists*, Kap. III-V, in: Sextus Empiricus, trans. by R.G. Bury, vol. 3., London: Heinemann 1953).

[21] Interessanterweise bestätigen auch empirisch-psychologische Studien die weitaus größere Bedeutung, die Menschen der Lust$_1$ im Vergleich zur Lust$_2$ als Glücksmoment zuschreiben; siehe Mihaly Csikszentmihalyi, M.: *Flow. The psychology of optimal experience*, New York: Harper & Row 1990 (dt. *Flow – Das Geheimnis des Glücks*, Stuttgart: Klett 1991).

oder Förderung von Lust wird daher Formen des direkten Strebens nach Lust$_2$ begrenzen und stattdessen Praktiken des indirekten Strebens nach Lust$_1$ empfehlen. Eine solche Strategie wiederum folgt einem Streben nach Lust auf einer höheren, weitsichtigeren Ebene, woran deutlich wird, dass verschiedene Ebenen des Strebens nach Lust unterschieden werden müssen. Die Tatsache, dass die Paradoxien nur inner-hedonistisch verständlich und als allgemeine Formen analysierbar und lösbar sind, zeigt die Tauglichkeit und Notwendigkeit hedonistisch-strebensethischer Analysen.

Ich hatte zu Beginn erwähnt, dass Aristoteles Lustgegner anführt, die die Lust aus moralpädagogischen Gründen ablehnen. Ich hatte auch gesagt, dass dies eine philosophisch-unaufrichtige Position ist. Wir können ihr jetzt aber innerhalb der hedonistischen Strebensethik einen philosophischen Sinn geben. Denn selbst wenn der psychologische Hedonismus Recht hat, dass wir nach nichts anderem als nach Lust streben können, so gibt es doch gute hedonistische Gründe, dies nicht immer direkt zu tun.

Marc Aurel – Selbsterkenntnis, Macht und die Technologie des Selbst

Klaus Kornwachs

1. Einleitung

Nicht erst seit der sogenannten Sloterdijk-Debatte[1] beunruhigt die Frage, wie denn die menschliche Natur sich zähmen ließe und wie man einen Rückfall in die Barbarei, deren modernes Gesicht uns das Zwanzigste Jahrhundert wie kein anderes gezeigt hat, vermeiden könnte. Heideggers Humanismus-Brief,[2] anhand dessen umstrittener Interpretation und Extrapolation der philosophische Skandal erst richtig entbrannte, verneinte die zähmende Wirkung humanistischer, sprich klassischer philosophischer Lektüre. Im Effekt wurde bei der Sloterdijkschen Interpretation dieses Briefes, die man in seiner Elmauer Rede nachlesen kann, vermutet, dass Sloterdijk empfehle, wenn es schon die technische Möglichkeit gäbe, dies zu tun, die Richtung, in der die genetische Natur des Menschengeschlechts verbessert werden solle, dann von denjenigen bestimmt werden müsste, die über eine bestimmte Weisheit verfügten, Philosophen eben – „Züchtung für den Menschenpark".[3]

Der Streit war nach der Sloterdijk-Debatte jedoch nicht beendet, er flackerte wieder auf in Form einer Kontroverse, die so alt wie die (akademische) Philosophie selbst ist: Ist sie nun theoretische Wissenschaft oder praktische Lebenshilfe? Der Schlichtungsversuch von Ansgar Beckermann,[4]

---

[1]   Eine hervorragende philosophisch und diskurstheoretisch kommentierte Chronologie dieser Debatte, auch vor medientheoretischem Hintergrund siehe Nennen (2003).

[2]   Vgl. Heidegger (1967).

[3]   Dass diese Unterstellungen doch nicht ganz von ungefähr kamen, zeigt ein Interview, das Sloterdijk danach gegeben hat und in dem er seine Position präzisierte (vgl. Sloterdijk, Fuss 2002).

[4]   Vgl. Beckermann (2001). Er nimmt dort Bezug auf die Artikel von L. Lütkehaus (ZEIT Nr. 21, 2001) und J. Früchtl (ZEIT Nr. 23, 2001), die sich um die Forderung streiten, ob Philosophie nach dem Versagen der traditionellen Sinngaranten wie Religion und Wis-

wonach sie immer beides gewesen sei, suggeriert bei der Glättung der kontroversen Positionen, dass sich die akademische Philosophie als wissenschaftliche Disziplin den praxisbezogenen Fragen nur von der wissenschaftlichen Seite nähern könne. Dem steht als Beispiel beispielsweise die explizite Aufgabe des Anspruchs der späteren Schriften Heideggers gegenüber, Wissenschaft zu sein.[5]

Alle Menschen wollen Güte erlangen, bewahren und das Übel vermeiden. Um dies zu erreichen, kann man alles versuchen, was erreicht werden kann - aber es kann eben nur um das gehen, was vom Willen und Können des Menschen abhängig ist. Dies ist Gegenstand des moralisch Guten und Schlechten. Deshalb ist es bei den Stoikern die allererste Aufgabe, zu erkennen, was nicht in der Macht des Menschen steht. Diese Unterscheidung ist das erste Ziel der philosophischen Übungen.[6]

Weniger die Zähmung der menschlichen Natur, sondern die Heilung der Seele war vornehmlicher Gegenstand antiker Philosophie. In einer viel beachteten Analyse hat der französische Altphilologe und Philosophiehistoriker Pierre Hadot (1991) gezeigt, dass die Hauptaufgaben der antiken Philosophie waren,[7] Leben zu lernen, mit anderen reden zu lernen, sterben zu lernen und lesen zu lernen. Ausgangspunkt war eine Therapie der Leidenschaften und nur diese Therapie war imstande, den Menschen vor sich selbst zu bewahren. Es ging der antiken Philosophie nach Hadot also nicht vorrangig um Erkenntnis um der Erkenntnis willen, sondern um Philosophie als Heilung.

Nach dieser Analyse von Pierre Hadot (1991) ist Philosophie nicht das, zu was sie im Mittelalter gemacht wurde, zur Hilfswissenschaft der Theologie, oder das, was eine ausschließliche Rezeption aristotelischer Schriften als Philosophie und Welterklärung, also als wissenschaftliches Lehrbuch ansah und wogegen sich die im 17. Jahrhundert neu entstehende Naturwissenschaft mit Recht wandte: Eine Welterklärung aufgrund spekulativer Methodik. Die Philosophie im antiken Verständnis benötigt das erklärende Wissen um die Natur jedoch nur, um dem Menschen zu helfen, um ihm mit diesem

---

senschaft Orientierungshilfen für ein geglücktes, richtiges Leben zu bieten habe, also auch „Seelsorge", oder ob sie eine Wissenschaft mit ihren Problemen und Theorien sei, wie andere Wissenschaften auch. Vgl. auch Spinnler (1997).

5   Vgl. zumindest die Interpretation Weizsäckers in Weizsäcker (1977), S. 426; oder auch der Satz Heideggers (1961), S. 4: „Die Wissenschaft denkt nicht".

6   Vgl. Kornwachs (2001, 2003).

7   An dieser Stelle ist auch seine Untersuchung von 1982 zu nennen. Ein spezielle Einführung in Marc Aurel durch Hadot erschien 1997.

Wissen seine eigene Rolle, Kleinheit und Nichtigkeit vor Augen zu führen und ihm dadurch zu ermöglichen, sich selbst besser einordnen zu können. Dann, so die Hoffnung, wird er auch besser handeln können und taugt eher für das Gemeinwesen.[8]

Bei diesen Gegenüberstellungen taucht ein gemeinsames Moment auf, das selbst zwei Bestandteile enthält. Bei der Debatte, ob wir das Menschengeschlecht zu seinen eigenen Gunsten in seiner genetische Ausstattung verändern sollten – dahingestellt, es sei möglich – stellt sich die Frage, wer über die Mittel verfügt und über ihren Einsatz gebietet, und wie dies bewerkstelligt werden soll. Es ist der Zusammenhang von Technik und Macht. Und bei der Frage, welche Therapie im Sinne der Hadotschen Interpretation antiker Philosophie für uns geeignet ist, taucht ebenfalls der Zusammenhang von Macht und Technik auf.

Denn es fällt auf, dass Hadot sich bei einem seiner Fallbeispiele in seiner Analyse stoischer Philosophie ausgerechnet auf einem Philosophen konzentriert, der eines der wenigen Beispiele für Platons Philosophenkönige oder Königsphilosophen ist, bei denen man nicht explizit von einem praktischem Scheitern reden muss: Marc Aurel, der Stoiker auf dem Kaiserthron.

Die These, die in diesem Beitrag untersucht werden soll, geht dahin, dass es einen Zusammenhang gibt zwischen der stoischen Weise, durch Übungen zu Selbstsorge und Selbsterkenntnis zu gelangen und einer Technik der Macht. Die Vermutung setzt sich fort in der These, dass diese Übungen selbst etwas Technisches haben – aber dass dieser Zusammenhang erst in der Moderne und ihrer offenkundigen Begrenztheit sichtbar geworden ist.

Die ethische Relevanz dieser Zusammenhänge ist offenkundig: Es besteht in der Tat der Verdacht, dass das, was den Stoikern als wertvoll und erstrebenswert galt, und was wir heute gerne als sog. Sekundärtugenden ansehen wie Bescheidenheit, Selbstdisziplin, Verlässlichkeit, Gelassenheit, Besonnenheit[9] und gerade in der ethischen Debatte wie auch den öffentlichen Diskursen[10] wieder zu rehabilitieren versuchen, bereits schon bei großen Vorbildern wie Marc Aurel – vielleicht notwendigerweise – instrumentalisiert wurden. Deshalb verlieren sie aber, und dies mag die Rehabilitation

---

8 Vgl. auch Kornwachs (2001, 2003).
9 Vgl. die Systematisierung bei Bschleipfer (1996). Vgl. auch die Tugendlehre des Aristoteles in seiner Nikomachischen Ethik; siehe Bien (1985).
10 Vgl. Beyer, Festenberg, Hage et al. (2003): „In Zeiten der Krise, des Pisa-Schocks und um sich greifender Verlotterung ist eine neue Bürgerlichkeit gefragt. Das Einhalten von Regeln, das Leben mit althergebrachten Tugenden und Ritualen wird wichtiger" (S. 124).

doch angezeigt erscheinen, ihren philosophischen und ethischen Wert nicht. Wir sehen lediglich die Mechanismen der Macht klarer.

2. SELBSTERKENNTNIS UND SORGE UM SICH SELBST

In ihrer Dissertation, die sich unter dem Titel „Freiheit und Sorge" mit der geschichtlichen Entwicklung der von Sokrates in seiner Apologie eingeführten „Sorge um sich selbst" (*epimelea heauou*) auseinandersetzt, weist M. Hammer (1999) einen Zusammenhang auf, der hier aufgegriffen werden soll:

> „Der Weg, der hier beschritten werden soll, orientiert sich in seiner Grund-
> intention im Wesentlichen an zwei Autoren: zum einen an Pierre Hadots
> Buch „Philosophie als Lebensform" (1991) und an Michel Foucaults 1993
> auf deutsch erschienenen Aufsatzband „Technologien des Selbst". Beide
> Autoren verstehen Philosophie im Sinn der „Suche nach der Weisheit" als
> Übung (*askesis*) oder „Technologien des Selbst" wie Foucault modern for-
> muliert, das heißt als eine Einübung des Menschen in das Verhältnis zu sich
> selbst, zu den anderen und dem Kosmos (vgl. Hadot 1991, S. 175). Wie die-
> ses Verhältnis gestaltet ist, das heißt in welcher Form die Bemühung um das
> (bessere) Leben geschieht, spiegelt sich in der jeweiligen Lebensform einer
> bestimmten Zeit wider.[11] Das heißt, die Art und Weise wie der Mensch sich
> in Beziehung zur Welt als dem Realen und dem Kosmos als dem Ideal-
> Transzendenten setzt bzw. diese wahrnimmt, zeigt sich sowohl in erkennt-
> nistheoretischen Entwürfen als auch im konkreten Lebensvollzug: ethisch,
> politisch, sozial und religiös."[12]

Der Begriff der Sorge um sich selbst findet sich explizit an zwei Stellen bei Platon:

> „Mein Bester, du bist Athener, ein Bürger der größten und durch Bildung
> und Macht berühmtesten Stadt, und schämst dich nicht, dich darum zu
> kümmern, wie du zu möglichst viel Geld und wie du zu Ehre und Ansehen

---

[11] Fußnote in diesem Zitat: „Das Ideal des *uomo universale* der Renaissance, des an den antiken Vorbildern, in den Wissenschaften und Künsten gleichermaßen geschulten Menschen, ist vielleicht eines der eindrucksvollsten Beispiele dafür." Vgl. Hammer (1999), S.
5.

[12] Hammer (1999), S. 5; in diesem und im nächsten Kapitel folge ich im wesentlichen der
Argumentation in der Dissertation von M. Hammer (1999); Kap. 5.

kommst, doch um die Vernunft und die Wahrheit und darum, daß du eine
möglichst gute Seele hast, kümmerst du dich nicht?" (Apol. 29d-e)

und

„Also Bester, gehorche nur mir und dem Spruch in Delphi und ‚Erkenne
dich selbst', weil diese und nicht die, welche du nennst, unsere Gegner sind,
deren keinen wir wohl anders überwinden können als durch Geschick und
Kunst." (Alkibiades I 124b)

Zwei Momente scheinen hier auf: Das „Erkenne Dich selbst" bezieht sich
auf die Frage, wie das je eigenen Subjekt verfasst ist und wie es diese Verfassung erkennen kann (Selbsterkenntnis). Dazu muss es sich von sich selbst
distanzieren können, um „sich in seiner tatsächlichen sittlichen Verfassung
zu erkennen" (Hadot 1991, S. 25). Die „Sorge um sich selbst", verweist über
das Subjekt als Erkennendes hinaus, es geht um die Heilung der Seele, und
dies ist ohne das Wissen um das Gute und die Gerechtigkeit nicht möglich.
So schreibt Hadot:

„Wenn der ursprüngliche Sinn dieser Formel auch schwer auszumachen ist,
so steht doch fest, dass es sich hierbei um eine Beziehung des Ich zum Ich
handelt, welche die Grundlage jeder geistigen Übung bildet."[13]

Selbsterkenntnis kann jedoch irren. Der Mensch ist endlich und begrenzt
und dies erfährt er in der Selbsterkenntnis. Damit ist er in der Freiheit des
Irrtums und des Nichtwissens. Paradoxerweise versucht er jedoch immer
wieder, seine ihm bewusst gewordene Endlichkeit zu überwinden. Dies
geschieht bei Sokrates, indem er sich selbst relativiert – hierzu gehört auch
die Ironie –, und dadurch, dass er „… auf sich selbst Sorgfalt verwendet"
(Alkibiades I 128 a) und sich um seine Seele kümmert (vgl. auch Hammer
1999, S. 17). Denn diese Seele macht den Menschen aus:

---

[13] Vgl. Hadot 1991, S. 25. Angeregt von dieser Stelle zitiert Hammer (1999, S. 16) zum
Verständnis des Begriffes „geistige Übung" aus Paul Rabbows „Seelenführung. Methodik
der Exerzitien in der Antike" (1954, S. 15 f.): „Was in späteren Zeitaltern im religiösen
Gebiet als Pflege und methodische Zucht des geistlichen Lebens, Disciplina spiritualis, …
mit tiefem Blick in die Formungsgesetze des inneren Lebens … entwickelt wurde; was im
weltlichen Bereich bis heute … als ‚System der Willensschulung und Charakterformung',
als ‚Wege zur Selbsterziehung', ‚Seelisches Training', ‚Lebenskunst' usw. in wissenschaftlichen und populären Büchern erscheint … ist in jenem antiken System entdeckt
und grundlegend vorgebildet mit frappierender Gleichheit und charakteristischer Verschiedenheit: die Technik der Exerzitien und psychoasketischen Akte; die Praktiken methodischer Willensbeeinflussung und Selbstdisziplinierung; die Technologien der sittlichen Lebensbehandlung und -bemeisterung."

„Wenn nun weder der Leib noch das Beiderlei der Mensch ist, so bleibt nur
übrig, entweder nichts ist er, oder wenn etwas, so kann nichts anderes der
Mensch sein als die Seele." (Alkibiades I 130c)

Dies ist der Ausgangspunkt der stoischen Philosophie – Umgang mit sich
selbst und die Sorge um sich selbst, Philosophie als Heilung.[14]

3. FOUCAULT UND DIE TECHNOLOGIE DES SELBST

Inwiefern korrespondieren diese oben genannten stoischen Übungen zu
Selbsterkenntnis mit dem, was Michel Foucault „Technologie des Selbst"
genannt hat? In ihrer Analyse kommt M. Hammer (1999) zur Einschätzung,
dass mit Foucault sowohl das geschichtliche Interesse als auch die Frage
nach der Praxis der Selbsttechniken wieder in die aktuelle Diskussion zu-
rückkehre. Dabei gehe es Foucault um die „Möglichkeit des realen Anders-
seins", die „Umsetzung des Individuellen im Alltäglichen", als die „philosophische und existentielle Herausforderung" überhaupt. [15]

Foucault hat sich mit diesen Selbsttechniken intensiv beschäftigt.[16] Eine
Reihe von Arbeiten, zum Teil post humum erschienen, aber auch seine
Selbstexperimente zeugen davon. Da Foucault immer bewusst in einem
politische Kontext arbeitet,[17] sind diese Techniken des Selbst eingebettet in
seine Philosophie, die als Ethos keine „Suche nach formalen Strukturen mit
universaler Geltung" (Foucault 1990, S. 49) darstellt, sondern eine „historische Untersuchung der Ereignisse, die uns dazu geführt haben, uns als Subjekte dessen, was wir tun, denken und sagen zu konstituieren und anzuerkennen" (ebd.).

---

14 Einige zeitgenössische Aspekte dieser Deutung finden sich in Kornwachs (2001, 2003).
15 In diesem Zusammenhang verweist Hammer auf die von René Char geprägte Formulie-
    rung „Dévelopez votre étrangeté légitime", die Foucault ganz besonders gefallen haben
    soll. Vgl. Hammer (1999), S. 75 f.
16 Die Selbsttechnik des Schreibens hat Foucault auch bei Augustinus analysiert, vgl. Hum-
    phries, M. L. (1997)
17 In einem Interview von 1982 schreibt er: „Ich habe mir vorgenommen – dieser Ausdruck
    ist gewiss allzu pathetisch –, den Menschen zu zeigen, dass sie weit freier sind, als sie
    meinen; dass sie Dinge als wahr und evident akzeptieren, die zu einem bestimmtem Zeit-
    punkt in der Geschichte hervorgebracht worden sind, und dass man diese sogenannte
    Evidenz kritisieren und zerstören kann. Etwas in den Köpfen der Menschen zu verän-
    dern – das ist die Aufgabe der Intellektuellen." Vgl. Foucault (1993), S. 16, zit. nach
    Hammer (1999), S. 75.

Man findet in diesem Zusammenhang bei Foucault drei Themen: Wahrheit, Macht und individuelles Verhalten.[18] Gerade das individuelle Verhalten scheint für ihn gleichbedeutend mit der Frage des Anderslebens – als einem sich ständig „verwandelnde[n] Spiel der Freiheit mit der Wirklichkeit", in der der moderne Mensch „sich selbst zu erfinden versucht".[19]

Man kann nach Hammer (1999, S. 77) klar zeigen, dass und wie Foucault die „Selbsterkenntnis" und „die Sorge und sich selbst" aus der griechischen Philosophie uminterpretiert:

> „Ich will zeigen, daß das allgemeine Problem der Griechen nicht die *techne* des Selbst, sondern die *techne* des Lebens – die *techne tou biou* – wie man zu leben habe, war. ... ihr Problem war: welche *techne* muß ich gebrauchen, um so gut zu leben, wie ich es sollte. Und ich denke, daß eine der Hauptentwicklungen der antiken Kultur darin bestand, daß diese *techne tou biou* zunehmend zu einer *techne* des Selbst wurde." (Foucault 1987, S. 272)

Zuerst, so Foucault, sei die Sorge um sich Selbst das wichtigere Moment in der griechischen Philosophie gewesen. Dabei werde die Selbsterkenntnis allmählich zur Selbstprüfung des eigenen *bios*, zur Erkenntnis der eigenen Fehler.

> „Es gibt verschiedene Gründe, weshalb das ‚Erkenne dich selbst' die Maxime des ‚Achte auf dich selbst' in den Hintergrund gerückt hat. Erstens hat in den Moralvorstellungen des Westens ein tiefgreifender Wandel stattgefunden. ... Wir sind geneigt, in der Sorge um sich selbst etwas Unmoralisches zu argwöhnen, ein Mittel, uns aller denkbaren Regeln zu entheben. Wir sind die Erben der christlichen Moraltradition, die in der Selbstlosigkeit die Vorbedingung des Heils erblickt – sich selbst zu erkennen erschien paradoxerweise als der Weg, auf dem man zur Selbstlosigkeit gelangte. ... Das ‚Erkenne dich selbst' hat das ‚Achte auf dich selbst' in den Schatten gestellt; unsere Moral, eine asketische Moral unterstellt, man könne das Selbst zurückweisen. ... Zusammenfassend können wir sagen: In der Rangordnung der beiden antiken Maximen ‚Achte auf dich selbst' und ‚Erkenne dich selbst' hat es eine Umkehrung gegeben. In der griechisch-römischen Kultur erschien die Selbsterkenntnis als Folge der Sorge um sich selbst. In der Moderne dagegen verkörpert die Selbsterkenntnis das fundamentale Prinzip." [20]

---

[18]   Vgl. Foucault (1990, S. 134).
[19]   Vgl. Foucault (1990), S. 45 zit. nach Hammer (1999), S. 77.
[20]   Vgl. Foucault in seinem Aufsatz „Technologien des Selbst" (1993, S. 31 f. und 42 f.). Vgl. Hammer (1999), S. 77.

Foucault verweigert jedoch eben diesen „Verzicht auf das eigene Selbst" (ibid., S. 62). Die Selbsttechnik wird von ihm verstanden einmal als Suche nach den allgemein ethischen Grundlagen der Gesellschaft, als „Praktiken der Freiheit" zum andern aber als eine Praxis, um sich selbst „herauszuarbeiten, zu transformieren und zu einer bestimmten Seinsweise Zugang zu finden" (Foucault 1993², S. 10).

Hammer kritisiert hier den Foucaultschen Ansatz, wonach die Fokussierung des Foucaultschen Selbstsorgebegriffs auf die Freiheit als „ontologische Bedingung der Ethik" (Foucault 1993², S. 12) gesehen wird und die „Ethik ... die reflektierte Form, die die Freiheit annimmt" (ibid.). Alkibiades wird von Sokrates ermahnt, Sorge für seine Seele zu tragen, bevor er sich den Aufgaben der *polis* widmet.[21] Doch dieser politische Aspekt werde bei der Foucaultschen Ästhetisierung der Existenz (z.B. Foucault 1987, S. 267, 271) einfach nicht behandelt. Foucault meine, dass eben der Mensch nach seinem Tode nicht nur den Eindruck eines guten, sondern auch eines schönen Lebens hinterlassen sollte. Hammer (1999) legt den Finger auf den wunden Punkt:

> „Warum ist die Frage des Zu-sich-selbst-kommens, das Finden der Individualität im Tod für Foucault so wichtig, wenn das Selbst doch der möglichst freie Entwurf seiner selbst sein soll? Wer sich selbst entwirft, so ist man versucht zu sagen, braucht sich nicht zu suchen. Und warum beharrt Foucault so nachdrücklich auf einer ästhetischen Existenz? Man kann sich des Eindrucks nicht erwehren, daß Foucault in der Frage der *techne tou biou* und der „Kultur seiner selber" auf mehreren Ebenen jongliert. Und er versucht dabei, sich von alten Begriffskategorien zu befreien. Aber gelingt ihm das wirklich?" (S. 80 f.)

Die Antwort ist negativ: Pierre Hadot (1991) schreibt in seinem Nachwort unter dem Titel „Ein unvollendetes Gespräch mit Michel Foucault":

> „Seltsamerweise scheint Foucault, der die Konzeption der Philosophie als Therapeutik in angemessener Ausführlichkeit behandelt, nicht zu bemerken, daß diese Therapeutik vor allem dem Seelenfrieden dienen soll, eben dazu, von Ängsten zu befreien, die durch die Sorgen des Lebens, aber auch durch das Geheimnis der menschlichen Existenz verursacht werden: so die Furcht vor den Göttern, der Schrecken vor dem Tod." (Hadot 1991, S. 179 f.)

Hammer geht in ihrer Kritik noch weiter:

---

[21] Vgl. hier S. 16 und Foucault (1993), S. 33 ff.; 1987, S. 272.

„Des weiteren steht Foucault, und dies läßt ihn hinter Heidegger zurückfallen, in der Art und Weise des Umgangs mit sich selbst, sehr viel mehr in einem technologisch orientierten Kontext, den Heidegger ja gerade kritisierte. Allein die Weiterinterpretation der *askesis* als „Technologien des Selbst" mag hierfür als Beispiel genügen. Das Selbst, wie immer man es auch verstehen mag, wird im Experiment an und mit sich selbst zum Objekt instrumentalisiert, über das Macht zu erlangen ist – Freiheit durch Selbstbemeisterung. Foucaults Empfänglichkeit für die verschiedensten Selbsttechniken ist wohl unbestritten. Übung jedoch meint den sorgfältigen und achtsamen Umgang mit sich selbst – und mit anderen; die *epimeleia heautou* als *techne tou biou* verweist in ihrem dialogischen Charakter genau auf diesen Zusammenhang. Foucault hingegen verbleibt weitestgehend auf der Ebene des Selbstexperiments ..." (Hammer 1999, S. 83).

Damit entkoppelt Foucault das Schöne vom Guten, die Askese wird durch die Evidenz ersetzt (so Hadot 1991, S.181), er weigert sich, sich direkt mit Tugenden und Haltungen auseinander zu setzen, genau das, was Marc Aurel tut, wenngleich vielleicht mit einem naiven, direkten, eher phänomenologischen Zugang zu sich selbst. Wir werden sehen, dass bei Marc Aurel das Leben alles andere als ein Kunstwerk ist, aber es kann ein gelungenes Leben sein. Und – man soll nicht übertreiben. Hammer hält Foucault die Einsicht Senecas entgegen:

„Zur Qual wird nämlich ständige Selbstbeobachtung: da fürchtet einer bei einem anderen als seinem gewöhnlichen Gebaren ertappt zu werden. Wir werden die Sorge nie los, wenn wir uns so oft beurteilt wie beobachtet fühlen."[22]

4. Nochmals: Der Fall Marc Aurel

4. 1 *Bios*

Marcus Aurelius Antoninus, eigentlich Marcus Annius Verus (121-180), war Kaiser des römischen Imperiums von 161-180 n. Chr.[23] in der Zeit seiner

---

[22] Seneca (1984), S. 73, vgl. Hammer (1999), S. 84.
[23] Von Marcus Aurelius ist auch das einzige antike Reiterstandbild erhalten, das während seiner Regierungszeit entstand und in der ersten Hälfte des 16. Jahrhunderts auf den Kapitolsplatz in Rom gebracht wurde.

größten Ausdehnung. Als angeheirateter Neffe des späteren römischen Kaisers Antoninus Pius (Regierungszeit 138-161), steht er in der Reihe der Adoptivkaiser.

Die Regierungszeit Marc Aurels war erfüllt von Abwehrkämpfen an den Grenzen im Norden und Osten des Reiches gegen Aufstände in Germanien und Britannien, gegen die Invasion der Parther, gegen Einfälle der Markomannen und weiterer Grenzkämpfen an Rhein und Donau. Er war bis zu seinem Tod in Vindobona, dem heutigen Wien, die überwiegende Zeit seiner Regierung auf dem Feld zuhause. Trotzdem führte er Reformen in Verwaltung und Rechtsprechung durch, gründete Schulen, Waisen- und Krankenhäuser und reformierte die Steuer- und Abgabenlast.[24] So hat er 176 die ersten staatlich besoldeten Professuren für die vier klassischen Philosophenschulen in Athen errichtet (Peripatetiker, Stoiker, Akademiker, Epikuräer).[25]

Sein Sohn Commodus, den er im Jahr 176 zum Mitregenten gemacht hatte, erwies sich allerdings seines hochgebildeten Vaters wenig würdig und ging als Wüstling und Gewaltherrscher in die Geschichte des kaiserlichen Roms ein – hier hatte offensichtlich die Erziehung seines Sohnes mit den hohen moralischen Ansprüchen des stoischen Vaters nicht Schritt halten können.[26]

Es ist, und darauf weist auch Hadot (1991) hin, verblüffend, weshalb ein Mann, der damals der politisch und militärisch mächtigste Mann der Erde war, der Anschläge und Revolten gegen sich überwand und überlebte, also jemand, der mit der Macht die er erlangt hatte, effizient umgehen konnte, so dass er sie bis zu seinem Lebensende erhalten und ausbauen konnte, ein Werk verfassen konnte, das sich als bereits in der ausgehenden Antike und Mittelalter als ein vielgelesenes Standardwerk stoischer Ethik erweisen sollte.

---

[24] Zur Biographie, Philosophie und zum historischen Kontext Marc Aurels siehe z.B. Rosen (1997), Schall (1995), Dankwarth (1997), Blum (1993) sowie auch die Web-Seite der FU-Berlin: http://www.fu-berlin.de/fmi/antike/Aurelius (Januar 2003).

[25] Vgl. Blum (1993), Sp. 842 f.

[26] Vgl. z.B. Cassius Dio (1985-197), Römische Geschichte, Buch 71-73. Jedenfalls scheint hier bemerkenswert, dass auch ein Mensch mit hohen moralischen Ansprüchen in der Erziehung scheitern kann, sofern der Status des Kaisersohnes, sei es im Palast oder im Feld, überhaupt eine Erziehung erlaubt. Vgl. auch die Darstellung in dem historisch nicht ganz korrekten Film „Der Gladiator" (Ridley Scott 2000).

4. 2 BIBLIOS

Die Selbstbetrachtungen (*Ta eis heauton:* An sich selbst) Marc Aurels stellen ein Kompendium von zwölf Büchern über moralische Grundsätze dar, das er während seiner verschiedenen Feldzüge auf griechisch verfasst hatte.[27] Es zeigt seine Überzeugung, dass nur ein moralisches Leben zur inneren Ruhe führe, und entwickelt seine Ethik der Uneigennützigkeit und Selbstvervollkommnung.

Mark Aurel hat die zu seiner Zeit schon verbreitete christliche Lehre weder rezipiert noch in seinen Überlegungen berücksichtigt.[28] Seine Aufzeichnungen, nicht in der geschützten Atmosphäre seines Officiums, sondern überwiegend bei Feldzügen entstanden, waren wohl nicht für die Öffentlichkeit bestimmt waren, sondern sie stellten eher eine Weise dar, mit sich selbst umzugehen und schonungslos Fragen an sich selbst zu stellen.[29]

Die „Anweisungen an sich selbst" gliedern sich in 12 Bücher, die sich intern selbst wieder strukturieren lassen.[30]

Das erste Buch beschreibt die Tugenden und Haltungen, die Marc Aurel an seinen Vorbildern wahrgenommen und zu übernehmen sich bemüht hat. Es liest sich wie ein Tugendkatalog und eine materiale Wertethik, die aber teilweise unsystematisch daherkommt, da er sich eher an Personen orientiert als an einer ethiktheoretischen Systematik und im übrigen in Stil und Duktus bewusst keinerlei ästhetische Ansprüche erhebt.[31] So werden Ausgeglichenheit und Gelassenheit an erster Stelle genannt (MA I, 1) gefolgt von Bescheidenheit, männlichem Wesen, Frömmigkeit, Schlichtheit der Lebensführung. *Ex negativo* wird genannt Abneigung gegen böse Taten und Ablehnung eines aufwendigen Lebensstils (MA I, 2-4). Weiterhin nicht (frühzeitig) Partei zu ergreifen, Anstrengungen, wenig zu benötigen, seine Arbeit selber zu

---

[27] Zitiert wird im Folgenden, wenn nicht anders angegeben, nach Marc Aurel (MA 1998), Nickel-Übersetzung) unter Angabe des Buches (röm. Z.) und des Abschnitts (arab. Z.).

[28] Er bezieht sich nur an einer Stelle auf die Christen (MA XI, 3), wo er ihnen den Widerspruchsgeist, die *parataxia,* die größte Sünde im Römischen Reich, vorwirft.

[29] Bereits die Übersetzungen des Titels und damit die Interpretation der Funktion dieser Aufzeichnungen differieren beträchtlich: *Wege zu sich selbst* (MA 1998), *Ermahnungen an sich selbst* (MA 1974, 1976), *Selbstbetrachtungen* (1973, 1977), *Pensées* (Trannoy 1983), *Écrits pour lui-même* (1998), *Ad se ipsum libri* XII (Dalfen 1987), *Meditations* (2003).

[30] Anders gelagerte Untersuchungen zu inneren Struktur der Selbstbetrachtungen siehe beispielsweise Dalfen (1967).

[31] „ … und auf professionelles Redenhalten, Dichten und gebildetes Sprechen zu verzichten, …, ausserdem meine Briefe einfach zu formulieren." (MA I, 7, S.).

erledigen, sich nicht in fremde Angelegenheiten zu mischen oder auf üble Nachrede zu hören (I, 5), keine unsinnigen oder okkulten Leidenschaften zu haben, kritikfähig zu sein und den Übungen und Gepflogenheiten der griechischen Philosophen nachzueifern(MA I, 6). Marc Aurel lernt, dass sein Charakter verbesserungsfähig ist, dass man sich und den andern in Schrift, Rede und Stil nichts vormachen soll, und er lernt durch Rusticus die Schriften Epiktets kennen (MA I, 7), die ihn sehr stark beeinflusst haben.[32]

Man kann diesen Katalog fortsetzen und wie ein moralisches Pflichtenheft lesen: innere Unabhängigkeit und Entschlossenheit, nichts als die Vernunft gelten zu lassen und im Schmerz die gleiche Haltung zu bewahren. Tatkraft und Fröhlichkeit schließen sich nicht aus, zum Interpretieren von Texten braucht man Geduld, und Wohltaten von Freunden soll man weder achtlos noch ohne sich selbst zu demütigen annehmen (MA I, 8). Freundlichkeit und Güte, ein Leben gemäß der Natur in Würde und Anstand; Fürsorglichkeit, Toleranz gegenüber Dummköpfen, Feingefühl, Wissen zu haben, ohne aufzutrumpfen, schließen sich an (MA I, 9).

Man solle nicht mit Worten um sich schlagen, einfache Worte benutzen und über die Sache selbst, nicht über die Formulierungen diskutieren, so lernt er (MAI, 10), ebenso wie auf tyrannische Verleumdungen, Verschlagenheit und Verstellung zu achten und sich vor den Adligen zu hüten (MA I, 11). Auch solle man nicht allzu oft vorschützen, keine Zeit zu haben, und dadurch seine Pflichten zu vernachlässigen (MA I, 12). Freunden soll man zuhören, auch wenn sie Unrecht haben sollten, Lehrer soll man aufrichtig loben, Kinder lieben (MA I, 13). Es ist wichtig, seine Familie, die Wahrheit und die Gerechtigkeit zu lieben. Im Staat seiner Vorstellung haben alle die gleichen Rechte und Pflichten im Sinne von Gleichheit und Redefreiheit, dieser Staat ist eine Monarchie, der die Freiheit der Bürger achtet. Einfachheit und Ausdauer in der Philosophie, Freigiebigkeit, Vertrauen gegenüber Freunden, Offenheit auch gegenüber den zu Tadelnden, Klarheit gegenüber denjenigen, von denen man etwas will, werden genannt (MA I, 14).

Es folgen Selbstbeherrschung, unbedingte Festigkeit, Zuversicht im Leid, Ausgeglichenheit, Nachgiebigkeit und Würde, Bereitschaft zu umsichtiger und sorgfältiger Erledigung der eigenen Aufgaben. Nie solle man erstaunt oder erschreckt sein, niemals in Eile oder beim Zaudern, nie sei man ohne Lösung oder in Niedergeschlagenheit. Weder wütend noch misstrauisch solle man sein, so wird er belehrt, noch täusche man ein freundliches

---

[32] Wie dies Hadot (1991, S. 83 ff.) in seiner Analyse des stoischen Schemas deutlich zeigt.

Lächeln vor. Wohltätig, zuverlässig, aufrichtig und immer bereit zu verzeihen, ja mit Humor beschreibt er sein Vorbild Maximus (MA I, 15).

Der längste Abschnitt ist seinem Adoptivvater Antonius Pius gewidmet. Die Lobrede auf ihn enthält Charaktereigenschaften wie Nachgiebigkeit und Festhalten an dem, was als richtig erkannt wurde, Unempfänglichkeit gegenüber dem äußeren Ruhm, Arbeitsfreude, Beharrlichkeit, Maß in Strenge und Nachsicht. An seinen Verhaltensweisen bewundert Marc Aurel Gründlichkeit der Untersuchungen und Geduld bei Beratungen, Leidenschaftslosigkeit, Selbständigkeit, Fröhlichkeit, das Meiden von Beifall und Schmeicheleien, Nüchternheit, sowie sein Wille, kein Liebling der Massen zu sein. Die Bequemlichkeiten des Lebens habe er durchaus genossen, ohne Aufwand, wenn sie verfügbar waren, ohne Entbehrung, wenn nicht. Umgänglichkeit, unaufdringliche Liebenswürdigkeit, Fürsorge für den eigenen Körper wird berichtet, die Haltung, die Fähigkeiten anderer voll gelten zu lassen (MA I, 16). Marc Aurel mischt hier in seinem Bericht die persönlichen Tugenden mit denen des Staatsmannes und den politischen Habitus seines Vorbildes. All die Gräuelgeschichten römischer Imperatoren träfen auf ihn nicht zu, er sei weder schamlos noch aufdringlich, weder verschwenderisch, baulustig noch unzüchtig, weder hektisch, unbeherrscht noch genussüchtig oder unfreundlich gewesen (MA I, 16).

Am Ende des ersten Buches bedankt sich Marc Aurel bei den Göttern für die Lebensumstände seiner Jugend, die ihm – selbst am kaiserlichen Hof – ein Leben ohne das imperiale Brimborium erlaubten und ihm Zeit gaben, sich mit den Philosophen anstatt mit Intrigen zu beschäftigen (MA I, 17).

Diese aufzählende Darstellung zeigt dreierlei: Erstens: Die Tugenden, Haltungen, Charaktereigenschaften und lebenspraktischen Fähigkeiten stehen zunächst noch ununterschieden narrativ auf derselben Ebene. Es ist offenbar keine theoretische Bewältigung, Systematisierung oder Einordnung angestrebt und sie ergibt sich auf der Ebene der Tugenden und Haltungen auch nicht im weiteren Verlauf des Textes. Zweitens: Die Vorbilder, die Marc Aurel dankbar nennt, sind neben seiner Verwandtschaft, die ihn sicher politisch geprägt hat, seine Lehrer in Malen, in Rhetorik und in griechischer Sprache, aber überwiegend werden die ihn unterrichtenden stoischen Philosophen genannt. Er erwähnt keine Lehrer, die ihn in Staatskunst, Politik oder Kriegsführung unterrichtet hätten, und es scheint so zu sein, dass Marc Aurel eher der sich mit Philosophie Beschäftigende war, als er auf den Kaiserthron kam, als der zukünftige Nachfolger, der sich bewusst auf seine Aufgabe – auch dann noch ungewöhnlich – philosophisch vorbereitet hätte.

Die unsystematische Gestalt der Darstellung hat dazu geführt, Marc Aurel als Aphoristiker einzuordnen und editorisch auszuschlachten. Dies ist jedoch ein Irrtum. Wenngleich das erste Buch unsystematisch erscheint und auch ist und auch vom Ethiktheoretischen her der weitere Text nicht sonderlich befriedigend erscheint, so hat Hadot doch nachgewiesen, dass ein inneres Schema existiert. Es findet sich aber eher implizit, nämlich in der Vorgehensweise, wie Marc Aurel die Ermahnungen an sich richtet. Sie entspricht, nicht ganz perfekt freilich, dem Schema des Epiktet [33]und damit der stoischen Philosophie.

So schreibt Mark Aurel (MA VII, 54):

„Überall und fortgesetzt ist es in deiner Gewalt, fromm dich mit dem gegenwärtigen Begebnis zu befreunden, mit glaubwürdigen Menschen in Gerechtigkeit zu verkehren, der gegenwärtigen Vorstellung kunstvoll zu begegnen, damit sie sich nicht einschleicht, was nicht objektiv ist."[34]

Dies bezieht sich nach Hadot auf eine Haltung, auf die Gestaltung der zwischenmenschlichen Beziehungen und auf das Verhalten beim Denken. Die innere Systematik wird durch diese grundlegenden Beziehungen zwischen Begehren (*orexis*), der freiwilligen Strebung (*hermè*) und der Vorstellung (*phantasia*) vermittelt. Mark Aurel, so weist Hadot nach, hat diese grundlegende Beziehung vermutlich von Epiktet übernommen.[35] Diese Systematik impliziert den Verzicht zu begehren, was nicht von einem abhängt, und nur das Gute im moralischen Handeln von der Allnatur anzunehmen, da diese vollkommen ist. Man solle sich nicht vom zügellosen Wollen mitreisen lassen, und danach streben, in Übereinstimmung mit dem Instinkt für Gemeinschaft und Gerechtigkeit zu handeln. Es wird eine Vorstellung übernommen, die bei Epiktet unter dem Begriff des Syllogismus eine Disziplin der Zustimmung fordert. Wir werden auf dieses Dreierschema zurückkommen.

---

[33] Zu finden in Epiktet, Diatriben. Vgl. Epiktet (1948, 1959).
[34] Zit. nach Hadot (1991), S. 83. Vgl. Marc Aurel (1974), VII, 54, Hadot bzw. seine Übersetzerinnen benutzen die dt. Übersetzung von W. Theiler, Zürich 1974. Die Übersetzungen differieren: „Überall und ununterbrochen liegt es bei Dir, dich den gegenwärtigen Umständen in Frömmigkeit zu fügen, mit den Menschen in deiner Umgebung gerecht umzugehen und dich mit der jeweils vorhandenen Vorstellung aufmerksam auseinanderzusetzen, damit sich nichts einschleicht, was du noch nicht begriffen hast". Vgl. Marc Aurel (1998), S. 169.
[35] Vgl. Hadot (1991), S. 85-98.

4.3 ASKESIS

Hadot analysiert die innere Struktur der Marc Aurelschen „Tagebuchaufzeichnungen". Er stellt fest, dass sie einer tieferen stoischen Struktur folgen, also keineswegs eine oberflächliche Charakteristik haben wie etwas das Anekdotische, das Aphoristische oder Narrative, wie man es sonst bei solchen Aufzeichnungen finden kann. Deshalb ist auch das romantische Bild falsch, wonach Marc Aurel sich nach den Gefechten des Tages in sein Zelt zurückzieht, um sich selbst tagespolitische Rechenschaft abzulegen „oder aber sich selbst zu überreden" (Hadot 1999, S. 71 f.). Vielmehr stellen die Aufzeichnungen systematische Meditationsübungen eines Stoikers dar, die zwar unsystematisch daherkommen und mit Aphorismen verwechselt werden können. Philosophie ist immer interessiert an Systematisierungsversuchen, seien sie klassifizierend oder prozessual. Das letztere findet sich bei Marc Aurel.

Interessant ist hier nicht, eine philosophisch historisch kritische Aufarbeitung der „Ermahnungen an sich selbst" zu leisten, sondern die innere prozessuale Systematik, mit der Marc Aurel an sich selbst herangeht und die er von den Stoikern bei den dortigen Übungsschemata doch mehr oder weniger übernimmt, an der Situation zu brechen, in der sich Marc Aurel tatsächlich immer wieder findet, wenn er sich von seinem Aufzeichnungen erhebt – nämlich Machthaber und Feldherr zu sein. Dabei geht es nicht um die konkrete politische Situation, sondern um die Tatsache des Machthabens, des Reflektierens und der Gebrochenheit der Situation.

Diese Situation des „Macht Habens" finden wir ja zuerst antizipiert in Platons Dialogen Politeia und Nomoi, dann erlebt und erlitten durch das zweimalige Abenteuer Platons in Syrakus.[36] Es ist dies die Konfrontation und das gleichzeitige Zusammengehen von Geist und Macht, von Denken und Handeln – heute in der Diskussion gerne dargestellt als das degenerierte Verhältnis von Intellektuellen und Machern.

Wer die erste Stufe der stoischen Übungen beginnt, nämlich das Sichbewusst-Machen der eigenen Situation (Situiertheit) im Sinne des *gnothi sauton*, braucht Zeit. Wer Macht hat, muss sich im heutigen Betrieb diese Zeit zur Selbstanalyse und Vergewisserung, und sei es nur eine halbe Stunde am Tag, mit sehr viel Selbstdisziplin „herausschneiden", d.h. er muss über dieses Zeitkontingent situationsmächtig sein. Frei nach Aristoteles müssen

---

36   Hinreißend beschrieben in Marcuse (1968).

deshalb Philosophen genügend Muße haben, also handlungsentlastet sein (Aristoteles Metaphysik A 980 ff.).

Wer jedoch, der in Management, Familie, Beruf oder Staatsgeschäften engagiert ist, kann sich diese Stunden organisieren? Wie auch immer, es gehört ein hohes Maß an Selbstdisziplin als Voraussetzung dazu, überhaupt mit solchen Übungen zu beginnen.

Marc Aurels Übungen sind im Stil ihrer Zeit gehalten, aber er ist weder Zyniker noch Pessimist. Es nützt auch nichts darüber zu spekulieren, ob er magenkrank gewesen sei und sich durch seine Aufzeichnungen sein Zweifel im Feld habe wegreflektieren wollen. Es ist eher so, wie Hadot meint, dass sich Marc Aurel die Bruchstücke stoischer Philosophie selbst aufsagte (Hadot 1991, S. 72), ohne vielleicht seine philosophische Lieblingslektüre ins Feldherrenzelt mitgenommen zu haben. Die Lehrsätze sind ja dazu da, sich im Aufsagen unaufhörlich daran zu erinnern, diese Gedanken allzeit „griffbereit" zu haben, denn der Mensch neigt nach stoischer Auffassung doch zum Bösen und er muss sich selbst ständig überwachen oder überwacht werden, wenn er selbst nicht dazu in der Lage ist.

Zu den Schritten gehört die Gewissenserforschung als Kontrolle der eigenen geistigen Fortschritte sowie eine schonungslose Vorstellung möglicher misslicher Widerfahrnisse und deren Einschätzung, um ein Verhältnis zu dem zu erlangen, was nicht von einem abhängt.

Einige charakteristische geistige Übungen tauchen folglich bei Marc Aurel auf und Hadot weist dies akribisch nach.[37] Es geht um die Schritte:

• Genaue, geradezu physikalische, d.h. vom Standpunkt der Natur abgeleitete Vorstellung von Dingen und Ereignissen – dabei werden auch die eigenen inneren körperlichen wie geistigen Prozessen dieser Sichtweise unterworfen:

„Man muss sich immer ein Definition oder einen Begriff von dem Gegenstand bilden, der einem vor Augen tritt, so dass man ihn in seiner Beschaffenheit ganz unverhüllt und in allen Einzelheiten sieht ... Nichts trägt nämlich so sehr dazu bei, innere Überlegenheit zu erzeugen, wie die Fähigkeit, methodisch konsequent und wirklichkeitsgerecht jeden im Leben vorkommenden Sachverhalt zu durchleuchten und zu klären ... dass man gewahr wird, welcher Art von Welt die Sache welchen Nutzen bringt und welchen Wert sie einerseits für das Ganze und andererseits für den Menschen als

---

37   Wir verlassen uns hier auf seine Nachweise in Hadot (1991, Kap. II.4) und referieren sie nicht im Einzelnen.

Bürger des obersten Gemeinwesens hat, zu dem die übrigen Gemeinwesen gleichsam wie Häuser gehören ..." (MA III, 11)

- Abtrennen konventioneller Sichtweisen und Vorstellungen.
- Aufteilen der Dinge, Geschehnisse, Prozesse und Eindrücke in quantitative Teile und qualitative wesentliche Teile. Es ist dies die Reduktion auf ein kausales, materielles Element, modern gesprochen ein gewisser methodischer wie materialer Reduktionismus.
- Herstellung einer Beziehung des in Frage Stehenden (Dinge, Prozesse etc.) zur Totalität des Universums, um deren Stellung in der Verkettung der Ursachen zu kennen, damit diese bewertet werden können.
- Daraus resultiert eine zuweilen technizistische, geradezu klinisch-medizinische Bestimmung der menschlichen Körperlichkeit und des sozialen Verhaltens, die sich schonungslos und pessimistisch anhört. Beispiele finden sich bei der Beschreibung der sexuellen Vereinigung gleich zu Beginn (MA II, 2) bis hin zur Analyse der Arroganz dummer Leute (MA X, 9).[38] Es ist klar, dass wenn Philosophieren Streben lernen heißt,[39] dass auch das Sterben eine entsprechend schonungslose Beschreibung erfährt (MA II, 12). Die wissenschaftliche Bennennung dessen, wovor nach dem ersten Blick die Wissenschaft halt machen sollte[40] wie auch die Notwendigkeit der Entblößung (MA VI, 13) zeigt: So muss man mit allen Dingen verfahren.

Und so werden Gesang oder Tanz quantitativ in das bloße Aneinander von Tönen beziehungsweise Schritte und Takten zerlegt (MA XI, 2) und diese Methode wird auf das ganze Leben übertragen: Es ist dies ohne nur eine Anhäufung von Schwierigkeiten und Prüfungen – deshalb ist es sinnvoll, dabei das Gegenwärtige auf sich zu begrenzen, um diese, anstatt alle Schwierigkeiten des Lebens auf einmal, für sich besser bewältigen zu können (MA VII, 29 und 36). Diese Trennung gestatt auch die Unterscheidung dessen, was von uns abhängt und was in der Gegenwart liegt, von dem, was nicht von uns abhängt und nicht verändert werden kann, also das, was in der Vergangenheit liegt. Deshalb ist es ratsam, gleichsam als Trick, die augenblicklichen Widerfahrnisse als nur flüchtigen Augenblick bewusst und damit

---

[38] Ein Residuum dieser Beschreibung findet sich in dem gutgemeinten Rat von Schülern und Studierenden, sich die Prüfer zur Beruhigung in Unterwäsche oder gar nackt vorzustellen. Vgl. auch MA IX, 34.

[39] In dieser Form stammt der Satz von M. de Montaigne, Essay Nr. 20, vgl. Montaigne (1998), S. 45; sinngemäß vgl. MA IX 32, 35, 36.

[40] Vgl. MA VII, 32; VI, 4, 10; VI 24, IV, 14.

besser ertragen zu lernen, als sich von der globalen Vorstellung aller möglichen Schwierigkeiten im Leben entmutigen zu lassen.

Dieser Schluss vom Teil auf das Ganze mag logisch nicht korrekt sein, aber er ist plausibel: Vom Augenblick des Jetzt wird auf das Leben geschlossen, von der langweiligen Szene auf eine langweilige Vorstellung im Theater, und von da auch auf die vielleicht langweilige Dauer der eigenen Existenz (MA VI, 46). Der abstoßende Anblick des schmutzigen Badewassers devalidiert jedoch nicht die Freuden des Bades (MA VII, 24), die ganze Realität ist im Augenblick der Gegenwart gegeben, die Addition und Gleichzeitigkeit ändert nichts an der Qualität.

Diese analytische Zerlegung einer Sache oder eines Vorgangs fragt nach der materiellen Element der Seele, der kausalen Seite, der Beziehung zum Kosmos, nach der natürlichen Dauer[41] und nach der Ursächlichkeit seiner selbst (MA V, 13). Geburt und Tod sind Metamorphosen der Natur (MA IV, 36; VIII, 6) und: Was einem begegnet, ist von Ewigkeit an vorbereitet (MA X, 5).

Diese Methode des Sehens verändert die Sichtweise – sie ist nicht mehr anthropomorph und nicht mehr „aufgeblasen" (*typhos*) (MA VI, 13). Deshalb darf man nur berichten, was wirklich dazu gehört, nichts hinzufügen (MA VIII, 49), damit man zu den Dingen selbst komme. Man muss unterscheiden lernen, ob die Dinge von der Allnatur, d. h. dem Willen der Vorsehung, oder dem Willen des Menschen herrühren. Bewerten soll nur durch Rückführung auf natürliche Ursachen geschehen, denn der werturteilende Mensch ist die größte Fehlerquelle – daher solle man bei den Fakten bleiben. Zu erkennen, dass die eigene Zeit begrenzt ist, während die Zeit vor der eigenen Geburt und die Zeit nach dem eigenen Tod unendlich ist – dies ist Seelengröße (MA III, 2, 11), denn was nicht von uns abhängt, ist gleichgültig, also in gewisser Weise gleich gültig, es zählt nur, ob es sich um Tugend oder Laster handelt.

Nach Hadot (1991) liegen die Vorteile dieser „physikalischen Methode" auf der Hand, nämlich

- dem Gegenstand den falschen Wert, dem menschliche Meinung ihm beimisst, zu entziehen,

- klar zu zeigen, dass das, was nicht dem eigenen Willen unterworfen ist, wie Laster oder Tugend, gleichgültig und nur von der göttlichen Allnatur abhängig ist,

---

[41] Vgl. MA II,4; III, 11; IV 21,5; VII, 29; VIII, 11; IX, 25,37; X 9; XII 10, 18, 29.

- und die banalen kleinen Bereiche menschlicher Interessen in den Bereich der Naturordnung zu erheben, d.h. als unabwendbar zu erkennen – wie Leben, Tod, Reichtum, Armut, Lust, Schmerz, Leiden und Ruhm.

Ariston von Chios hatte als Lehrer den jungen Marc Aurel zur Philosophie „bekehrt": Alleiniger Wert, so lehrte er, sei die Tugend, man habe keine Wahl gegenüber den gleichgültigen Dingen, denen gegenüber man eben gleichgültig bleiben müsse.

Gleichgültigkeit heißt jedoch nicht Interesselosigkeit oder mangelnde Neugier, sondern Gleichmut der Seele mit einem Interesse an Schönheit der Natur und ihrer Struktur (Physik), die von der Allnatur, nicht vom Menschen abhängen. Die Betrachtung der physikalischen Welt und die physikalische Betrachtung der Welt zu Beginn der Übung begründen daher als geistige Übung die Seelengröße und die Gleichgültigkeit gegenüber den gleichgültigen Dingen. Sie stellen allerdings auch in einem zweiten Durchgang so etwas wie einen Abschluss dar. So wird man vertraut und ist kein Fremder im Universum mehr (MA X, 21), es entwickelt sich eine Liebe zu den Dingen und Ereignissen.

5. SELBSTBETRACHTUNG UND SELBSTANWEISUNG ALS LEBENSTECHNIK

5.1 REGELN

Die Stoa hat, im Verein mit einer Reihe anderer Schulen, Regeln für Übungen entwickelt. Nach der Hadotschen Analyse kann man diese Regeln implizit auch im Werk Marc Aurels finden. Das Dreierschema, das Hadot (1991, Kap. I. 4, S. 83 ff.) bei Marc Aurel herausarbeitet

Begehren:	Haltung gegenüber den äußeren Dingen (Allnatur, äußere Ursache): Kosmos – Mensch Verhältnis,
Streben:	zwischenmenschliche Beziehung: Gerecht handeln in der Mensch – Mensch Beziehung,
Vorstellung:	Ebene des Denkens: Kritische Betrachtung, Objektivierung, Verhältnis des Menschen zu sich selbst (MA VIII, 27),

variiert in der Reihenfolge der Aufzählung in den einzelnen Abschnitten und Sätzen. So beginnt beispielsweise die Tätigkeit der Seele bei Epiktet mit der Vorstellung, nicht mit dem Begehren.[42] Es geht aber nicht um die Reihenfolge, sondern um die Schritthaftigkeit.

Die Regeln beinhalten, wenn man sich die Struktur der Durchführung anschaut,

- eine erkennbare Periodizität:[43] die Schritte werden gegebenenfalls mehrmals durchlaufen – immer wieder erweist es sich als notwendig, diese Übungen durchzuführen
- Schritthaftigkeit (Arbeit – Zustand – Arbeit), d.h. die Disziplinierung des Begehrens,
- Erfolgskontrolle resp. Gesinnungs- und Haltungskontrolle: Die Disziplinierung der Vorstellung, die man gewonnen hat.

Das bedeutet, dass Marc Aurel als nach außen gerichtet, d. h. politisch und militärisch, mächtiger Mensch, Regeln für sich selbst und auch gegen sich selbst akzeptiert, die er selbst nicht entworfen hat, sondern die er aus seinem Wissen und seiner Vertrautheit mit dem stoischen Gedankengut übernimmt, akzeptiert und zuweilen, wo es geht, variiert.

Das bedeutet zweierlei: Entweder hat Marc Aurel nicht die Muße und die Zeit dazu, sich selbst Regeln zu geben – dagegen spricht, dass er sich die Zeit für diese Aufzeichnungen genommen hat - oder er übernimmt Regeln der Stoa und modifiziert sie für seine Verhältnisse. Da die Aufzeichnungen nicht für eine Veröffentlichung bestimmt zu sein scheinen, ist auch nicht zu erwarten, dass der mächtigste Mann des römischen Imperiums in die Situation gerät, die Auswahl und Modifikation stoischer Lebensregeln und Übungen rechtfertigen zu müssen. Die Wahl der griechischen Sprache verrät – neben der Bildung Marc Aurels – auch die Absicht, dies zumindest niemanden mitzuteilen oder verständlich darzulegen, der kein Griechisch kann, also nicht auf diesem Stand der Bildung ist.

Das bedeutet aber, dass Marc Aurel die Regel als Instrument seiner Selbstzucht, seiner Selbstsuche und seiner Selbstdisziplinierung übernimmt und verwendet. Damit kommen wir wieder zur Frage, ob Machtausübung nur möglich ist, wenn man Macht über sich selbst hat. Ist die Stoa also eine Schule der Machterhaltung?

---

42   Vgl. bei Epiktet, Diatriben IV, 11,6, vgl. Hadot (1991), S. 85.
43   *Repetitio est mater studiorum.* vgl. Cassiodorus: Institutiones divinarum et saecularium litterarum pr. 7 (555 n. Chr.).

5.2 Das Technische an der Sorge um sich selbst

Das „Technische" an den Regeln der Sorge um sich selbst, so man sie mit Foucault als eine Technologie des Selbst ansieht, könnte man herausarbeiten, wenn man sich zunächst klar macht, was eine Zweck – Mittel Beziehung ist. Einfach gesprochen wird ein Wunsch geäußert, einen gewissen Zustand zu erreichen. Aus der Erfahrung weiß man, dass ein gewisser anderer Zustand diesen gewünschten Zustand herbeiführt. Das Messer ist das Mittel zum Schneiden. Wenn man also schneiden möchte, braucht man ein Messer. Das Wissen um eine Zweck-Mittel-Beziehung in Form dieser Aufforderung nennen wir eine Regel.

In der analytischen Philosophie der Technik kennt man die innere Struktur des technischen Wissens zumindest so gut, dass man sie von der herkömmlichen logischen Struktur wissenschaftlichen Wissens unterscheiden kann. Wissenschaftliches Wissen stellt einen verallgemeinerten Kausalzusammenhang dar: Immer, wenn A eintritt, tritt auch B ein. Das technische Wissen hat die Form der eben genannten Regel, und dieses Wissen ist älter als das wissenschaftliche Wissen. Die Regel lautet formal: Wenn Du B haben willst, musst Du A tun. Das Wissen, ob aus A auch B folgt, ist zwar eine Voraussetzung für die Gewinnung dieser Regel, später muss diese Voraussetzung aber bei der erfolgreichen Durchführung der Regel nicht mehr unbedingt gewusst werden. Mit anderen Worten: Die Stoiker kannten die Psychologie heutiger Tage nicht, aber sie wussten um die seelische Wirksamkeit gewisser, regelhaft durchgeführter Übungen. Wir kennen dies heute auch in weiten Bereichen der Technik: Der Servicetechniker weiß eigentlich nicht genau, warum er etwas tut, er befolgt lediglich eine komplizierte Struktur von Regeln, die ihm vorgegeben sind. Für erfolgreiches Handeln muss er die Begründung für diese Regeln nicht unbedingt wissen. Dies ist gemeint, wenn wir von der Technizität der Regel sprechen.

Regeln gibt es aber nicht nur im Bereich der Technik oder des Handwerks, sondern eben auch in organisatorischen, politischen, sozialen und individualpsychologischen Bereichen. Auch hier gibt es eine Technizität der Regeln, wenn man nicht weiß, warum eine Handlung oder Übung erfolgreich ist, wenn man nach Schema F erfolgreich handelt, ohne die Begründungen zu kennen. Auch das Leben nach einem auswendig gelernten Katechismus hat etwas Technizistisches.

Dasselbe gilt übrigens für die Technizität der Regeln, wie Macht gewinnen und zu erhalten sei – gerade die unterkühlte Darstellung Machiavellis, die so empört (hat), zeigt die Technizität dieser Regeln an.[44]

Was wir bei den stoischen Übungen Marc Aurels in gewisser Weise in Echtzeit beobachten können, ist die Durchführung von Regeln, um Macht über sich selbst zu gewinnen. Die „Ermahnungen an sich selbst" zeigen im ersten Buch die Ziele an, indem die Vorbilder referiert werden, an denen sich Marc Aurel bereits zum Teil ausgerichtet hat und sich erneut ausrichten will. Die Durchführung der Übungen und damit der Regeln haben einen Effekt, nämlich denjenigen der Änderung der inneren Haltung und damit der Sorge um die eigene Seele nachzukommen. Die „Ermahnung an sich selbst" sind also auch Selbstbemächtigungen.

Wir müssten jedoch diese Regeln technizistisch nennen, wenn sich herausstellen sollte, dass die Voraussetzungen für ihr „Funktionieren" demjenigen nicht bekannt sind, der sie anwendet. Eine Ethik, die sich in moralischen Regeln verliert, die keine Begründung mehr kennen, ist eben nur noch ein normatives Regelwerk, dessen Befolgung von anderen Dingen abhängen wird als von ethischen Einsichten. Möglicherweise sind dann Sanktionen einer Gemeinschaft vonnöten.

Es mag ja sein, dass der Begründungsaufwand in einer Gemeinschaft höher sein mag als der Sanktionsaufwand – dies gilt insbesondere in Gemeinschaften, in denen das entsprechende Wissen und die Urteilskraft nicht vorhanden ist oder wieder verloren gegangen ist. Strafen scheint dann leichter zu sein als Begründen. Die römische Philosophie könnte sich genau in dieser Lage befunden haben – denn sie hatte die Begründungstiefe der griechischen Aufklärung nie erreicht und war bestenfalls epigonal.

Das würde bedeuten, dass die Stoa, vor allem eben in ihrer praktischen Anwendung in diesem Sinne auch eine Technik des Selbst darstellt, weil sie im obigen Sinne technizistisch vorgeht: Regeln, deren Wirksamkeit keiner mehr so richtig zu begründen vermag. Genau dies scheint die Lektüre Marc Aurels nahe zu legen.

Denn eine Technologie seiner Selbst als Lebenstechnik ist sicher dann technizistisch, wenn auf die Begründung der Ziele der Selbstbemächtigung und auf die Einsicht in die seelischen „Mechanismen" der Wirksamkeit solcher Übungen verzichtet wird. Und in der Tat – wir finden weder bei Epiktet, dem „Vorbild" Marc Aurels, noch bei Marc Aurel selbst Hinweise auf eine Begründung der Wirksamkeit der Regeln. Als Beispiel:

---

[44] Vgl. N. Machiavelli: Il Principe (Der Fürst) (1986); siehe auch Münkler (1991).

„Jede Natur ist mit sich selbst zufrieden, wenn es ihr gut geht. Einer vernünftigen Natur geht es gut, wenn sie weder einer falschen noch unklaren
Vorstellung ihre Zustimmung gibt, ihr Wollen allein auf gemeinschaftsför-
dernde Werke richtet, wenn sie nur die Dinge begehrt und meidet, die in unserer Macht liegen, und alles, was von der allen gemeinsamen Natur zugeteilt
wird, gern entgegennimmt." (MA VIII, 7)

Die Begründung für diese Verhaltensregel ist aber nicht ganz klar:

„Denn sie ist ein Teil der gemeinsamen Natur, wie die Natur des Blattes ein
Teil der Natur der Pflanze ist ..." (ibid.)

Man kann sich dies an anderen Beispielen ebenfalls klar machen.

Die Frage ist nun: Wenn wir die Selbstanweisungen Marc Aurels (oder
sind es Selbstbefehle?) als Lebenstechnik nach der Interpretation von Foucault ansehen und dieser Interpretation sozusagen zur Verstärkung noch die
Vermutung hinzufügen, dass sie technizistisch sind, weil sich der Befolger
der Regel über die Begründung der Regeln keine Klarheit verschafft oder
verschaffen will, dann könnte wir die Machtfrage stellen: Ist die Macht über
sich selbst, als Technologie seiner selbst und technizistisch regelhaft, eine
Voraussetzung dafür, Macht über andere zu haben?

5.3 Exkurs über Technik und Macht

Hier sei skizzenhaft nun der Zusammenhang zwischen Technik und Macht
aufgezeigt, den wir für die Beantwortung dieser Frage brauchen.[45]

Beginnen wir mit einem Vorurteil: Regelhaftigkeit, algorithmusartig und
damit maschinenartig, delegierbar an einen Mechanismus, zerlegbar in Ele-
mentarschritte (damit in Bauteile und Komponenten), damit universell und
sprach- und kulturinvariant – das ist das Signum der Maschinen, des Ma-
schinalen. Die Technizität der Maschine wird auf die formal verstandene
Technik projiziert: Was man macht, macht man nach Regeln, diese sind
universal aufgebaut, Technik funktioniert überall, so wie Naturgesetze überall gelten, wenn alle Voraussetzungen dieselben sind.

Diese Ansicht ist nicht haltbar ist und die Funktionalität einzelner Bau-
elemente ist noch lange kein hinreichendes Kriterium für das Funktionieren
eines technischen Systems in seiner organisatorischen Hülle. Die Regel ga-

---

[45] Adaptiert aus Kornwachs (2002a).

rantiert alleine noch keinen Erfolg. Vor allem kann das Wissen über die
Natur den Menschen nicht ohne weiteres zu einem „Herrscher in der Natur"[46] machen.

Nun ist Technik weder ein reines Konstrukt, noch bloße angewandte
Naturwissenschaft oder im Bereich der Politik angewandte Sozial- und
Wirtschaftswissenschaft, sondern sie zeichnet sich durch einen eigenen
Theorietypus aus.[47] Fest steht jedoch, dass ein solche Regel keine einfache
Wenn-Dann Aussage mit explanatorischer Kraft darstellt, sondern eine mit
einem Ziel verbundene Form, die der bedingten normativer Aussagen
gleichkommt.

Die Technizität ist aber nicht nur durch ihren eigenen Theorietypus zu
charakterisieren, sondern auch in der Verwendungsform des Wortes technisch, die eher pejorative Bedeutung erlangt hat: er mache dieses oder jenes
eben mit *nur* seiner Technik: Der Schauspieler, der mittels bestimmten mi-
mischen Handwerks Gefühle erzeugt, ohne welche zu haben, der Pianist,
der schwierigste Stücke vermöge seiner Spieltechnik meistert, ohne sie mu-
sikalisch zu „verstehen" etc. Diese Bedeutung des „lediglich Technischen"
bezieht sich auch auf die Geringschätzung bloßen dahinter vermuteten Re-
gelwissens, die dem einfacheren Gemüt bei entsprechendem Fleiß zugänglich sei, aber mit Einsicht und Problembewältigung nichts zu tun habe.[48]

Freilich, wer eine Macht über sich oder über andere etablieren will, will
etwas, ebenso derjenige, der Technik entwirft, herstellt, betreibt und benutzt. Außer die Macht zu gewinnen und zu erhalten, hat der nachdenkliche
Machthaber vielleicht gewisse Gestaltungsvorstellungen, z.B. Utopien, diesseitige Paradiese, Leitbilder aufgeklärter Gesellschaften oder Verwaltungs-
ideale. Dazu kommen Werte als Ziele, z. B. eine gerechte Gesellschaft. Der
Machthaber wird diese Ideale und Vorstellungen nach innen und außen
verteidigen. Auch wird es eine Wechselwirkung zwischen Mittel und Ziel
geben: Gewisse Ziele sind staatspolitisch nicht mit jedem Mittel durchsetzbar, wenn die Ziel nicht selbst desavouiert werden sollen, ebenso wie in der

---

[46] Technik ist nicht Macht des Menschen über die Natur, sondern „Macht des Menschen in
      der Natur." C. F. v. Weizsäcker (1988, S. 451).
[47] Vgl. Bunge II (1967, Chap. 11, p. 121-150). Der logische Status solcher Regeln, insbe-
      sondere ihre Verknüpfung untereinander zu einer technologischen Theorie ist noch
      ziemlich unklar und stellt ein Forschungsgebiet der Wissenschaftstheorie der Ingenieurs-
      wissenschaften dar. Vgl. auch Kornwachs (2002 b, c).
[48] Entsprechend wird schon bei Platon der Nachahmer geringschätzig behandelt. Er hat
      weder Einsicht noch richtige Vorstellung bezüglich des Guten und Schlechten. Vgl. Pla-
      ton: Politeia 602a.

Technik nicht jedes Mittel mit der gewünschten Wirkung das Mittel der Wahl sein kann, weil Nebenwirkungen sich als zu unvorteilhaft erweisen mögen. Man kennt auch bei den Machtverhältnissen die Wechselwirkung von Mittel und Zweck. Die Verfügbarkeit von Mittel verändert die Ziele - das ist in der Politik wohl genau so zu beobachten.

Die Technizität der Macht äußert sich am ehesten in der Regelhaftigkeit ihrer Spielregeln, wie sie Machiavelli als erster systematisiert hat. Spielregeln für Sieger gibt es auch heute, Managementwissen, Führungskompetenz - die Beratungsliteratur ist voll davon.[49] Die Regelform „Wenn Du B erreichen willst, versuche B per A", gibt die Anleitung, die Spielregeln stellen -formal gesehen - eine operationale Theorie dar.[50] Dem technologischen Imperativ *can implies ought* entspricht der Machtimperativ, jede sich bietende Gelegenheit zu nutzen, seine Macht zu erhalten und zu erweitern. Man kann zeigen, dass in der Technik weniger mit direkten Handlungen zum Ziel gelangt wird, zumindest kann diese Handlungen als operative Theorie nicht logisch konsistent formulieren, sondern damit, dass man verhindert, was dem Ziel entgegensteht.[51] „Verhindere alles, was dazu führt, dass Du nicht ans Ziel gelangst" bedeutet dann, dass Machtausübung überwiegend durch Verhinderung geschieht. Dies ist auch das überwältigend häufige Gefühl der Machtlosigkeit bei den Betroffenen. Auch hier sind unerwünschte Nebenwirkungen wie bei den technischen Handlungen unausweichlich.

Die Technizität der Macht zeigt sich bei ihrer Ausübung nach den Regeln, ohne nach den Zielen der Macht zu fragen, in ihrer Entkopplung von Sinn, Zweck der Macht und dem Mangel an Zielen außerhalb des Ego. Das Optimieren von Regeln der Macht, ohne nach der Legitimität der Regeln zu fragen, ist deshalb verführerisch, weil diese Regeln funktionieren, ohne dass man ihre Begründung kennen muss, so wie der Techniker häufig Regeln appliziert, ohne den naturwissenschaftlichen Hintergrund kennen zu müssen. Vielfach wird die Frage nach dem der Regel zugrunde liegenden naturwissenschaftlichen Gesetz mit Hinweis auf das Vertrauen in die Wissenschaft erledigt, analog dazu wird die Frage nach der Legitimation von

---

49   Geschrieben von vergleichsweise machtlosen Menschen, analog zu Machiavelli, der in Fürstendiensten stand, nur begrenzte Macht hatte und sie zweimal verlor.
50   Nach Bunge (1967), ibid.
51   Zum formalen Nachweis vgl. Kornwachs (2001).

Machtregeln mit dem Hinweis auf historische Gesetze oder aktuelle politische Notwendigkeiten zu beantworten versucht.[52]

Es gibt eine Aufwärtsspirale, welche die Technikforschung in der Entwicklung von Technik wohl kennt: Technik erzeugt Technik. Dieser Satz ist einem Techniker, der lediglich ein Technikverständnis hat, das Apparaturen umfasst, unverständlich. Diese Aufwärtsspirale ist aber bei Hinzunehmen der Wechselwirkung zwischen Mittel und Zweck sofort verständlich: Vorhandenen Funktionalitäten werden erweitert und erzeugen neue Wünsche, damit neue Funktionalitäten, die durch Technik befriedigt werden sollen. Ähnliches gilt für die Macht: Macht erzeugt Macht, sie bestätigt und legitimiert sich selbst, sie braucht sich selbst (ohne Macht keine Macht) und sie ist reflexiv, indem sie auf sich selbst zurückwirkt.

5.4 MORALISIERUNG DER MACHT?

Das „Dass" der Macht wird sichtbar an der Faktizität ihrer Phänomenologie, wir genießen oder erleiden sie ja konkret. Das Wie der Macht sind ihre Modalitäten und Spielregeln, das Warum der Macht kann nur durch Aufweis ihrer Legitimität beantwortet werden. Das Wozu der Macht liegt in den Zielen und dem Willen von Personen begründet, der Ort der Macht ist die Gesellschaft und ihre Institutionen. Macht impliziert Zustimmung zur ausgeübten Herrschaft und der Glaube, dass die anderen auch zustimmen werden. Das war auch zu Zeiten der römischen Kaiser so.

Gewöhnlicherweise sprechen wir von einem Machtmenschen in negativem moralischem Ton. Wir verabscheuen bei reinen Machtmenschen weniger, daß sie Macht haben oder in der Geschichte hatten, sondern wir verwerfen ihren Umgang mit Macht und deren Motivation, wenn - wie beispielsweise bei Commodus, dem missratenen Sohn Mark Aurels - bestimmte Kriterien erfüllt oder nicht erfüllt sind. Sie liegen vor allen Dingen in der Motivation zur Erstrebung und Ausübung von Macht. Wird Macht als Selbstzweck angestrebt, d.h. dienen die Handlungen überwiegend dazu, Macht zu gewinnen und zu erhalten oder diente die Ausübung der Macht keinem übergeordneten Zweck oder Ziel oder waren die Gründe nur als

---

[52] Ist man der Überzeugung, dass es keine solchen geschichtlichen Gesetze, analog zu naturwissenschaftlichen Gesetzen, gibt, dann ist jeder Verweis auf Geschichte in Machtdebatten der Versuch einer Scheinlegitimation.

demagogische Beruhigung und Legitimationserschleichung vorgeschoben, so halten wir dies für verwerflich, zumindest nicht für legitim. Wird Macht als selbstverständlich zukommend und angemessen angesehen, weil es um die eigene Person und ihre Herausgehobenheit in einer geschichtlich konkreten Situation geht, wie dies bei den römischen Kaisers üblich war, so ist dies eine Überhöhung, deren Überschätzung und Überbewertung der eigenen Person zwar bisweilen von einem Amtsinhaber gewollt ist, aber in der Rückschau lächerlich und peinlich wirkt. Wird Macht benutzt, um sich persönlich, materiell wie im übertragenen Sinne, zu bereichern. z. B. auch zur Vergrößerung des geistigen Einflusses, so wird dies ebenso als bedenklich angesehen, genau so wie wenn Macht dazu benutzt wird, sich selbst zu definieren (Identitätsfindung, Bedeutungsverbesserung), seine soziale Rolle zu verbessern und auch dazu, partout Mittelpunkt gesellschaftlicher wie geschichtlicher Prozesse werden zu wollen.

Wir verurteilen diese Motivationen nicht nur, weil sie Macht zur Stärkung und Ausbildung des eigenen Egos instrumentalisieren und damit der Verteilungs- und Zuteilungsgerechtigkeit von Teilhabe, Chancen und Anerkennung auf Kosten der Allgemeinheit zuwiderlaufen, sondern auch weil die konkrete Ausübungsweise von Macht bei dieser Motivationslage im Allgemeinen für die Betroffenen mit mehr Leid und Zwang verbunden ist als eher gemeinnützig orientierte Motivationen zur Machtausübung.

Soweit so gut, denn römische Kaiser waren in den seltensten Fällen gütige Alleinherrscher und Machiavelli hätte auch bei den Imperatoren seine Analyse der Regeln der Macht durchführen können. Auch Marc Aurel war römischer Kaiser. Er führte überwiegend in seiner Amtszeit Kriege, die gewiss mit großem menschlichem Leid verbunden waren. Mag Marc Aurel selbst, gerade wegen seiner „Ermahnungen an sich selbst", als guter Herrscher gelten, so war Machtausübungen mit den damit verbundenen Nebenwirkungen unausweichlich – so schlug er beispielsweise rechtzeitig eine Verschwörung gegen ihn nieder und er ging dabei nicht zimperlich vor.[53]

Nun gehört zur Weise der Machtausübung, die es zu verachten gilt, sicherlich diejenige, welche sich, ohne auch nur den Anschein von Legitimation zu erwecken, der erforderlichen Zwangs- und Gewaltmittel, sofern sie zur Verfügung stehen, bedient. Wir können dies auch den zynischen Umgang mit Macht nennen. Eine Ausübung ohne Angabe oder Bewusstsein von Machtzielen würden wir als blind bezeichnen.

---

[53] Vgl. Cassius Dio (1985.97), Lib. 72-73.

Römische Kaiser waren zuweilen zynisch, zuweilen blind, wenn man die Größe des Imperiums als einziges Machtziel einmal dahingestellt sein lassen möchte. Gerade bei Marc Aurel finden wir aber keine Reflexion über die politischen und inhaltlichen Ziele seiner Machtausübung. Die eigene Person tritt in ihrer Funktion zurück, wird als ersetzbar angesehen – es macht nichts aus, wenn etwas Gutes nicht durch einen selbst, sondern durch andere gemacht wird (MA X, 13). Es geht um die eigene Seele, nicht um die Legitimation von Handlungen.

Wenn die Art und Weise, wie Macht erworben wurde, der Legitimität entbehrt - nach heutiger Auffassung durch Gewalt, Erbfolge oder Betrug sowie massiven ökonomischen Einfluss (Korruption auf hohem Niveau), also die klassischen Machiavellischen Themen, oder mediale Beeinflussung (unlautere Massenpropaganda, unfairer Wahlkampf, aufdringliche Werbung), schlägt dies auf die Beurteilung der Machtausübung zurück. Dies gilt ebenso für die Ausübung von Macht ohne Partizipation, d.h. ohne die zugrunde liegende Autorität durch Werben um Anerkennung zu stärken, ohne Kritik zuzulassen, ohne regulierende Instrumentarien zu handeln (autokratisch). All dies ist bei Marc Aurel kein Thema, seine Legitimation leitet sich aus seiner Adoption durch Antonius Pius und damit der Zugehörigkeit zu einer Herrscherdynastie ab. Wie er seine Truppen motiviert hat, ist nicht bekannt, mit dem Senat scheint er den Konsens gesucht zu haben.

Der Kategorische Imperativ von Kant rechtfertigt geradezu autokratische Machtausübung, wenn sie nur vor sich selbst legitimiert erscheint: "Handle so, als ob die Maxime deiner Handlung durch deinen Willen zum allgemeinen Naturgesetz werden sollte"[54] hat zur Folge, dass der Herrscher doch so handelt wie er handelt, weil er gerade will, dass sein Wille Gesetz werde - die einzige Einschränkung ist die, dass der Souverän sich an die eigenen Gesetze halten muss. Tut er dies nicht, gilt dies als Anlass für moralische Empörung – vielleicht ist es dies Treue zu seinen eigenen Gesetzen, was Marc Aurel in milderem Licht unter den Gewaltherrschern erscheinen lässt.

---

[54] Vgl. Kant, I.: Grundlegung der Metaphysik der Sitten BA 52; Kant (1991, S. 51).

6. DIE SELBSTAUFHEBUNG DES INSTRUMENTELLEN

6.1 BEMÄCHTIGUNG SEINER SELBST

Nähern wir uns nochmals der Frage, wie die Bemächtigung seiner selbst durch stoische Übungen, die als Technologie seiner selbst gelten können und im oben genannten Sinne technizistisch sind, und damit als Machtausübung gegen sich selbst interpretiert werden kann, mit der ausgeübten Macht im politischen Kontext zu tun haben könnte.

Es gibt mehrere Möglichkeiten, die hier noch einmal zusammengefasst werden sollen:

1. Erst die Philosophie hat es Marc Aurel ermöglicht, durch seine Bildung und Überlegenheit zu Macht zu gelangen und sie so lange für das römische Imperium vorteilhaft auszuüben. Hier wäre die Philosophie instrumentalisiert zur Gestaltung der Macht als Macht. Dagegen spricht das Scheitern Platons in Syrakus und aller anderer Philosophen, die sich in der Politik und in Spielen der Macht versucht haben. Außerdem gibt es die überwältigende historische Erfahrung, dass die wenigsten erfolgreichen Machthaber auch Liebhaber der Weisheit im Sinne praktizierender Philosophie gewesen sind.

2. Erst die Philosophie der Stoa versetzte Marc Aurel in die Lage, dass er eine Haltung entwickeln konnte, der Macht auch würdig zu sein. Dies setzt allerdings voraus, dass man bei dieser Interpretation genau weiß, was es heißen soll, dass sich jemand einer Macht in einer konkreten politischen und geschichtlichen Situation als würdig erweist. Ist es die unerschütterliche stoische Gelassenheit, die der Kaiser versucht zu entwickeln, seine Gleichgültigkeit gegenüber äußeren Dingen (die aber nicht zu einem vorzeitigen Machtverzicht geführt hat), oder ist es die Schonungslosigkeit im geistigen Umgang mit sich selbst, die es erst erlaubt, Macht ausüben zu können und dem Herrscherhandwerk gewachsen zu sein?

3. Marc Aurel erhält seine Macht qua historisch kontingenter Ereignisse und versucht diese Situation, in die er geraten ist, philosophisch zu bewältigen. Dabei kommt ihm zugute, dass er stoische Philosophie gelernt hat und ihr zugeneigt ist. In dieser Lesart hätte Marc Aurel diese Technologie des Selbst für seinen Selbstschutz eingesetzt.

Die erste Möglichkeit erscheint unwahrscheinlich, sie wäre eine nachträgli-
che Verklärung der Platonischen Hoffnung der Philosophenkönige. Allerdings – und dies mag das Scheitern fast aller bisherigen Ausflüge der Philosophen nach Syrakus ein wenig aufhellen - von Platon über Heidegger bis zu zeitgenössischen Professoren für Ethik: Eine rein instrumentell und damit technizistisch regelhaft ausgeübte Macht wird blind und verliert die Herrschaft. Sie braucht Regeln gegen die Regeln.[55]

Die zweite Variante kann etwas größere Wahrscheinlichkeit beanspruchen, sind doch die Regeln, die sich Marc Aurel gibt, solche, die ihn persönlich stärken und für seine Aufgabe die nötige Gelassenheit verleihen sollen. Sie als Voraussetzung zur Machtausübung anzusehen, ginge zu weit, aber sie würden verständlich machen, weshalb Marc Aurel als gütiger Herrscher galt (zumindest was seine „zivilen Projekte" angeht).

Zusammen mit einer abgeschwächten zweiten Variante dürfte die dritte und letzte – wenngleich ergänzend – den größten Anspruch erheben, zutreffend zu sein. Der Umgang mit sich selbst wird zur notwendigen Voraussetzung, der korrumpierenden Wirkung des Machthabens auf die eigene Seele – zumindest zeitweise – zu entgehen. Eine Heilung der Seele durch Übungen, auch wenn sie technizitisch sind und Macht über sich selbst implizieren, beugen dem Zerfall der Person und der eigenen Sittlichkeit vor. Dieser Zerfall geht häufig, so zumindest doch eine gewisse historische Erfahrung, dem Machtzerfall und Machtverlust voraus. Wer Gewalt braucht, hat seine Macht schon verloren.[56]

6.2 REGELN GEGEN DIE REGELN

Jede Machtregel, sei es gegen sich selbst oder gegen äußere Widerstände, um Zustimmung zu erwerben, ist nur zeitlich gültig. Sie erlischt im Machterhalt. Im Zenit der Macht herrscht keine Regel. Macht beginnt, wenn sie erreicht wird, sich selbst aufzuheben. Jeder Erhalt ist letztlich wieder Machtgewinn, weil Macht ständig zerfällt. Diese Dynamik erfordert eine Anpassung der Regeln, ja sogar eine Regel gegen die Regel. Blinde und zynische Macht hält sich nicht lange.

---

[55] Die theoretische Kenntnis dieser Regeln hat jedoch in vielen Fällen nicht davor geschützt, die eigene Macht wieder zu verlieren.
[56] Vgl. Arend (1970, 1993), S. 45-58.

Kommen wir deshalb noch einmal auf die Regeln gegen die Regeln zurück. Es sind dies die Ausnahmen, die Paradoxien, die Selbstbezüglichkeiten, die untrüglichen Gewissheiten in bestimmten Situationen, genau das Gegenteil dessen zu tun, was geboten wäre.

Und wir finden die Regeln gegen die Regel, zumindest was die Selbstbemächtigung anbetrifft, interessanterweise bei Marc Aurel ziemlich deutlich wieder. Ein paar Beispiele mögen genügen:

> „Alles, wozu Du auf einem Umweg kommen willst, kannst Du schon haben, wenn Du es Dir selbst nicht mißgönnst. Das ist möglich, wenn Du alles Vergangene hinter Dir läßt, die Zukunft Vorsehung anvertraust und dein gegenwärtiges Leben einzig und alleine auf Frömmigkeit und Gerechtigkeit ausrichtest." (MA XII, 1,1-2)

Dies steht im deutlichen Gegensatz zu den Ermahnungen im vierten Buch, wo es um die Zähmung des Strebens, des Wollens und der eigenen Vorstellung geht. Auch das nächste Zitat scheint paradox zu sein:

> „Gewöhne Dich also auch an Dinge, die Du nicht anerkennen kannst. Denn auch die linke Hand, die aus Mangel an Übung für die übrigen Tätigkeiten nicht ganz so brauchbar ist, hält den Zügel besser fest als die rechte. Denn darin ist sie geübt." (MA XII, 6)

Schon Zenon nutzte die Kraft der Paradoxie und der Selbstbezüglichkeit und gab fleißig die Paradoxie des Lügners[57] weiter - die Paradoxie soll das Denken beflügeln, das Denken in Widersprüche verwickeln und damit verhindern, dass der Geist sich in seinen Gedankengängen festfährt.

So würde auch bei Marc Aurel eine nochmalige Sichtung Widersprüche zwischen den einzelnen Selbstanweisungen zu Tage fördern - aber Ermahnungen müssen nicht unbedingt logisch korrekt sein, um verstanden und wirksam zu werden.

Die Selbstbezüglichkeit der Regel als Heilungschance hebt die Beobachtung seiner Selbst, wo sie zu Selbstblockaden führen könnte, auf. Gerade da das Äußerste, und damit auch das Formale, d.h. Technizität der Regeln letztlich an Wichtigkeit verliert, vor allem angesichts des Todes, können wir bei Mark Aurel die Aufhebung der Technologie des Selbst ins Selbst beobachten. Die Endlichkeit des eigenen Daseins, die Nichtigkeit der Welt, in der wir leben angesichts des Kosmos, relativiert selbstverständlich auch alle Regeln der Technologie des Selbst und bewart sie vor Übertreibung. Sie

---

[57] „Johannes, ein Kreter sagt: „Alle Kreter lügen"". Von ähnlicher Struktur wäre der Satz: „Dieser Satz soll Sie nicht an Marc Aurel erinnern."

relativiert die Möglichkeit der Selbsterkenntnis zum immer möglichen Irrtum, und damit relativiert sie auch die Macht über sich selbst und andere. Der gegenüber sich selbst zunächst ohnmächtige, sich ständig selbst ermahnende, mächtigste Mann seiner Zeit zeigt uns, was Philosophie vermag: Sterblichkeit, Endlichkeit und gleiche Gültigkeit als Ausgangspunkt und Ende eines dennoch[58] geglückten Lebens anzusehen.

Literatur:

Arendt, H.: Macht und Gewalt. Piper, München 1970,1993

Aristoteles: Nikomachische Ethik. Meiner, Hamburg 1985

Aristoteles: Metaphysik. Akademie, Berlin 1990

Beckermann, A.: Das doppelte Gesicht der Philosophie. In: DIE ZEIT Nr. 25 vom 13. Juni 2001, S. 33

Beyer, S. Festenberg, N.v., Hage, V. et al.: Nobel statt Nabel. In: Der Spiegel Nr. 28, 2003, S. 124 ff.

Bien, G.: Vernunft und Ethos – zum Ausgangsproblem der Aristotelischen Ethik. Einleitung des Herausgebers. In: Aristoteles. Nikomachische Ethik. Hrsg. von G. Bien. Meiner, Hamburg 1985, S. XVIII-LIX

Blum, W.: Mac Aurel. Artikel in: Biographisch-Bibliographisches Kirchenlexikon. Verlag Traugott Bautz, www.bautz.de/bbkl, Band V (1993), Sp. 842-844

Bschleipfer, Th.: Tugendethik – das Problem der sogenannten Sekundärtugenden. Abschlußarbeit am Humboldt-Studienzentrum der Universität Ulm, Oktober 1996

Bunge, M.: Scientific Research II. On the Search for Truth. Springer, New York 1967

Cassius Dio: Römische Geschichte. 5 Bde. Übers. Von O. Veh. Artemis, München, Zürich 1985-97

Dalfen J. (ed.): Marci Aurelii Antonini Ad se ipsum libri XII, Leipzig, Teubner, 1979, 1987

Dalfen, Joachim: Formgeschichtliche Untersuchungen zu den Selbstbetrachtungen Marc Aurels, Diss., München 1967

Dankwarth, G.: Marc Aurel – Römischer Kaiser und Philosoph. Heere, 1997

Foucault, M.: Genealogie der Ethik: Ein Überblick über laufende Arbeiten. In: Dreyfus, H.L., Rabinow, P.: Jenseits von Strukturalismus und Hermeneutik. Athenäum, Frankfurt a.M. 1987, S. 262-292

---

[58] Vgl. das Lied des Türmers in Goethes Faust II, 5. Akt: „Es sei was es wolle / Es war doch so schön!".

Foucault, M.: Was ist Aufklärung? In: Erdmann, E.; Forst, R.; Honneth, A. (Hg): Ethos der Moderne. Foucaults Kritik der Aufklärung. Campus Verlag, Frankfurt a. M. 1990, S. 35-54

Foucault, M.: Technologien des Selbst. In: Martin, L.-H.; Gutman, H.; Hutton, P. H. (Hg.): Technologien des Selbst. Fischer, Frankfurt/Main 1993, S. 24-62

Foucault, M.: Freiheit und Selbstsorge. Hrsg. von Helmut Becker et al. Materialis Verlag, Frankfurt a. M. 1993²

Hadot, P.: Die Einteilung der Philosophie im Altertum. Zeitschrift für Philosophische Forschung 36 (1982), S. 422-444

Hadot, P.: Philosophie als Lebensform. Geistige Übungen der Antike. Gatza, Berlin 1991 (franz.: Exercises spirituels et philosophie antique. Etudes Augustiniennes, Paris 1981, 1987)

Hadot, P.: La citadelle intérieure. Introduction aux »Pensées« de Marc Aurèle, édition révisée et remaniée, Paris 1997

Hammer, M.: Im Horizont von Freiheit und Sorge - Die Veränderung philosophischer Grundhaltungen. Masch. Diss. Philosophische Fakultät der Universität Stuttgart 1999, erschienen als Bericht der Fakultät für Mathematik, Naturwissenschaften und Informatik, BTU Cottbus, PT –01/1999, Cottbus 1999.

Heidegger, M.: Was heißt Denken? Max Niemeyer, Tübingen 1961.

Heidegger, M.: Humanismusbrief. Wegmarken. Frankfurt: Klostermann. 1967.

Humphries, M. L.: Michel Foucault on Writing and the Self in the Meditations of Marcus Aurelius and the Confessions of St. Augustine. In: Arethusa 30 (1997), S. 125-138

Kant, I.: Grundlegung zur Metaphysik der Sitten (1785). In: Werkausgabe, hrsg. von W. Weischedel, Bd. VII. Suhrkamp, Frankfurt a.M. 1991

Kornwachs, K: A formal theory of technology? In: Lenk, H., Maring, M. (eds.): Advances and Problems in the Philosophy of Technology. Bd 5 Reihe Technikphilosophie. Lit, Münster 2001

Kornwachs, K.: Macht der Technik – Technizität der Macht. In:. In: Breuninger, R., Giel, K. (Hrsg.): Macht und Gewalt. Bausteine zur Philosophie Bd. 17., Humboldt-Studienzentrum, Universität Ulm, Ulm 2002, S. 161-222(a).

Kornwachs, K.: Analytische Probleme des Pragmatischen Syllogismus. In: Neuzeitliches Denken. Festschrift für Hans Poser, hrsg. v. G. Abel, Chr. Hubig, J. Engfer, DeGruyter Verlag, Berlin – New York 2002, S. 353-380(b)

Kornwachs, K.: Kohärenz und Korrespondenz bei technologischen Theorien. In: Banse, G., Kiepas, A. (Hrsg.): Rationalität heute – Vorstellungen, Wandlungen, Herausforderungen. Lit-Verlag, Münster 2002, S. 235-265(c)

Kornwachs, K.: Philosophie als Heilung. In: Friesen, H., Berr, K. (Hrsg.): Praktizierende Philosophie – Angewandte Ethik. Frieseke, Emden 2001, S. 15-38. Ebenfalls in: Friesen, H., Berr, K. (Hrsg.): Dimensionen Praktizierender Philosophie. Die Blaue Eule, Essen 2003, S. 15-38

Machiavelli, N.: Der Fürst (Il Principe, Dt.-italienisch). Reclam, Stuttgart 1986. Ebenfalls in: Münkler (1991)

Marc Aurel: Selbstbetrachtungen. Hrsg. und übers. von W. Capelle. Stuttgart 1973

Marc Aurel: Ermahnungen an sich selbst. Übers. Durch W. Theiler. Zürich 1974, sowie Insel, Frankfurt a.m. 1976

Marc Aurèle: Écrits pour lui-même, Bd. 1 Introduction générale, Livre I, hrsg. u. übers. v. Pierre Hadot, Paris 1998 (Collection des Universités de France, Série grecque, Bd. 388)

Marcus Aurelius Antonius: Selbstbetrachtungen. Übers. durch A. Wittstock, Reclam, Stuttgart 1977

Marcus Aurelius: Wege zu sich selbst. Übers. durch Nickel. Studienausgabe Artemis, München, Zürich 1992

Marcus Aurelius: Mediations. Translated by G. Hays. 2003

Marcuse, L.: Platon und Dionys. Berlin 1968

Montaigne, M. de: Essais (übers. von H. Stillet), Eichborn, Frankfurt a. M. 1998

Münckler, H. (Hrsg.): Machiavelli, N.: Politische Schriften. Fischer, Frankfurt a. M. 1991

Nennen, H.-U.: Philosophie in Echtzeit – die Kunst des Zuschauens. Königshausen, Würzburg 2003

Platon: Alkibiades I. Werke in 8 Bdn., Bd. 1, hrsg. von Gunther Eigler. Wiss. Buchgesellschaft, Darmstadt 1977, 1990, S. 527-637

Platon: Apologie des Sokrates. Übers. und hrsg. von Manfred Fuhrmann. Griechisch-deutsch. Philipp Reclam jun., Stuttgart 1989

Platon: Der Staat (Politeia). Bd. 4 Hrsg. von Karl Vretska. Philipp Reclam jun., Stuttgart 1982

Platon: Nomoi (Gesetze). Bd. 8a,b; hrsg. von Gunther Eigler. Wiss. Buchgesellschaft, Darmstadt 1990

Rabbow, P.: Seelenführung. Methodik der Exerzitien in der Antike. Kösel-Verlag, München 1954

Rosen, K.: Marc Aurel. Rowohlt, Reinbek bei Hamburg 1997

Schall, U.: Marc Aurel. Der Philosoph auf dem Cäsarenthron. Berlin, 1995

Seneca, L. A.: Über die Ausgeglichenheit der Seele. Reclam jun. Stuttgart 1984

Sloterdijk, P., Fuß, H.: Ich schrieb sozusagen unter einem anderen Himmel. P. Sloterdijk im Gespräch mit H. Fuß. In: Frankfurter Allgemeine Zeitung vom 5. Oktober 2002. Ausführliche Version in: www.psloterdijk.net/german/aktuell/andererHimmelFussFaz02html

Spinnler, R.: Auch Sokrates begab sich auf den Marktplatz. Wahrheiten für alle – Ein Plädoyer für die Popularisierung der Philosophie. In: Stuttgarter Zeitung vom 1.9.1997, S. 14

Trannoy, A.I. (ed.): Marc Aurel: Pensées, texte et traduction. Les belles lettres, Paris 1925, 1983

Ullrich, O.: Technik und Herrschaft – vom Handwerk zum verdinglichten Block-

struktur?? Struktur industrieller
Weizsäcker, C.F. von: Bewußtseinswandel. Hanser, München 1988
Weizsäcker, C.F. von: Der Garten des Menschlichen. Beiträge zur geschichtlichen
    Anthropologie. Hanser, München 1977

DIE SEHNSUCHT NACH ERLÖSUNG. DIE ERSTE STUNDE IN DER PHILOSOPHISCHEN PRAXIS

Christiane Pohl

DIE INTENSITÄT DER ERSTEN STUNDE

Unvergesslich ist mir stets die erste Begegnung mit Besuchern meiner Philosophischen Praxis. Es ist eine Begegnung von hoher Intensität auf verschiedenen Ebenen. Noch Jahre später erinnere ich mich an viele Einzelheiten der ersten Stunde, fast so, als wäre die Begegnung erst gestern gewesen. Ich erinnere mich an das, was mir gesagt wurde, an die Atmosphäre, an die seelische Verfassung des Besuchers oder der Besucherin. Aber auch mein Bemühen um Verständnis bleibt mir im Gedächtnis, manchmal meine Unsicherheit, was ich antworten soll, die ersten Versuche, eine philosophische Ebene zu erreichen. Wenn auch vieles andere, was in späteren Begegnungen geschieht und gesagt wird, im Gedächtnis bleibt, so hebt sich diese erste Stunde doch fast kristallklar von den anderen ab. Was aber macht diese erste Stunde zu so einer besonders unvergesslichen?

Einige Gründe drängen sich fast von alleine auf. So ist z.B. wichtig, dass die Besucher oder Klienten – wie ich sie auch nenne, denn sie zahlen ja ein Honorar – mich oft nicht persönlich kennen. Sie haben mich im Interview gehört, meine Homepage gelesen oder kommen auf Empfehlung. Nach meist kurzer telefonischer Kontaktaufnahme blickt man sich nun gegenseitig ins Gesicht, das nicht nur „die Verbindung von Nase, Stirn, Augen usw." ist, sondern „durch das Gesicht ist das Sein ... offen, setzt sich in der Tiefe fest und stellt sich in dieser Öffnung gewissermaßen persönlich dar."[1] Der Augenblick der ersten gegenseitigen visuellen Wahrnehmung ist unwiederholbar und prägt sich schon deswegen ein. Aber auch wenn schon eine persönliche Bekanntschaft vorliegt, begegnet man sich jetzt auf einer anderen, neuen Ebene. Die erste Begegnung in der Philosophischen Praxis unterliegt

---

[1] Lévinas, Emmanuel: Der Anblick des Gesichts, in: Glück und Gerechtigkeit. Moral am Ende des 20. Jahrhunderts, Leipzig 1999. S. 215.

einem besonderen Reiz, dem Reiz der Fremdheit, die in äußerste Nähe ü-
berführt werden kann. Für die Klienten bedeutet dies, hauptsächlich zwei
Fragen im Verlaufe schon des ersten Gesprächs für sich zu beantworten:
Kann ich mich diesem Menschen anvertrauen? Bin ich mit diesem Philosophen[2] gut beraten?

Seitens des Philosophen wird eine ganze Reihe von Fähigkeiten besonders in dieser ersten Stunde verlangt, die ich hier nur in Kürze nennen
möchte. So sollte der Philosophische Praktiker sehr schnell die Gesprächs-
führung auf den neuen Besucher einstellen können. Vor allem sollte er spü-
ren, ob hier mehr die menschliche Nähe, der Rat oder die geistige Weiterentwicklung gesucht wird. Außerdem sollte er in der Lage sein, das „eigentliche" Problem zu erkennen, das nicht immer deutlich formuliert wird.[3] Und
dabei sollte er wiederum sich ständig bewusst sein, dass die Interpretation,
die er vornimmt, um den Besucher zu verstehen, vor dem Hintergrund des
eigenen Welt- und Selbstverständnisses geschieht.

In den folgenden Stunden bleiben zwar diese Anforderungen an beide
Parteien bestehen, aber man weiß von Mal zu Mal besser, mit wem man es
„zu tun hat". Die oft auch nur ganz leichte Anspannung der ersten Stunde
ist daher gewichen, und das gefundene Vertrauen stellt eine wesentliche
Basis für die weiteren Gespräche dar.

ERWARTUNG UND VORVERSTÄNDNIS DER BESUCHER

Ein entscheidender Punkt, der die erste Begegnung zu einer unvergesslichen
Intensität geraten lässt, ist jedoch noch gar nicht genannt: Die hochgespann-
te Erwartung der allermeisten Klienten – und entsprechend der Erwar-
tungsdruck, dem sich der Philosoph ausgesetzt sieht und den er in seiner
Begründung wohl ernst nehmen, aber für sich selbst tunlichst auf Distanz
bringen sollte. (Setzt man sich diesem Druck zu sehr aus, ist die Gefahr
groß, dadurch geistig flügellahm zu werden, was besonders in der Philoso-

---

2   Um eine bessere Lesbarkeit zu ermöglichen und nicht etwa, um Philosophinnen – mich
     selbst eingeschlossen – auszugrenzen, möchte ich gerne überwiegend die grammatisch
     maskuline Sprachform benutzen. Ich bitte dafür um Verständnis.
3   Damit meine ich keineswegs, dass er sich anmaßen soll, im Unbewussten des Klienten
     das „eigentliche" Problem zu suchen. Vielmehr werden zuweilen Probleme auf der
     sprachlichen Ebene so undeutlich dargestellt, dass man Mühe hat, sich selbst die Frage zu
     beantworten: Warum ist dieser Besucher gekommen?

phischen Praxis nicht gerade erfreulich ist.) Die Klienten, die in meine Praxis kommen – und nur von ihnen kann ich sprechen – befinden sich meistens in einer seelischen Notlage oder gar in einem seelischen Ausnahmezu-
stand. Die verschiedensten, drängendsten Probleme werden mir mitgeteilt.
(Wie bewältige ich meine Schuld? Wie kann ich mit dem Altern besser zu-
rechtkommen? Wie kann ich mein Leben ohne Arbeit, ohne Kinder und
ohne enge Freunde sinnvoll gestalten?) Selten ist es, dass jemand philosophische Probleme unabhängig von seinem Leben besprechen will. Auch
zeigen die erwähnen Fragen sehr klar, dass viele dahinter stehende philosophische Probleme aus Notlagen des Lebens erwachsen und nicht etwa in
Mußestunden „ausgedacht" worden sind und somit mit dem „wirklichen"
Leben gar nichts zu tun haben. Eben deswegen ist die Philosophie auch in
der Lage, diese verschiedenen Probleme des Lebens beleuchten zu können.

Die bereits erwähnte Erwartung der Klienten ist groß und zwar, wie mir
scheint, aus zwei Gründen: Zum einen haben viele Klienten schon Erfahrungen mit anderen Beratungsformen gemacht, insbesondere der Psycho-
therapie. Entweder sind ihre Erwartungen dort kaum oder nur zum Teil
erfüllt worden, was meines Erachtens häufig daran gelegen hat, dass die
aufgesuchten Berater oder Therapeuten nicht für die spezifischen Fragestellungen (z.B. ethische oder existentielle Fragen) ausgebildet waren. Die Hoffnung auf Klärung der Fragen und Schwierigkeiten richtet sich nun auf die
Möglichkeiten des philosophischen Gesprächs.

Zum anderen spielt ein bestimmtes, von mir oft bemerktes Vorverständnis hinsichtlich der Philosophie eine gewichtige Rolle für die oft hoch-
gespannten Erwartungen der Besucher. Ich will versuchen, dies näher zu
erläutern, weil gerade dieser Bereich für die Praxis der Philosophischen Praxis sehr bedeutsam ist.

Worin also besteht dieses Vorverständnis, welches mitwirkt, überhaupt
eine Philosophische Praxis aufzusuchen, und dann auch besonders die erste
Stunde beeinflusst? Das Vorverständnis fußt gewöhnlich auf einem mehr
oder weniger ausgeprägten Kenntnisstand der Philosophiegeschichte und
ordnet die Philosophie als eine Jahrhunderte alte geistige „Grunddisziplin"
und Wissenschaft ein. Häufig gestellte Fragen wie z. B. „Was eigentlich ist
die Seele? Welche Grenzen bestehen für die Vernunft? Gibt es irgendwelche
Regeln für die Entscheidungsfindung?" deuten darauf hin, dass die Philosophie im Vorverständnis eine Disziplin ist, die sich mit vielen grundlegenden
Fragen beschäftigt und auch Antworten bereithält. Dass die Antworten sehr
unterschiedlich sein können und einander widersprechend, dass „Seele" bei

Platon eine andere Bedeutung hat als bei Leibniz oder Jaspers, spielt in diesem Vorverständnis meist eine ebenso untergeordnete Rolle wie die Einsicht, dass gute Fragen zuweilen weiterführender sein können als kurzreichende Antworten. Schließlich kommen die Besucher, um Lösungen und Antworten zu finden! Für den Philosophischen Praktiker ist es manchmal eine schwierige Kunst, sich nicht zu vorschnellen Antworten hinreißen zu lassen und im Raum der Fragen zu verharren, ohne dass der Besucher ungeduldig wird. Dies gelingt nur, wenn durch die Fragen deutlich wird, dass sich so die „Tiefenstruktur eines Sachverhalts (erschließt), während eine zu schnell auf Problem*lösung* ausgerichtete Haltung oft eher an der Oberfläche bleibt."[4]

BEFREIUNG ODER ERLÖSUNG?

Aber Antworten auf Fragen zu bekommen, ist nur ein Bereich des Vorverständnisses. Daneben meine ich oft die tief verankerte Vorstellung bemerkt zu haben, dass die Beschäftigung mit Philosophie zu mehr Gelassenheit, mehr innerer Reife, mehr innerer Souveränität und mehr emotionaler Kompetenz führen kann. Es ist die Vorstellung, dass man durch das Philosophieren nicht mehr so sehr auf immer wiederkehrende Gedanken festgelegt ist, sondern Ausblick auf neue Sichtweisen gewinnen kann oder dass man nicht mehr wie ein Hamster im sich dauernd wiederholenden Rad der Gefühle und Gedanken rennen muss, sondern dieses Rad nach eigenen Maßgaben lenken und auch anhalten kann. Im Grunde zeigt sich hier ein Spannungsfeld, in dem die Philosophie seit jeher steht: Einerseits ist sie ein Wissen und eine Wissenschaft, andererseits ist sie aber auch die Liebe zur Weisheit, was für die Philosophische Praxis von mindestens ebenso großer Bedeutsamkeit ist. Denn dieses Verständnis einer Weisheitsliebe, das meines Erachtens eines der wesentlichsten Antriebe ist, eine Philosophische Praxis aufzusuchen, ist mit einer Sehnsucht verbunden, die ich als Sehnsucht nach Erlösung bezeichnen möchte. Dies bedarf allerdings einer näheren Erklärung.

Erlösung ist ein Begriff, der oft an religiöse oder philosophisch-metaphysische Inhalte gebunden ist. So glaubt z.B. der Christ, dass er durch den Glauben an Jesus Christus von seiner Schuld und der Endgültigkeit des Todes erlöst wird. Der Buddhismus sieht sich dagegen nicht durch einen

---

4   Ruschmann, Eckart: Philosophische Beratung, Stuttgart 1999. S. 311.

liebenden Gott erlöst, sondern durch Erkenntnis gelingt es, dem Rad der Wiedergeburten zu entrinnen und Erlösung im Nirwana zu finden. Erkenntnis spielt auch bei dem rationalen Mystiker Schopenhauer eine Rolle, der uns für erlöst hält, wenn wir den Willen als metaphysischen Urgrund der Welt verneinen. Was aber hat dieser Begriff in der Philosophischen Praxis zu suchen? Wäre es nicht treffender, von Befreiung anstelle von Erlösung zu sprechen?

Mir beschreibt der Begriff „Befreiung" nicht umfassend genug, worum es meiner Erfahrung nach meistens geht. Befreiung ist eine Befreiung „von etwas" und strukturell gesehen ein einfacher Vorgang: die Last – sei sie nun ein persönliches Problem, eine politische Drangsalierung oder eine Schuldenlast – wird abgelegt und man lebt, überspitzt gesagt, wie zuvor. Potentiale wie Entwicklung oder Veränderung von Sichtweisen sind darin zunächst nicht verbunden. Vergleichbar ist dies vielleicht auch dem Zahnweh: Der Zahn schmerzt, man eilt zum Zahnarzt und hinterher ist man – hoffentlich – befreit vom Schmerz. Was hat sich aber sonst noch verändert? Gewöhnlich gar nichts.

ERLÖSENDES LACHEN UND ERLÖSENDES GESPRÄCH

Um zu erklären, dass die Erlösung über den Befreiungsaspekt hinausgehend noch den Aspekt des „zu etwas" beinhaltet, möchte ich einen kleinen Ausflug zu den Phänomenen Lachen und Humor machen, wobei ich mich an die Ausführungen von Peter Berger halte. Seiner Darstellung nach ist das Komische ein Eindringen in unsere gewöhnliche Wirklichkeitswahrnehmung. „Das Komische bricht in das Bewußtsein der `dominanten Realität´ ein, die jene gewöhnlich-alltägliche Welt ist, in der wir die meiste Zeit existieren, die wir mit den meisten unserer Mitmenschen teilen und die uns deshalb massiv real erscheint. Diese Wirklichkeit ist dicht, schwer, zwingend."[5] Von dieser Wirklichkeit befreit z.B. für kurze Zeit der Witz, insbesondere wenn er absurde Inhalte hat – das sprechende Huhn, Politikertreffen im Himmel etc. Das Heraustreten aus der alltäglichen Wirklichkeit befördert auch der Alltagshumor, der im Gegensatz zum Witz spontan auftritt. Auch er zeigt sich „als momentane Unterbrechung der nüchternen Lebens-

---

[5] Berger, Peter L.: Erlösendes Lachen. Das Komische in der menschlichen Erfahrung, Berlin 1998. S. 242

tätigkeiten".[6] „Seine Wirkung ist die eines kurzen, erfrischenden Urlaubs von der Ernsthaftigkeit der Existenz."[7] So ist es kein Wunder, dass wir humorvolle Menschen so sehr schätzen.

Der „Sprung", um mit Kierkegaard zu reden, aus der uns beengenden Wirklichkeit trägt zwei Kennzeichen von Erlösung, auch wenn sie möglicherweise nur Sekunden andauert: Es ist die Erfahrung von Schmerzlosigkeit, daher ist auch „das Erlösungsversprechen ... in der einen oder anderen Form immer das Versprechen einer Welt ohne Schmerz."[8] Und es ist zudem die Erfahrung und manchmal auch nur die Ahnung einer anderen Wirklichkeit. Die Erlösung im Lachen ist also ein säkularer Modus der Erfahrung anderer Wirklichkeit. Diese andere Wirklichkeit muss überhaupt nicht religiös erlebt werden. Auch „der Traum, das intensive sexuelle oder ästhetische Erlebnis"[9] können zur Erlösungserfahrung führen. Das „erlösende Lachen" hat wie der Glaube, der Traum, das intensive ästhetische oder erotische Erlebnis ein gemeinsames Strukturelement: die Verwandlung und Veränderung der Wirklichkeit. Die Erlösung ist Erlösung von dem starren Griff des erlebten Wirklichen.[10] Sie kann in den unterschiedlichsten Bereichen eintreten und zwar – wie ich an dieser Stelle des Gedanken Bergers hinzufügen möchte – kann diese Erfahrung von Erlösung ganz besonders in einem philosophischen Gespräch gemacht werden. Denn das Durchbrechen unserer Alltagswelt und die veränderte, erweiterte Sicht auf unserer Leben ist ja genau das, das Berger unter Erlösung versteht. Durch das philosophische Gespräch wird allerdings – im Unterschied zu Bergers Erlösungsverständnis – eine bleibende oder doch zumindest immer wieder „rückrufbare" Erlösung von den Beschränkungen der eigenen Welt gesucht. Hier berührt sich die Sehnsucht nach Erlösung mit der Philosophie als Liebe zur Weisheit. Würde eine Weisheit erstrebenswert sein, die nur kurz im Gespräch auftaucht und sich dann gleich wieder verabschiedet? Nein, zumindest etwas soll von ihr bleiben!

Aber blicken wir nach diesem Ausflug zurück auf die erste Stunde in der Philosophischen Praxis. Woran meine ich die Sehnsucht nach Erlösung bei

---

6   Ebd., S. 117.
7   Ebd., S. 117.
8   Ebd., S. 248.
9   Ebd., S. 242.
10 Eigentlich müssten die Begriffe wie Wirklichkeit, Weisheit etc. genauer definiert werden. Aber ich lasse sie so unbestimmt, weil es hier doch eher darum geht, Einblick in die Philosophische Praxis zu geben als eine stark theoriegebundene Arbeit zu erstellen. Ich hoffe, dass Sie, liebe Leser, diese Entscheidung für richtig halten.

vielen Klienten erkennen zu können? Geäußert hat sie in dieser Begrifflichkeit meines Wissens bisher noch niemand. Aber es wurde von den Besuchern sehr oft geäußert, dass sie in ein neues, verändertes Verhältnis zu sich
selbst und ihrem Leben treten möchten oder dass sie einen anderen Blickwinkel gewinnen möchten, in dem die Problematik sich vielleicht sogar auflöst. Damit hier kein Missverständnis aufkommt: Natürlich ist den Besuchern rational klar, dass sie nicht gleich verwandelt und aller Sorgen ledig
davon gehen werden. Natürlich wissen sie, dass es vielleicht gar keine gute
Lösung ihres Problems gibt, dass eine veränderte Sicht der Dinge einen
langen Reifungsprozess darstellen könnte. Trotzdem bleibt die Sehnsucht,
und es ist besonders in dieser ersten Stunde zu merken, dass genau das, was
wir unter Erlösung beschrieben haben, ganz häufig die Triebfeder für den
Besuch bei einem Philosophen ist. Der Philosophie wird fast a priori zugetraut, diese Möglichkeiten der inneren Veränderung bereitzuhalten. Selbst
wenn man kaum etwas von Philosophie weiß, so ist doch die Vorstellung
einer Weisheitstradition tief verankert. Die Philosophie wird für fähig gehalten, nicht nur bloßes Wissen zu sein, sondern diesem Wissen wird die Kraft
der Umsetzung im gelebten Leben zugetraut. Entfernt erinnert das an die
Überzeugung des Sokrates: Tugend ist Wissen. Oder noch besser: Tugend
soll Wissen werden.[11] Aber kann die Philosophische Praxis diesem Vorverständnis tatsächlich entsprechen? Kann philosophisches Denken diese Erwartungen, ja diese Sehnsucht tatsächlich erfüllen?

EIN BEISPIEL AUS DER PRAXIS

Ich kann in diesem Beitrag nicht ausführlich darauf eingehen. Und so wähle
ich ein Beispiel, um diese wichtigen Fragen jedenfalls etwas aufzufangen.
Erst vor wenigen Tagen kam eine Frau zu mir, die trotz mehrerer Psychotherapien unter Schuldgefühlen leidet, weil sie ihre Kinder vor fast 30 Jahren
verlassen hat. Ihre Ehe war für sie unerträglich geworden und so versuchte
sie, allerdings vergeblich, mit einem anderen Mann ein neues Leben zu beginnen. Es kommt ihr heute so vor, als hätte ein anderer Mensch und nicht
sie damals die Kinder verlassen. „Wer bin ich wirklich", fragte sie mich,
„die, die ich damals war oder die, die ich heute bin?" Sie sucht schon seit

---

[11] Ich beziehe mich hier auf Platons Dialog „Menon".

Jahren nach diesem innersten Kern ihrer selbst und kommt damit nicht weiter. Sie verlangte von mir eine Antwort!

Nicht oft liegt ein philosophisches Problem sofort so klar vor Augen, sondern es erschließt sich erst in den darauffolgenden Begegnungen, aber mit dieser Besucherin ergab sich schon in dieser ersten Stunde ein intensives Gespräch über Identität und das Selbst. Dabei war für mich ein Gedanke G. Achenbachs leitend: „Es wird also nicht gefragt: Was hat die Philosophie, der ich mein Gelehrtenleben gewidmet habe, diesem Menschen, dessen Geschichte ich eben gehört habe, zu sagen? Sondern: Was sagt die Philosophie mir, indem ich mir vorstelle, diesem Menschen mit seiner Geschichte zu antworten?"[12] Ich versuchte, mit ihr im Gespräch zu einer veränderten Sichtweise zu gelangen und ihr anzubieten, sich nicht mehr als unbedingt festgelegte Persönlichkeit zu begreifen, sondern Identität als sich ständig im Wandel befindliche Kohärenz zu verstehen.[13] Über Aristoteles und die transzendentale Apperzeption Kants bis zu neuesten Gedanken der Philosophie zu diesem Thema verlief der Gedankenaustausch – natürlich nicht als philosophische Lehrstunde, sondern eng bezogen auf ihr Leben und in unserer Alltagssprache. Es ging in diesem Gespräch auch wenig um die Analyse der damaligen Lebensumstände, denn dies hatte sie in ihren Psychotherapien schon zur Genüge getan, sondern hier schien mir anstelle der Analyse die Erweiterung und die Freisetzung neuer Gedanken angesagt. „Das Ziel philosophischen Erkennens ist, analog dem Verlassen der Höhle in Richtung Sonne bei Platon die *Erweiterung* des Ichs und gerade *nicht* dessen immer genauere *Analyse*, wie sie unsere psychologisch überformte Kultur in Analogie zur immer genaueren Analyse der in Platons Höhle auftauchenden Schatten betreibt."[14]

Die Besucherin verließ nach meinem Eindruck die Praxis deutlich befreit – aber auch erlöst? Wenn wir Erlösung in dem hier besprochenen Sinne auffassen, kann man schon sagen, dass mit philosophischen Möglichkeiten der Sehnsucht nach Erlösung begegnet werden konnte: Es ist die Tür zu einem neuen Selbstverständnis geöffnet worden.

---

12 Achenbach, Gerd: Alltägliche Gedanken, Bd. I-XIII. Unveröffentlichte Aufzeichnungen. 195. Zitiert aus: Neubauer, Patrick: Schicksal und Charakter. Lebensberatung in der `Philosophischen Praxis´, Hamburg 2000. S. 35.
13 Vgl. Schmid, Wilhelm: Philosophie der Lebenskunst. Eine Grundlegung, Frankfurt am Main 1999. S. 250-258.
14 Neubauer, Schicksal und Charakter. Lebensberatung in der `Philosophischen Praxis´. a.a.O. S. 63. Neubauer bezieht sich hier auf den amerikanischen Philosophen Ran Lahav.

GRENZEN IN DER PRAXIS

Nicht immer gelingt es, gleich in der ersten Stunde das philosophische Potential für ein grundliegendes Problem zu eröffnen. Oder um es ganz deutlich zu sagen: Meistens misslingt es. Viele Klienten befinden sich in einer derart desolaten Seelenlage, dass die Beruhigung und der mit „Wärme" gegebene Rat und der Mut zu „sagen, was das Richtige ist, wenn man denn meint, es zu kennen"[15] Vorrang hat. Die erste Stunde ist meist die Stunde des Vertrauens, des Rates, des Trostes und – ganz wichtig – des ersten Aufzeigens von Perspektiven der weiteren Zusammenarbeit. Fehlen diese, so wird die Begegnung zwar als sehr angenehm empfunden, aber ohne das Aufzeigen solcher Perspektiven wird sie doch als substanzlos erlebt oder erinnert sogar an die Gesprächstherapie, wo zwar freundliche Empathie vom Gesprächspartner kommt, aber sonst – nichts. Von einer Philosophischen Praxis wird jedoch mehr erwartet. Die unbedingte Suche nach Perspektiven der weiteren Zusammenarbeit ist daher ein wesentlicher Teil der geistigen Arbeit im Gespräch seitens des Philosophen. Denn die Sehnsucht nach Erlösung in einer einengenden Lebenssituation verlangt ja eben danach, dass neue Türen zu neuen Räumen geöffnet werden. Es zeigt sich so, dass der Philosophische Praktiker über ein beträchtliches philosophisches Wissen verfügen sollte und in der Lage sein muss, dieses flexibel und verständlich zu handhaben, aber er muss ebenso ein Mensch mit Lebenserfahrung, Selbstkenntnis und Liebe zu seinen Mitmenschen sein. (Liebe? Lange habe ich überlegt, ob ich diesen Begriff nicht durch andere ersetze wie Zuneigung, Empathie etc. Aber es hilft nichts: Liebe ist hier der treffendste Begriff für das, was ich meine.[16])

Es gibt jedoch auch Gespräche, die derart unglückbeladen sind, dass ich auf einer philosophischen oder auch lebenspraktischen Ebene keine Perspektiven erkennen kann. Als Philosoph erfährt man dann auch sehr intensiv die Begrenztheit philosophischer Möglichkeiten. In dieser Situation tauchen dann in meinen Gedanken manchmal die billigen Ratschläge auf, die sich inzwischen auf jeder Semmeltüte finden lassen, wie z.B. in allem Nega-

---

[15] Stamer, Gerhard: Bericht über das VIII. Kolloquium der Gesellschaft für Philosophische Praxis, in: Zeitschrift für Philosophische Praxis, 2/1994. S. 39.

[16] Ich möchte mich hier dem Verständnis der Liebe Martin Bubers anschließen: „Die Liebe haftet dem Ich nicht an, so dass sie das Du nur zum `Inhalt´, zum Gegenstand hätte, sie ist zwischen Ich und Du". In: Buber, Martin: Das dialogische Prinzip, Heidelberg 1962. S. 18f.

tiven eine Chance zu sehen, und die weder der Philosophie noch der Seelenlage der Besucher gerecht werden.[17] Vielmehr braucht es dann den Mut zu
sagen, dass man selbst – jedenfalls im Moment – auch nicht weiter weiß.
Der Wert des Gesprächs besteht dann in der Erfahrung, dass eine Last sich
leichter trägt, wenn man sie einem mit wirklichem Verständnis zuhörenden
Menschen mitgeteilt hat.

EIN KURZER BLICK ZURÜCK

Wir sind am Ende unserer Betrachtungen. Was ist dadurch deutlicher geworden? Die Sehnsucht nach Erlösung, die ich so häufig bei vielen meiner
Klienten zu bemerken glaube, ist eine Sehnsucht danach, im Gespräch befreit zu werden von immer wiederkehrenden Überlegungen, die sie nicht
weiter führen. Befreiung aber auch von den mit diesen Gedanken verbundenen und gleichfalls immer wiederkehrenden Gefühlen. Aber es ist nicht
nur Befreiung, die angestrebt wird, sondern es ist mehr. Der Begriff Erlösung gegenüber dem Begriff Befreiung rechtfertigt sich daraus, dass Erlösung nicht nur von einem „Wovon" gilt, sondern sich auch auf ein „Wozu"
richtet und so das Potential für Neues enthält. Dieses Neue ist die ersehnte
Befähigung zu neuen Sichtweisen, die zu mehr innerer Souveränität und
emotionaler Kompetenz führen, und die an Stelle der kreiselnden Gedanken
den selbstbestimmten Weg zu einem besser gelingenden Leben weisen.
    Ich sagte anfangs, dass mir die erste Begegnung mit meinen Besuchern
stets in Erinnerung bleibt. Es würde mich freuen, wenn deutlich geworden
sein sollte, was in dieser ersten Stunde so außergewöhnlich ist: Die Intensität der Gefühle, der grundlegende Vertrauensgewinn, der erste philosophische Austausch, die Sehnsucht nach Erlösung und auch oft die Freude über
die bereichernde Begegnung auf beiden Seiten. Dadurch bleibt sie natürlich
– unvergesslich.

---

17 Sich auf die Suche nach Chancen zu machen, kann natürlich durchaus richtig sein, aber
    es gibt Gesprächssituationen, in denen die Empfehlung, nach Chancen zu suchen, wie
    Hohn klingt.

Literaturverzeichnis:

Achenbach, Gerd: Alltägliche Gedanken, Bd. I-XIII. Unveröffentlichte Aufzeichnungen. Zitiert aus: Patrick, Neubauer: Schicksal und Charakter. Lebensberatung in der `Philosophischen Praxis´, Hamburg 2000.

Berger, Peter L.: Erlösendes Lachen. Das Komische in der menschlichen Erfahrung, Berlin 1998.

Buber, Martin: Das dialogische Prinzip, Heidelberg 1962.

Lévinas, Emmanuel: Der Anblick des Gesichts, in: Glück und Gerechtigkeit. Moral am Ende des 20. Jahrhunderts, Leipzig 1999.

Neubauer, Patrick: Schicksal und Charakter. Lebensberatung in der `Philosophischen Praxis´, Hamburg 2000.

Ruschmann, Eckart: Philosophische Beratung, Stuttgart 1999.

Schmid, Wilhelm: Philosophie der Lebenskunst. Eine Grundlegung, Frankfurt am Main 1999.

Stamer, Gerhard: Bericht über das VIII. Kolloquium der Gesellschaft für Philosophische Praxis, in: Zeitschrift für Philosophische Praxis, 2/1994.

AUTORENVERZEICHNIS

Kurt Bayertz ist seit 1993 Professor für praktische Philosophie an der Universität Münster. Seine Hauptarbeitsgebiete sind Ethik, einschließlich angewandter Ethik und politische Philosophie. Daneben beschäftigt er sich auch mit ausgewählten Fragen der Anthropologie, Geschichtsphilosophie, Ästhetik und Wissenschaftsgeschichte. Zu seinen wichtigsten Buchveröffentlichungen gehören: GenEthik. Probleme der Technisierung menschlicher Fortpflanzung. Reinbek 1987 (übersetzt ins Englische und Chinesische). Als Herausgeber: Praktische Philosophie. Grundorientierungen angewandter Ethik. Reinbek 1991, zweite Auflage 1994. Solidarität. Begriff und Problem. Frankfurt/M. 1998 (engl. 1999). Warum moralisch sein? Paderborn 2002.

Jan P. Beckmann, Prof. (em.) Dr. phil., 1979–2003 Leiter des Lehrgebietes Philosophie I der FernUniversität in Hagen. Mitglied im Direktorium des Instituts für Wissenschaft und Ethik (IWE, Bonn/Essen) und des Deutschen Referenzzentrums für Ethik in den Biowissenschaften (DRZE, Bonn), stellv. Mitglied der Zentralen Ethikkommission für Stammzellenforschung (Berlin) sowie der Ständigen Kommission für Transplantationsmedizin bei der Bundesärztekammer (Köln); DFG-Fachgutachter. Gastdozenturen an den Universitäten Yale, Oxford, Bonn, Münster, Essen.

Karsten Berr, Studium der Landespflege, Studium der Philosophie und Soziologie, Mitarbeiter am Forschungsschwerpunkt zur Ästhetik des Deutschen Idealismus am Institut für Philosophie der FernUniversität in Hagen, 2000 M.A., zurzeit Vorbereitung einer Dissertation über die Konzeption des Naturschönen bei Hegel. Arbeitsschwerpunkte: Ethik, angewandte Ethik, Leib-Seele-Problem, Ästhetik, insb. Landschaftsästhetik, Theorie der Landschaftsarchitektur und Gartenkunst, Stadt-Land-Verhältnis. Wichtigste Publikationen: Dimensionen Praktizierender Philosophie, Essen 2003, hrsg. mit Hans Friesen; G.W.F. Hegel: Vorlesung über Ästhetik (1826), hrsg. mit A. Gethmann-Siefert, Jeong-Im Kwon, Frankfurt am Main 2004 (im Erscheinen); Gartenkunst – Bedeutsame Epochen im Spiegel kulturellen Wandels. Eine Serie in zwölf Teilen, in: Der Gartenbau, Solothurn in der Schweiz, Herbst 2000 bis Frühjahr 2002; Stadt und Land. Eine Serie in neun Teilen, in: Der Gartenbau, Solothurn in der Schweiz, ab November 2003, zusammen mit Hans Friesen (zwei Teile bereits veröffentlicht).

Burkhard Biella, geb. 1955, Studium der Philosophie, Theologie und Pädagogik, promovierte 1997 an der Universität Düsseldorf. Veröffentlichungen u.a.: Zur Kritik des anthropofugalen Denkens (1986); mit ag arch ruhrgebiet: Bauen im semantischen Raum. Ein Beitrag zur Differenzierung von Moderne und Postmoderne in der Architektur (1990) sowie Architektur in Duisburg (1994); Eine Spur ins Wohnen legen. Entwurf einer Philosophie des Wohnens nach Heidegger und über Heidegger hinaus (1998) sowie Aufsätze zur Philosophie des Wohnens und zur Architekturtheorie. Derzeitiger Arbeitsschwerpunkt: Wirtschafts- und Unternehmensethik.

Nikola Biller-Andorno, PD Dr. med. Dr. phil., wurde 1971 in Nürnberg geboren. Dem Studium der Humanmedizin an der Friedrich-Alexander-Universität Erlangen-Nürnberg sowie der Philosophie und Sozialwissenschaften an der Fernuniversität Hagen folgten Forschungsaufenthalte an den Universitäten Yale und Harvard, die u.a. von der Studienstiftung des deutschen Volkes und dem Deutschen Akademischen Auslandsdienst gefördert wurden. 1998 trat sie eine Wissenschaftliche Assistentur an der Abteilung Ethik und Geschichte der Medizin der Universität Göttingen an. Seit dem Abschluss ihres Habilitationsverfahrens im Juni 2002 setzt sie ihre Tätigkeit in Forschung und Lehre als Privatdozentin im Fach Medizinethik und Medizintheorie fort. Sie hat im In- und Ausland zu einem breiten Spektrum medizinethischer und -theoretischer Fragen publiziert, darunter die Monographie „Gerechtigkeit und Fürsorge. Zur Möglichkeit einer integrativen Medizinethik", die im Jahr 2001 bei Campus erschienen ist.

Hans Friesen, Priv.-Doz. Dr. phil. habil., Studium der Philosophie an der Ruhr-Universität Bochum, Magister 1986, Promotion 1991 in Bochum, Habilitation 2001 in Cottbus und Potsdam. Seit 1990 Mentor für Philosophie am Fernstudienzentrum der Universität Oldenburg. 1994-2000 wissenschaftlicher Assistent an der BTU Cottbus. Ab SS 03 Lehrbeauftragter für Philosophie an der Hochschule Vechta. Wichtigste Publikationen: Spannungsfelder der Diskurse. Philosophie nach 1945 in Deutschland und Frankreich, Münster 1987, hrsg. mit Martin W. Schnell; Die philosophische Ästhetik der postmodernen Kunst, Würzburg 1995; Philosophische Dimensionen des Problems der Virtualität in einer globalen Mediengesellschaft, Oldenburg 2001, hrsg. mit Karsten Berr et al.; Dimensionen Praktizierender Philosophie, Essen 2003, hrsg. mit Karsten Berr.

Carl Friedrich Gethmann, Professor Dr. phil. habil., Dr. h.c., lic. phil., Studium der Philosophie in Bonn, Innsbruck und Bochum. 1971 Promotion (Ruhr-Universität Bochum), 1978 Habilitation (Universität Konstanz), zahlreiche Lehrtätigkeiten z.b. an den Universitäten Düsseldorf und Göttingen, Professor für Philosophie an der Universität Essen seit 1979. Direktor der Europäischen Akademie Bad Neuenahr-Ahrweiler GmbH seit 1996. Arbeitsgebiete: Sprachphilosophie und Philosophie der Logik, Phänomenologie, Praktische Philosophie und Technikfolgenbeurteilung. Wichtigste Publikationen: Protologik. Untersuchungen zur formalen Pragmatik von Begründungsdiskursen, 1979; Dasein: Erkennen und Handeln, 1992; u.a. Herausgeber von Poiesis & Praxis. International Journal of Ethics of Science and Technology Assessment; zahlreiche fachphilosophische Veröffentlichungen zu Methodenproblemen der Philosophie, zur Logikbegründung und zur praktischen Philosophie; zahlreiche neuere Arbeiten zu Umweltstandards und zu medizinethischen Problemen.

Annemarie Gethmann-Siefert, Professor Dr. phil. habil., lic. phil., Studium der Philosophie, Kunstgeschichte und Theologie an den Universitäten Münster, Bonn, Innsbruck und Bochum, 1968 lic. phil. (Institutum Philosophicum Oenipontanum), 1973 Promotion, 1982 Habilitation; 1973 Wissenschaftliche Assistentin an der Ruhr-Universität Bochum, seit 1983 Akademischer Rat und Priv.-Doz., seit 1985 Priv.-Doz. und Akademischer Oberrat jeweils am Hegelarchiv der Ruhr-Universität Bochum. Weitere Lehrtätigkeiten an den Universitäten Konstanz und Essen, 1988 Apl. Prof. an der Ruhr-Universität Bochum, 1991 Ruf an die FernUniversität in Hagen auf eine Professur (C4) für Philosophie, insbesondere Ästhetik und Anthropologie. Arbeitsschwerpunkte: Anthropologie mit einem Schwerpunkt Kulturphilosophie, Probleme der angewandten Ethik (Medizinethik), philosophische Ästhetik und Kunsttheorie, Religionsphilosophie, Geschichte der Philosophie, Philosophie des Deutschen Idealismus. Wichtigste Publikationen: Die Funktion der Kunst in der Geschichte. Untersuchungen zu Hegels Ästhetik, Bonn 1984; Phänomen versus System (Hg.), Bonn 1992; Welt und Wirkung von Hegels Ästhetik, hg. zusammen mit Otto Pöggeler, Bonn 1986; Eddition der Vorlesungsnachschrift von H.G. Hotho aus dem Jahre 1823, Hamburg 1998, 2003.

Gerd Hanekamp, Studium der Chemie an den Universitäten Heidelberg und Marburg sowie an der École Nationale de Chimie de Lille. 1992 Dipl.-Chem; 1996 Promotion in Philosophie an der Universität Marburg mit einer Arbeit zur Wissenschaftstheorie der Chemie. 1987: Aufnahme in die Studienstiftung des deutschen Volkes. Seit 1996 wissenschaftlicher Mitarbeiter, seit 2003 stellvertretender Direktor der Europäischen Akademie zur Erforschung von Folgen wissenschaftlich-technischer Entwicklungen Bad Neuenahr-Ahrweiler GmbH. Leitung der Projekte ‚Umweltstandards. Kombinierte Expositionen und ihre Auswirkungen auf den Menschen und seine Umwelt' und ‚Nachhaltige Entwicklung und Innovation im Energiebereich'. Zur Zeit zuständig für den Technik- und

Umweltbereich der Europäischen Akademie sowie für die methodologische Forschung. Seit 2002 Managing Editor der wissenschaftlichen Zeitschrift ‚Poiesis & Praxis. International Journal of Ethics of Science and Technology Assessment', Springer, Heidelberg. Forschungsschwerpunkte: Unternehmensethik, Wissenschaftstheorie der Natur- und Kulturwissenschaften, Methodologie der Technikfolgenbeurteilung, Theorie der Politikberatung. Veröffentlichungen zur Unternehmensethik: 1998: „Vorüberlegungen zu den Grundlagen einer kulturalistischen Unternehmensethik". In: D. Hartmann, P. Janich (Hg.). Die Kulturalistische Wende. Frankfurt; 2001: „Kulturalistische Unternehmensethik. Ein Programm". Zeitschrift für Wirtschafts- und Unternehmensethik 2. Jahrg., Heft 1; 2.4.2003: „Alle Aspekte im Auge. Gegenüberstellung von Umweltrisiken und Leistungen des Energiesystems". Frankfurter Allgemeine Zeitung. Kontakt: Europäische Akademie zur Erforschung von Folgen wissenschaftlich-technischer Entwicklungen Bad Neuenahr-Ahrweiler GmbH, Wilhelmstr. 56, 53474 Bad Neuenahr-Ahrweiler, Germany. www.europaeische-akademie-aw.de Email: Gerd.Hanekamp@dlr.de

Malte Hossenfelder, em. o. Professor für Philosophie an der Universität Graz. - Geb. 1935 in Bad Segeberg in Holstein. Studium der Philosophie und Klassischen Philologie in Tübingen, Hamburg und Gießen. 1976-1991 Professor für Philosophie an der Universität Münster. Seit 1991 an der Universität Graz (2003 emeritiert). Veröffentlichungen u.a.: Sextus Empiricus, Grundriß der pyrrhonischen Skepsis. Einleitung und Übersetzung. Frankfurt/M.: Suhrkamp 1968. 3. Aufl. 1993 - Kants Konstitutionstheorie und die Transzendentale Deduktion. Berlin/New York: de Gruyter 1978 - Stoa, Epikureismus und Skepsis (Geschichte der Philosophie. Hg. v. W. Röd. Bd. III). München: Beck 1985. 2. Aufl. 1995 - Epikur. München: Beck 1991. 2. Aufl. 1998 - Antike Glückslehren. Kynismus und Kyrenaismus. Stoa, Epikureismus und Skepsis. Quellen in deutscher Übersetzung mit Einführungen. Stuttgart: Kröner 1996 - Der Wille zum Recht und das Streben nach Glück. Grundlegung einer Ethik des Wollens und Begründung der Menschenrechte. München: Beck 2000.

Andrzej Kiepas, Prof. Dr., geb. 1950. 1975 Diplom der Physik, Schlesische Universität in Katowice; 1982 Promotion, Schlesische Universität in Katowice; 1991 Habilitation, Technische Universität Dresden; Professor für Philosophie, seit 1999 Direktor des Instituts für Philosophie und der Leiter des Lehrstuhls für Philosophische Probleme heutiger Zivilisation an der Schlesischen Universität in Katowice. Die Hauptpublikationen: Nauka-Technika-Kultura (Wissenschaft-Technik-Kultur) Katowice 1984; Wprowadzenie do filozofii techniki (Einführung in die Technikphilosophie). Katowice 1987; Technik und menschliches Interesse. Warszawa 1991; Moralne wyzwania nauki i techniki (Moralische Herausforderung von Wissenschaft und Technik). Katowice-Warszawa 1992, Człowiek wobec dylematów filozofii techniki (Der Mensch angesichts der Probleme der Technikphilosophie). Katowice 2001; (Hrsg. zusammen mit G. Banse) Rationalität heute. Vorstellungen, Wandlungen, Herausforderungen. Lit Verlag: Münster 2002.

Klaus Kornwachs, geb. 1947, Studium der Physik, Mathematik und Philosophie in Tübingen, Freiburg, Kaiserslautern und Amherst (Mass., USA). Diplom in Physik 1973, Promotion 1976, Habilitation in Philosophie an der Universität Stuttgart 1987. Von 1979-1981 Mitarbeiter beim Fraunhofer-Institut für Produktionstechnik und Automatisierung, Stuttgart, danach bis 1992 beim Fraunhofer-Institut für Arbeitswirtschaft und Organisation, ebenfalls Stuttgart, zuletzt als Leiter der Abteilung für Qualifikationsforschung und Technikfolgenabschätzung. Seit 1990 Honorarprofessor der Universität Ulm, seit 1992 Inhaber des Lehrstuhls für Technikphilosophie an der Brandenburgischen Technischen Universität Cottbus. Gründer und Vorsitzender der Deutschen Gesellschaft für Systemforschung, 1991 Forschungspreis der Alcatel SEL-Stiftung für Technische Kommunikation, 1997-98 Direktor des Zentrums für Technik und Gesellschaft. Gastprofessor 2002/2003 an der TU Wien. Seit Jan. 2003 Leiter des Bereichs Mensch und Technik, Hauptgruppe VDI. Herausgeber der Reihe „Technikphilosophie" im Lit Verlag, Münster.

Karl-Heinz Nusser lehrt Philosophie an der Universität Augsburg und an der Hochschule für Politik, München. Arbeitsschwerpunkte: Allgemeine Ethik sowie die bereichsethischen Schwerpunkte: Politische Ethik und Sozialethik. Bücher: Hegels Dialektik und das Prinzip der Revolution, München 1979; Strukturebenen der Rationalität in Max Webers Begründung der Kulturwissenschaften, Freiburg 1986; Politische Ethik 1998. Zahlreiche Artikel in Zeitschriften, Sammelwerken und Lexika. Promotion und Habilitation an der Universität München; Gastprofessuren an der PH Weingarten und an den Universitäten: Halle/Saale, Passau, Freiburg, Basel, Würzburg und München.

Konrad Ott, geb. 1959; Studium der Philosophie und Geschichte in Frankfurt a.M., Promotion 1989, Lehrauftrag in Frankfurt von 1990-1992, von 1991-1993 Stipendiat am Graduiertenkolleg des „Zentrums für Ethik in den Wissenschaften" an der Universität Tübingen, 1993-1994 Dozent zur Vertretung des Lehrstuhls „Ethik in den Biologischen Wissenschaften" der Fakultät für Biologie der Universität Tübingen. Seit 1997 Inhaber der Stiftungsprofessur „Umweltethik" an der Ernst-Moritz-Arndt-Universität Greifswald. Seit 1998 Mitglied im Deutschen Rat für Landespflege, seit 2000 Mitglied des Rates von Sachverständigen für Umweltfragen. Gegenwärtige Forschungsschwerpunkte: diskursethische und umweltethische Grundfragen, Theorien und Konzepte von Nachhaltigkeit, ethische Aspekte des Klimawandels, Naturschutzbegründungen, Naturschutzgeschichte. Publikationen auf dem Gebiet der allgemeinen und der angewandten Ethik, dabei besonders in den Bereichen der Umweltethik und der Technikethik.

Christiane Pohl beendete 1989 in ihrer Geburtsstadt Kiel ihr Philosophiestudium mit der Promotion. Schon damals fasziniert von der Idee der Philosophischen Praxis zog sie 1990 mit ihren beiden Töchtern zu ihrem schon lange in Hamburg lebenden Mann, um dort eine Philosophische Praxis aufzubauen. Die Arbeit mit Menschen in schwierigen Lebenssituationen berührt die unterschiedlichsten Themen: Es geht um Fragen der Liebe, um Entscheidungsprobleme, um Wahrheit, den Tod – und manchmal auch um ganz alltägliche Dinge. Den Rückhalt für diese Gespräche findet sie in der Philosophie, in Weiterbildungen (u.a. eine Ausbildung als Heilpraktikerin, auch zur Absicherung des rechtlichen Status), und in der Gelassenheit, die die Beschäftigung mit der Philosophie mit der Zeit vermitteln kann. Durch die Hinwendung zu dem gesprochenen Wort kam es bislang nur zu relativ wenigen Veröffentlichungen: Trauer – Ausdruck von Egoismus? in: Das Prinzip Egoismus, hrsg. Th. L. Heck, 1994. – Metamorphose der Trauer, in: Käthe Kollwitz. Die trauernden Eltern, hrsg. H. Fischer, 1999. – Die Praxis der Philosophischen Praktikers. Ein Erfahrungsbericht, in: Information Philosophie, hrsg. P. Moser, 2/2002. – Humanität und Toleranz, in: AC Dialog, 2/2003.

Norbert Rath, geb. 1949, seit 1991 Privatdozent für Philosophie an der Ruhr-Universität Bochum, 1992 bis 2003 Professor für Erziehungswissenschaft am Fachbereich Sozialwesen der Fachhochschule Münster, seit 2003 dort Professor für Sozialphilosophie. Buchpublikationen (Auswahl): Adornos Kritische Theorie, Paderborn 1982. - Jenseits der ersten Natur. Kulturtheorie nach Nietzsche und Freud, Heidelberg 1994. - Zweite Natur. Konzepte einer Vermittlung von Natur und Kultur in Anthropologie und Ästhetik um 1800, Münster 1996. Arbeitsschwerpunkte: Nietzsche; Freud; Kritische Theorie, besonders Adorno; Kulturtheorie; Bioethik; kindliche Vorstellungswelten.

Thorsten Sander studierte Philosophie, Anglistik und Germanistik an der Universität Essen und am University College Dublin sowie zeitweilig Chinesisch an der Tianjin Waiguoyu Xueyuan (M.A. 1997, Promotion 2001). Gegenwärtig ist er Wissenschaftlicher Assistent an der Universität Duisburg-Essen. Seine Arbeitsschwerpunkte liegen in den Bereichen Sprachphilosophie (v.a. Sprechakttheorie und Bedeutungstheorien), Argumentationstheorie und Erkenntnistheorie (v.a. Wahrheitstheorien, Anti-Realismus). Als Buch veröffentlichte er: Redesequenzen. Untersuchungen zur Grammatik von Diskursen und Texten, Paderborn, mentis 2002.

Martin W. Schnell, Univ.-Professor für Ethik im Gesundheitswesen an der Fak. für Medizin der Universität Witten/Herdecke. PD für Philosophie an der Ruhr-Universität Bochum. Mitherausgeber des ‚Journal Phänomenologie', Leiter der Forschungsarbeitsgemeinschaft ‚Ethik als Schutzbereich'. Stellv. Vorsitzender der Ethikkommission. Leiter der Ausbildungsstränge ‚Kommunikation, Wissenschaft, Ethik' des Modellstudiengangs Medizin an der Universität Witten/Herdecke. Arbeitsschwerpunkte: Phänomenologie des Politischen, Pflegewissenschaft als Leibwissenschaft, Medizin und Kommunikation, Wissenschaftstheorie, Forschungsethik. Buchpublikationen (Auswahl): Phänomenologie des Politischen 1995; Zugänge zur Gerechtigkeit 2001; Ethik im Begutachtungswesen (Studienbrief-WIFAP) 2001; Pflege und Philosophie 2002; Leib, Körper, Maschine 2003; Sprache und Pflege, i. Vorb.

Wilhelm Schmid, freier Philosoph, geb. 1953, lebt in Berlin und lehrt Philosophie als außerplanmäßiger Professor an der Universität Erfurt und als Gastdozent an der Staatlichen Universität Tiflis (Georgien). Regelmäßige Tätigkeit als „philosophischer Seelsorger" am Spital Affoltern am Albis bei Zürich. Wichtigste Buchpublikationen: Mit sich selbst befreundet sein. Von der Lebenskunst im Umgang mit sich selbst, Suhrkamp Verlag, Frankfurt a. M. 2004; Schönes Leben? Einführung in die Lebenskunst, Suhrkamp Verlag, Frankfurt a. M. 2000, 6. Auflage 2003; Philosophie der Lebenskunst – Eine Grundlegung, Suhrkamp Verlag, Frankfurt a. M. 1998, 9. Auflage 2003; Auf der Suche nach einer neuen Lebenskunst (1991), Suhrkamp Verlag, Frankfurt a. M. 2000.

Christina Schües, Dr. phil., Studium der Philosophie, Literaturwissenschaften und Politologie in Hamburg und Philadelphia (USA), wissenschaftliche Assistentin im Fach Philosophie am Institut für Sozialwissenschaften der Hochschule Vechta. Ausgewählte Publikationen: Die andere Hälfte der Globalisierung. Menschenrechte, Ökonomie und Medialität aus feministischer Sicht, hrsg. mit B. Hartmann, S. Hobuß, J. Patrut, N. Zimnik, Frankfurt am Main 2001; Changes of Perception. Five Systematic Approaches in Husserlian Phenomenology, Frankfurt am Main 2003; Der Traum vom besseren Menschen. Zum Verhältnis von praktischer Philosophie und Biotechnologie, hrsg. mit Rudolf Rehn et al., Frankfurt am Main 2003.

Joachim Schummer studierte Chemie, Philosophie, Kunstgeschichte und Soziologie an den Universitäten Bonn und Karlsruhe (Chemie-Diplom 1990, M.A. 1991,

Dr. phil. 1994, Habilitation 2002). Nach Ablauf seines deutschen Zeitkontingents für befristete wissenschaftliche Anstellungen und eines DFG-Habilitationsstipendiums ging er 2003 an die University of South Carolina als Gastprofessor und Koordinator des interdisziplinären Projektteams „Philosophical and Social Dimensions of Nanoscale Research". Seit Juli 2003 ist er Heisenbergstipendiat der DFG. Seine Forschungsschwerpunkte liegen in der Philosophie, Geschichte, und Soziologie der Natur- und Technikwissenschaften sowie in der theoretischen und angewandten Ethik. Er ist Gründungsherausgeber von HYLE: International Journal for Philosophy of Chemistry (seit 1995). Zur Thematik des vorliegenden Bandes publizierte er zahlreiche Aufsätze sowie Glück und Ethik, (Hrsg.), Würzburg, Königshausen & Neumann, 1998.

Urs Thurnherr, geb.1956, Studium der Philosophie, der Neueren deutschen Literaturwissenschaft sowie der Deutschen Sprachwissenschaft und älteren Literaturwissenschaft. 1993 Promotion. 1998 Habilitation in Philosophie an der Universität Basel. Seit 2003 Professor für Philosophie an der Pädagogischen Hochschule in Karlsruhe. Forschungsschwerpunkte: Ethik, Angewandte Ethik, Hermeneutik und die Philosophie Kants. Buchveröffentlichungen: Die Ästhetik der Existenz. Über den Begriff der Maxime und die Bildung von Maximen bei Kant (1994); Angewandte Ethik (1998, Hg., zus. mit Annemarie Pieper); Angewandte Ethik zur Einführung (2000); Vernetzte Ethik. Zur Moral und Ethik von Lebensformen (2001); Anerkennung. Eine philosophische Propädeutik (2001, Hg., zus. mit Monika Hofmann-Riedinger).

Thomas Zoglauer, geb. 1960, studierte Mathematik, Physik und Philosophie, Promotion in Philosophie 1991 an der Universität Stuttgart, Habilitation 1998 an der Brandenburgischen Technischen Universität Cottbus, seit 1993 Studienrat im Hochschuldienst an der BTU Cottbus, 2002 Lehrstuhlvertretung an der Universität Erfurt. Hauptarbeitsgebiete: Wissenschaftstheorie und Ethik. Wichtigste Buchveröffentlichungen: Das Problem der theoretischen Terme: Eine Kritik an der strukturalistischen Wissenschaftstheorie (Braunschweig – Wiesbaden: Vieweg 1993), Geist und Gehirn. Das Leib-Seele-Problem in der aktuellen Diskussion (Göttingen: Vandenhoeck & Ruprecht 1998), Normenkonflikte. Zur Logik und Rationalität ethischen Argumentierens (Stuttgart – Bad Cannstatt: Frommann-Holzboog-Verlag 1998), Konstruiertes Leben. Ethische Probleme der Humangentechnik (Darmstadt: Primus-Verlag 2002).

TEXTNACHWEISE

1. Kurt Bayertz: Zur Selbstaufklärung der angewandten Ethik.
Erstmals veröffentlicht unter dem Titel: Self-Enlightenment of Applied
Ethics. In: Ruth Chatwick, Doris Schroeder (Hrsg.) Applied Ethics. London, New York: Routledge 2002, 36-51.

2. Carl Friedrich Gethmann/Thorsten Sander: Rechtfertigungsdiskurse.
Erstmals veröffentlicht in: Ethik in der Technikgestaltung. Praktische Relevanz und Legitimation. Hrsg. von Armin Grunwald und Stephan Saupe
(Wissenschaftsethik und Technikfolgenbeurteilung. Bd. 2), Berlin und Heidelberg 1999, S. 117-151.

3. Annemarie Gethmann-Siefert: Beratung statt Vorschrift. Über ein Modell
der Gestaltung des Verhältnisses von Arzt und Patient.
Erstmals veröffentlicht unter dem Titel: Consultation instead of prescription
– a model for the structure of the doctor-patient relationship. In: Poiesis &
Praxis. International Journal of Ethics of Science and Technology Assessment. 2003. 2, p 1-27.

4. Wilhelm Schmid: Über den Versuch zur Grundlegung einer Philosophie
der Lebenskunst.
Erstmals veröffentlicht in: Information Philosophie 5/2001, S. 7-15.

Alle anderen Aufsätze sind Originalbeiträge.

Praktische Philosophie *kontrovers*

Herausgegeben von Rudolf Rehn und Christina Schües

Band 1   Rudolf Rehn / Christina Schües / Frank Weinreich (Hrsg.): Der Traum vom *besseren* Menschen. Zum Verhältnis von praktischer Philosophie und Biotechnologie. 2003.

Band 2   Hans Friesen / Karsten Berr (Hrsg.): Angewandte Ethik im Spannungsfeld von Begründung und Anwendung. 2004.

www.peterlang.de

Peter Lang · Europäischer Verlag der Wissenschaften

Jan C. Joerden / Josef N. Neumann (Hrsg.)

Medizinethik 4

Frankfurt am Main, Berlin, Bern, Bruxelles, New York, Oxford, Wien, 2003.
142 S.
Studien zur Ethik in Ostmitteleuropa.
Herausgegeben von Jan C. Joerden. Bd. 7
ISBN 3-631-51027-6 · br. € 27.50*

Der Band enthält Beiträge von Philosophen, Juristen und Theologen aus den Niederlanden, Polen, der Slowakischen Republik, Ungarn und Deutschland zu Themen des Medizinrechts und der Medizinethik. Diese Beiträge sind im Rahmen des „Arbeitskreises für Ethik und Wissenschaftstheorie der Medizin in Ostmitteleuropa" entstanden, der auf einer Kooperationsvereinbarung des Interdisziplinären Zentrums für Ethik an der Europa-Universität Viadrina Frankfurt (Oder) und des Instituts für Geschichte und Ethik der Medizin der Martin-Luther-Universität Halle-Wittenberg beruht. Sie befassen sich u.a. mit den rechtlichen Konsequenzen des EU-Beitritts ostmitteleuropäischer Staaten für deren Gesundheitssysteme, ethischen und rechtlichen Problemen der Sterbehilfe, des Klonens sowie der Embryonenforschung.

Aus dem Inhalt: Andrzej M. Kaniowski, Die Euthanasie/Sterbehilfe-Problematik in Polen · Małgorzata Szeroczyńska, The Right to Die in Polish Criminal Law · Grzegorz Chojnacki, Die Doppelwirkungslehre aus der Sicht eines Theologen · Jacek Hołowka, Limits of Beneficence · André P. den Exter, EU Accession and Its Legal Consequences for Central and Eastern European Health-care Systems · Melanie Ranft, Embryonenforschung und internationale Gerechtigkeit · László Boda, Nein zur Klonierung von Menschen – Acht Argumente · Mária Mojzešová, Margareta Èernáková, Aurel Štefko, Ján Porubský, Jozef Klepanec, The Development of Bioethics in Slovakia: Institutions, Teaching and Public Debate · Jan C. Joerden, Interdisziplinäre Ethik – Konsequenzen für die Medizinethik

Frankfurt am Main · Berlin · Bern · Bruxelles · New York · Oxford · Wien
Auslieferung: Verlag Peter Lang AG
Moosstr. 1, CH-2542 Pieterlen
Telefax 00 41 (0) 32 / 376 17 27

*inklusive der in Deutschland gültigen Mehrwertsteuer
Preisänderungen vorbehalten
Homepage http://www.peterlang.de